# 护士执业资格考试
# 名师教案之护考图形题

金英杰医学教育研究院 编


**编委会**

张丹凤 赵鸿峰 刘 洋
王冬竹 黄丽群 齐向飞
王 妍 李国正 马素好
王建平 郭立双 王金珠
任 静 赵 静 郭晓静
朱 海 李美男 张欢欢


上海交通大学出版社
SHANGHAI JIAO TONG UNIVERSITY PRESS

**内容提要**

本书是金英杰教育研究院广邀各大知名院校的一线名师，针对近年来全国护士执业资格考试中日益增多的图形题，严格按照最新大纲，整理了各个科目的常考知识点，化繁为简，提炼重点，力求帮助考生做到有的放矢，一次通关。本书可作为全国护士执业资格考试的参考书。

**图书在版编目(CIP)数据**

护士执业资格考试名师教案之护考图形题/金英杰医学教育研究院编.--上海：上海交通大学出版社，2020

ISBN 978-7-313-22867-3

Ⅰ.①护… Ⅱ.①金… Ⅲ.①护士—资格考试—习题集
Ⅳ.①R192.6-44

中国版本图书馆 CIP 数据核字(2020)第 015634 号

**护士执业资格考试名师教案之护考图形题**
HU SHI ZHI YE ZI GE KAO SHI MING SHI JIAO AN ZHI HU KAO TU XING TI

编　　者：金英杰医学教育研究院
出版发行：上海交通大学出版社　　地　　址：上海市番禺路 951 号
邮政编码：200030　　电　　话：021-64071208
印　　制：廊坊市长岭印务有限公司　　经　　销：全国新华书店
开　　本：710mm×1000mm　1/16　　印　　张：23.75
字　　数：572 千字
版　　次：2020 年 3 月第 1 版　　印　　次：2020 年 3 月第 1 次印刷
书　　号：ISBN 978-7-313-22867-3　　ISBN 978-7-88941-371-8
定　　价：128.00 元

# 编写说明

在护士执业资格考试形式日趋严峻的今天，如何准确把握命题走向、考试范围和章节重点已经成为众考生面临的关键问题。《护士执业资格考试名师教案之图形题》是金英杰国家医学考试中心广邀各大知名院校的一线名师，针对近年来护士执业资格考试中日益增多的图形题型，整理了各个科目的常考知识点（由于“中医学基础知识”“法律法规与护理管理”未涉及图形题，故本书略去），力求帮助考生做到有的放矢，一次通关！

**1 考点精练，夯实基础**

严格按照新大纲要求编写，对于海量知识内容，化繁为简、提炼重点。根据历年考试试题比重进行章节排序，使广大考生在复习时更加省时省力。

**2 四色印刷，有图有真相**

本书采用四色印刷，每道题都有知识点的罗列、图形的展现，模拟护士执业资格考试真题形式，将考试图形题搬到书上。

**3 名师精讲，直达课堂**

本书邀请众多名师精讲每道习题，帮助考生融会贯通，培养发散思维，构建知识体系。

最后，金英杰人将在“始于细微，成于执着”的工作理念指导下，秉承“一流师资，专业服务”的宗旨，力求为考生打造权威、实用的辅导教材。祝愿各位考生在2020年护士执业资格考试中顺利通关！

扫码看课

扫码解析

# 目录

# 寄　语

## 成功是每分每秒的全力以赴

有一种名字叫蓝齿鲸的浅水动物，它只能生活在水深不超过40米的浅水区，如果它游到100米以下的深水区，体内的氧气便会在3分钟内耗尽，因此，深水区是蓝齿鲸的葬身之地，如果3分钟内蓝齿鲸回不到浅水区，那么它将必死无疑。但在世界上许多事是不可思议的，偏偏蓝齿鲸的食物鼓嘴鱼，就生活在100米以下的深水区，因此，每一次蓝齿鲸的捕猎时间都只有3分钟，从浅水区游到深水区的距离就要耗掉蓝齿鲸2分钟，所以它捕猎的时间只有不到1分钟，如果不及时回到浅水区，它或者被憋死，或者被饿死。但千百年来，蓝齿鲸却生存繁衍，代代相传。因为它们在这3分钟里，是以整个生命去投入的，是以或生或死的态度全力以赴，完成每一次的捕猎。一条蓝齿鲸的一生，每天都要在如此3分钟的生死时速中度过，完成着一次又一次生命的折返。

还有一种动物叫做水鹿，在旱季水鹿必须去布满泥塘的水池里喝水，而泥塘里爬满了鳄鱼。如果水鹿不喝水，就会被渴死，如果去喝水，就要冒着被鳄鱼吃掉的危险。鳄鱼从水里扑向水面的速度只有两秒钟，水鹿在发现情况后，必须在两秒钟内跳开，否则，它就会葬身于鳄鱼腹中。整个旱季，水鹿的生命就在这两秒钟之内来回。在水鹿的一生中，这样的惊险要一直伴随着它。可谓是天天惊险，时时生死。然而，就是这极其危险的状况，已经成为了水鹿的生存常态。在这平凡的，伴随自己一生的无数两秒钟里，水鹿大都做到了完美，几乎万无一失。因为，它们每一次都是以生命中的全部精力来对待这两秒钟的。每一次喝水都成为了它们全力以赴的内容。

正如故事中所讲到的，这世界的奇妙就在于有许多看似根本无法办到，或根本不可能的事情，只要你集中精力、全力以赴，就会产生质的惊人变化。在这个世上，其实没有什么是真的不可能。一个人如果能够全身心地投入到一件事中，这件事的效率就会提高十倍、百倍，甚至千倍。这与可有可无、漫不经心的态度，有着天壤之别，天下许多惊人的奇迹往往就是这样产生的。一切的不可能，皆可变为可能。

让我们以蓝齿鲸及水鹿的生存态度去对待即将面临的卫生专业技术资格考试，在每一次挑战中全神贯注，全力以赴。在这一过程中，金英杰人将秉承严谨的专业态度做好每一本图书，为各位考生通往成功的道路上添砖加瓦，助大家共圆天使之梦！

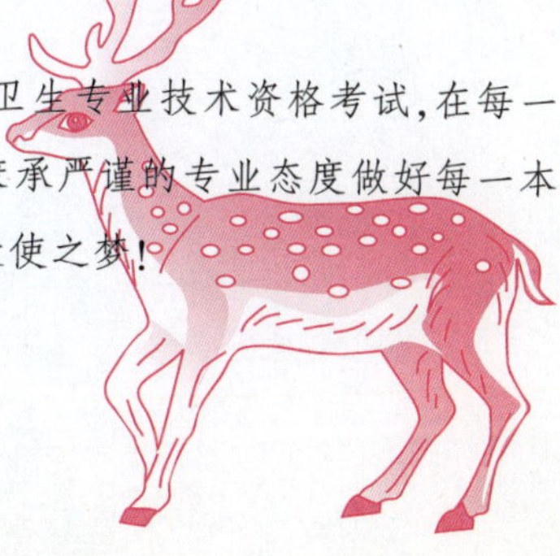

# 第一章

# 基础护理知识和技能

护理措施的类型：

(1)依赖性护理措施：执行医嘱的具体措施。

(2)独立性护理措施：护士根据收集的资料自主决定的护理措施。

(3)协作性护理措施：护士与其他医务人员合作完成的护理措施。

1.以下护理操作属于护理措施中的

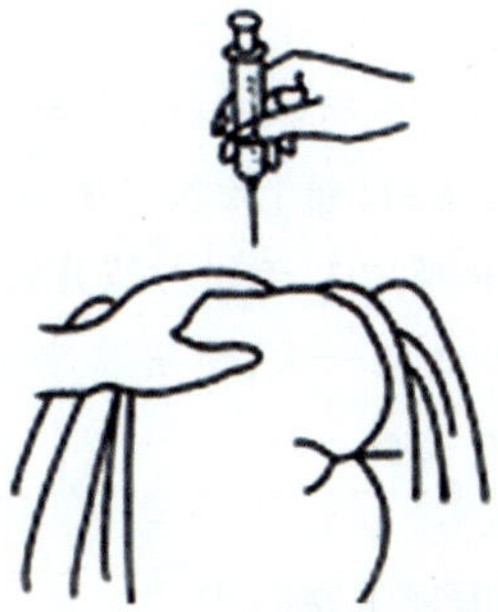

配套名师精讲课程

A.协作性护理措施

B.排他性护理措施

C.利他性护理措施

D.独立性护理措施

E.依赖性护理措施

**【答案】**E

**【解析】给药是严格执行医嘱的操作，故而应该是依赖性护理措施。**

医院按不同的属性可以划分成多种类型：

(1)按综合性分可划分为综合医院、专科医院。

(2)按专科功能属性分可划分为五官科医院、肿瘤医院等。

(3)按行业性质分可划分为教学医院、企业医院、部队医院等。

(4)按服务对象分可划分为老年医院、儿童医院、妇幼医院等。

2.图片所示医院的基本性质是

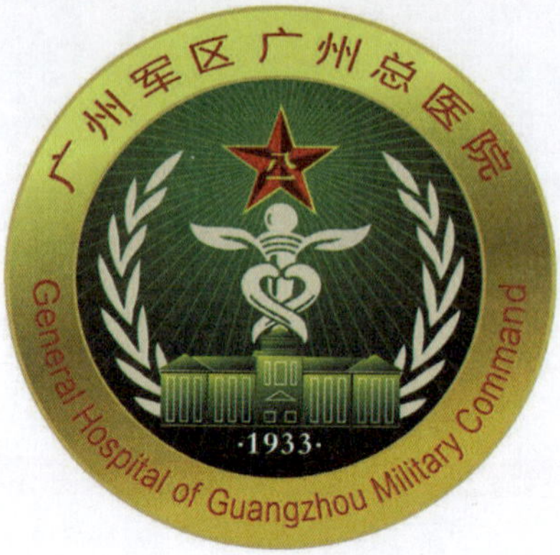


A.企业医院
B.专科医院
C.职业病医院
D.军队医院
E.二级医院

【答案】D

无菌持物钳使用注意事项：

(1)无菌持物钳不能夹取油纱布或进行换药、消毒等操作。

(2)如取远处物品，应将无菌持物钳(镊)放入容器内一同搬移使用。

(3)放入无菌持物钳时需松开轴节以利于钳与消毒液充分接触。

(4)浸泡存放时，一般病房每周更换一次，使用频率较高的如手术室、门诊换药室等，应每日更换一次；干燥存放应每4小时更换一次。

3.图示器械不可以用来取放和传递的物品有：

A.治疗碗
B.瓶、罐
C.刀、剪
D.棉球、纱布
E.油纱布

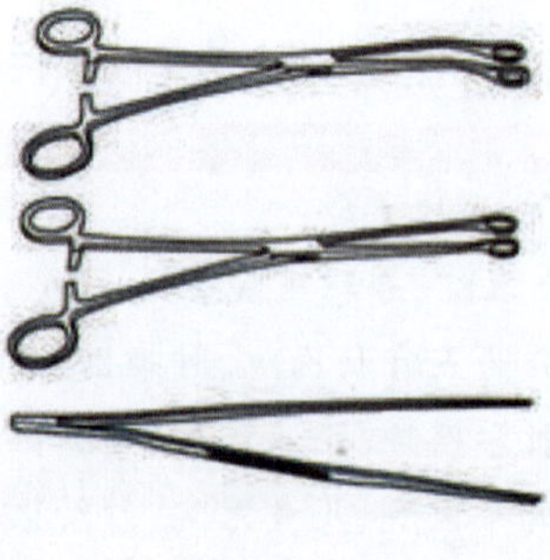

【答案】E

【解析】无菌持物钳不能夹取油纱布或进行换药、消毒等操作。

病室装饰的作用：
(1)青、绿、蓝等冷色，让人产生冷寒的心理感受。
(2)橙、红、暖黄一类色彩，令人想到温暖的阳光、火、夏天而产生温热的心理效应。

4.患者王某，入院后确诊为乳腺癌，整日愁眉苦脸，不思饮食，为调节患者的心情，护士在布置病室时可考虑采用下列哪种颜色

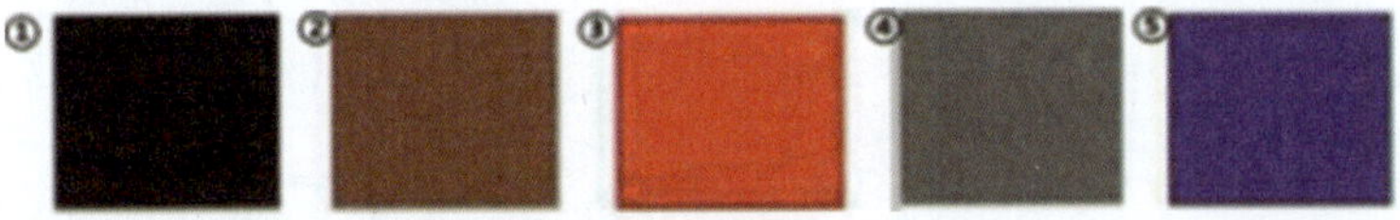


A.①
B.②
C.③
D.④
E.⑤

【答案】C

【解析】红色使身患乳腺癌、身心痛苦的患者产生温暖的感觉，从而使其放松，燃起生的希望。

铺麻醉床的基本顺序：
大单、中部橡胶单→中单、头部橡胶单→中单、被套、枕套。

5.铺麻醉床正确的顺序是

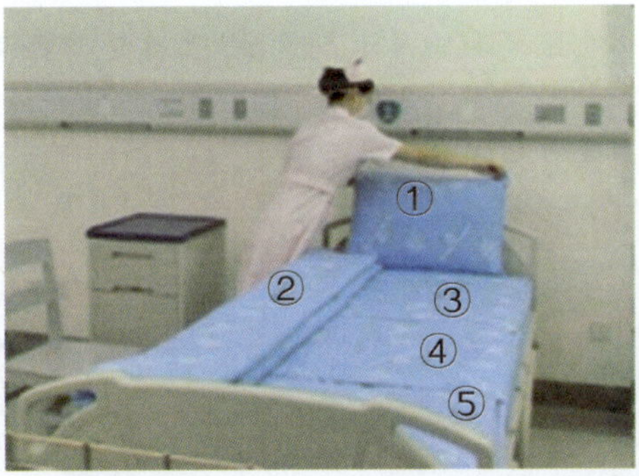


A.①②③④⑤
B.⑤④③②①
C.③④⑤①②
D.④②①⑤③
E.⑤③④②①

【答案】B

【解析】大单、中部橡胶单→中单、头部橡胶单→中单、被套、枕套。

患者床单位的基本构成：

床、床垫、床褥、枕芯、棉胎、大单、被套、枕套、橡胶单和中单、床旁桌、床旁椅、过床桌、墙上的照明灯、呼叫装置、供氧气和负压装置等设施。

6.不属于床单位设备范围的用物是

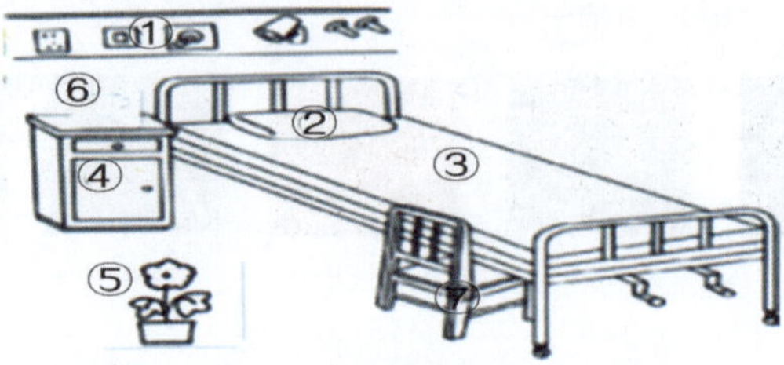


A.②⑦
B.③④
C.①③
D.⑤⑥
E.④⑦

【答案】D

**【解析】患者床旁摆放的花盆以及口杯等不属于床单位的固定构成。**

根据病情需要可以为麻醉后患者准备麻醉护理盘：

(1)治疗巾内：开口器、舌钳、通气导管、牙垫、治疗碗、氧气导管或鼻塞管、吸痰导管、棉签、压舌板、平镊、纱布或纸巾；

(2)治疗巾外：电筒、心电监护仪(血压计、听诊器)、治疗巾、弯盘、胶布、护理记录单、笔。

7.患者女性，28岁。硬膜外麻醉下行剖宫产术，手术过程顺利，将返回病房。铺麻醉床时，除铺床用物外，还需准备

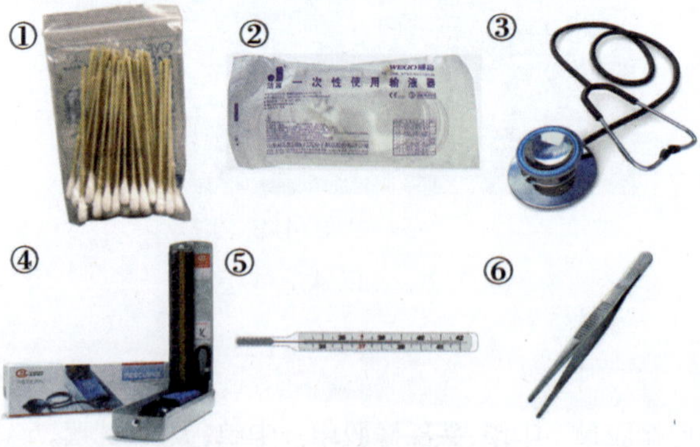


A.⑤⑥
B.②④

C.②③　　D.①②

E.③④

【答案】E

【解析】硬膜外麻醉术后患者，意识清醒，故不需要准备昏迷患者需要的部分用物。在图上所示用物中，听诊器和血压计为患者此阶段需要用物。

铺麻醉床要领：

(1)根据病情铺橡胶单、中单。一般先铺中部，距床头 45~50 cm，第二张橡胶单和中单齐床头。

(2)盖被纵向呈扇形三折于背门侧；

(3)将枕头横立于床头，开口背门；

(4)床旁椅放在盖被折叠的同一侧。

8.患者男性，50 岁。全麻术后即将返回病房。下图是护士为其准备的麻醉床，其中不妥的是

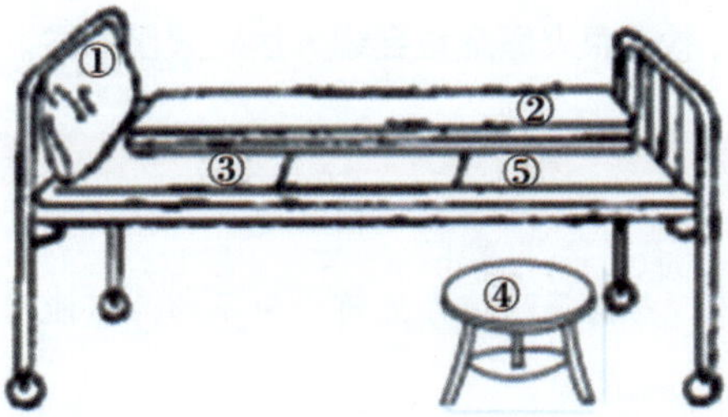


A.①　　B.②

C.③　　D.④

E.⑤

【答案】D

【解析】椅子放到和盖被同一侧，方便将患者从平车移回病床。

燃烧法适用范围：

(1)用于无需保留的污染物品，如污染的纸张，破伤风梭菌、炭疽杆菌、铜绿假单胞菌等特殊感染的敷料等；

(2)用于金属器械和搪瓷类物品的紧急消毒。

9.以下可用燃烧法进行灭菌的物品是

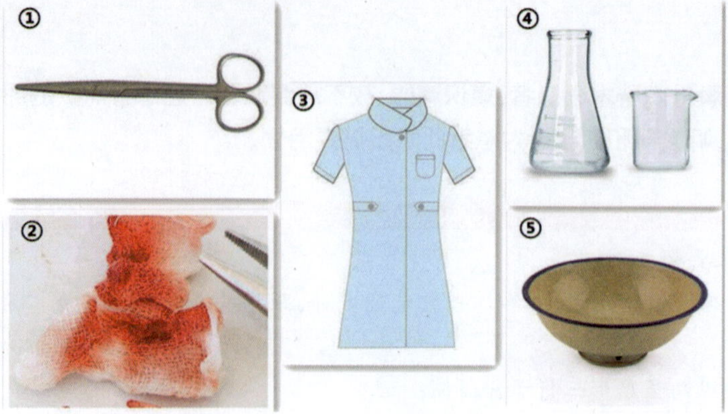


A.①③　　B.②③
C.③④　　D.④⑤
E.②⑤

**【答案】**E

**【解析】②为沾有血液的敷料，没有保存价值；⑤为陶瓷，可倒入少量 95% 乙醇，转动容器使乙醇均匀分布于内壁，然后点火燃烧直至熄灭达到灭菌效果。**

> 微波消毒灭菌法：
> 适用于食品、餐具、纸张、票据等的消毒灭菌。金属物品不能用微波消毒灭菌。

10.该物品不可使用以下哪种方式消毒

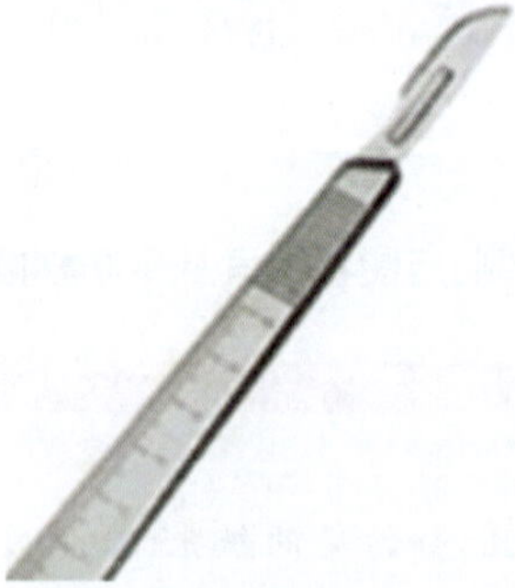

A.蒸汽灭菌　　B.煮沸
C.浸泡　　D.擦拭
E.微波

**【答案】**E

**【解析】手术刀属于金属，不能用微波，也不能用燃烧法，否则会使其变钝。**

化学消毒剂的使用方法：
(1)浸泡法：适用于大多物品、器械，尤其是锐利器械，精密仪器。
(2)擦拭法：适用于地面、墙面、桌椅、大型仪器设备等。
(3)喷雾法：常用于空气、地面、墙壁和物品表面的消毒。
(4)熏蒸法：常用于手术室、换药室、病室的空气消毒，以及不耐热、不耐高温物品的消毒。

11.下图所示医院内物品最常用的消毒方法是

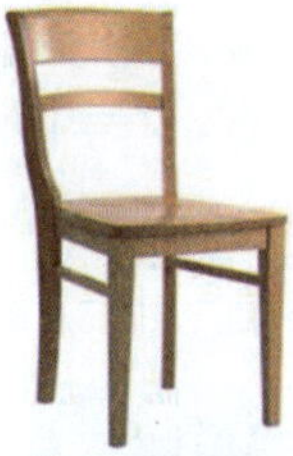

A.擦拭法　　B.喷洒法
C.浸泡法　　D.熏蒸法
E.燃烧法

**【答案】**A

**【解析】椅子、地面、墙面、大型仪器设备等适合用消毒剂擦拭。一般选用易溶于水、穿透力强和无显著刺激性的消毒剂。**

化学消毒剂的分类：
(1)灭菌剂：包括戊二醛、环氧乙烷、过氧乙酸、甲醛等。
(2)高效消毒剂：包括含氯剂。
(3)中效消毒剂：包括碘酊、碘伏、酒精。
(4)低效消毒剂：包括氯己定、苯扎溴铵(新洁尔灭)等。

12.下图所示的化学消毒剂属于

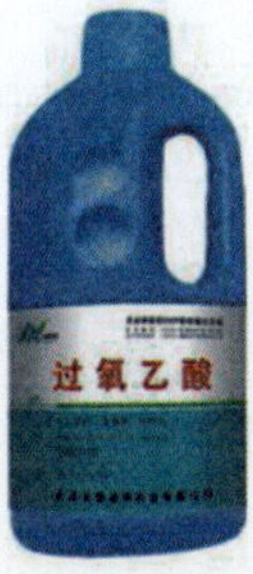

A.高效消毒剂　　B.灭菌剂
C.中效消毒剂　　D.低效消毒剂
E.杀菌剂

【答案】B

【解析】过氧乙酸是适用于耐腐蚀物品、皮肤和环境的灭菌剂。

乙醇消毒的注意事项：

(1)用于消毒的乙醇浓度为75%，常用的消毒方法有擦拭法和浸泡法。

(2)乙醇易燃、易挥发，加盖避火保存，并定期测试有效浓度；不可用于黏膜和创面的消毒。

13.下图的消毒剂使用说法不正确的是

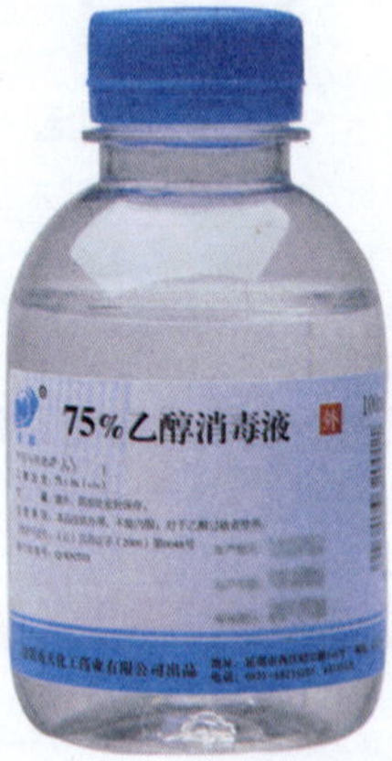


A.可用于皮肤消毒　　B.可用于器械浸泡消毒
C.可用于创面的消毒　　D.可用于仪器表面擦拭消毒
E.常与碘酊配合使用

【答案】C

戴无菌手套的方法：

(1)两手同时揭开手套袋两侧的开口处，分别捏住两只手套的反折部分(手套内面)取出手套。

(2)两只手套对准五指，先戴好一只手。

(3)戴好手套的手指插入另一只手套的反折内面(手套外面)，同法戴好。

(4)调整手套位置，将手套的反折部分套在工作服衣袖外面。

14.无菌手套的使用错误的是

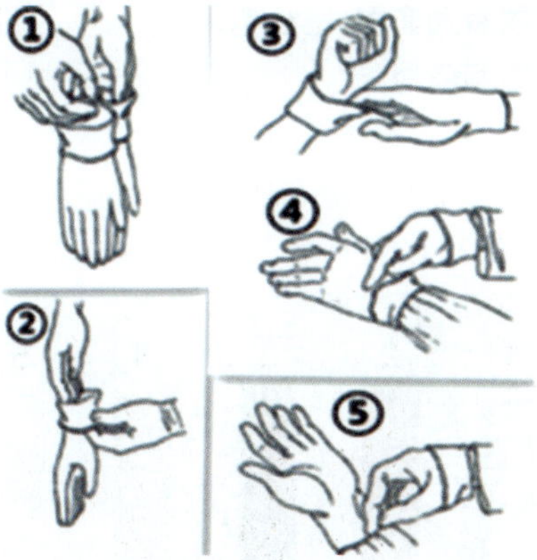


A.①　　B.②

C.③　　D.④

E.⑤

**【答案】**B

**【解析】戴手套过程中,手套外面为无菌区,注意保护。未戴手套的手不可触及手套外面,戴好手套的手不可触及手套内面。**

尿液颜色异常观察:

(1)红色或棕色为肉眼血尿;常见于输尿管结石、泌尿系结石、肿瘤及感染等患者。

(2)黄褐色为胆红素尿;常见于肝细胞性黄疸或阻塞性黄疸患者。

(3)乳白色为乳糜尿;常见于丝虫病。

(4)酱油色或浓茶色为血红蛋白尿;常见于溶血性贫血、溶血反应和恶性疟疾等。

(5)白色混浊为脓尿;常见于泌尿系结核、非特异性感染等患者。

15.下图中泌尿系结石患者尿液颜色为

A.1　　B.2

C.3　　D.4

E.5

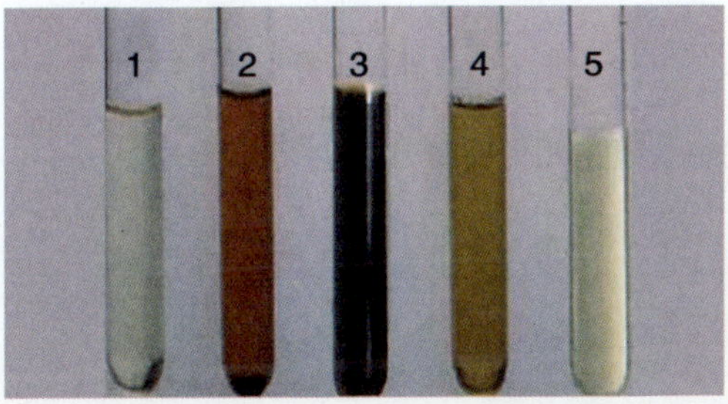

【答案】B

【解析】泌尿系结石患者尿液为血尿，呈红色。

16.下图中丝虫病患者尿液颜色为

A.1　　B.2

C.3　　D.4

E.5

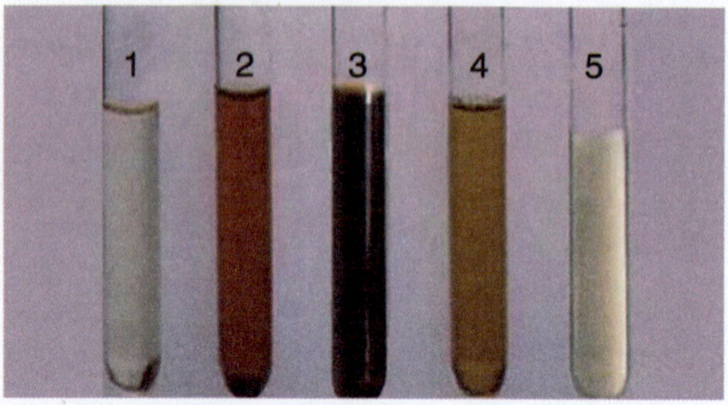


【答案】E

【解析】丝虫病患者尿液为乳糜尿，呈乳白色。

昆虫及动物隔离：

常见疾病有乙脑、疟疾、斑疹伤寒。要求同病同室、有严密的防蚊设备、经虱子传播疾病患者洗澡更衣。

17.如图所示，该动物承担了哪种疾病的主要传播媒介

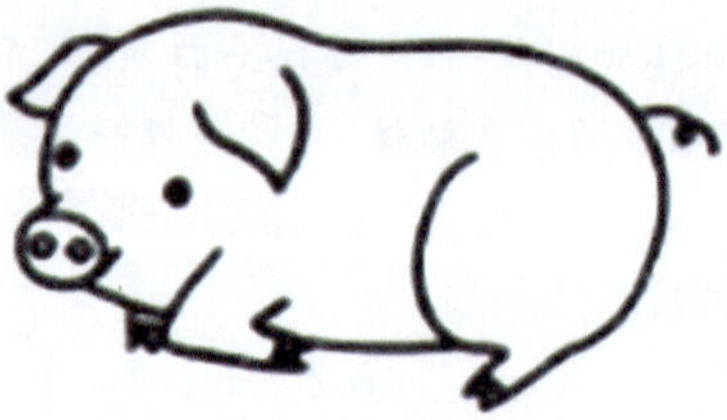

A.疟疾　　B.乙脑

C.斑疹伤寒　　D.乙肝

E.破伤风

【答案】B

【解析】猪是乙脑的主要宿主和传播媒介。

穿脱隔离衣的注意事项：

(1)隔离衣的衣领和内面为清洁面，外面为污染面。

(2)系领口时，衣袖勿触及面部、衣领和帽子。

(3)系腰带时，手不可触及隔离衣的内面。穿好隔离衣后，双臂保持在腰部以上、视线范围内，不可进入清洁区。

(4)解袖口时，不可将隔离衣的外侧面塞入工作服袖内。

(5)脱衣袖时，手不可触及隔离衣的外面。

(6)若隔离衣悬挂在半污染区，则清洁面向外；若挂在污染区，则污染面向外。

(7)隔离衣需每日更换，如有潮湿、破损应及时更换。

18.清洁的手可以触碰隔离衣哪些部位

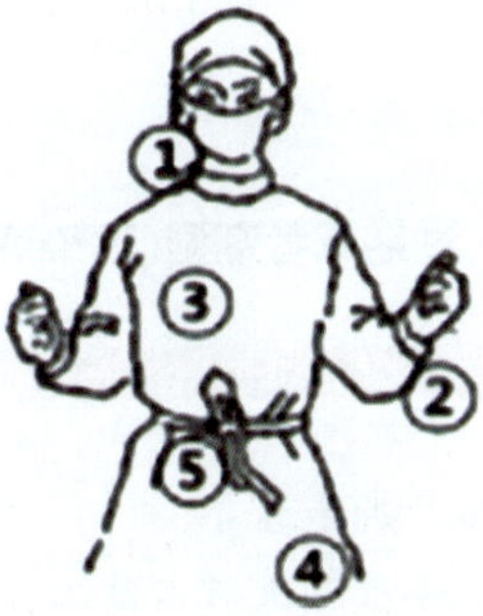


A.①　　B.②

C.③　　D.④

E.⑤

**【答案】**A

**【解析】**清洁的手可以触及清洁部位，以上五个部位中只有①衣领部分为清洁部位。

无菌技术中的有效期：

(1)无菌持物钳——①湿式保存；普通病房：7天；手术室、门诊换药室、注射室：1天。
②干燥保存：4~8小时。

(2)无菌容器、无菌包——未开启7天；开启后24小时。

(3)无菌溶液——开启后24小时。

(4)无菌盘——4小时。

19.以下物品的有效期是

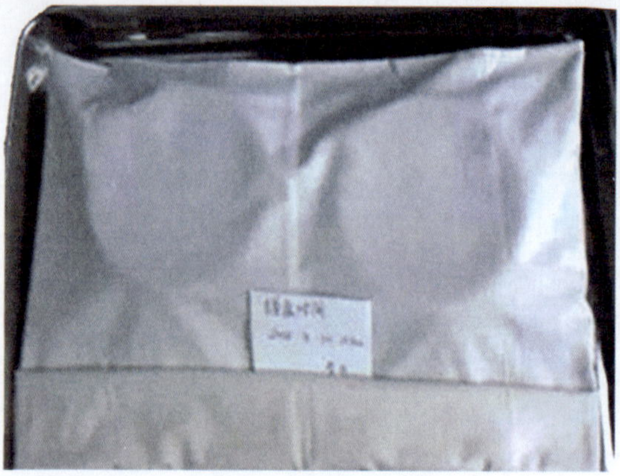

A.2 h　　B.3 h

C.4 h　　D.8 h

E.24 h

【答案】C

【解析】无菌治疗盘有效期 4 h，过期或者潮湿、污染或可疑污染都需要重新灭菌。

四人搬运法：

(1)适用于病情危重或颈、腰椎骨折等患者。

(2)操作中注意节力省力原则，尽量用大肌肉做工，减少弯腰操作。

(3)操作中保证患者安全。

20.关于以下操作说法不正确的是

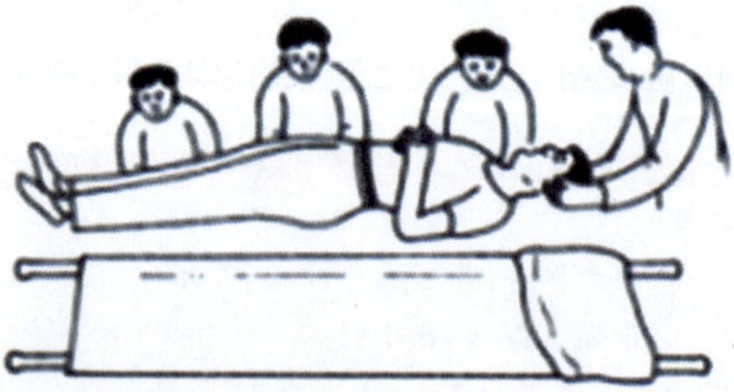

A.操作者尽量减少弯腰，多用大腿肌肉

B.操作过程中，保持患者身体朝向操作者的外侧倾斜

C.操作中注意保持患者身体在同一水平

D.站在头端的操作者主要是护住患者头颈部

E.适用于病情危重或颈腰椎骨折患者

【答案】B

【解析】操作中注意安全，患者身体向操作者倾斜避免摔落。

7 步洗手法正确顺序：

(1) 掌心对掌心搓揉、手指交叉掌心对手背搓揉、手指交叉掌心对掌心搓揉、双手互握搓揉手指、拇指在掌中搓揉、指尖在掌心中搓揉、对手腕清洗。

(2) 注意事项：每步至少来回搓擦 5 次；尽可能使用专业的洗手液；洗手时应稍加用力；流动水冲洗，使用长柄或感应龙头。

21.以下 7 步洗手法顺序正确的是

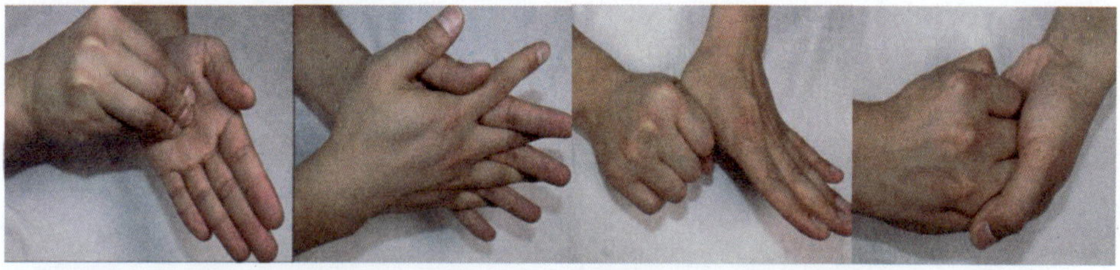

1 2 3 4

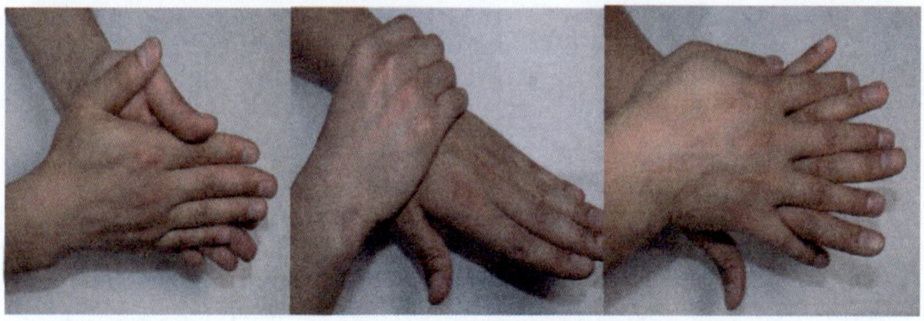

5 6 7

A.7512364

B.5724316

C.5742316

D.1234567

E.5274316

【答案】B

【解析】7 步洗手法正确顺序的记忆口诀：内外夹攻大力丸

去枕仰卧位的适应证：

(1) 昏迷或全身麻醉未醒患者，防止呕吐物误入气管引起窒息或肺部并发症。

(2) 椎管内麻醉或脊髓腔穿刺后的患者，预防因颅压减低而引起的头痛。

22.该体位不适用于以下哪种疾病

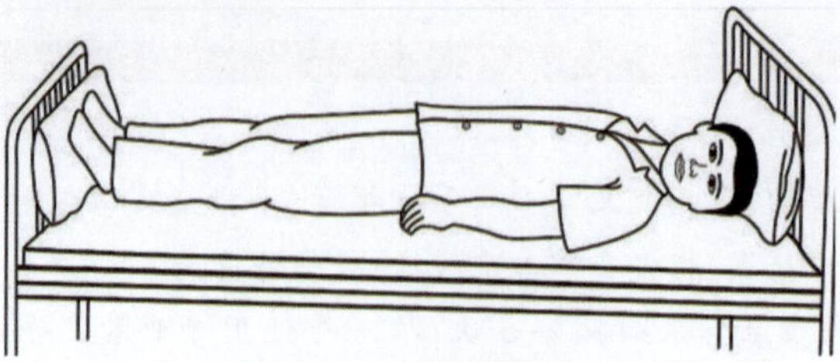

A.昏迷　　B.全麻未醒
C.椎管麻醉　　D.腰椎穿刺术后 6~8 h
E.颅内压过高

【答案】E

【解析】颅内压过高患者应抬高头部，减少脑积液的回流从而减轻症状。

中凹卧位：
(1)适用于休克患者；
(2)方法：抬高患者的头胸部 10 °~ 20°，抬高下肢 20° ~ 30°。

23.关于以下卧位说法不正确的是

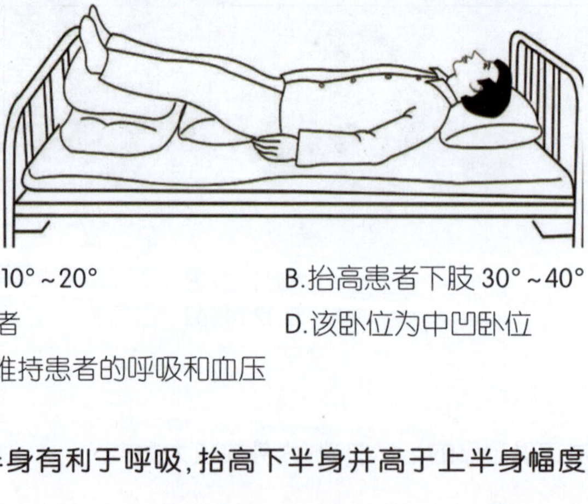

A.抬高患者头胸 10°~20°　　B.抬高患者下肢 30°~40°
C.适用于休克患者　　D.该卧位为中凹卧位
E.该卧位有利于维持患者的呼吸和血压

【答案】B

【解析】抬高上半身有利于呼吸，抬高下半身并高于上半身幅度，有利于重要脏器的供血。

屈膝仰卧位：
适用于腹部检查或女患者导尿、会阴冲洗等。

24.哪种情况适合以下卧位

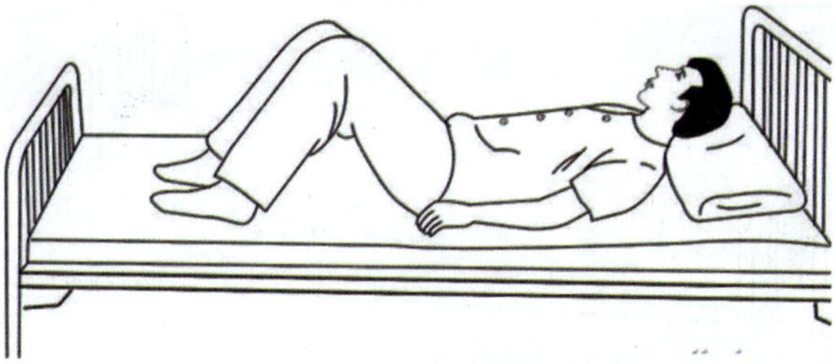

A.女患者导尿　　B.配合胰胆管造影检查
C.腹部手术后患者　　D.急性肺水肿
E.面部有伤口

【答案】A

【解析】女患者导尿取屈膝仰卧位，双腿外展，充分暴露会阴。

侧卧位：
适用于灌肠，肛门检查；配合胃镜、肠镜检查；预防压疮。

25.以下体位适用哪种检查的配合

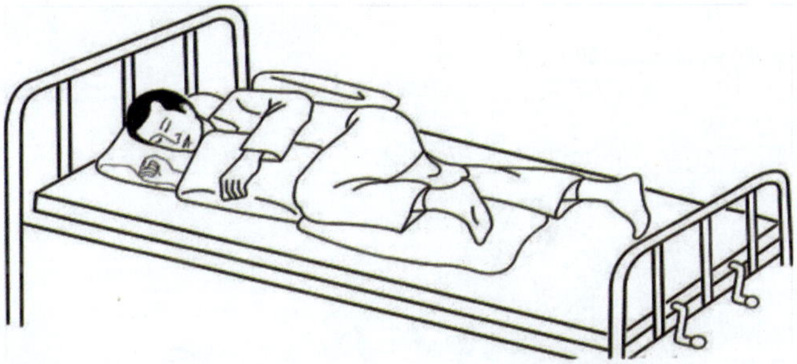

A.配合腹部检查　　B.配合胰胆管造影检查
C.配合胃镜检查　　D.配合膀胱镜检查
E.配合会阴部检查

【答案】C

【解析】配合胃镜检查可以使用侧卧位。

俯卧位方法：
俯卧，屈肘放于头两侧，两腿伸直，胸部、髋部及踝部各放一软枕，头偏向一侧。

26.患者采用以下卧位时，不应在哪个部位垫软枕

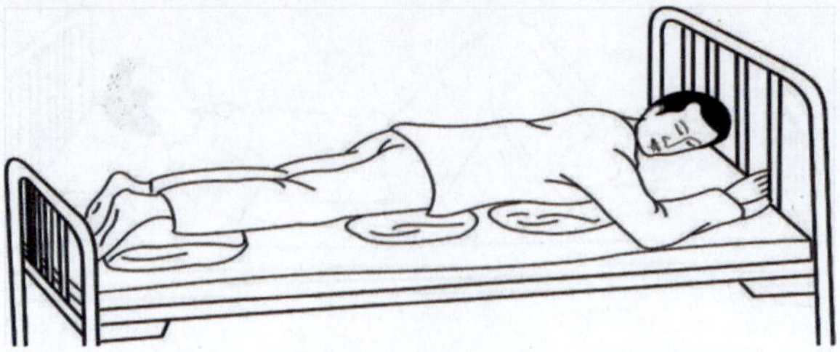

A.胸　　B.头
C.髋部　　D.膝
E.踝部

【答案】D

【解析】俯卧位在骨突处垫软枕保护患者，避免出现压疮和不适。

半坐卧位的适应证：
(1)急性左心衰。
(2)心肺疾病所致呼吸困难。
(3)腹、盆腔术后或有炎症。
(4)腹部术后患者。
(5)疾病恢复期体质虚弱的患者。

27.关于以下卧位的适应证说法不正确的是

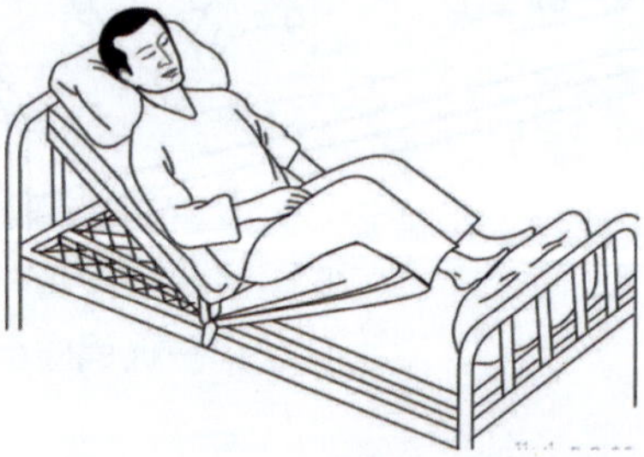

A.急性肺水肿的患者　　B.腹腔、盆腔手术后或有炎症的患者
C.腹部手术后的患者　　D.面部及颈部手术后的患者
E.恢复期体质虚弱的患者

【答案】A

【解析】急性肺水肿患者出现极度呼吸困难，用半坐卧位难以缓解，患者被迫采取端坐位。

端坐位的适应证：
心力衰竭、心包积液、支气管哮喘发作时患者。

28.以下卧位常用于哪种情况

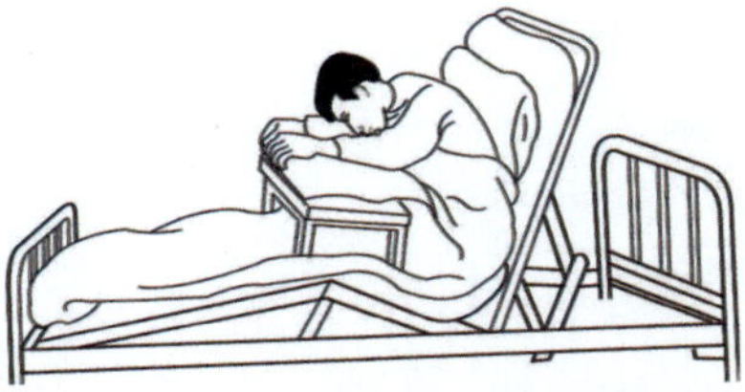

A.腹腔术后患者
B.胸腔损伤患者
C.痛经患者
D.心包积液的患者
E.恢复期体质虚弱的患者

【答案】D

**【解析】心力衰竭、心包积液、支气管哮喘患者的共同点在于呼吸极度困难，患者被迫采取端坐位。**

头低足高位：
(1)适用：肺部分泌物引流，使痰易于咳出；十二指肠引流术，有利于胆汁引流；下肢骨折牵引时，利用人体重力作为反牵引力；妊娠时胎膜早破，防止脐带脱垂。
(2)方法：仰卧，头偏一侧，枕头横立于床头。床尾垫高 15~30 cm 。
(3)注意：颅内压增高者禁用。

29.以下关于体位的说法不正确的是

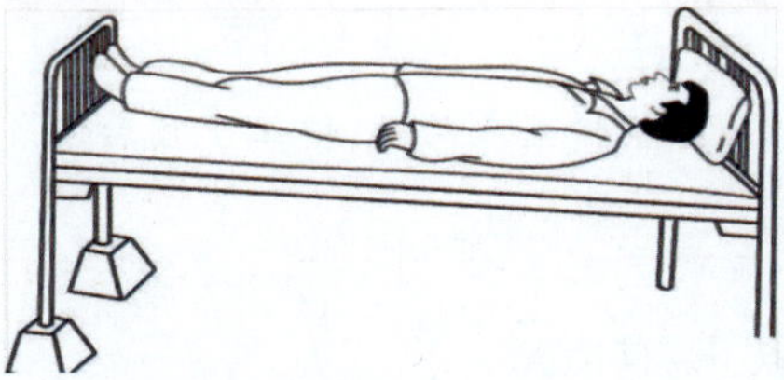

A.枕头横立床头目的是防止患者碰伤头部
B.适用于跟骨牵引
C.适用于妊娠时胎膜早破
D.适用于肺部分泌物引流
E.垫高床尾 30~40 cm

【答案】E

【解析】床尾不宜抬高过多，防止患者不适。

膝胸位：

1.要求

患者跪于床上，小腿平放，大腿与床面垂直，两腿稍分开，胸部贴于床面，腹部悬空，臀部抬起，两臂屈肘放于头两侧，头转向一侧。

2.适用范围

(1)肛门、直肠、乙状结肠的检查、治疗。

(2)矫正子宫后倾和胎位不正。

(3)产后促进子宫复原。

30.护士小李遵医嘱对患者进行直肠指检，该患者的卧位属于

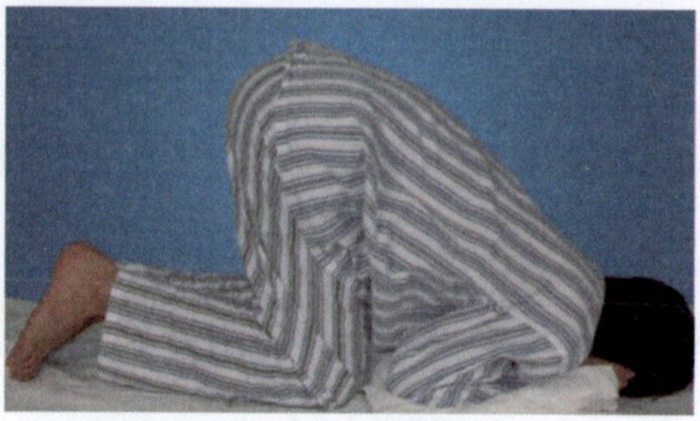

A.半卧位　　B.截石位
C.膝胸位　　D.俯卧位
E.头低臀高位

【答案】C

【解析】患者卧位为膝胸位，此卧位常用用肛门、乙状结肠的相关检查。

膝胸位：

适用：肛门、直肠、乙状结肠镜检查或治疗；矫正子宫后倾或胎位不正；促进产后子宫复原。

31.该体位主要适用于以下哪种情况

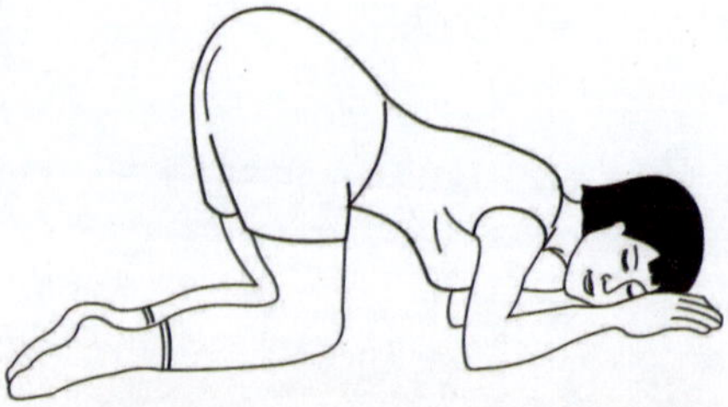

A.会阴部检查
B.分娩
C.矫正子宫后倾及胎位不正
D.脊柱检查
E.肌内注射

【答案】C

【解析】该体位可以促进胎儿在宫内完成体位的转换。

截石位的适应证：

会阴、肛门部位的检查、手术、治疗、护理。如膀胱镜、妇产科检查、产妇分娩。

32.不适用于以下体位的是

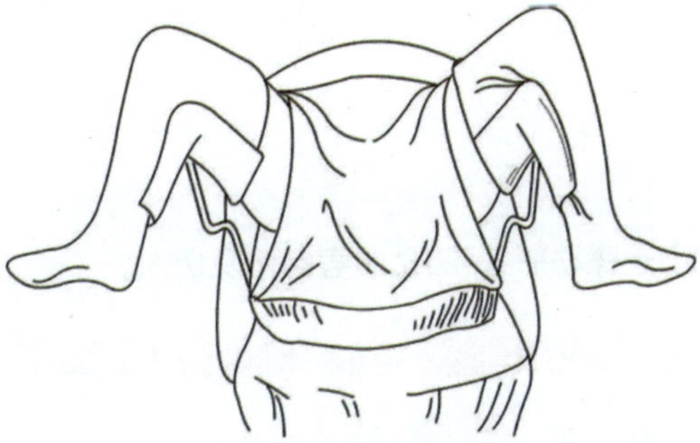

A.直肠指检
B.膀胱镜检
C.产妇分娩
D.会阴部治疗或手术
E.肛门部位的检查

【答案】A

【解析】直肠指检常用的体位有三种：①膝胸式：适用于检查男性患者，尤适用于做前列腺及精囊的检查，而且也是检查肛门、直肠的较好体位。② 左侧卧式：适用于检查女患者，男患者亦可采用。③仰卧式：有腹腔疾患或不便于改换体位时可用此式，对身体虚弱者尤为适用。

约束带使用的注意事项：

约束带下应放衬垫，松紧适宜；经常观察约束部位的皮肤颜色、血液循环情况，一般每15 min 观察一次，2 小时松解一次。

33.使用以下保护具时的注意事项不正确的是

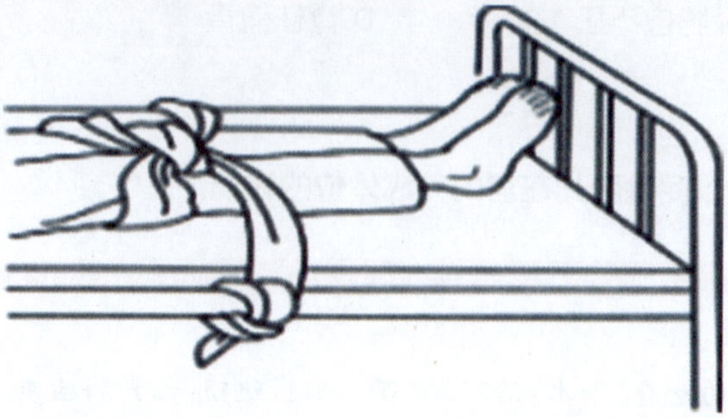

A.松紧适宜

B.15 min 观察一次约束部位皮肤颜色

C.2 小时松解一次

D.约束带下应放衬垫

E.常用于昏迷患者

【答案】E

【解析】约束带主要用于躁动患者，防止患者自伤及伤人。

支被架：

主要用于肢体瘫痪的患者，防止盖被压迫肢体，也可用于灼伤患者暴露疗法时的保暖。

34.哪些患者需要使用以下保护具

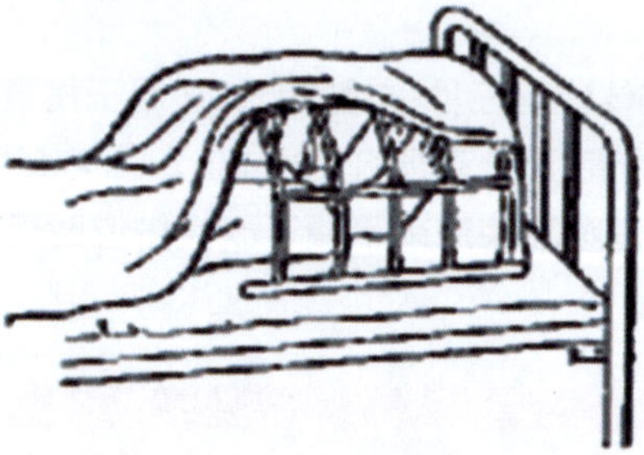

A.昏迷患者

B.躁动患者

C.极度虚弱患者

D.儿童患者

E.老年患者

【答案】C

【解析】极度虚弱患者不能耐受盖被的压力，同时又有保暖的需求。

各种注射法进针角度及深度：

(1)皮内注射法：进针角度5度角，深度针尖斜面。

(2)皮下注射法：进针角度30~40度角，迅速刺入针梗的1/2~2/3。

(3)肌内注射法：进针角度90度角，迅速刺入针梗的2/3。

(4)静脉注射法：进针角度15~30度角，深度为见回血再进少许。

(5)股静脉注射法：进针角度90度角或45度角，深度为见回血再进少许。

35.下图所示皮下注射法进针深度为

A.针尖斜面　　B.针梗的1/2~2/3

C.针梗的1/2　　D.针梗的2/3

E.见回血再进少许

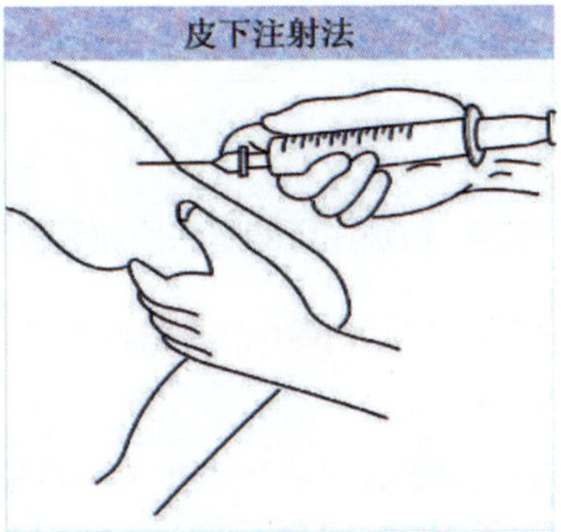


**【答案】**B

**【解析】**皮下注射法操作要点为：左手绷紧皮肤，右手持注射器呈侧握式执针，示指固定针栓，针头斜面向上，并与皮肤呈30°~40°角，迅速刺入针梗的1/2~2/3。

更换卧位的注意事项：

(1)帮助患者翻身时不可拖拉，以免擦伤皮肤。

(2)根据病情及皮肤受压情况，确定翻身间隔时间，一般每2小时翻身一次。

(3)如患者身上置有多种导管，翻身前应先将导管安置妥当，翻身后，检查各种导管是否脱落、移位或扭曲，以保持通畅。

(4)为手术后患者翻身前，要检查敷料是否潮湿或脱落，应先换药后再行翻身；颅脑手术后的患者，头部转动过剧可引起脑疝，故一般只能卧于健侧或平卧；颈椎和颅骨牵引的患者，翻身时不可放松牵引；石膏固定和有较大伤口的患者，翻身后应将患侧放于适当位置。

36.为下图患者进行翻身或移动时应特别注意的是

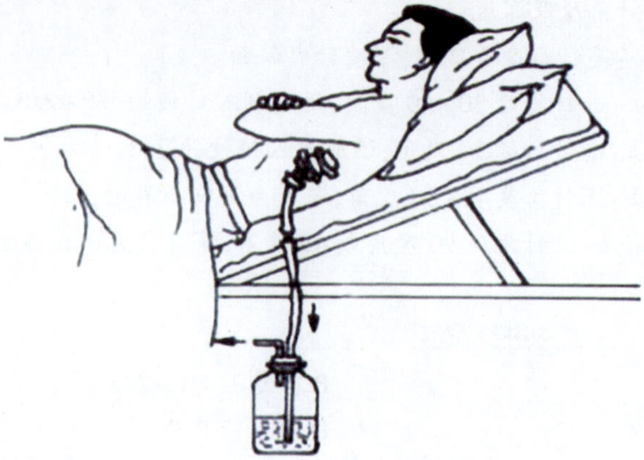

A.提前妥善安置固定导管　　B.头部转动过剧

C.若敷料脱落或潮湿,应先换药再翻身　　D.只能卧于健侧

E.不可托拉拽

**【答案】**A

**【解析】患者此时身上有引流管,特别注意的是将引流管妥善固定,防止牵拉脱落。**

义齿清洁护理:

固定义齿按照正常牙齿清洁;活动义齿夜间取下清洗后浸没于贴有标签的冷水杯中,切勿浸于热水和乙醇中,以免变形、变色、老化。

37.患者的以下物品取下后应保存在什么地方

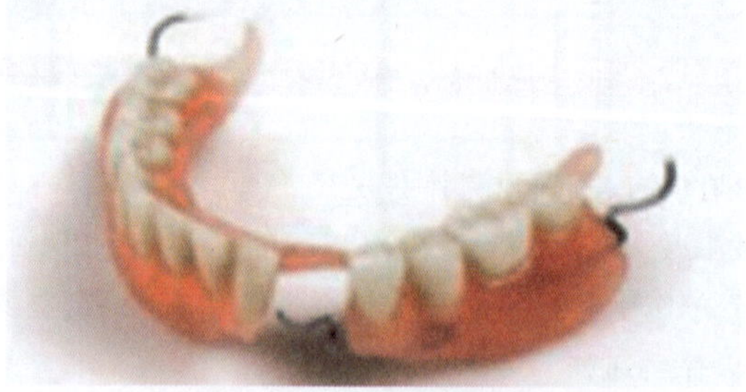

A.热水　　B.酒精

C.凉水　　D.乙酸

E.含氯剂

**【答案】**C

**【解析】**凉水可以有效保护活动义齿,防止变色、老化等。

口腔护理常用漱口溶液及其作用：

(1)生理盐水——清洁口腔、预防感染。

(2)朵贝尔溶液(复方硼酸)——轻微抑菌、消除口臭。

(3)呋喃西林溶液——广谱抗菌。

(4)过氧化氢——防腐防臭，感染有溃烂坏死。

(5)碳酸氢钠——真菌感染。

(6)醋酸溶液——铜绿假单胞菌感染。

(7)甲硝唑——厌氧菌感染。

38.患者口腔出现何种情况时可以使用下图的漱口溶液

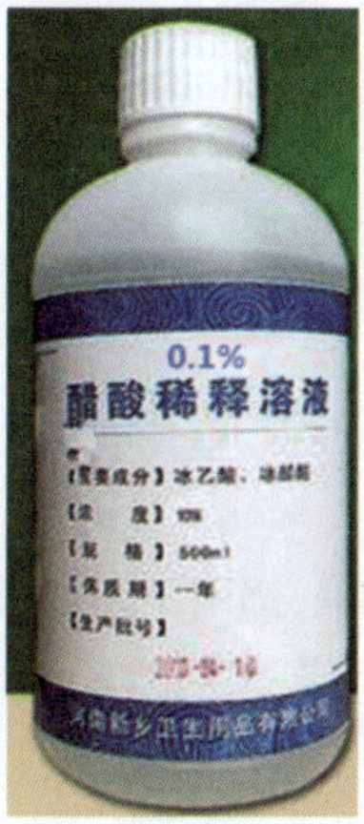


A.口臭

B.溃烂

C.真菌感染

D.厌氧菌感染

E.铜绿假单胞菌感染

**【答案】**E

**【解析】记忆口诀为“我买了一瓶假醋”，醋酸溶液适用于铜绿假单胞菌感染。**

39.患者口腔检查结果见下图，为该患者选择合适的漱口溶液应该是

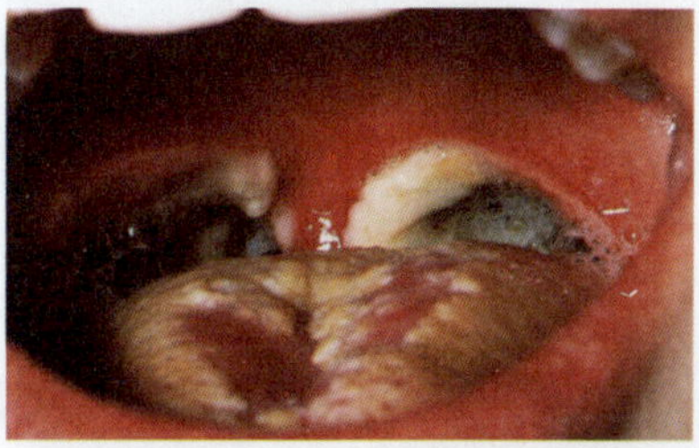

A.1% ~4%碳酸氢钠

B.0.1%醋酸溶液

C.0.02%呋喃西林溶液

D.1% ~3%过氧化氢

E.0.9%生理盐水

【答案】A

**【解析】患者此时口腔中出现了真菌感染，故适用于碳酸氢钠。**

40.以下关于漱口溶液的作用说法正确的是

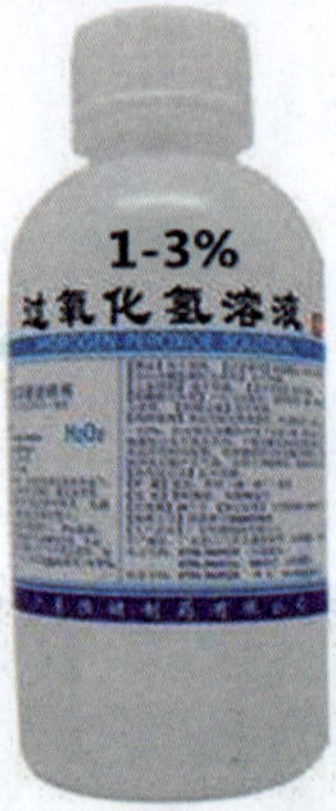


A.清洁口腔、预防感染　　B.轻微抑菌、消除口臭

C.防腐防臭　　D.抑菌

E.广谱抗菌

【答案】C

**【解析】过氧化氢的作用是防腐防臭，适用于感染有溃烂坏死。**

41.患者刘某，护士为其选用以下溶液漱口，推断该患者目前存在的口腔问题是

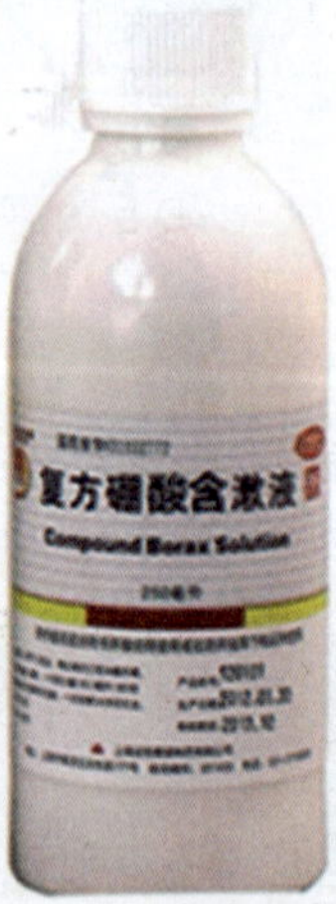


A.口臭　　B.真菌感染

C.铜绿假单胞菌感染　　D.溃疡

E.厌氧菌感染

【答案】A

【解析】朵贝尔溶液(复方硼酸)可以消除口臭。

淋浴和盆浴的注意事项:

(1)饭后1小时后才能进行沐浴,以免影响消化。

(2)防止患者受凉、晕厥、烫伤以及滑跌等意外情况发生。

(3)妊娠7个月以上的孕妇禁用盆浴;衰弱、创伤和患心脏病需要卧床休息的患者,不宜盆浴或淋浴。

(4)传染病患者的沐浴应根据病种、病情按隔离原则进行。

42.可采用下图所示方式进行沐浴的是

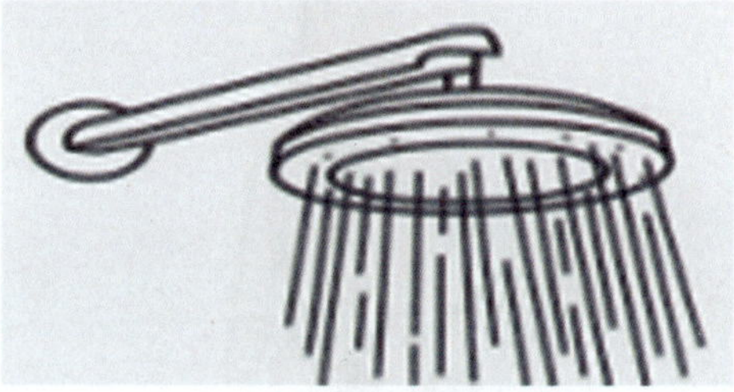

A.心脏病患者　　B.严重创伤者

C.极度衰弱者　　D.孕妇

E.大手术后

【答案】D

【解析】妊娠7个月以上的孕妇禁用盆浴,但整个孕期孕妇都可以用淋浴。

压疮发生的原因:

主要是力学因素:包括垂直压力、摩擦力和剪切力,垂直压力是引起压疮最主要的原因,但当机体处于头低足高或头高足低体位时,剪切力是主要的力学因素。

43.如下图所示,患者目前出现压疮最主要的因素是

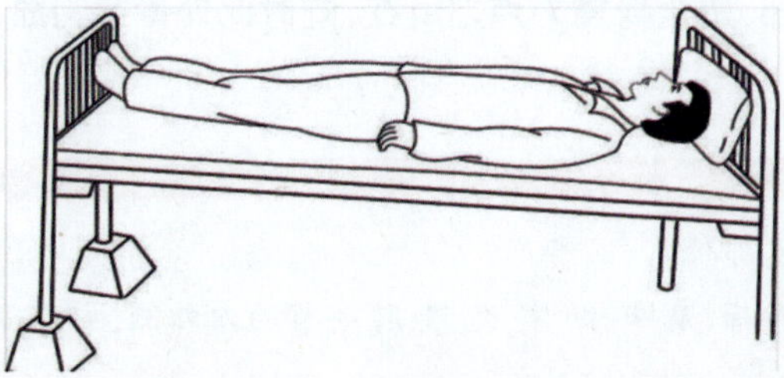

A.垂直压力　　B.剪切力

C.摩擦力　　D.大小便刺激

E.营养不良

**【答案】**B

**【解析】**此时患者处于头低足高位，剪切力是主要的力学因素。

压疮的好发部位：

好发于受压和缺乏脂肪组织保护、无肌肉包裹或肌层较薄的骨骼隆突处。全身最好发的部位是骶尾部。

44.压疮最好发的部位是

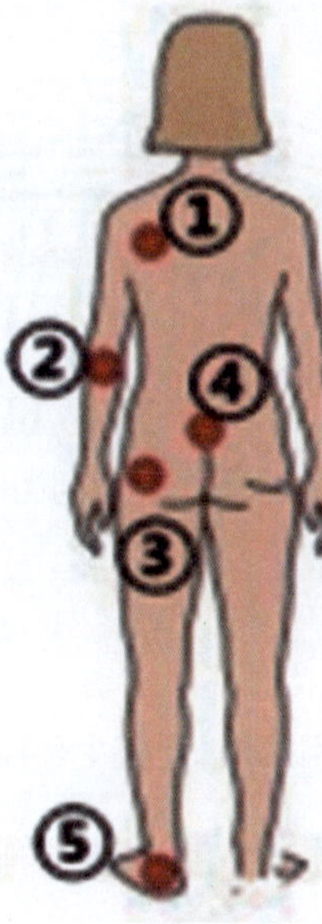


A.①　　B.②
C.③　　D.④
E.⑤

**【答案】**D

**【解析】**④为骶尾部，是全身重力点之所在，同时此处骨突明显，因此是压疮最好发的部位。

侧卧位压疮的好发部位：

骨突明显处——耳廓、肩峰、肋骨、髋部、膝关节的内外侧、内外踝等处。

45.患者取侧卧位时，以下哪个部位不是其压疮的好发部位

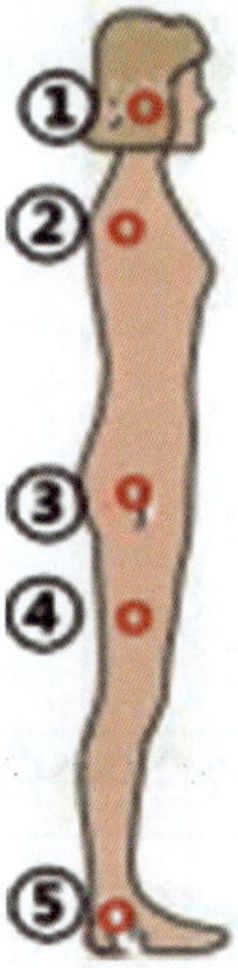


A.①　　B.②
C.③　　D.④
E.⑤

【答案】D

【解析】④是大腿中部，此处骨突不明显，且脂肪衬垫较厚，不易发生压疮。

人体散热方式：

人体主要的散热方式有辐射、传导（如使用冰袋、热水袋时）、对流（如开窗通风）、蒸发（如酒精擦浴降温时）四种。

当外界温度低于人体时，机体大部分热量可通过辐射、传导、对流等方式散热；当外界温度等于或高于人体皮肤温度时，蒸发是唯一的散热方式。

46.在下图所示的情形下，人体的散热方式是

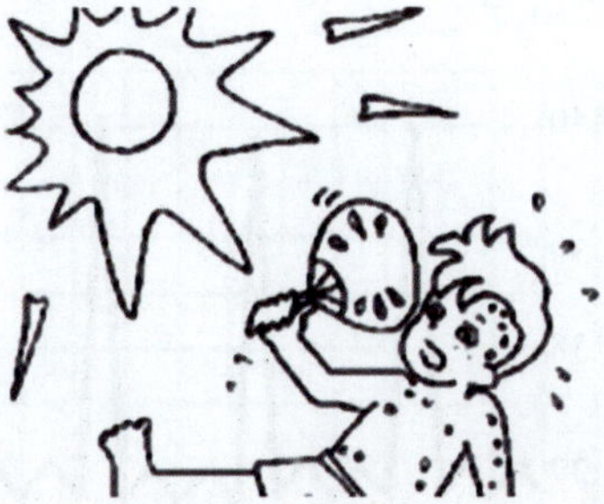

A.对流　　B.传导
C.蒸发　　D.辐射

E.传递

【答案】C

【解析】图片信息显示此时天热，发汗淋漓，故外界温度高于人体温度，蒸发是唯一的散热方式。

稽留热：

体温维持39.0~40.0 ℃左右达数日或数周，24小时波动范围不超过1.0 ℃，见于伤寒、肺炎链球菌感染。

47.以下热型常见于何种疾病

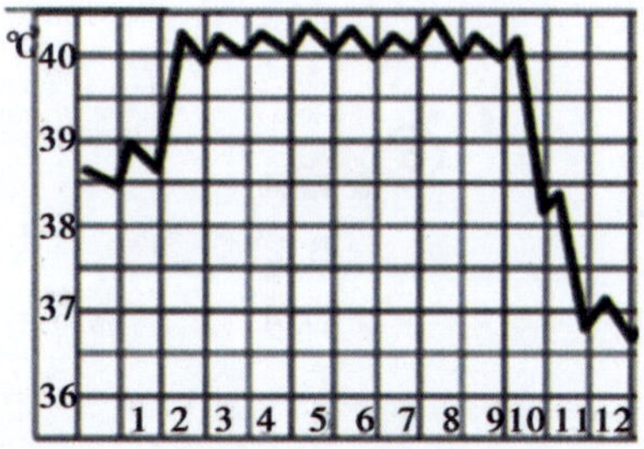


A.化脓性疾病　　B.癌性发热

C.流行性感冒　　D.风湿热

E.伤寒

【答案】E

【解析】图片所示信息为患者体温持续高热，且波动小于1 ℃，符合稽留热的特点。

间歇热：

高热与正常体温交替有规律地反复出现，发热时体温骤升达39 ℃以上持续数小时或几天不等，然后很快下降到正常，经数小时、数天的间歇后，又再次发作，常见于疟疾。

48.根据图片所示，判断该热型为

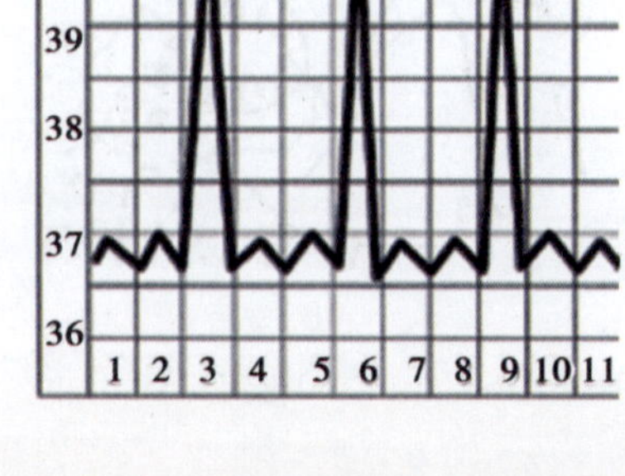

A.间歇热　　B.弛张热
C.不规则热　　D.波浪热
E.稽留热

【答案】A

【解析】从图片信息来看，患者出现了高热和无热交替出现，符合间歇热的特点。

弛张热：

体温在39.0 ℃以上波动幅度大，24小时体温差在1.0 ℃以上。见于败血症、风湿热、细菌性肝脓肿等。

49.以下热型常见于何种疾病

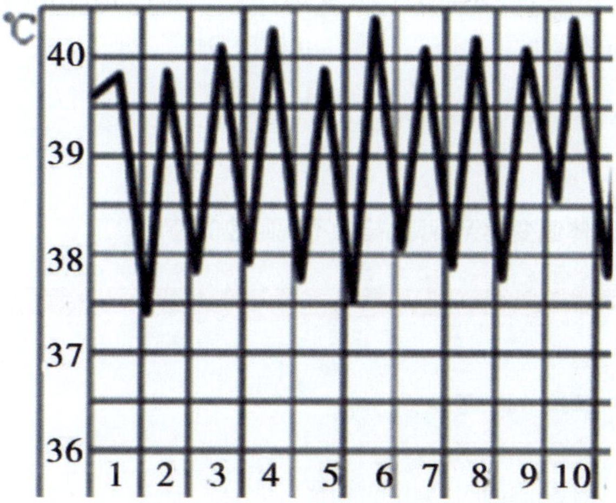


A.肺炎球菌性肺炎　　B.癌性发热
C.流行性感冒　　D.风湿热
E.伤寒

【答案】D

【解析】从图片信息来看，患者出现了持续发热，且24小时波动>1 ℃，符合弛张热的特点。

不规则热：

体温在24小时中变化不规则，持续时间不定，见于流行性感冒、肿瘤性发热。

50.以下热型常见于何种疾病

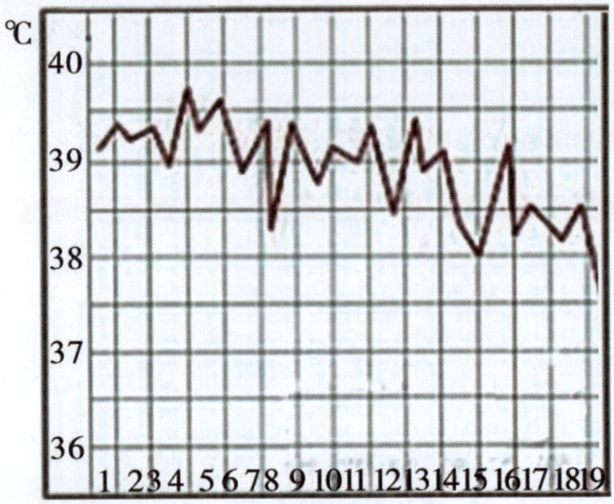


A.肺炎球菌性肺炎
B.癌性发热
C.疟疾
D.风湿热
E.伤寒

【答案】B

【解析】患者此时体温变化无规则，符合不规则热的特点。

> 体温的测量时间：
> 口温：3 min；肛温：3 min；腋温：10 min。

51.患者进行如下体温测量时，测量时间是

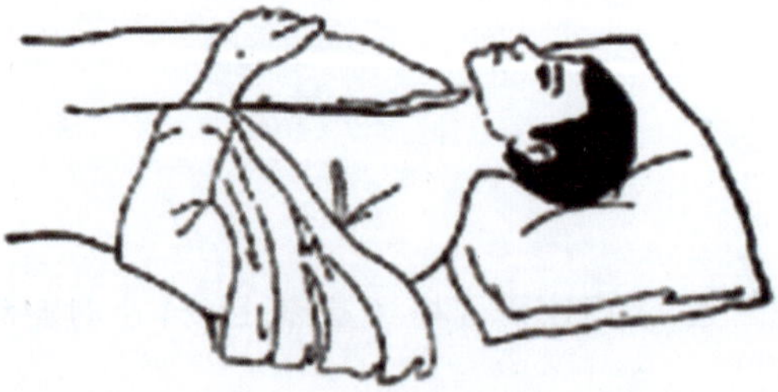

A.15 min
B.10 min
C.8 min
D.5 min
E.3 min

【答案】B

【解析】患者此时测量的是腋温，故时间为 10 min。

体温测量的适应证和禁忌证：

(1)精神异常、昏迷、婴幼儿、口鼻腔手术或呼吸困难及不能合作者，均不宜采用口腔测温。

(2)消瘦不能夹紧体温计、腋下出汗较多以及腋下有炎症、创伤或手术的患者不宜采用腋下测温。

(3)腹泻、直肠或肛门手术、心肌梗死患者不宜直肠测肛温。

52.可以使用以下体温计测量体温的情况是

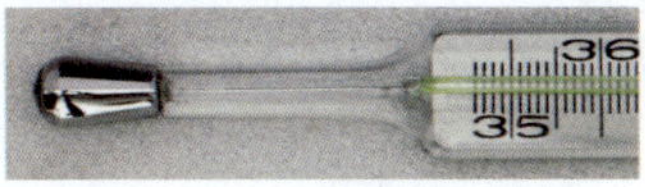


A.阿米巴痢疾　　B.痔疮术后

C.肝昏迷　　D.心肌梗死

E.直肠术后

【答案】C

【解析】图片显示的温度计为肛温计。腹泻、直肠或肛门手术、心肌梗死患者不宜直肠测肛温。

肛温测量的方法：

润滑肛表插入肛门 3~4 cm，持续 3min。

53.护士在为患者进行体温测量过程中，体温计插入的长度应该为

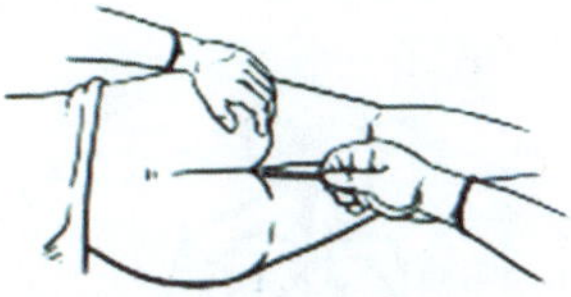

A.1~2 cm　　B.2~3 cm

C.3~4 cm　　D.4~5 cm

E.5~6 cm

【答案】C

【解析】患者此时测量肛温，故插入 3~4 cm。

脉搏短绌：

也称为“绌脉”，是指在同一单位时间内，脉率少于心率。表现为脉搏细速、极不规则，听诊心律完全不规则，心率快慢不一，心音强弱不等。常见于心房纤颤的患者。

54.如图所示的阴影区域患者出现了什么情况

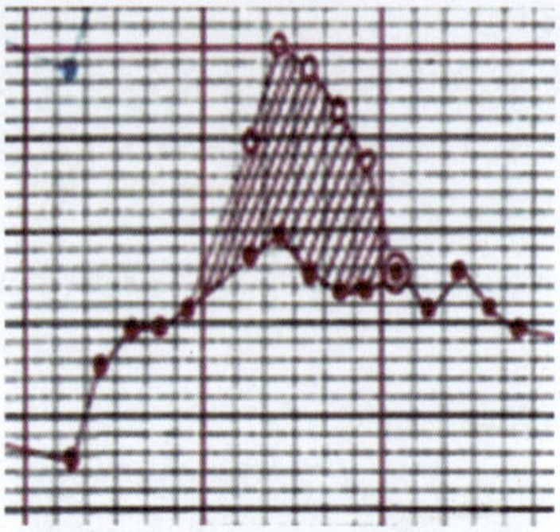

A.洪脉　　B.交替脉
C.缓脉　　D.脉搏短绌
E.水冲脉

**【答案】**D

**【解析】脉搏短绌在体温单的表现方法就是用阴影的方式表现。**

脉搏测量部位：

浅表、靠近骨骼的大动脉均可作为测量脉搏的部位。常用的是桡动脉，其次有颞浅动脉、颈动脉、肱动脉、腘动脉、足背动脉、胫后动脉及股动脉等。

55.测量脉搏最常用的部位是

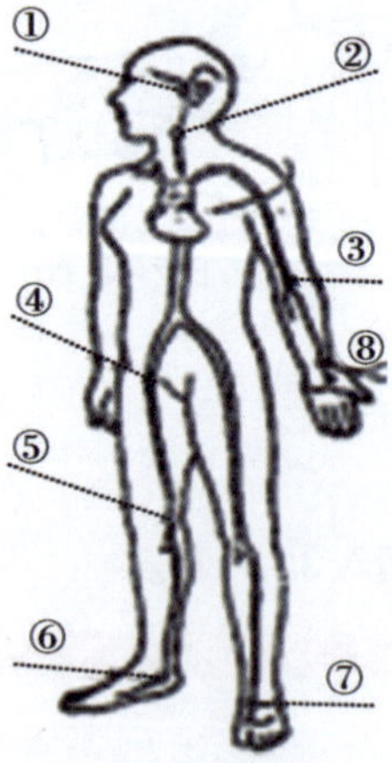


A.①②　　B.③④
C.⑤⑥　　D.⑥⑦
E.⑧

**【答案】**E

【解析】⑧是桡动脉所在，是测量脉搏最常用的部位。

潮式呼吸：

(1)又称陈-施呼吸，为周期性呼吸异常，特点是开始呼吸浅慢，后逐渐加深、加快直至高潮，随后逐渐变浅、变慢，呼吸暂停5～30秒之后重复上述过程。即呈现“浅慢—深快—浅慢—暂停”周而复始。

(2)见于中枢神经系统疾病，如脑炎、脑膜炎、颅内压增高、酸中毒、巴比妥类药物中毒等患者较常见。

56.患者的呼吸曲线如下图所示，出现该特点的原因是

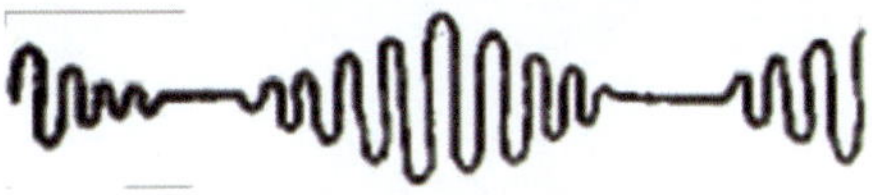

A.血氧分压增高通过化学感受器引起呼吸中枢兴奋
B.血中二氧化碳分压增高通过化学感受器引起呼吸中枢兴奋
C.异位呼吸中枢兴奋
D.高浓度吸氧引起呼吸中枢兴奋
E.低浓度吸氧引起呼吸中枢兴奋

【答案】B

【解析】图形中的呼吸曲线似潮水起落，符合潮式呼吸特点。是由于在呼吸暂停阶段二氧化碳潴留，刺激呼吸加深加快，从而呼吸逐渐出现并加深加快，之后由于二氧化碳被排出，没有刺激呼吸的物质存在，呼吸又逐渐减弱并消失，由此进入下一个循环。

深度呼吸：

(1)又称库斯莫呼吸，即深长呼吸，是一种深长而规则的呼吸。

(2)常见于尿毒症、糖尿病等引起的代谢性酸中毒患者。

57.田某，诊断为尿毒症致代谢性酸中毒，其可能出现的呼吸是

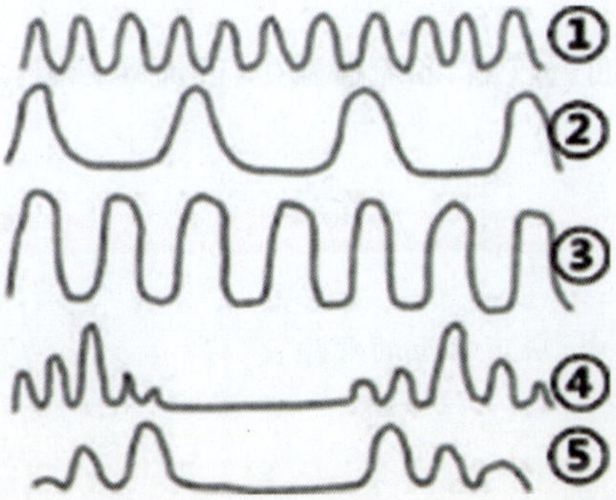

A.①　　B.②

C.③　　D.④

E.⑤

【答案】C

【解析】③呼吸深大且规律,符合深度呼吸特点。

冷疗的作用:

(1)控制炎症扩散。

(2)减轻疼痛。

(3)减轻局部充血或出血。

(4)降低体温

58.患者,男,颅脑损伤,现在进行此操作的主要目的是

A.降低体温　　B.降低颅内压

C.缓解疼痛　　D.减轻充血

E.促进炎症消散

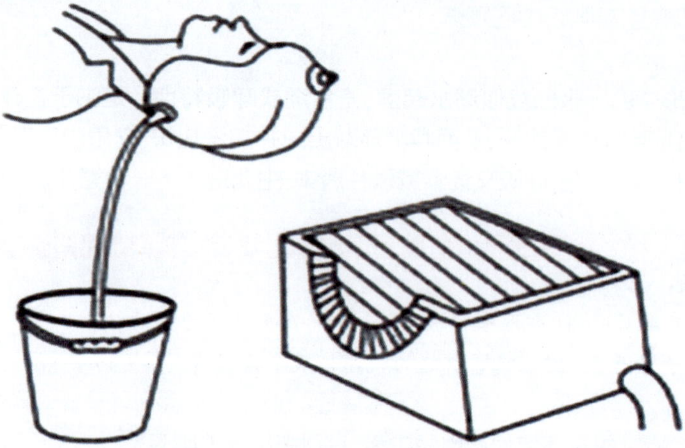

【答案】D

【解析】冷疗可使毛细血管收缩,血流量减少,血流速减慢,从而减轻局部组织的充血、出血。

促进呼吸的护理技术:

扣背方法——从外向内,从下往上的顺序。

59.为患者叩背的基本顺序是

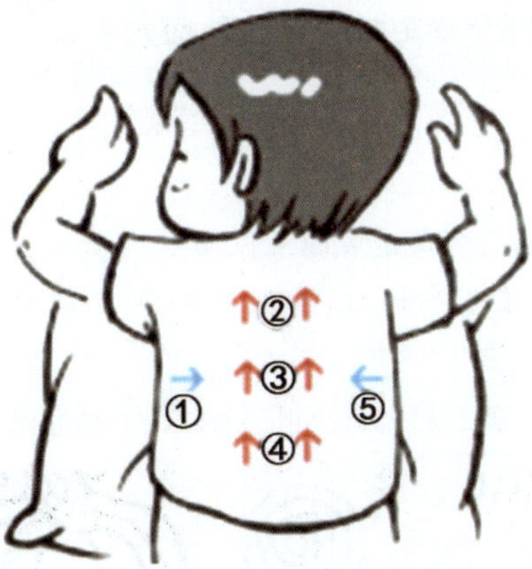


A.①②③④⑤
B.①⑤④③②
C.①④③②⑤
D.②③④⑤①
E.⑤④③②①

【答案】B

【解析】从外向内使痰液集中于主支气管,从下往上的顺序有助于痰液从深部往外排出。

血压测量方法:

(1)如运动、情绪变化等应休息 15~30 min 再测量。

(2)取坐位或仰卧位,被测肢体(肱动脉)与心脏、血压计"0"点位于同一水平,坐位应平第 4 肋;仰卧位应平腋中线。

(3)系袖带:袖带下缘距肘窝 2~3 cm,松紧以能放入一指为宜。

(4)充气至肱动脉搏动音消失再升高 20~30 mmHg。以每秒 4 mmHg 速度放气。

(5)听到第一声搏动音时汞柱所指刻度为收缩压;声音突然减弱或消失时汞柱所指刻度为舒张压。

60.男性,50 岁。因头晕、头痛来门诊就诊。护士为其进行血压测量,在测量过程中 A 和 B 的距离应该为

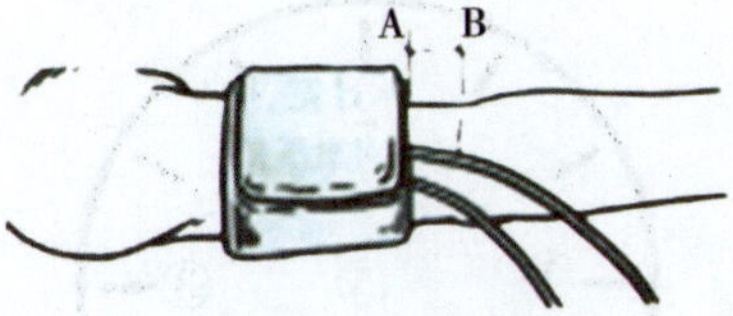


A.9~10 cm
B.8~9 cm
C.6~7 cm
D.4~5 cm
E.2~3 cm

【答案】E

【解析】该题考查的是袖带下缘距肘窝的距离,应为 2~3 cm。

隐血试验饮食:

试验期为 3~5 天,期间忌食易造成隐血假阳性的食物,如绿色蔬菜、肉类、动物血、含铁丰富的食物或药物。可食用牛奶、豆制品、马铃薯、山药、花椰菜、冬瓜、大白菜等。

61.患者男性,70 岁。因怀疑上消化道出血入院,需做潜血试验,试验期间不可进食

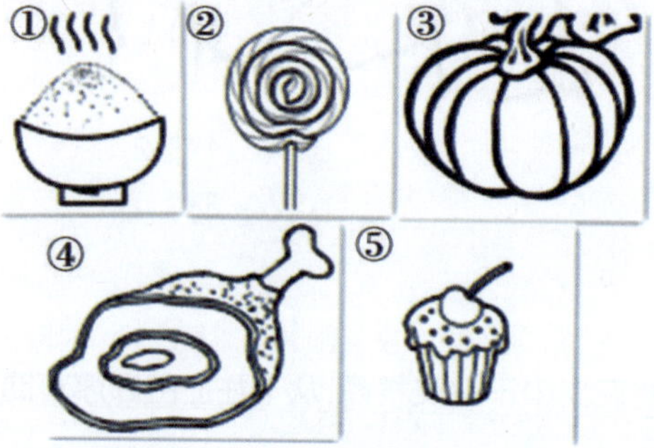


A.①
B.②
C.③
D.④
E.⑤

【答案】D

【解析】肉类含有大量的铁及血红蛋白,会影响检查结果的准确性。

对双目失明或双眼被遮蔽的患者进食护理:

应告知食物名称,耐心喂食;也可将食物按时钟平面放置,告知患者方位,由患者自行进食。

62.双目失明患者自行进食时,护士应将汤摆放在哪个位置

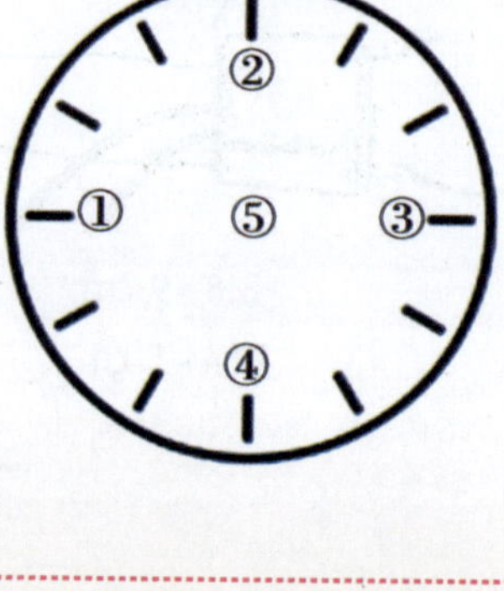

A.①
B.②
C.③
D.④
E.⑤

【答案】B

【解析】时钟平面图：六点位置放米饭；三点和九点位置放菜；十二点位置放汤。

昏迷患者插管：

应取去枕平卧位，头向后仰（避免误入气管），当胃管插入 15 cm（会厌部）时，左手将患者头部托起，使下颌靠近胸骨柄，增大咽喉部的弧度，使胃管顺利通过咽喉部，再将胃管徐徐插入至预定长度。

63.男性，70 岁。脑血管破裂后昏迷，需要插胃管供给营养，在插管过程中如右下图所示操作，其目的是

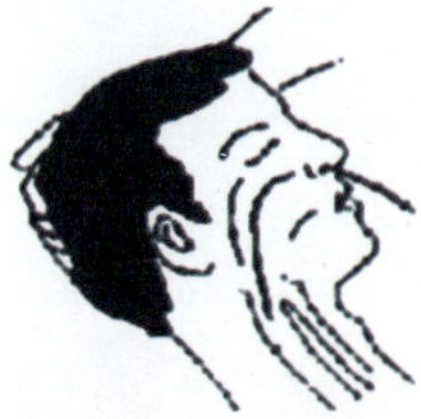

A.减轻患者痛苦
B.避免患者恶心
C.避免损伤食道黏膜
D.加大咽喉部通道的弧度
E.使喉管肌肉舒张，便于插入

【答案】D

【解析】此操作主要是避免胃管进入气道。

胃管测量方法：

润滑胃管前端，测量患者前额发际至剑突的长度（或鼻尖至耳垂再至剑突的长度）作为插入深度。插入深度成人一般为 45～55 cm。

64.如下图所示测量鼻饲管插入长度，A+B 结果应该是

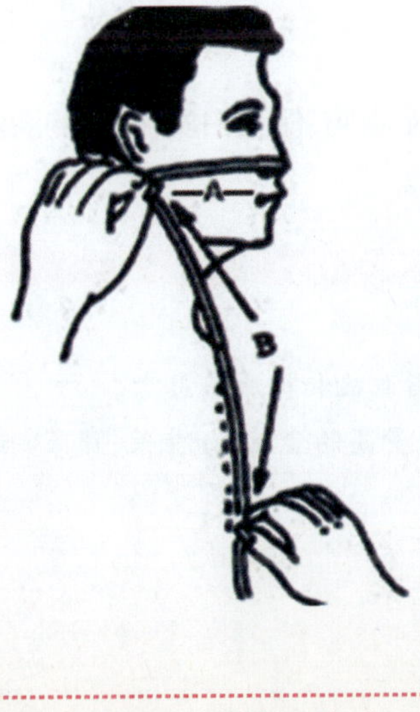

A.40~45 cm
B.50~55 cm
C.45~55 cm
D.40~50 cm
E.60~65 cm

【答案】C

【解析】前额发际至剑突的长度，一般为45~55 cm。

胆囊造影饮食：

(1)检查前一天午餐进高脂肪饮食，刺激胆囊收缩和排空，有助于造影剂进入胆囊；检查前一天晚餐进无脂肪、低蛋白质、高糖的清淡饮食，以减少胆汁分泌。

(2)晚餐后口服造影剂，禁食、禁烟至次日上午；第一次B超检查后如胆囊显影良好，可进食脂肪餐(如油煎荷包蛋2个)，30~45 min后再次B超检查观察胆囊收缩情况。

65.男性，40岁。行胆囊造影检查，造影前一天晚餐可进食以下哪种食物

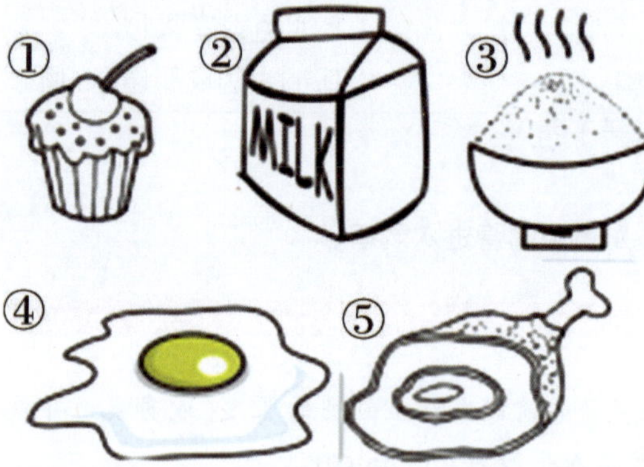


A.①
B.②
C.③
D.④
E.⑤

【答案】C

【解析】检查前一天晚餐进无脂肪、低蛋白质、高糖的清淡饮食，以减少胆汁分泌。米饭主要为碳水化合物，故可以食用。

高膳食纤维饮食：

(1)适用于便秘、肥胖、高脂血症和糖尿病患者。

(2)用法：选择含膳食纤维量高的食物，如韭菜、芹菜、粗粮、香蕉等。

66.下图所示蔬菜适合于哪一类患者

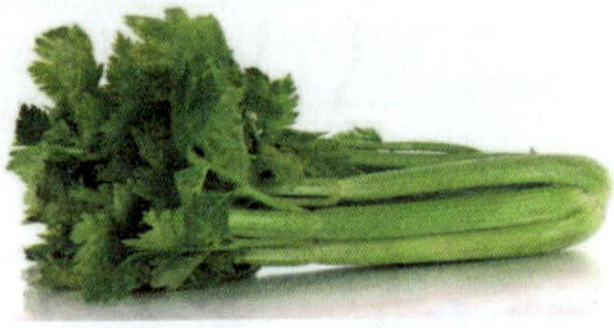

A.高热
B.心脏病
C.食管胃底静脉曲张
D.腹泻
E.便秘

【答案】E

【解析】芹菜为粗纤维食物,可以促进肠道蠕动缓解便秘。

冷疗作用:

(1)控制炎症扩散:降低细胞新陈代谢和微生物的活力,适用于炎症早期。

(2)减轻疼痛。

(3)减轻局部充血或出血:常用于扁桃体摘除术后、鼻出血、局部软组织损伤早期。

(4)降低体温:适用于高热、中暑。

67.哪种情况可以使用下图所示的物品

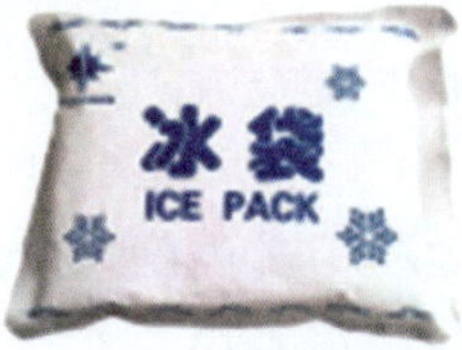


A.扁桃体摘除术后
B.腰肌劳损
C.胃肠痉挛
D.炎症后期
E.慢性炎症

【答案】A

【解析】扁桃体摘除后,用冷可以促进血管收缩,减少局部出血。

禁用冷疗的部位:

(1)枕后、耳郭、阴囊:可引起冻伤。

(2)心前区:可引起反射性心率减慢。

(3)腹部:可引起腹泻。

(4)足底:可反射性引起末梢血管收缩,影响散热;可引起一过性冠状动脉收缩。

68.以下不属于冷疗禁忌部位的是

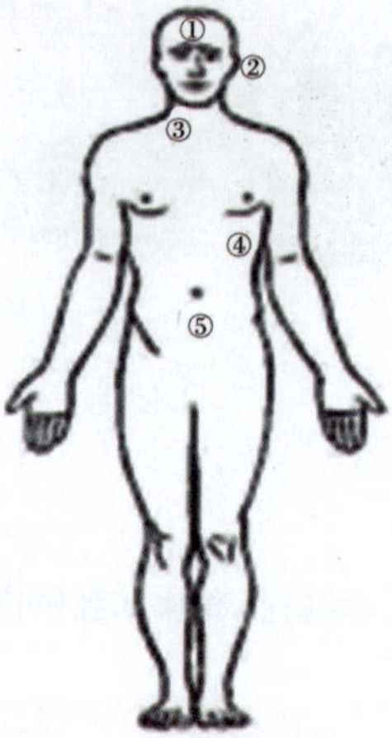


A.①②
B.②④
C.①③
D.③④
E.④⑤

【答案】C

【解析】①额头、③颈部不是冷疗的禁忌部位。

高热降温：

高热时置于前额、头顶、颈部、腋下、腹股沟等处。

69.患者赵先生，体温 39 ℃，护士为其进行物理降温，可以将冰袋放在哪些部位

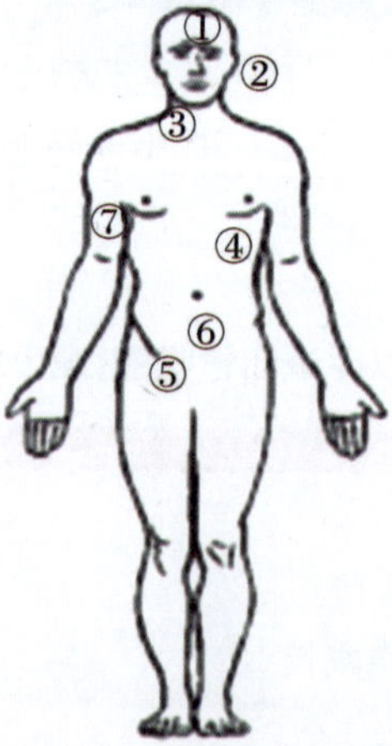


A.①②③④
B.①③⑤⑦
C.①③④⑤
D.③④⑤⑦

E.④⑤⑥⑦

【答案】B

【解析】前额、头顶主要是降低头部温度,减轻高温对头部损伤;颈部、腋下、腹股沟血管丰富,可以减速热传递。

酒精擦浴方法:

(1)用 32~34 ℃的 25%~35% 乙醇 200~300 mL。

(2)置冰袋于头部,以减轻头部充血,并有助于降温。

(3)置热水袋于足底,使患者舒适,并促进足底血管扩张,减轻头部充血。

70.高热患者酒精擦浴降温时,冰袋置于

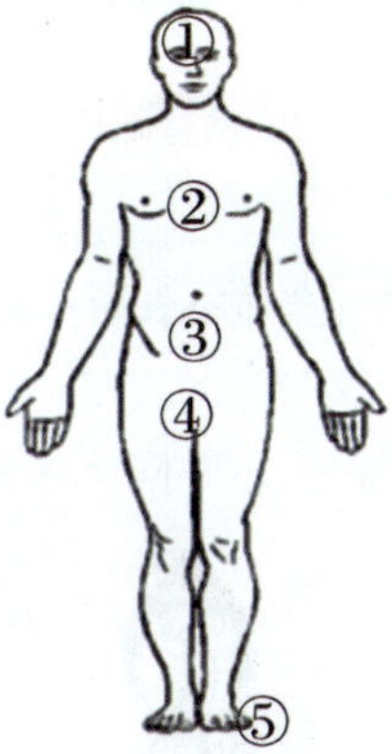


A.①

B.②

C.③

D.④

E.⑤

【答案】A

【解析】置冰袋于头部,以减轻头部充血,并有助于降温。

热水坐浴:

(1)目的:减轻盆腔、直肠器官的充血,有消炎、消肿与镇痛作用,适用于会阴、肛门疾病及手术后。

(2)注意事项:①会阴、肛门有伤口者,备无菌浴盆和溶液,坐浴后更换敷料;②禁忌证:月经期、妊娠末期、产后 2 周内、阴道出血和盆腔急性炎症等,不宜坐浴以免引起感染。

71.可采用以下方法进行治疗的是

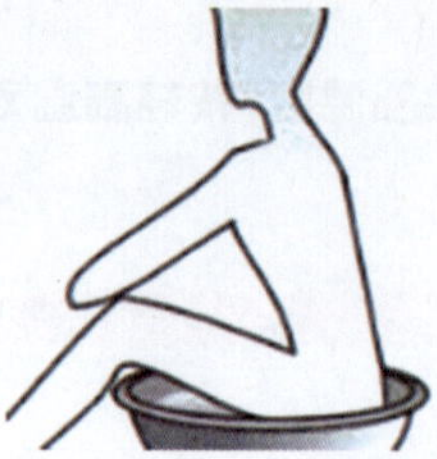

A.痔疮术后
B.妊娠 8 个月
C.产后 8 日会阴侧切处硬结
D.盆腔急性炎症
E.女患者月经期

【答案】A

【解析】痔疮术后温水坐浴可以起到消炎、消肿、镇痛的作用。

冷疗方法：

扁桃体摘除后冰袋置于颈前颌下；鼻部冷敷时吊起轻触鼻根。

72.患者女性，17 岁。行扁桃体摘除术，术后应将冰袋置于

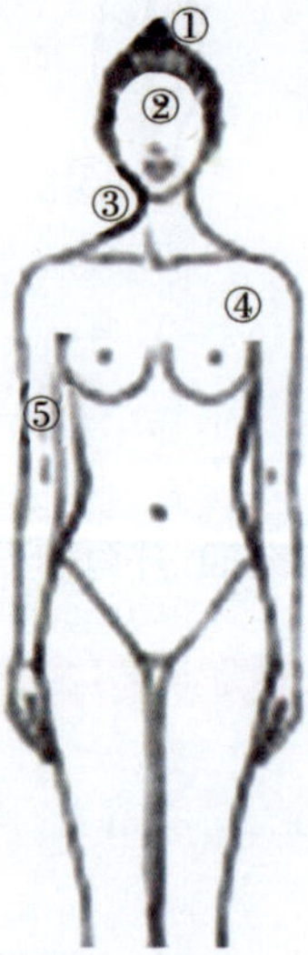


A.①
B.②
C.③
D.④
E.⑤

【答案】C

【解析】扁桃体摘除后置于颈前颌下。

热疗禁忌：

(1)急腹症尚未明确诊断前：热疗可减轻疼痛，因此易掩盖病情而贻误诊治。

(2)面部危险三角区感染时：血管丰富且无静脉瓣，与颅内海绵窦相通，用热易致细菌和毒素进入血液循环，造成颅内感染和败血症。

(3)各种脏器内出血时：热疗使局部血管扩张，增加脏器血流和血管通透性，加重出血。

(4)软组织损伤或扭伤早期(48 小时内)：热疗促进局部血液循环，加重皮下出血、肿胀和疼痛。

73.当患者出现哪个部位的化脓性感染时不可用热敷

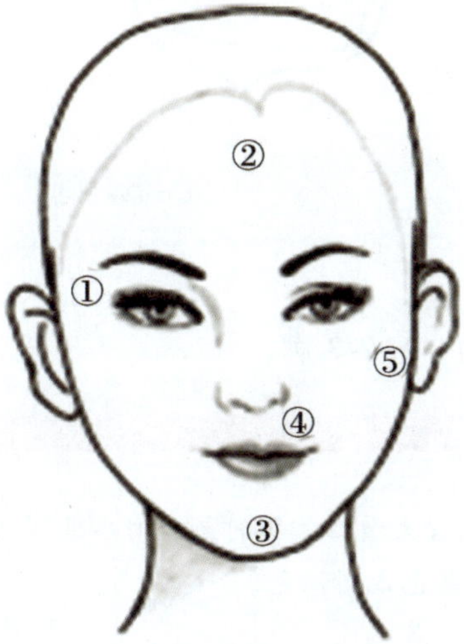


A.①　　B.②

C.③　　D.④

E.⑤

【答案】D

【解析】④位于危险三角区内，热疗容易引起感染扩散，引发颅内感染。

热疗方法：

(1)热水袋灌水至 1/2～2/3 满，排气，倒提检查无漏水后，装入布套内并置于所需部位。

(2)用热时间 30 min。

(3)注意事项：观察局部皮肤，如皮肤潮红，应立即停止使用，在局部涂凡士林。

74.进行热敷过程中,热水袋中的热水水位应保持在

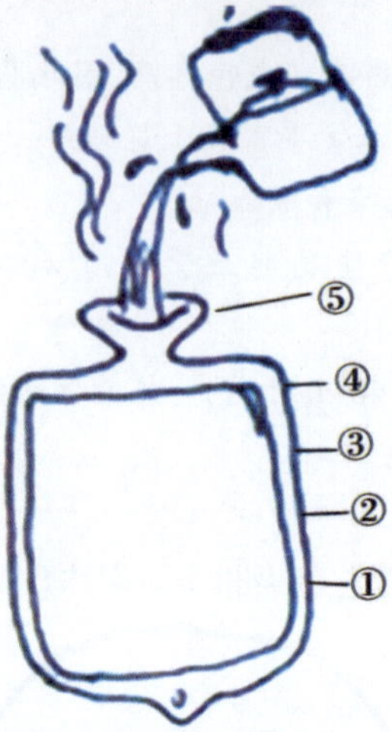


A.①~②之间
B.②~③之间
C.③~④之间
D.④~⑤之间
E.②~④之间

**【答案】**B

**【解析】②~③之间大致为1/2~2/3满。**

尿液颜色异常:

(1)血尿:呈红色或棕色,含大量红细胞时呈洗肉水色。

(2)血红蛋白尿:呈浓红茶色或酱油色。

(3)胆红素尿:呈深黄色或黄褐色。

(4)乳糜尿:呈乳白色。

(5)脓尿:呈白色浑浊样。

75.患者刘某,男性,因急性腹痛入院。护士在为其采集尿标本的过程中发现其尿液呈现如下图所示改变,推断该患者可能出现了

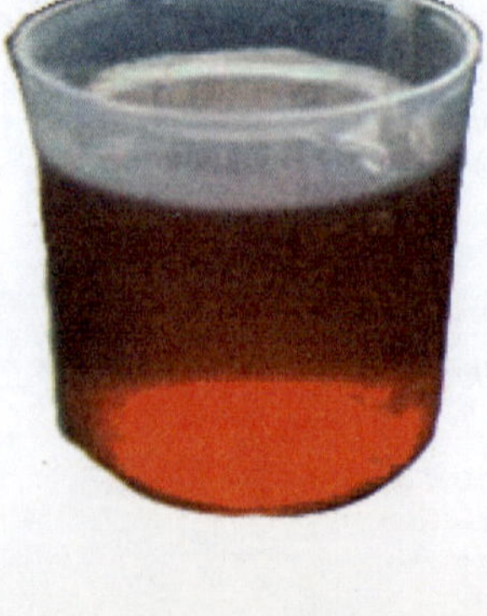

A.尿毒症　　B.膀胱炎

C.输尿管结石　　D.肾积水

E.糖尿病酮症酸中毒

**【答案】**C

**【解析】图片显示为血尿，可能是急性肾小球肾炎，输尿管结石，泌尿系统肿瘤、结核及感染等。**

76.白女士，29 岁。宫外孕破裂大出血入院，输血时发生溶血反应，其尿液可呈哪种改变

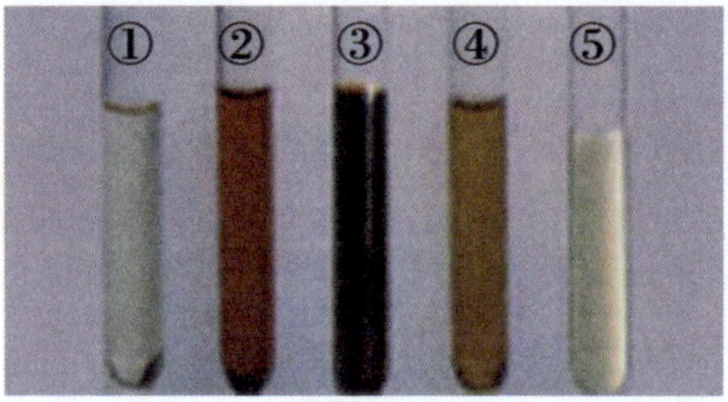


A.①　　B.②

C.③　　D.④

E.⑤

**【答案】**C

**【解析】溶血患者由于红细胞大量破坏，释放出血红蛋白，故呈现血红蛋白尿。血红蛋白尿为浓红茶色或酱油色。**

女性导尿初消毒顺序：

阴阜—大阴唇外—大阴唇—小阴唇—尿道口，遵循“自上而下、由外到内”的顺序。

77.患者女性，50 岁。尿潴留需行导尿术，初次消毒时，首先消毒的部位是

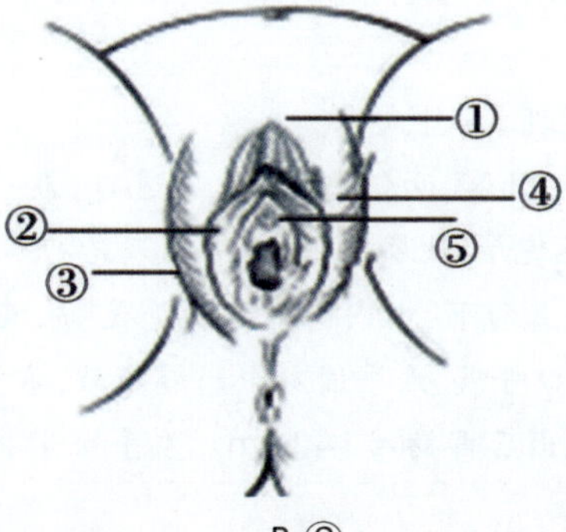


A.①　　B.②

C.③　　D.④

E.⑤

【答案】A

【解析】女性患者初消毒的首要部位是阴阜。

留置导尿术：

(1)女性：用宽4 cm、长12 cm的胶布，将完整的上1/3部分贴于阴阜上，将下2/3部分剪成三条，中间一条螺旋贴于导尿管上，其余两条分别交叉贴在对侧大阴唇和大腿根部。

(2)男性：准备单翼蝶形胶布2块，粘贴于阴茎两侧，再用细长胶布作半环形固定蝶形胶布，开口处向上。在距离尿道1 cm处用胶布将折叠的两条蝶形胶布环形固定于导尿管上。

(3)气囊固定法：使用双腔气囊导尿管时，插入导尿管后，见尿再插入7~10 cm。再根据导尿管上注明的气囊容积，向气囊内注入等量0.9%无菌氯化钠注射液，轻拉导尿管有阻力感，可证实导尿管已经固定。

78.护士小李为患者李先生进行导尿术，其插管见尿液流出后仍需插入

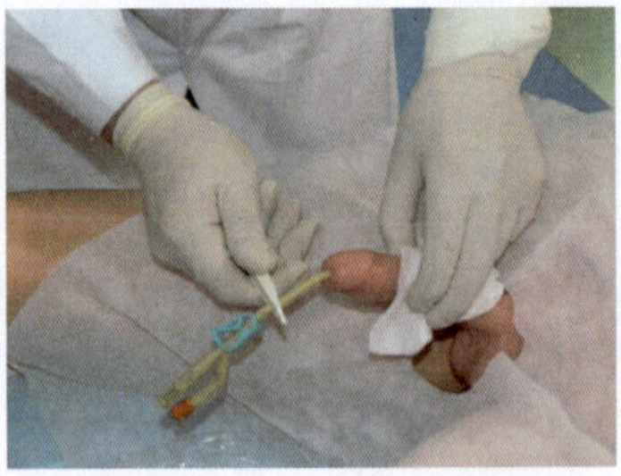

A.2 cm

B.7~10 cm

C.10 cm

D.4 cm

E.7 cm

【答案】B

【解析】该题为患者进行导尿用的是球囊导尿管，见尿液流出后仍需插入7~10 cm。

女患者导尿术：

女性尿道短，长约3~5 cm，富于扩张性，尿道外口在阴蒂下方，呈矢状裂，插导尿管时应正确辨认。

初步消毒，其原则由上至下、由外向内。

(1)顺序是：阴阜、两侧大阴唇、两侧小阴唇、尿道口，最后一个棉球消毒尿道口至肛门，每个棉球只用一次。消毒完毕，脱去手套，将弯盘及治疗碗移至床尾。

(2)再次消毒，原则是由上向下、由内向外。顺序是：尿道口、两侧小阴唇、尿道口，每个棉球只用一次。嘱患者张口呼吸，左手固定小阴唇不放，右手另换一止血钳持导尿管轻轻插入尿道4~6 cm，见尿流出后再插入1~2 cm。左手松开小阴唇，固定导尿管。

79.患者,女性,28 岁。因产后尿潴留需进行导尿术,在其为患者进行导尿术,首次插入多少厘米

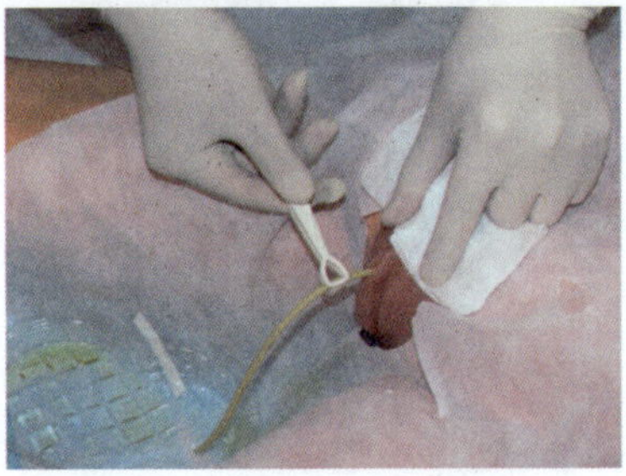

A.20~22 cm　　B.4~6 cm

C.1~2 cm　　D.6 cm

E.4 cm

【答案】B

【解析】患者为女性,女性尿道短且直,长约 3~5 cm,故因插入 4~6 cm。

粪便的形状与软硬度:

便秘时粪便坚硬、呈栗子样;消化不良或急性肠炎可为稀便或水样便;肠道部分梗阻或直肠狭窄,粪便常呈扁条形或带状。

80.患者张某,因在路边进食不洁食物后出现腹泻,患者的粪便形态最可能是下面哪一种

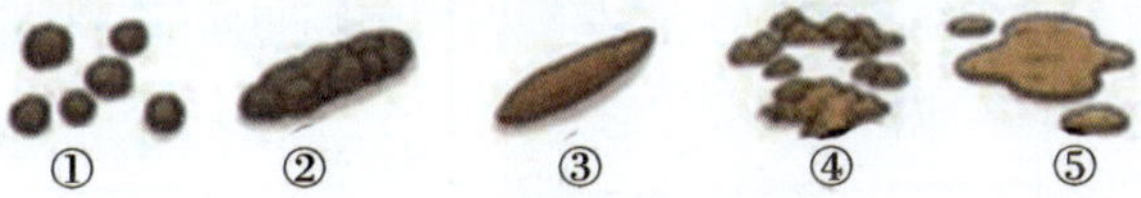


A.①　　B.②

C.③　　D.④

E.⑤

【答案】E

【解析】患者因食物不洁出现腹泻,应为稀便或水样便。

粪便颜色异常:

柏油样便提示上消化道出血;暗红色便提示下消化道出血;粪表面有鲜血提示有痔疮和肛裂;白陶土色便提示胆管梗阻;果酱样便常见于肠套叠、阿米巴痢疾;白色"米泔水"样便常见于霍乱。

81.粪便颜色呈现如下改变时，患者最可能出现了

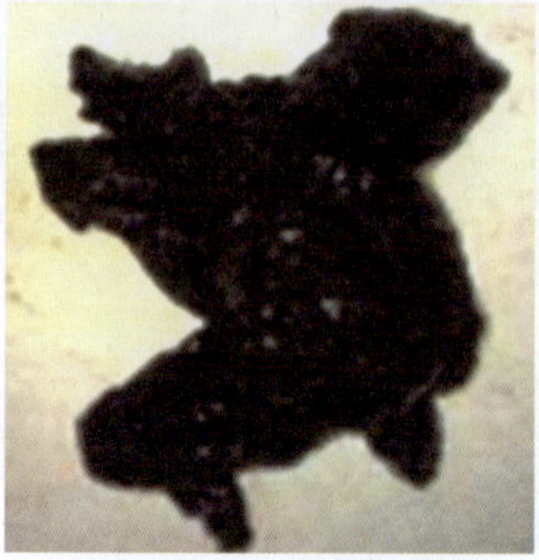

A.下消化道出血　　B.上消化道出血

C.胆道梗阻　　D.痔疮或肛裂

E.霍乱

【答案】B

【解析】上消化道出血时，由于红细胞在肠道时间长，和内容物充分混合，并且其原始状态遭到破坏，呈现出铁元素的黑色。因此上消化道出血时，粪便为均匀的柏油样便。

大量不保留灌肠：

筒内液面高于肛门 40～60 cm，过高，压力过大，液体流入速度过快，不易保留，且易造成肠道损伤。

82.患者女性，47 岁。因结肠癌入院，遵医嘱做术前肠道准备，护士在进行灌肠过程中，图中筒内液面至肛门的距离应该调整为

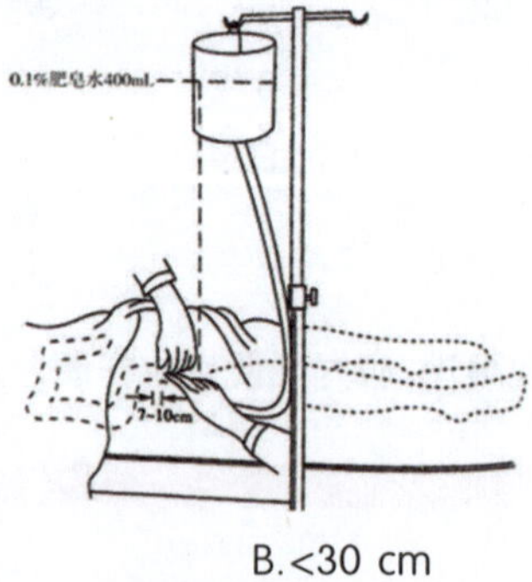


A.<20 cm　　B.<30 cm

C.<35 cm　　D.40～60 cm

E.70～80 cm

【答案】D

【解析】筒内液面高于肛门 40～60 cm。

会阴擦洗：

会阴擦洗一般要求3遍，第1遍要求由外向内、自上而下、先对侧后近侧，按照阴阜→大腿内上1/3→大阴唇→小阴唇→会阴及肛门的顺序为患者擦洗。第2遍和3遍擦洗的原则为由内向外，自上而下，先对侧后近侧。

83.某护士为患者行会阴擦洗，如图所示。第1遍的顺序为

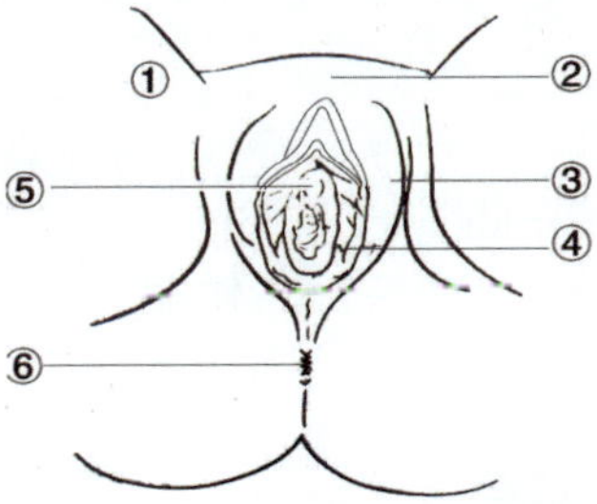


A.①②③④⑤⑥ B.②①③④⑤⑥

C.②①④③⑤⑥ D.⑥⑤④③②①

E.③④⑤⑥①②

【答案】B

【解析】图中①大腿内1/3，②阴阜；③大阴唇；④小阴唇；⑤尿道口；⑥肛门。

取药的方法：

(1)一般先取固体药，再配液体药，同时用几种药液时，应分别放置。

(2)固体药(片、丸、胶囊)用药匙取药。

(3)水剂先将药水摇匀后，用量杯量取，更换药液品种时，应洗净量杯。

(4)药液不足1 mL须用滴管吸取计量，1 mL约等于15滴，油剂溶液或按滴计算的药液，应先在杯中加少量冷开水，以免药液附着杯壁，影响剂量。

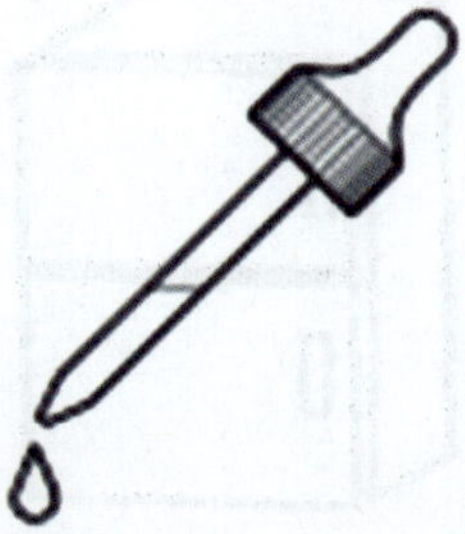

84.在何种情况下需要用到以上器物

A.水剂药液不足1 mL时 B.没有合适的量杯时

C.取水剂药物时　　D.需要保持药物的无菌状态时

E.避免浪费药杯时

【答案】A

【解析】药液量过少，用滴计数更为精确。

药物保存：

药瓶标签明显，内服药蓝边，外用药红边，剧毒、麻醉药黑边。药名中英文对照，标明浓度和剂量。

85.右侧药瓶中可能盛装的是下面哪一种药物

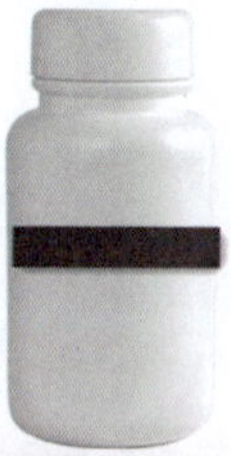

A.维生素 C　　B.硝普钠

C.吗啡　　D.尼可刹米

E.垂体后叶素

【答案】C

【解析】黑色标签的药瓶，内装剧毒、麻醉药。

按药物的不同性质分类保存：

(1)容易氧化和遇光变质药物，应装在深色密盖瓶中，放阴凉处，如氨茶碱、维生素 C、肾上腺素。

(2)容易挥发、潮解或风化药物，须装瓶、盖紧，如乙醇、酵母片、糖衣片。

(3)容易被热破坏的药物(疫苗、抗毒血清、白蛋白)，应分别置于干燥阴凉(约 20 ℃)处或冷藏于 2 ~ 10 ℃ 处保存。

(4)容易燃烧药物，应放在远离明火处。

(5)对有使用期限的药物，应定期检查，按有效期先后顺序使用。

86.下面哪种药物的保存需要用到以下设备

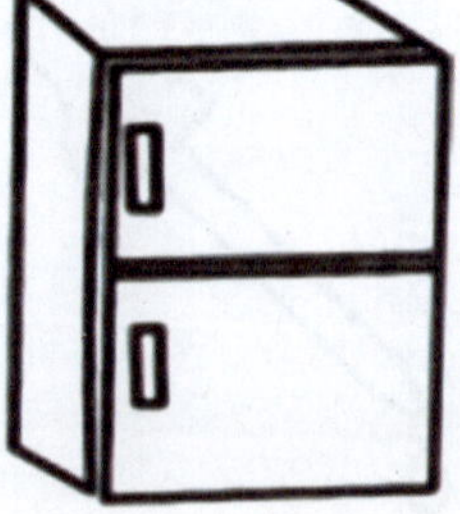

A.胎盘球蛋白　　B.苯巴比妥

C.地西泮　　D.乙醇

E.硫酸亚铁

【答案】A

【解析】胎盘球蛋白为生物制剂，容易热破坏，放冰箱保存。

强心苷类药物用药方法：

应先测量脉率(心率)及节律，如脉率低于 60 次/分或节律异常，应停服并报告医生。

87.服用下图所示药物时，应特别注意的是

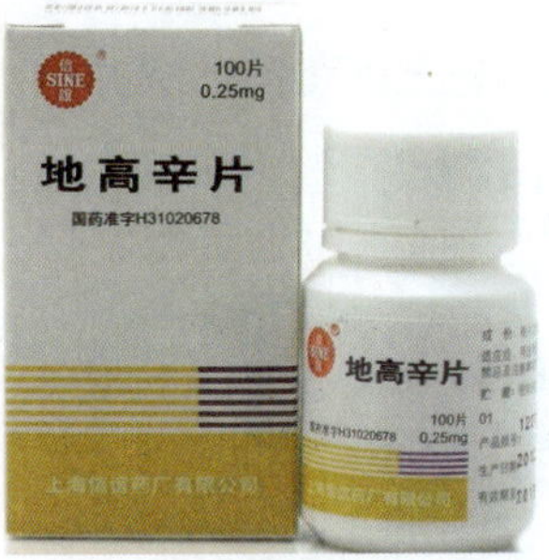


A.研碎药片再喂服

B.服药后不宜多饮水

C.给药前测量脉率

D.叮嘱患者按时服药

E.患者服药后再离开

【答案】C

【解析】此类药物的安全窗小，容易出现中毒现象，中毒后的表现首先为脉率改变，故在服药前进行测量，确保用药安全。

雾化吸入常用药物：

(1)控制呼吸道感染，消除炎症。常用抗生素类药物如庆大霉素等。

(2)解除支气管痉挛，常用药物氨茶碱。

(3)稀释痰液，帮助祛痰，常用药物 α-糜蛋白酶、盐酸氨溴索。

(4)减轻呼吸道黏膜水肿，常用药物地塞米松类。

88.患者出现何种情况时需要使用以下药物进行雾化吸入

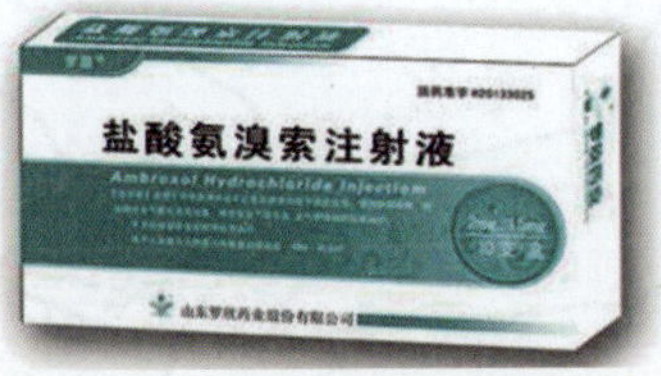


A.哮喘发作

B.呼吸道感染

C.支气管痉挛　　D.痰液黏稠，不易咳出

E.呼吸道黏膜水肿

【答案】D

【解析】盐酸氨溴索有祛痰，稀释痰液的功效。

超声雾化的使用方法：

治疗完毕先关雾化开关，再关电源开关，否则易损坏电子管；整理用物，口含嘴、螺纹管、雾化杯、浸泡于消毒液内1小时，洗净晾干备用。

89.超声雾化吸入治疗完毕，不需浸泡消毒的物品是

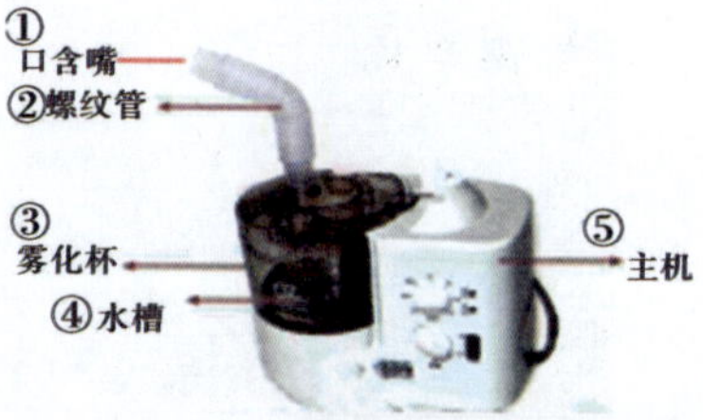


A.①③　　B.②④

C.③⑤　　D.③④

E.④⑤

【答案】E

【解析】水槽和主机不与患者接触，用时本身为带电装置，一般不用浸泡消毒。

皮内注射方法：

(1)部位为前臂掌侧下段。

(2)70%乙醇棉签消毒。

(3)针头斜面向上与皮肤呈5°刺入皮内，然后用左手拇指固定针栓，右手注入药液0.1 mL，使局部皮肤隆起成一皮丘。

(4)注射完毕后，迅速拔出针头，勿用棉签按压注射部位。

90.在为患者进行如下操作时，针头刺入深度为

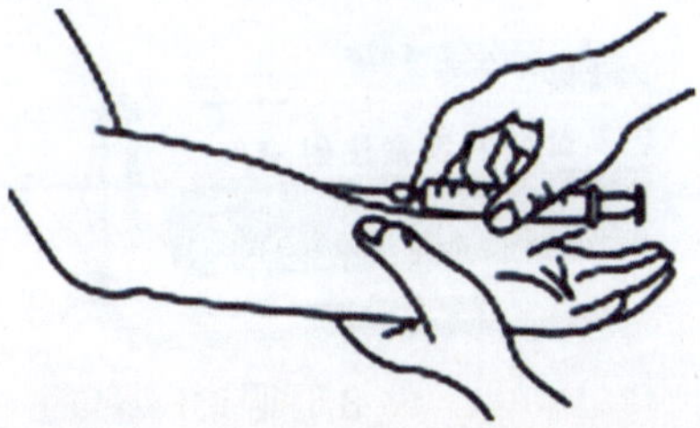

A.针尖斜面　　B.针梗的 1/4
C.针梗的 1/3　　D.针梗的 1/2
E.全部针梗

【答案】A

【解析】皮内注射时将针头斜面刺入皮内即可。

注射器的使用方法：

清洁的手可以触及注射器的活塞柄、空筒外侧壁、针栓部分；活塞轴、针乳头、针梗、针尖都不可以触及。

91.护士在进行注射操作的过程中，手不可以接触的部位是

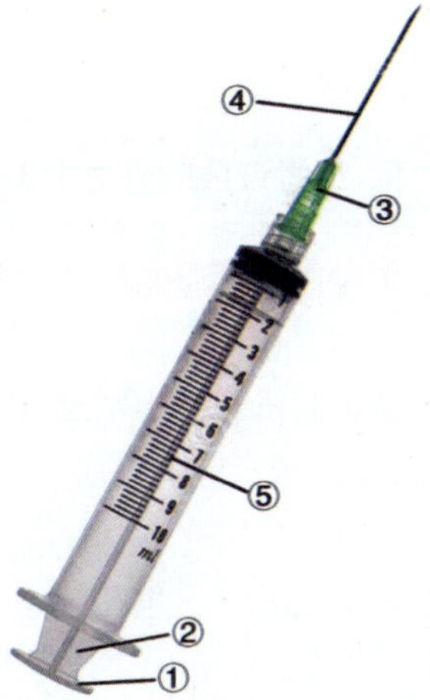


A.①　　B.②
C.③　　D.④
E.⑤

【答案】D

【解析】①②为活塞柄的部分，⑤为空筒外侧壁，③为针栓部位可以触摸；④为针梗不可以触摸，会造成污染。

臀大肌注射定位法：

(1)采用"十"字法——从臀裂顶点向左侧或右侧划一水平线，从髂嵴最高点作一垂直线，将臀部分为四个象限，选其外上象限并避开内角。

(2)连线法——取髂前上棘和尾骨连线的外上 1/3 处。

92.使用连线法为患者进行肌内注射定位时,正确的操作是

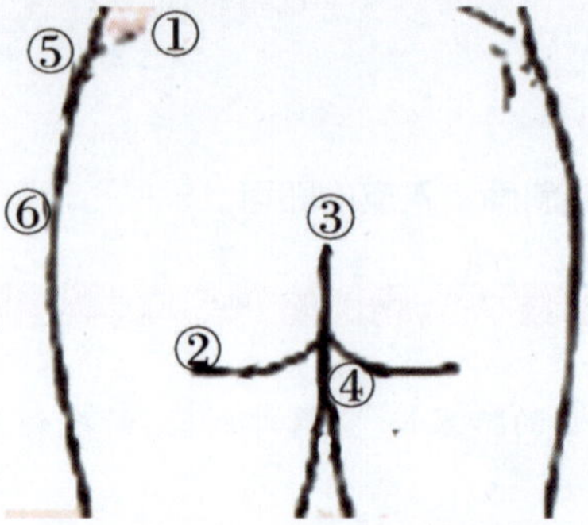


A.①和②连线的上 1/3
B.③和⑤连线的外上 1/3
C.③和⑥连线的外 1/3
D.④和⑤连线的外上 1/3
E.④和⑥连线的外上 1/3

【答案】B

【解析】③为尾骨,⑤为髂前上棘,二者连线的外上 1/3 为注射点。

臀中肌、臀小肌注射定位法:

以示指尖和中指尖分别置于髂前上棘和髂嵴下缘处,注射部位在示指和中指构成的角内或者取髂前上棘外侧三横指处。

93.女性,2 岁。肌内注射庆大霉素,适宜的注射部位是

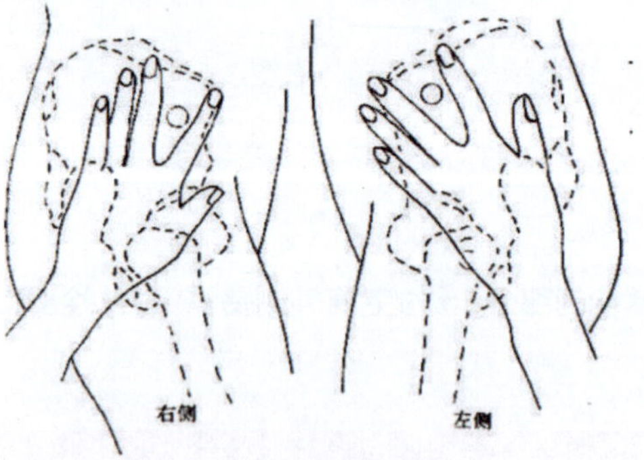


A.臀大肌
B.臀中肌
C.上臂三角肌
D.大腿外侧
E.腹部肌肉

【答案】B

【解析】2 岁以下婴幼儿不宜选用臀大肌注射,因其臀部肌肉发育不完善,有损伤坐骨神经的危险,应选用臀中肌或臀小肌注射。

头皮静脉注射：

儿童常用头皮静脉有颞浅静脉、耳后静脉、枕后静脉、额上静脉、眶上静脉。最常用的是颞浅静脉。

94.为婴儿进行静脉注射时，最常采用的静脉是

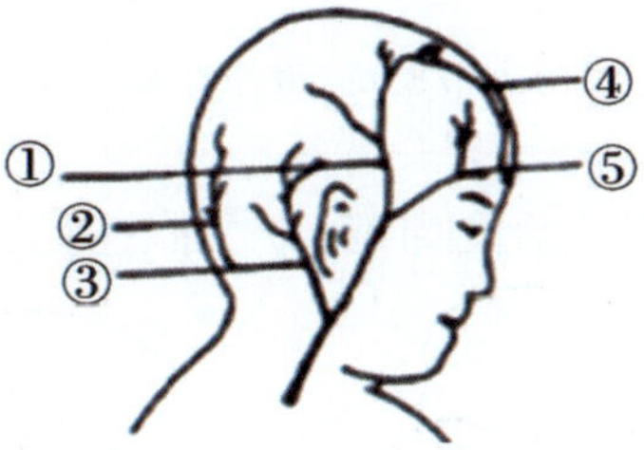


A.①
B.②
C.③
D.④
E.⑤

【答案】A

【解析】①颞浅静脉；②枕后静脉；③耳后静脉；④额上静脉；⑤眶上静脉，最常采用的是颞浅静脉。

静脉注射失败的常见原因：

(1)针头斜面一半在血管内，一半在血管外，可有回血，部分药液溢出至皮下，使局部皮肤隆起，患者有疼痛感。

(2)针头刺入较深，斜面一半穿破对侧血管壁，可有回血，部分药液溢出至深层组织，患者有疼痛感，局部不一定有隆起。

(3)针头刺入太深，穿破对侧血管壁。

(4)针头刺入过浅，抽吸虽有回血，但松解止血带时静脉回缩，针头滑出血管，药液注入皮下。

95.护士在进行静脉注射的过程中，出现如下现象时患者局部会有何种表现

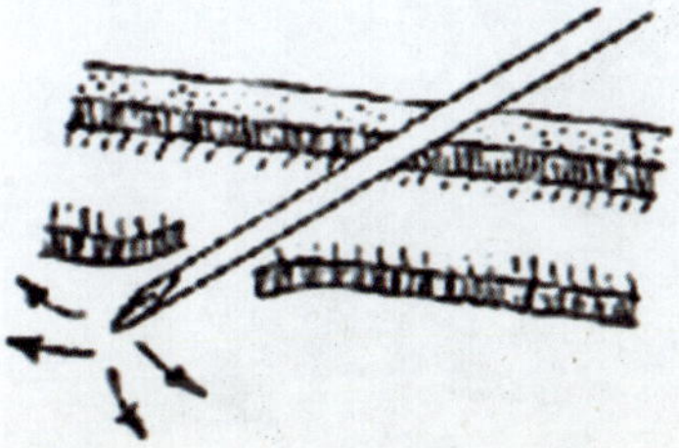

A.推注稍有阻力，抽有回血　　B.推注无阻力，抽有回血
C.推注稍有阻力，局部略肿胀，抽无回血　　D.局部肿胀明显，抽无回血
E.患者疼痛显著，情绪烦躁

【答案】C

【解析】**此时，刺入过深，穿透对侧血管壁，表现为推注稍有阻力，局部略肿胀，抽无回血。**

颈外静脉穿刺的部位：
下颌角和锁骨上缘中点连线的上 1/3 处，颈外静脉的外侧缘。

96.男，25 岁。患恶性肿瘤需进行长期用药，护士拟对其进行颈外静脉穿刺，穿刺点位于

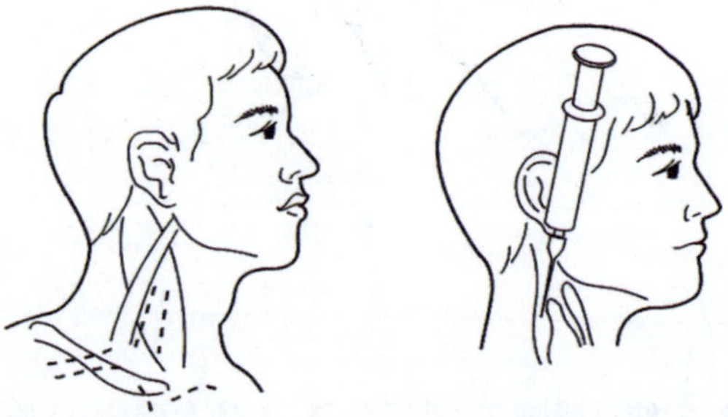

A.锁骨下缘中点，颈外静脉外侧缘　　B.下颌角和锁骨上缘中点连线上 1/2 处
C.下颌角和锁骨下缘中点连线下 1/2 处　　D.下颌角和锁骨上缘中点连线上 1/3 处
E.下颌角和锁骨下缘中点连线下 1/3 处

【答案】D

【解析】**下颌角和锁骨上缘中点连线的上 1/3 处，为颈外静脉穿刺点。**

青霉素阳性判断：
皮丘隆起增大，出现红晕，直径大于 1 cm，周围有伪足伴痒感，可有头晕、心慌、恶心、甚至过敏性休克。

97.患者女性，24 岁。肺炎，医嘱青霉素治疗。患者在青霉素皮试后 20 分钟，局部呈现如下所示，判断该患者属于

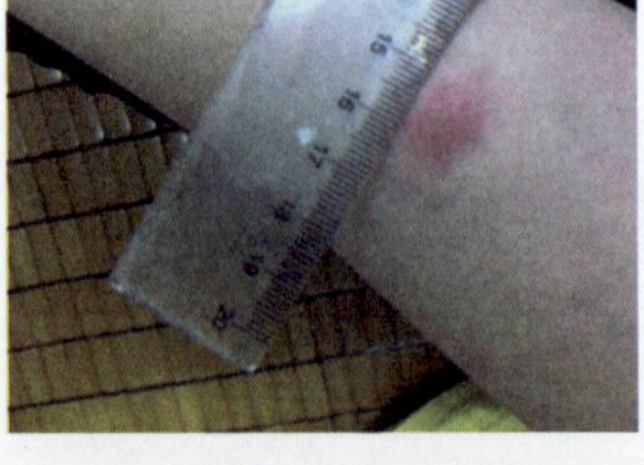

A.阳性患者,不可用青霉素
B.阴性患者,可用青霉素
C.阳性患者,可少量使用青霉素
D.需做对比试验
E.阴性患者,不可用青霉素

【答案】A

【解析】此患者皮丘隆起增大,红晕超过 1 cm,故可判断为青霉素阳性。

高渗溶液的作用:

利尿脱水,防止脑水肿。代表药物有20%甘露醇、25%山梨醇、25%~50%葡萄糖。

98.患者出现何种情况时需要使用下图所示液体进行静脉滴注

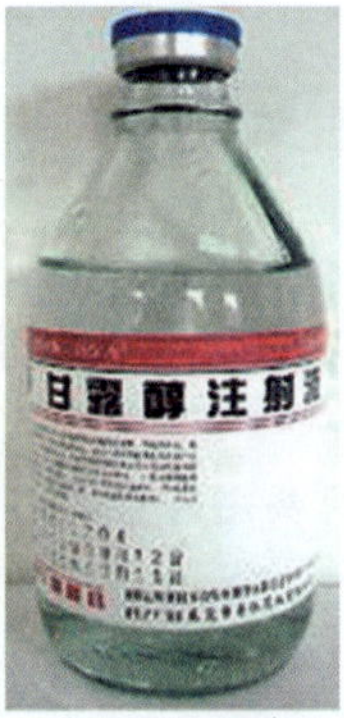


A.酸中毒　　B.颅内压增高
C.电解质紊乱　　D.低血压
E.中度脱水

【答案】B

【解析】脑水肿,颅内压增高,甘露醇可以起到利尿脱水,减轻脑水肿、降低颅内压的作用。

碱性溶液的作用:

(1)代表药物——5%碳酸氢钠溶液;11.2%乳酸钠溶液。

(2)作用——调节酸碱平衡。

(3)注意事项——碳酸氢钠纠酸效果快于乳酸钠;碳酸氢钠不适宜呼吸功能障碍患者纠酸;乳酸钠不适宜休克、肝功能不全、缺氧、右心衰竭、新生儿等对乳酸利用较差的患者。

99.患者出现何种情况时,不可用以下药物进行纠酸

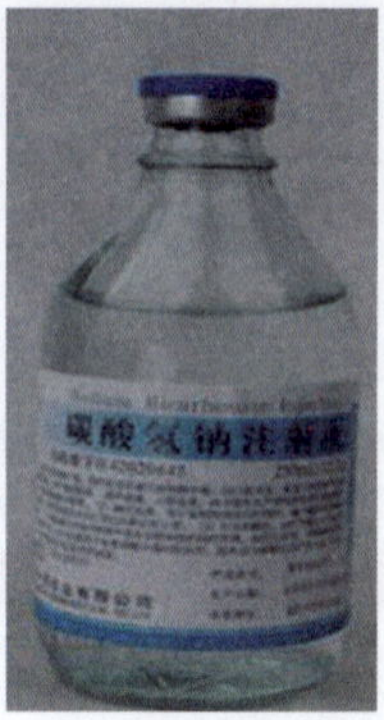


A.肝功能不全　　B.右心衰竭

C.缺氧　　D.休克

E.呼吸功能不全

【答案】E

**【解析】呼吸功能不全者不能将碳酸氢钠纠酸中产生的二氧化碳及时排出,导致二氧化碳潴留,高碳酸血症,加重酸中毒。**

密闭式输液法部位选择:

(1)手背静脉网是成人患者输液时头皮针穿刺的首选部位。

(2)头皮静脉是小儿静脉输液最常用的部位。

100.男,27岁。一般情况好,因双下肢瘫痪长期卧床,静脉输液的最佳途径是

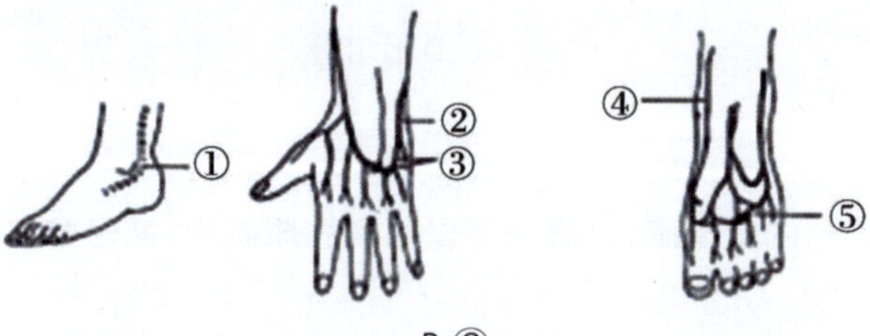


A.①　　B.②

C.③　　D.④

E.⑤

【答案】C

**【解析】患者双下肢瘫痪长期卧床,不宜采用下肢输液,故最好选择手背静脉网;同时注意避开神经、瘢痕、结节、炎症等,尽量避开关节处。**

**静脉保护：**

长期输液的患者，注意保护和合理使用静脉。一般从远心端开始，注意经常更换注射部位。

101.若需长期静脉输液，为保护其静脉，首先应从哪个部位开始进行穿刺

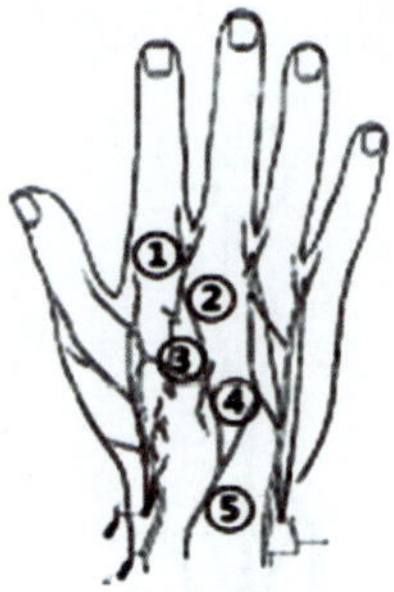


A.①
B.②
C.③
D.④
E.⑤

【答案】A

【解析】①为最远心端，故应从①开始。

**静脉输液的消毒方法：**

以进针点为中心，螺旋形消毒，直径范围>5 cm。

102.患者男，40岁。因严重腹泻需进行补液，护士拟为其进行输液操作，在进行局部消毒时，A和B的距离为

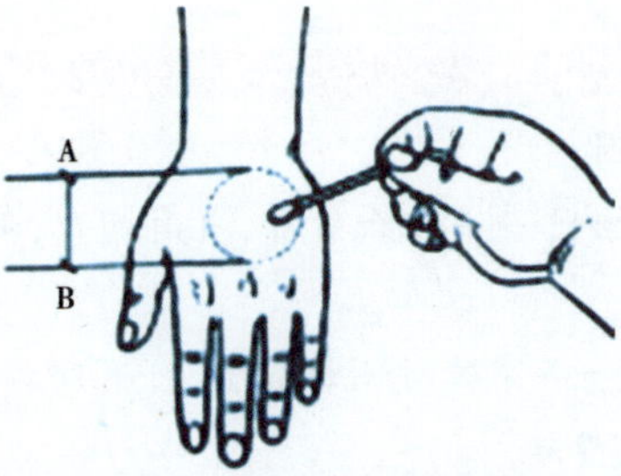


A.>5 cm
B.>6 cm
C.>8 cm
D.>10 cm
E.>15 cm

【答案】A

【解析】以进针点为中心，螺旋形消毒，直径范围>5 cm。

茂菲氏滴管液面高度：
一般为 1/2~2/3 高度。过高导致液体滴注速度不清楚，过低导致空气容易进入输液管。

103.护士为患者进行静脉输液过程中，滴管内的液面高度控制在

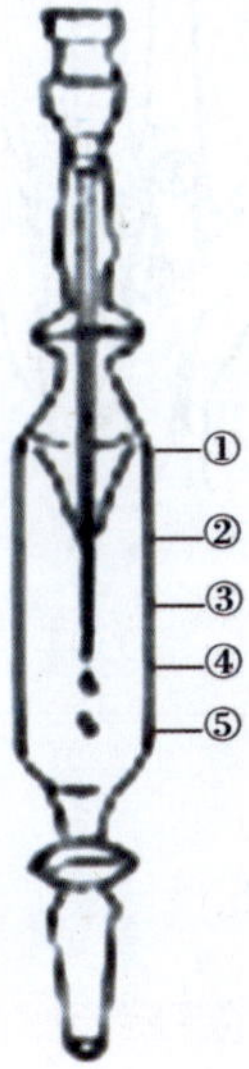


A.①和②之间
B.②和③之间
C.③和④之间
D.④和⑤之间
E.③和⑤之间

【答案】B

【解析】一般为 1/2~2/3 高度。②为 2/3 高度，③为 1/2 高度。

静脉穿刺失败的常见原因：

(1)针头斜面一半在血管内，一半在血管外，可有回血，部分药液溢出至皮下，使局部皮肤隆起，患者有疼痛感。

(2)针头刺入较深，斜面一半穿破对侧血管壁，可有回血，部分药液溢出至深层组织，患者有疼痛感，局部不一定有隆起。

(3)针头刺入太深，穿破对侧血管壁。

(4)针头刺入过浅，抽吸虽有回血，但松解止血带时静脉回缩，针头滑出血管，药液注入皮下。

104.在静脉输液过程中,头皮针呈现如下图所示,护士此时应该首先

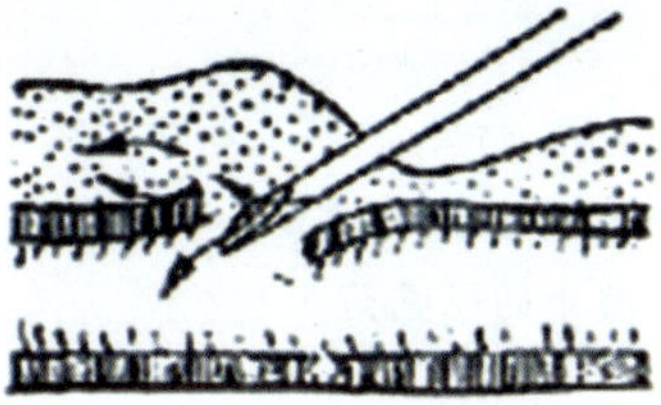

A.转动针头斜面　　B.抬高针柄位置
C.更换针头,另找血管重新穿刺　　D.抬高输液瓶位置
E.热敷注射部位上端血管

**【答案】**C

**【解析】此时,针头斜面一半在血管内,一半在血管外,部分药液溢出至皮下,使局部皮肤隆起,患者有疼痛感;需要拔针后更换针头,另找血管重新穿刺。**

静脉留置针输液法:

(1)止血带位置:穿刺点上方 10 cm 处。

(2)穿刺方法:以 15° ~ 30°进针,见回血,降低角度再进少许,撤针芯,将外套管送入静脉内。

(3)封管方法:关闭调节器,一边推注封管液一边退头皮针,直至针头全部退出,以确保正压封管。

(4)保留时间:一般保留 3 ~ 5 天,最多不超过 7 天。

(5)留置过程如发现有回血,应立即用肝素液冲管;如发现有血块堵塞,不能用肝素液将血块冲入血管。

105.护士在为患者进行如下操作时,针尖斜面与皮肤所呈角度为

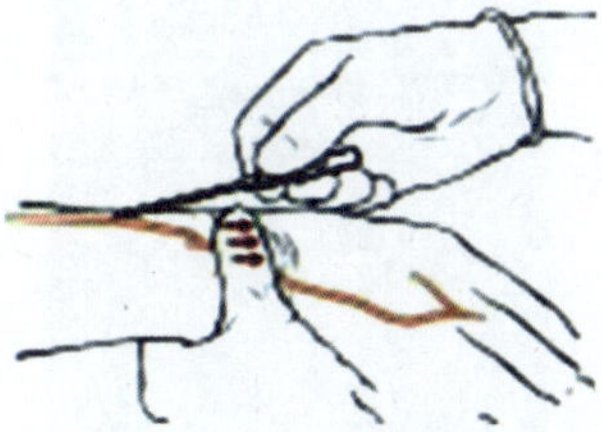

A.45°　　B.40°
C.35°　　D.25°
E.10°

**【答案】**D

**【解析】以 15° ~ 30°角进针。**

血标本的采集：

(1)血清标本：用于测定血清酶、脂类、电解质和肝功能等。

(2)全血标本：用于查红细胞沉降率、血常规、血糖、尿素氮、血氨。

(3)血培养标本：用于查血液中的致病菌。

106.采集下列何种血标本时需用到下图所示容器

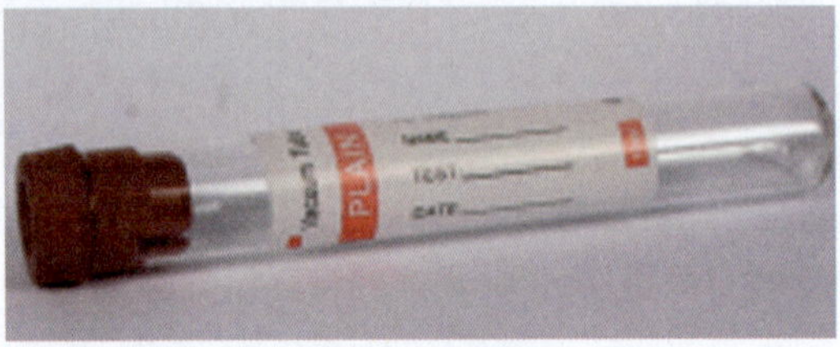

A.致病菌　　B.血糖

C.尿素氮　　D.血沉

E.血钾

**【答案】**E

**【解析】普通血清管红色头盖，采血管不含添加剂，用于常规血清生化，血型和血清学相关检验。**

107.进行下列哪项检查需要用到如下的标本容器

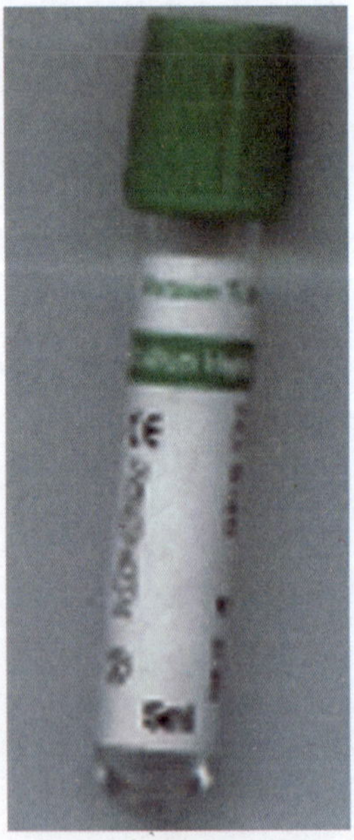

A.血清钠　　B.血沉

C.碱性磷酸酶　　D.黄疸指数

E.胆固醇

【答案】B

【解析】肝素抗凝管绿色头盖，采血管内添加有肝素。肝素直接具有抗凝血酶的作用，可延长标本凝血时间。适用于红细胞脆性试验，血气分析，红细胞压积试验，血沉等。

静脉采血方法：

选择前臂较粗血管，止血带扎于进针点上方 6 cm 左右。

108.护士为患者进行静脉血标本采集过程中，如下图所示，A 和 B 之间的距离应该为

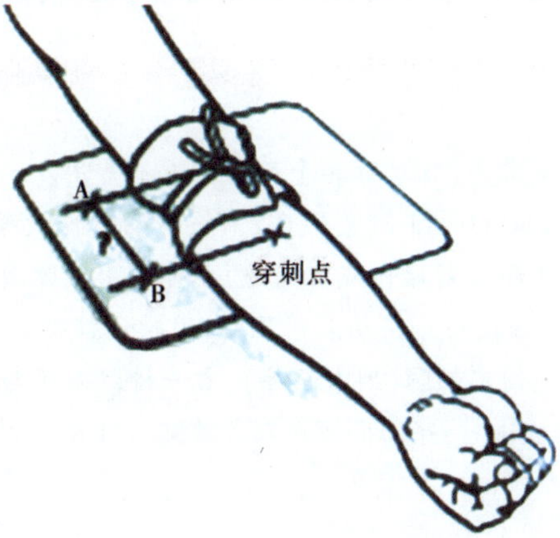


A.3 cm　　B.4 cm

C.5 cm　　D.6 cm

E.8 cm

【答案】D

【解析】止血带扎于进针点上方 6 cm 左右。

尿标本常用防腐剂：

(1)甲醛——固定尿液中有机成分，防腐。

(2)浓盐酸——使尿液保持在酸性环境中，防止尿液中激素被氧化，防腐。

(3)甲苯——可形成一层薄膜覆盖于尿液表面，防止细菌污染，以保持尿液的化学成分不变。

109.患者男性，45 岁。初步诊断为“糖尿病”，需做尿糖定量检查，护士在其尿标本中加入下图所示物质，其目的是

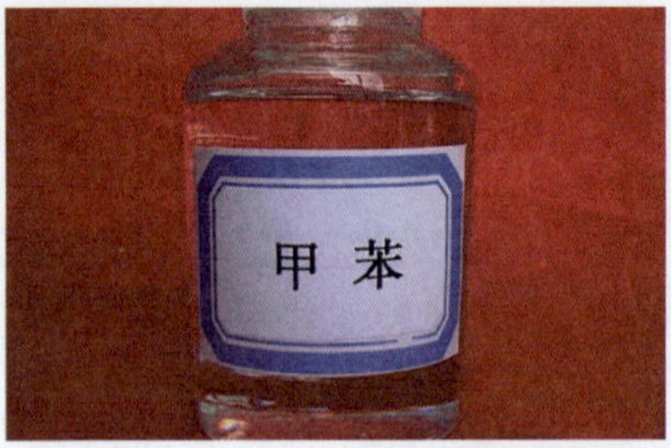


A.浓缩尿液中的病原菌　　B.避免尿液污染
C.稳定激素的种类　　D.测定尿液艾迪计数
E.保持尿液化学成分不变

【答案】E

【解析】可形成一层薄膜覆盖于尿液表面，防止细菌污染，以保持尿液的化学成分不变。

动脉血标本采集：

(1)桡动脉和股动脉最常用，肱动脉和手足背动脉不常用。

(2)用注射器抽取 6 250 U/ mL 肝素钠 0.2 mL，转动针栓使整个注射器内均匀附着肝素，针尖向上推出多余液体和注射器内残留气泡，也可应用动脉血气穿刺针直接抽取。

(3)选动脉穿刺部位，触摸动脉搏动最明显处，用碘伏棉签消毒穿刺部位(>5 cm)。

(4)用左手示指和拇指固定动脉(因人而异)，右手持注射器与皮肤呈 40°~60°角穿刺，若取股动脉穿刺采血则垂直进针，穿刺成功则血自动流入针管内，色鲜红，采血1.2 mL即可。

110.动脉穿刺取血标本时，首选部位是

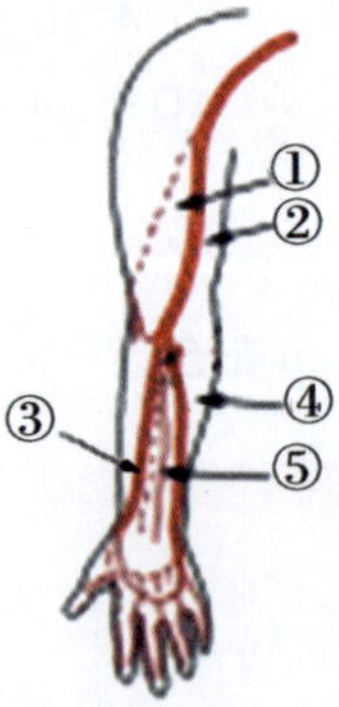


A.①　　B.②
C.③　　D.④
E.⑤

【答案】C

【解析】③为桡动脉，是动脉采血的首选血管之一。

瞳孔观察：

(1)直径>5 mm称瞳孔散大，双侧散大常见于颅内压增高、颅脑损伤、颠茄类药物中毒等。

(2)直径<2 mm称瞳孔缩小，直径<1 mm称为针尖样瞳孔。双侧瞳孔缩小常见于有机磷农药、吗啡、氯丙嗪等药物中毒。

(3)双侧不等大常见于脑疝。

111.护士在进行病情观察的过程中发现患者瞳孔呈现如下改变，该患者可能是出现了下列哪种情况

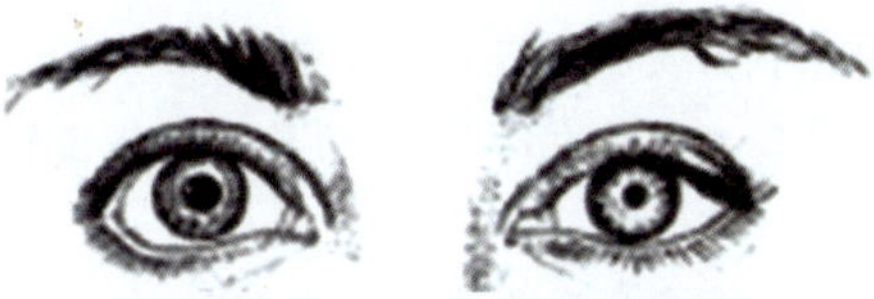

A.脑疝　　B.颅内压升高

C.阿托品中毒　　D.有机磷农药

E.深昏迷

**【答案】**A

**【解析】图片中患者两侧瞳孔不等大，可能是脑疝。**

吸氧法的分类：

(1)鼻塞法：适用于长时间用氧。

(2)面罩法：适用于张口呼吸及病情较重者。

(3)漏斗法：多用于不配合的婴幼儿或气管切开术者。

(4)头罩法：适用于患儿吸氧。

(5)氧气枕法：适用于家庭氧疗、抢救危重患者或转移患者途中。

112.护士在给患者吸氧时，针对何种患者需采用下图所示用物进行吸氧

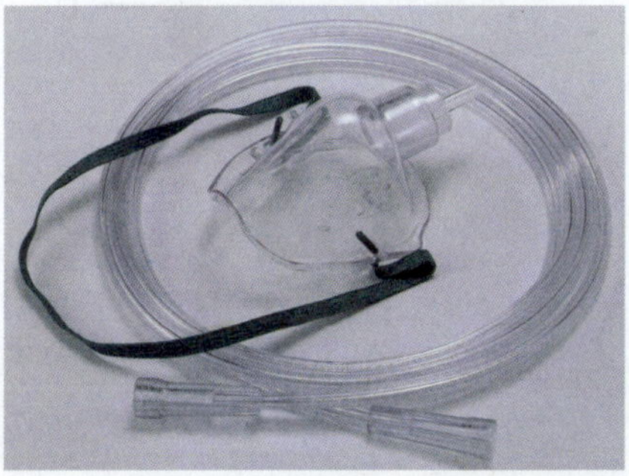

A.长时间用氧者　　B.张口呼吸者

C.婴幼儿患者　　D.气管切开者

E.家庭氧疗者

【答案】B

【解析】面罩法适用于张口呼吸及病情较重者。

吸氧的注意事项：

(1)严格做好“四防”，即防震、防火、防热、防油。距明火至少5 m，暖气1 m。

(2)使用时应先调节流量而后用；停用时先拔出导管，再关氧气开关；中途改变流量时先分离氧气和鼻导管，调节后再接上。

(3)压力降至0.5 MPa时，应更换氧气筒防止爆炸。

(4)持续给氧，鼻导管每日更换2次以上，双侧鼻孔交替插管；鼻塞每日更换；面罩就每4~8小时更换。

(5)未用或已用空的氧气筒，应分别悬挂“满”或“空”的标志。

(6)湿化瓶内盛装冷蒸馏水，量为1/3~1/2。

113.氧气湿化瓶的盛水量应为

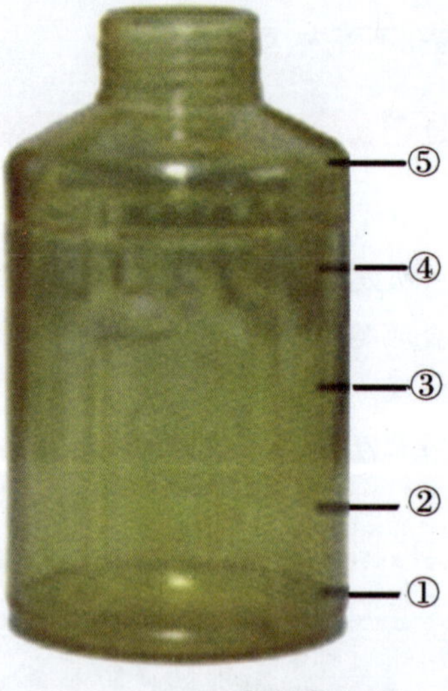


A.①和②之间　　B.①和③之间

C.③和⑤之间　　D.④和⑤之间

E.②和③之间

【答案】E

【解析】②和③之间正好在1/3~1/2之间。

漏斗胃管洗胃法：

利用虹吸原理，证实胃管在胃内后，举漏斗高过头部约 30～50 cm，引流不畅时，可挤压橡胶球，再高举漏斗注入溶液。

114.护士为患者进行如下操作的过程中，A 到 B 的高度应保持在

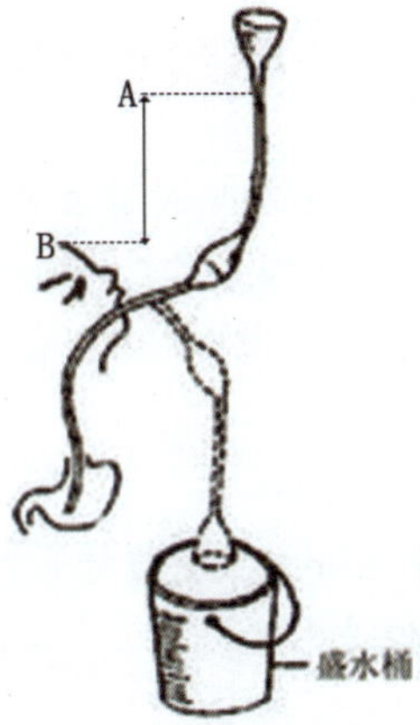


A.60～70 cm
B.50～60 cm
C.40～50 cm
D.30～50 cm
E.10～20 cm

【答案】D

【解析】A 和 B 的高度正是漏斗与头部的高度，为 30～50 cm。

高锰酸钾洗胃溶液：

适用于敌敌畏、敌百虫、安眠药、灭鼠药等；不可用于 1605、1059、4049（乐果）。

115.女性，22 岁。中毒后急诊入院，护士判断后立即采用如下溶液进行洗胃，推断该患者不可能是哪种物质中毒

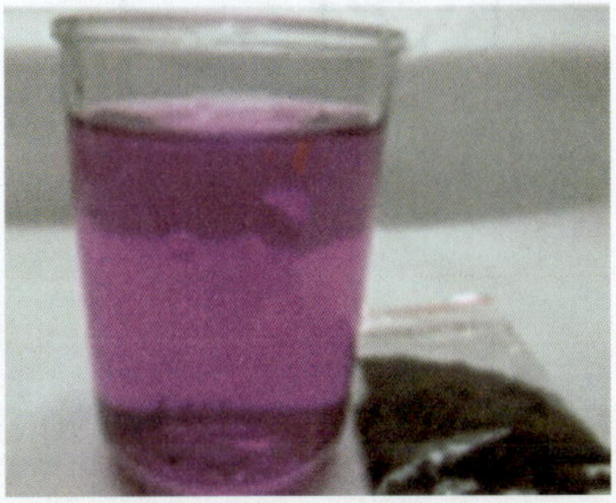

A.安眠药　　B.敌百虫
C.敌敌畏　　D.氰化物
E.乐果中毒

**【答案】**E

**【解析】该液体为紫红色，是高锰酸钾溶液，适用于敌敌畏、敌百虫、安眠药、灭鼠药等；不可用于1605、1059、4049（乐果）。**

洗胃的注意事项：

(1)中毒物质不明，应抽出胃内容物送验，洗胃液可用温开水或生理盐水。

(2)吞服强酸或强碱者，禁洗胃以防穿孔，可给予牛奶、豆浆、蛋清、米汤等。

(3)消化道出血、胃穿孔、食管阻塞、肝硬化伴食管静脉曲张、消化性溃疡、胃癌禁洗胃。

(4)每次灌入量300~500 mL为宜。

(5)幽门梗阻患者宜在饭后4~6小时或空腹时洗胃。

(6)如患者感到腹痛，应立即停止洗胃。

116.患者出现何种情况需口服下图所示物质

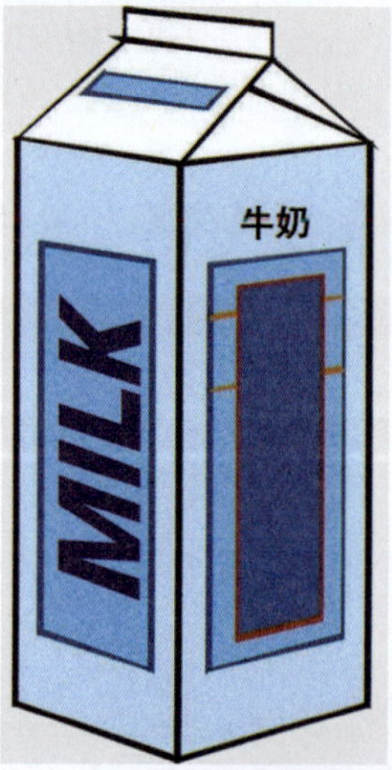


A.敌百虫中毒　　B.氰化物中毒
C.敌敌畏中毒　　D.吞服强酸或强碱
E.安眠药中毒

**【答案】**D

**【解析】牛奶可以保护胃黏膜，减轻强酸强碱对胃黏膜的损害。**

简易呼吸器：

(1)用于呼吸停止或呼吸衰竭未建立人工气道前，或呼吸机突发故障时。

(2)挤压呼吸囊一次500~600 mL空气入肺，10~12次/分。

(3)如有自主呼吸应同步，即吸气时顺势挤压，达一定潮气量时完全放松。

117.患者女性，50岁。呼吸衰竭入院，现患者无自主呼吸，护士为其进行如下操作，说法正确的是

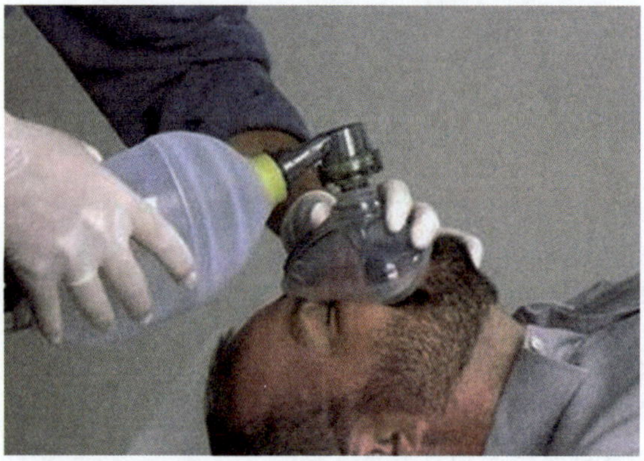

A.协助患者去枕仰卧，固定活动义齿

B.护士站在患者头侧，使患者尽量前倾，开放气道

C.有规律地挤压、放松呼吸气囊，8~12次/分

D.每次挤压400 mL气体

E.有自主呼吸，应在吸气时挤压气囊

**【答案】**E

**【解析】有自主呼吸，应与患者的呼吸节律保持一致。**

面容与表情的观察：

(1)急性病容：患者表现为面色潮红、呼吸急促、兴奋不安、口唇干裂、表情痛苦等，见于急性热病的患者。

(2)慢性病容：患者表现为面色苍白或灰暗、面容憔悴、精神萎靡、双目无神等，见于肺结核、恶性肿瘤等慢性消耗性疾病的患者。

(3)病危面容：患者面容枯槁，面色灰白或发绀，表情淡漠，眼眶凹陷，皮肤湿冷，见于严重脱水、大出血、休克等患者。

118.通过图片可以判断该患者的面容属于

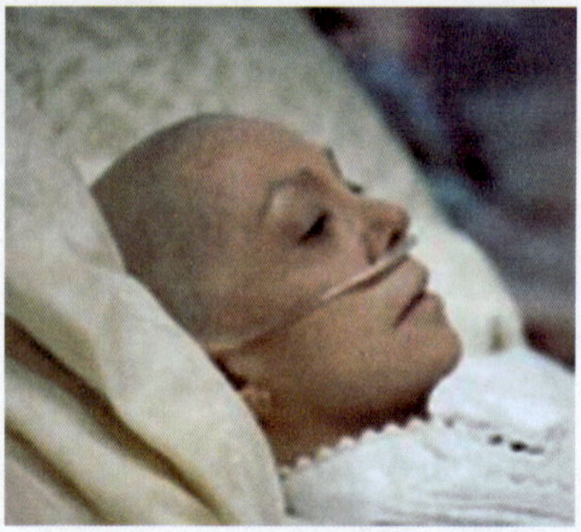

A.危重面容　　B.二尖瓣面容
C.慢性病容　　D.黏液性水肿面容
E.急性病容

**【答案】**A

**【解析】该患者表情淡漠、眼眶凹陷、面容枯槁，判断应该为危重面容。**

单侧鼻导管吸氧法：

(1)将导管蘸水，自鼻腔插入约鼻尖至耳垂的2/3长度，胶布固定。

(2)操作中遵循“带氧进带氧出”，调节好流量后插入患者鼻腔；停用时先拔出鼻导管，再关总开关，无余气时再关流量调节阀。

119.护士为患者进行单侧鼻导管吸氧操作过程中，鼻导管插入长度是如何测量出来的

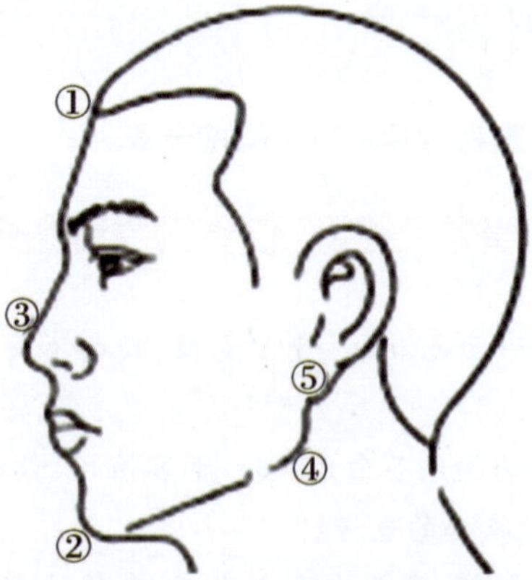


A.①到②距离的2/3　　B.②到④距离的2/3
C.②到⑤距离的2/3　　D.③到④距离的2/3
E.③到⑤距离的2/3

**【答案】**E

**【解析】**鼻尖至耳垂的 2/3 长度。

停氧的方法：

停用时先拔出鼻导管，再关总开关，无余气时再关流量调节阀。之后卸除湿化瓶，卸除压力表。

120.患者男性，60 岁。慢性支气管炎，鼻导管吸氧后病情好转。停用氧时下面装置的关闭及拆卸顺序是

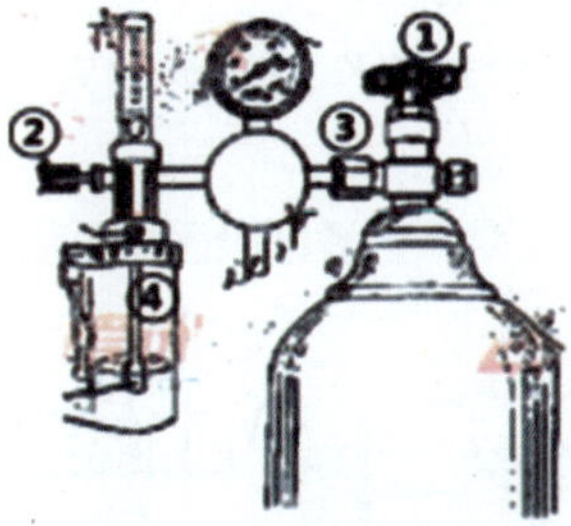


A.②③①④　　B.①③②④
C.①②④③　　D.③④①②
E.②④①③

**【答案】**C

**【解析】**停用时先拔出鼻导管，再关总开关，无余气时再关流量调节阀。之后卸除湿化瓶，卸除压力表。

口服催吐法：

(1)适用于清醒、能主动配合者。

(2)液量一般为 10 000~20 000 mL，温度为 25~38 ℃ 。

(3)患者取坐位，每次 300~500 mL，压舌根部催吐，反复至呕出液澄清无味。

121.患者误食有毒物后，在急救车到来前自行实施以下操作，患者每次喝下的液体量为

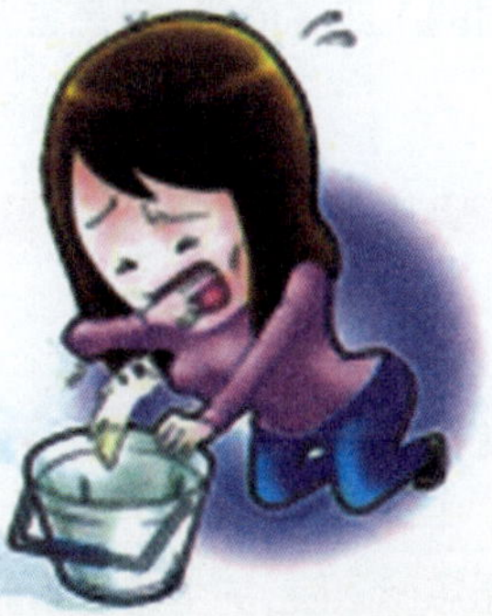

A.100~200 mL　　B.200~300 mL

C.300~500 mL　　D.400~600 mL

E.500~700 mL

【答案】C

【解析】每次 300~500 mL，量过大容易引起急性胃扩张，过少不能起到冲洗目的。

高钾血症：

(1)实验室检查：血清钾>5.5 mmol/L。

(2)心电图：T 波高而尖和 QT 间期延长、QRS 波增宽和 P-R 间期延长。

122.患者女，50 岁。肾衰竭少尿期。患者呼吸困难、头痛、乏力、腹胀，心电图显示特征如下，考虑可能是

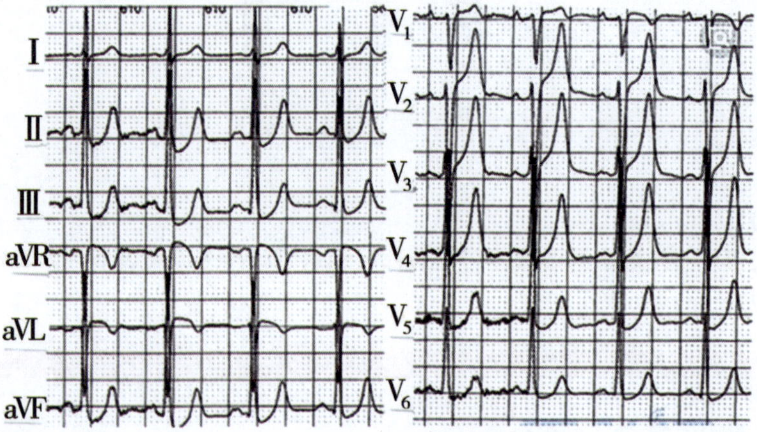


A.低钙血症　　B.代谢性酸中毒

C.低蛋白血症　　D.高钾血症

E.代谢性碱中毒

【答案】D

【解析】此心电图显示出明显的 T 波高而尖，且患者肾衰竭少尿，钾不能顺利排出，推断可能是高钾血症。

低钾血症：

(1)实验室检查：血清钾<3.5 mmol/L。

(2)心电图：T 波降低、QT 延长和 U 波。

123.患者女，40 岁。因高血压急诊入院，护士遵医嘱静脉注射呋塞米(速尿)20 mg，半小

时后，患者出现乏力等诸多不适，心电图特点如下，判断该患者目前最可能出现

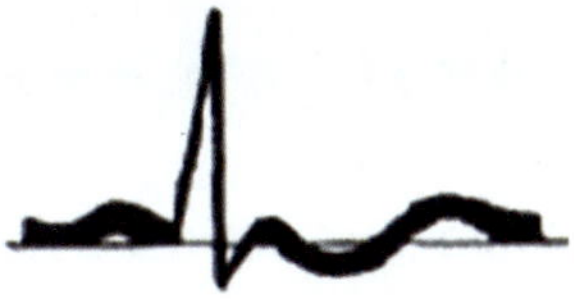

A.低氯血症
B.低钙血症
C.高钠血症
D.高钾血症
E.低钾血症

【答案】E

**【解析】患者静脉注射呋塞米（速尿），有排钾的功效，同时心电图显示T波降低、QT延长，推断为低钾血症。**

脱水的处理：

（1）等渗性缺水：一般可用等渗盐水或平衡盐溶液补充血容量。

（2）低渗性缺水：轻、中度缺钠患者，一般补充5%葡萄糖盐溶液；重度缺钠患者静脉滴注适量高渗盐水。

（3）高渗性缺水：应鼓励患者饮水及经静脉补充5%葡萄糖溶液，必要时适量补钠。

124.男性，40岁。因腹痛伴呕吐1天入院。患者主诉乏力，口渴，口干，尿量减少且色黄。医生判断后给予以下液体补液，由此可以推断该患者属于

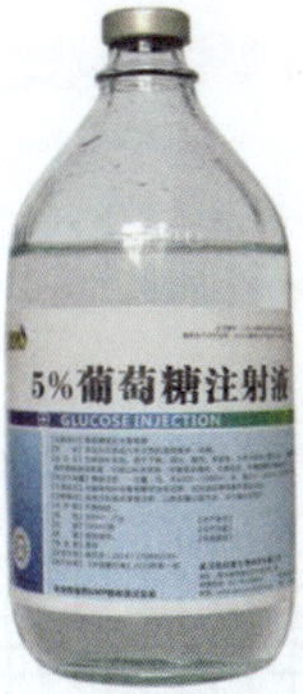


A.等渗性脱水
B.高渗性脱水
C.低渗性脱水
D.水中毒
E.脑细胞水肿

【答案】B

**【解析】5%葡萄糖溶液为零渗透压溶液，可以迅速缓解患者的高渗透压状态。**

体温单眉栏：

(1)用蓝墨水或碳素墨水笔填写表头、日期、住院天数，住院天数从入院当天开始计算。

(2)每一页第一天，日期写清年月日，之后6天只写日；遇到跨月、跨年，写清月日或年月日。

(3)用红色笔填写手术后天数，自手术或分娩后次日为第一天，连续写14天。

125.在体温单的书写过程中，以下部分书写不正确的是

姓名张三　科室心内科　床号56床　入院日期2015-12-29 ① 住院病历号587536

| | | | | | | | |
|---|---|---|---|---|---|---|---|
| 日期 | ② 2015-12-29 | 30 | 31 | ③ 01-01 | 2 | 3 | 4 |
| 住院天数 | 1 | 2 | 3 | 4 | 5 | ⑤ 6 | 7 |
| 术后天数 | | | | 1 | 2 | 3 | ④ 4 |
| 时间 | 3 7 11 15 19 23 | 3 7 11 15 19 23 | 3 7 11 15 19 23 | 3 7 11 15 19 23 | 3 7 11 15 19 23 | 3 7 11 15 19 23 | 3 7 11 15 19 23 |

A.①　　B.②

C.③　　D.④

E.⑤

【答案】C

【解析】③遇到跨年，应写清年月日。

40~42 ℃横线间内容：

用红笔在40~42 ℃横线之间相应时间栏内，纵行填写入院时间、手术、分娩时间、转入时间、转科、出院时间和死亡时间。所填时间以24小时制记录，用中文书写。

126.在以下选项中，哪项内容是不需要填写在下图所示区域的

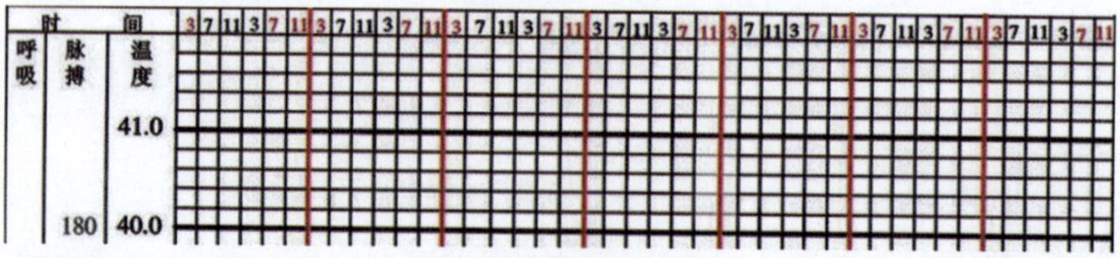


A.入院时间　　B.服药时间

C.出院时间　　D.手术时间

E.转入时间

【答案】B

【解析】40~42 ℃横线之间只需要填写重要的时间节点，服药时间不需要填写。

体温曲线的绘制：

(1)用蓝笔绘制，符号为口温“●”、腋温“×”、肛温“○”，相邻两次符号之间用蓝线相连，在同一水平线上的两次可以不连。

(2)物理或药物降温 30 min 后所测温度，用红“○”表示，绘在降温前体温符号的同一纵格内，并以红虚线与降温前温度相连。

(3)拒测、外出时，前后两次体温曲线应断开不连。

(4)如体温与前次数值差异较大或与病情不符，应重新测量，无误后在原体温符号上方写蓝“v”，表示核实过。

脉搏曲线的绘制：

(1)用红笔绘制，脉搏以红“●”表示、心率用红“○”，相邻两次符号之间用红线相连。

(2)体温与脉搏重叠时，先绘制体温符号，再用红笔在体温外面划红圈表示脉搏。

(3)若有脉搏短绌，同时绘制心率和脉率，并于心率和脉率曲线之间以红笔划直线涂满。

127.以下体温单是新护士刘某所画，你认为不正确的部分是

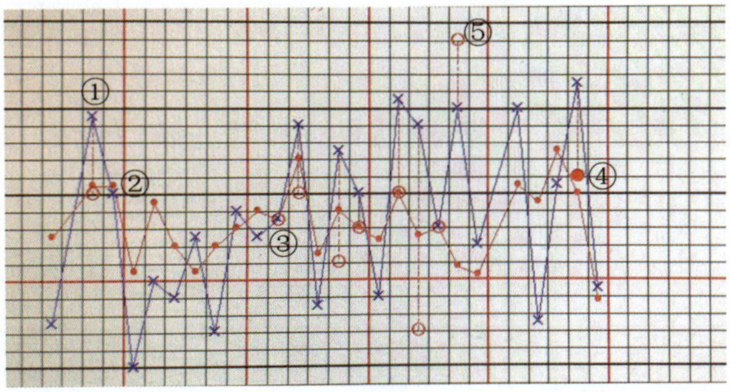


A.①

B.②

C.③

D.④

E.⑤

【答案】D

【解析】物理或药物降温 30 min 后所测温度，用红“○”表示，不是红“●”。

大便记录方法：

灌肠后的大便次数用“E”以分数形式表示，如灌肠后大便 3 次，记为“3/E”；自行排便 1 次，灌肠后排便 2 次，记为“$1\frac{2}{E}$”；大便失禁记为“※”；“☆”表示人工肛门。

128.在下图“※”所示部分内容是指

| 大便（次） | 1 | 1 | 1 | 1/E | 0 | ※ | 2 | 腋表× |
|---|---|---|---|---|---|---|---|---|
| 尿量（mL） | 1000 | 1200 | 1000 | 1300 | 1500 | 1200 | 1300 | 脉搏● |
| 入量（mL） | 3000 | 2775 | 3400 | 3250 | 3000 | 2250 | 1400 | 心率○ |
| 血压（mmHg） | 159/90 | | | | | | | 起搏器 H |
| 体重（kg） | 64 | | | | | | | |
| 腹围（cm） | | | | | | | | |
| 药物过敏 | 青霉素（阳性） | | | | | | | |
| 其他 | | | | | | | | |

A.大便失禁

B.便秘

C.灌肠

D.自行大便

E.腹泻

【答案】A

【解析】“※”符号为大便失禁的记录方法。

医嘱分类：

（1）长期医嘱：有效时间在24小时以上。如护理级别、饮食、药物等。

（2）临时医嘱：有效时间在24小时以内，应在短时间内执行，一般仅执行一次。如会诊、手术、检验、X线摄片及各项特殊检查等。另外，出院、转科、死亡等列入临时医嘱。

129.以下是医生为患者王某开出的长期医嘱，其中哪项内容不应该出现在长期医嘱单上

________医院

长期医嘱单

姓名 王**　　性别 女　　年龄 64岁　　科别 内科　　床号 208-21　病历号 20170415

| 开始 | | | | | | 停止 | | | |
|---|---|---|---|---|---|---|---|---|---|
| 日期 | 时间 | 医嘱 | | 医师签名 | 护士签名 | 日期 | 时间 | 医师签名 | 护士签名 |
| 19/06 | 09:20 | 按内科糖尿病，高血压，冠心病护理常规护理 | ① | 宋** | 郭** | | | | |
| | | 1级护理 | ② | | | 24/06 | 07:12 | 宋** | 徐** |
| | | 糖尿病饮食 | ③ | | | | | | |
| | | 血常规 | ④ | | | | | | |
| | | 陪护一人 | ⑤ | | | | | | |

A.①

B.②

C.③

D.④

E.⑤

【答案】D

【解析】血常规检查一般要求是24小时内检查一次就失效，所以是临时医嘱。

备用医嘱：

(1)长期备用医嘱(prn)：有效时间在24小时以上，需要时用，由医生注明停止时间方为失效，需注明间隔时间。

(2)临时备用医嘱(sos)：仅在医生开写时起12小时内有效，必要时用，过时尚未执行则失效。

130.在以下医嘱中，哪一项属于长期备用医嘱

| | | | | | | | | | | | | |
|---|---|---|---|---|---|---|---|---|---|---|---|---|
| 20/06 | 09:17 | 0.9%氯化钠注射液 | ① | 100mL┐ | qd igvtt | 宋** | 徐** | 27/06 | 11:27 | 宋** | 徐** |
| 20/06 | 09:17 | 头孢他啶注射液 | ② | 5g ┘ | | 宋** | 徐** | 27/06 | 11:27 | 宋** | 徐** |
| 21/06 | 09:00 | 0.9%氯化钠注射液 | ③ | 100mL┐ | qd igvtt | 宋** | 徐** | | | | |
| | | 还原性谷胱甘肽注射液 | ④ | 1.0g ┐ | | | | | | | |
| | | 哌替啶 | ⑤ | 50mg┘ | q6h prn | | | | | | |

A.①

B.②

C.③

D.④

E.⑤

**【答案】**E

**【解析】**长期备用医嘱的代表性后缀是"prn"，需要时用，由医生注明停止时间方为失效，并有间隔时间。

交班报告书写顺序：

(1)先写当日离去病室的患者，即出院、转出、死亡的患者。

(2)再写进入病室的新患者，即新入院、转入的患者。

(3)再写病室内重点护理患者，即手术、分娩、病危、病重的患者。

(4)最后写其他，如外出、特护人数、一级护理人数等。

131.下面文件书写有问题的是

护士交班报告本

________科________病区　　　　　　年　　月　　日

| | 病人转动情况 / 病情 / 病号 姓名 住院号 诊断 标记 | 早班 | 中班 | 夜班 |
|---|---|---|---|---|
| | | 病人总数 36 | 病人总数 37 | 病人总数 36 |
| | | 出院 1 转出 死亡 | 出院 转出 1 死亡 | 出院 转出 死亡 1 |
| | | 入院 1 转入 病危 | 入院 转入 病危 | 入院 转入 病危 1 |
| | | 手术 生产 婴儿 | 手术 生产 婴儿 | 手术 生产 婴儿 |
| | | 借床 陪床 | 借床 陪床 | 借床 陪床 |
| ① | 9.张强 心梗 | 于 10:00am 痊愈出院 | | |
| ② | 20.李祥祥 心肌炎 | | 于 6:20pm 转出 | |
| ③ | 21.苏萌 高血压"新" | 于 11:10am 入院 | | |
| ④ | 40.刘启发 肺心病 | | | 于 2:00am 死亡 |
| ⑤ | 18.王鹏飞 心衰 | | | T36.5℃；脉搏 150 次/分 |

A.①②　　B.②③

C.③⑤　　D.④⑤

E.③④

【答案】E

【解析】③为新患者，应写在④死亡患者之后。

取放无菌持物钳的方法：

(1)钳端不可触及罐内液面以上的内壁或罐口边缘，不可触及非无菌物品。取放无菌持物钳，操作者手指不可触及持物钳浸泡消毒的部分。

(2)去远处取用无菌物品时，应将无菌持物钳放在无菌罐中一同移至操作处，就近使用。

(3)无菌持物钳只能用于夹取无菌如物品，不可夹取油纱布或进行换药操作。如有污染或可疑污染应重新消毒。

(132~133 题共用题干)

实习生小张，准备铺无菌换药盘，在进行持物钳的操作过程中，作为他的带教老师，应该进行哪方面的指导。

132.在取出无菌持物钳的过程中，告知小张哪些部位不能触及

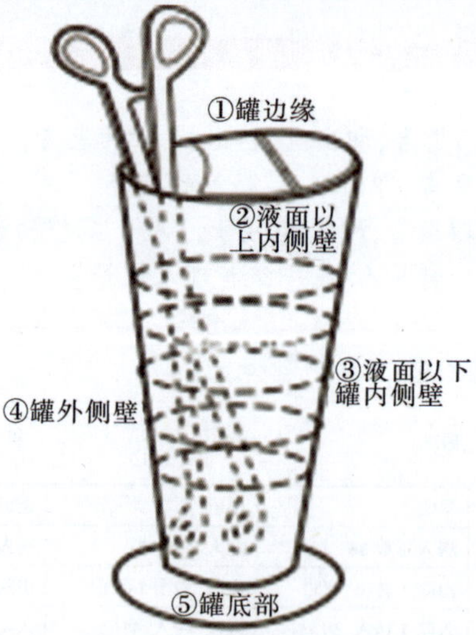


A.①②　　B.③④

C.③⑤　　D.④⑤

E.②④

【答案】A

【解析】钳端不可触及罐内液面以上的内壁或罐口边缘，因为此区域为非无菌区域，导致

钳端被污染。

133.告知其使用的方法不正确的是

A.可夹取消毒的油纱布

B.应浸泡在盛有消毒液的大口容器内

C.每个容器只能放一把

D.取钳应将钳端闭合

E.使用中持物钳钳端向下,不可跨越无菌区

【答案】A

【解析】油纱布上的油脂粘附在持物钳钳端,隔离消毒液,降低消毒效果。

锐器伤的紧急处理方法:

(1)立即用手从伤口的近心端向远心端挤压,挤出伤口的血液,禁止进行伤口局部挤压或按压。

(2)用肥皂水彻底清洗伤口,并在流动水下反复冲洗。

(3)用0.5%碘伏或75%乙醇消毒伤口,并包扎。

(4)向主管部门报告并及时填写锐器伤登记表。

(5)可疑为乙肝暴露,在24小时内注射免疫球蛋白。

(134~135题共用题干)

护士王某,在为患者进行注射完毕后,处理污染针头的过程中不慎发生以下事件。

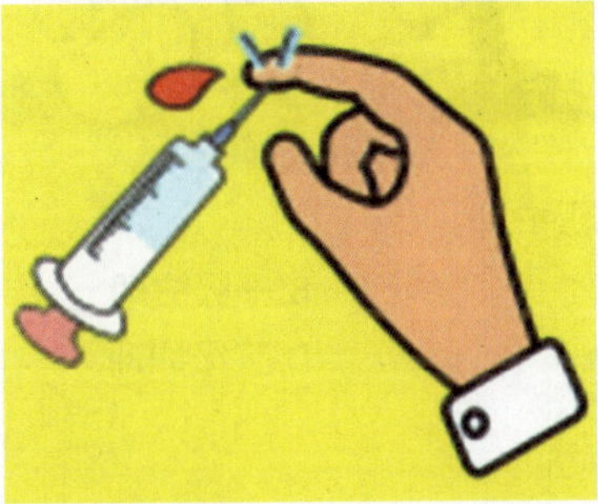

134.该护士首先应该进行的处理措施是

A.查看患者病例

B.0.5%碘伏或75%乙醇消毒伤口

C.肥皂水彻底清洗伤口

D.立即用手从伤口的近心端向远心端挤压

E.进行伤口局部挤压

【答案】D

【解析】挤出局部可能含有病原菌血液,减少病原菌感染的风险。

135.以下说法不正确的是

A.引发护士出现血源性传播疾病的最主要因素

B.戴无菌手套可以减少损害

C.发生后从近心端向远心端挤压受伤部位

D.用碘伏或乙醇消毒伤口，并包扎

E.若存在乙肝暴露，需 48 小时内注射免疫球蛋白

【答案】E

**【解析】若存在乙肝暴露，需 24 小时内注射免疫球蛋白效果最佳。**

一级护理：

病情较重，绝对卧床的患者；高热患者；生活不能完全自理的患者；生活部分自理，病情随时可能发生变化的患者。要求每 1 小时巡视患者一次。

（136~137 题共用题干）

患儿，男，3 岁。因流感出现头痛、乏力、高热等现象入院。

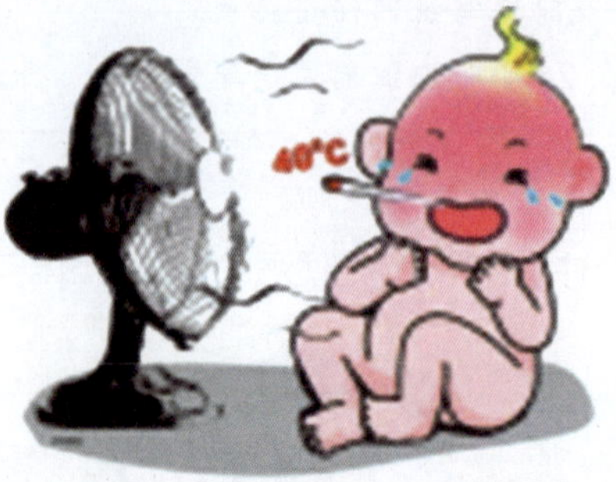


136.针对该患儿应采取几级护理

A.特级护理

B.一级护理

C.二级护理

D.三级护理

E.四级护理

【答案】B

**【解析】患儿目前体温 40 ℃，为高热，适宜采用一级护理。**

137.该级别的护理对护士的要求是

A.3 小时巡视一次

B.2 小时巡视一次

C.1 小时巡视一次

D.半小时巡视一次

E.24 小时专人护理

【答案】C

**【解析】一级护理要求每 1 小时巡视一次，观察患者病情变化。**

昏迷患者的口腔护理：
(1)不用漱口，也不需要吸水管。
(2)注意呛咳，要求棉球拧干。
(3)开口器从臼齿放入。

(138~139题共用题干)
患者女性，56岁。肺癌骨转移第二次入院，疗效不佳，患者现已昏迷。
138.护士为患者进行口腔护理时，开口器应从哪个位置放入

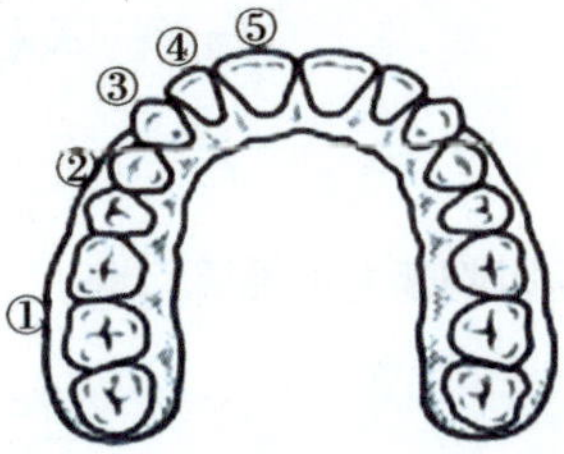


A.①
B.②
C.③
D.④
E.⑤

【答案】A
**【解析】①为臼齿部位，是昏迷患者口腔护理时开口器正确的放入点。**

139.在进行操作过程中以下哪项做法欠妥
A.不用准备吸水管
B.棉球尽量湿润，便于擦拭
C.患者头偏向护士一侧
D.注意观察患者口腔情况
E.防止出现呛咳

【答案】B
**【解析】棉球湿润，水较多，容易导致昏迷患者误吸。**

压疮的分期：
(1)淤血红润期——红、肿、热、痛、麻。去除致病原因，防止压疮继续发展，加强翻身。
(2)炎性浸润期——紫红、皮下硬结、常有水疱。保护皮肤，防止感染发生，未破小水疱自行吸收；大水疱，消毒后无菌注射器抽吸。
(3)浅度溃疡期——水疱破溃、黄色渗出液。保持局部疮面清洁、干燥。
(4)坏死性溃疡期——组织发黑。去除坏死组织，保持引流通畅，促进肉芽组织生长。

(140~141题共用题干)
患者，女性，50岁。颅内出血导致偏瘫，家属在擦洗时发现患者身下皮肤呈如下状态。

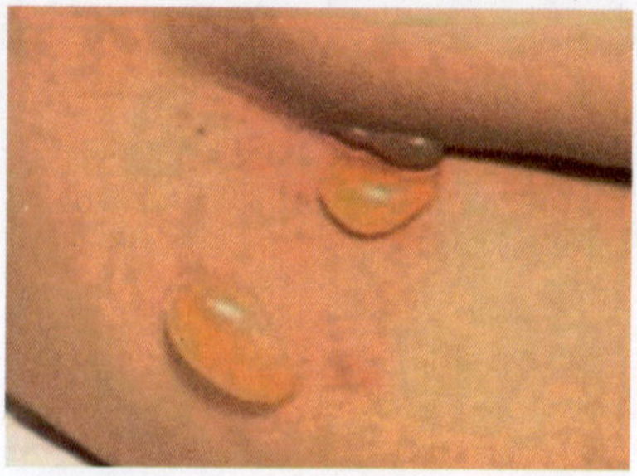

140.目前患者出现了什么问题

A.压疮的淤血红润期　　B.压疮的炎性浸润期

C.压疮的浅度溃疡期　　D.压疮的坏死性溃疡期

E.压疮的坏死期

【答案】B

**【解析】患者出现大小水疱，可以判断为炎性浸润期。**

141.目前首要的处理措施是

A.去除致病原因

B.小水疱自行吸收；大水疱消毒后无菌注射器抽吸

C.清洁创面

D.去除坏死组织

E.加强翻身

【答案】B

**【解析】未破小水疱自行吸收；大水疱，消毒后无菌注射器抽吸。**

口温测量：

(1)放于舌下热窝，患者闭口鼻呼吸，3分钟即可。

(2)精神异常、昏迷、婴幼儿、口鼻腔手术或呼吸困难及不能合作者，均不宜采用口腔测温。

（142~143题共用题干）

患者，男，68岁。因肺部感染，咳嗽，高热入院。护士为其进行体温测量过程中。

142.如果是测量口温，体温计应放置在下图哪个位置

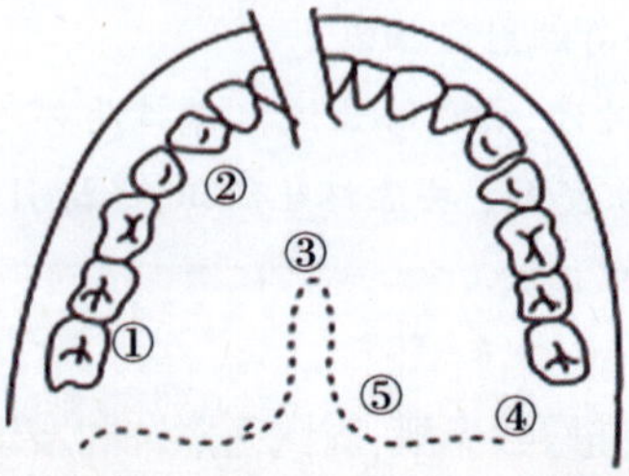

A.①　　B.②
C.③　　D.④
E.⑤

【答案】E

【解析】⑤为舌下热窝处。

143.患者出现以下哪种情况不可继续使用口温测量

A.昏迷　　B.腹泻
C.头晕　　D.消瘦
E.摔伤

【答案】A

【解析】昏迷患者不能配合，容易导致口温计破裂，出现危险。

女患者导尿：

(1)初消毒顺序——阴阜—大阴唇外—大阴唇—小阴唇—尿道口，遵循"自上而下、由外到内"的基本顺序。

(2)二次消毒顺序——尿道口—小阴唇—尿道口，遵循"内—外—内"的基本顺序。

(144~145题共用题干)

患者，女，28岁。因车祸导致骨盆骨折入院，护士遵医嘱为患者进行手术前留置导尿。

144.插导尿管前，再次消毒女性小阴唇的顺序是

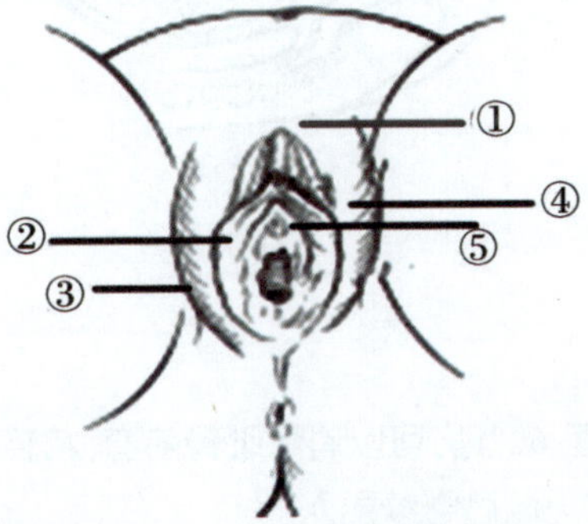


A.①③④②⑤　　B.①④②⑤③
C.③②⑤④①　　D.④⑤②
E.⑤②⑤

【答案】E

【解析】二次消毒从尿道口到小阴唇再回到尿道口，遵循"内—外—内"的基本顺序。

145.留置导尿的主要目的是

A.观察病情

B.避免感染

C.保持膀胱处于空虚，避免手术伤及膀胱

D.缓解尿潴留

E.预防尿失禁

【答案】C

【解析】患者骨盆骨折需要进行手术，主要是保持膀胱空虚，防止术中伤及。

男患者导尿：

纱布包裹提起与腹壁呈 60° 角，插入 20~22 cm，一次性导尿见尿后再插 1~2 cm，留置导尿见尿后再插 7~10 cm。

（146~147 题共用题干）

患者，男，58 岁。因前列腺增生导致排尿困难半个月入院，体检发现膀胱极度充盈。遵医嘱给予留置导尿。

146.男性患者在导尿过程中，如箭头所示的角度应该是

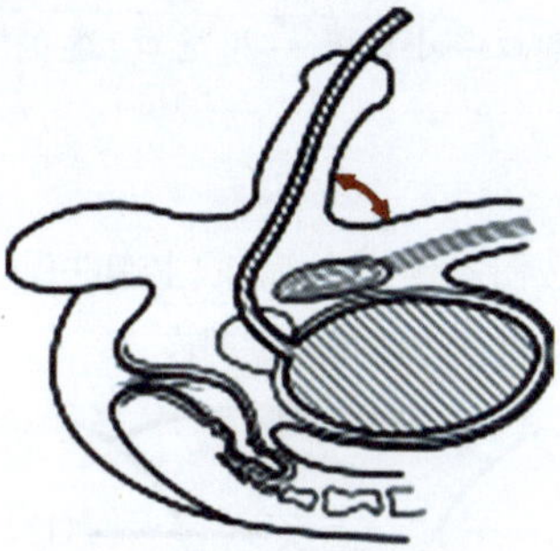

A.30°

B.45°

C.50°

D.60°

E.90°

【答案】D

【解析】提起阴茎和腹壁呈 60°角，可以消除耻骨前弯，减轻患者痛苦。

147.导尿管在插入过程中见尿后继续插入

A.1~2 cm

B.3~4 cm

C.5~6 cm

D.6~8 cm

E.7~10 cm

【答案】E

【解析】此患者进行的是留置导尿，因此见尿后再插 7~10 cm，保证气囊完全进入。

# 第二章

# 循环系统疾病患者的护理

瓣膜：

(1)左心室和主动脉之间——主动脉瓣。

(2)右心室和肺动脉之间——肺动脉瓣。

(3)左心房和左心室之间——二尖瓣。

(4)右心房和右心室之间——三尖瓣。

配套名师精讲课程

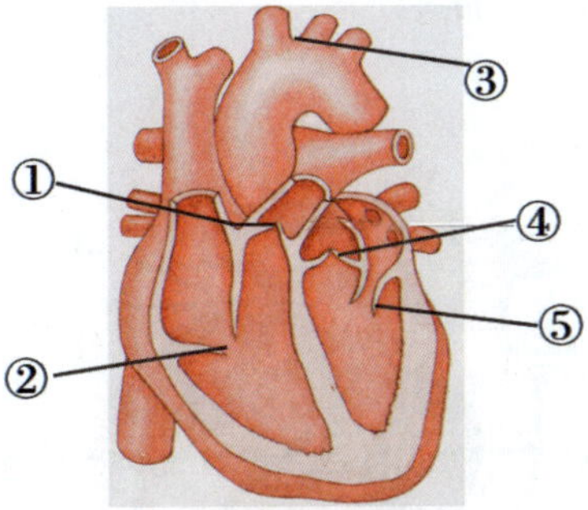


（1~4 题共用图）

1.二尖瓣位于

A.①

B.②

C.③

D.④

E.⑤

【答案】E

【解析】左心房和左心室之间为二尖瓣。

2.三尖瓣位于

A.①

B.②

C.③

D.④

E.⑤

【答案】B

【解析】右心房和右心室之间为三尖瓣。

3.主动脉瓣位于

A.①　　B.②

C.③　　D.④

E.⑤

【答案】D

【解析】左心室和主动脉之间为主动脉瓣。

4.肺动脉瓣位于

A.①　　B.②

C.③　　D.④

E.⑤

【答案】A

【解析】右心室和肺动脉之间为肺动脉瓣。

心腔：

左心房、左心室、右心房、右心室四个腔。左右心房之间和左右心室之间分别有房间隔和室间隔相隔，左右心之间互不相通。

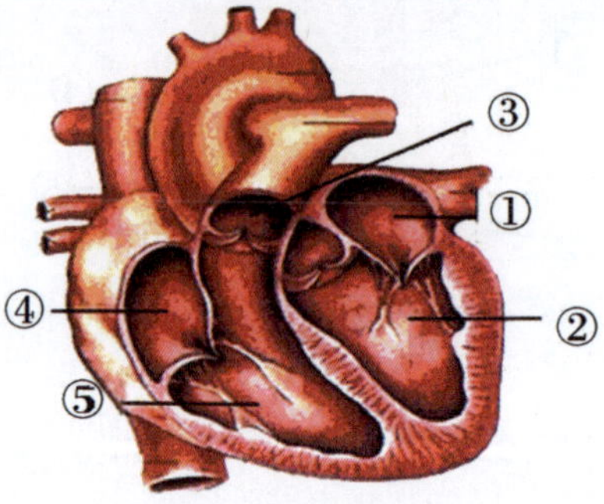


(5~8题共用图)

5.左心室位于

A.①　　B.②

C.③　　D.④

E.⑤

【答案】B

【解析】页面左侧为心脏右侧，页面右侧为心脏左侧。上为心房，下为心室。因此，②为左心室。

6.右心室位于

A.①　　B.②

C.③　　D.④

E.⑤

**【答案】**E

**【解析】**页面左侧为心脏右侧，页面右侧为心脏左侧。上为心房，下为心室。因此，⑤为右心室。

7.左心房位于

A.①　　B.②

C.③　　D.④

E.⑤

**【答案】**A

**【解析】**页面左侧为心脏右侧，页面右侧为心脏左侧。上为心房，下为心室。因此，①为左心房。

8.右心房位于

A.①　　B.②

C.③　　D.④

E.⑤

**【答案】**D

**【解析】**页面左侧为心脏右侧，页面右侧为心脏左侧。上为心房，下为心室。因此，④为右心房。

心脏壁：

分为3层，由外向内依次为心外膜、肌层、心内膜，心外膜即心包的脏层紧贴于心脏表面，与心包壁层形成心包腔，腔内含少量浆液起润滑作用。

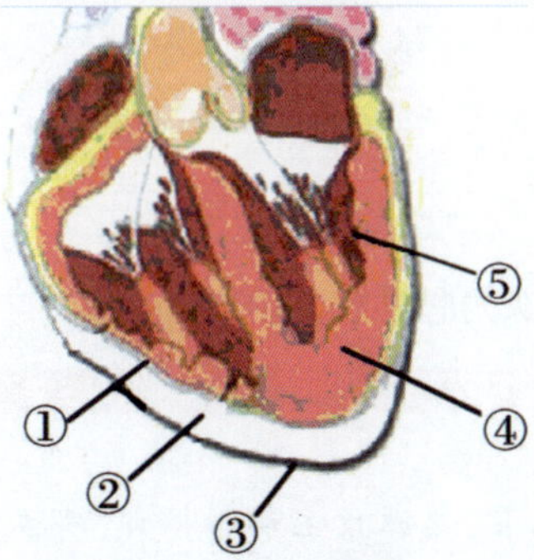


（9~13题共用图）

9.心外膜为

A.①　　B.②

C.③　　D.④

E.⑤

【答案】A

【解析】心脏壁分为3层,由外向内依次为心外膜、肌层、心内膜。心外膜即心包的脏层紧贴于心脏表面。

10.心包壁层为

A.①　　B.②

C.③　　D.④

E.⑤

【答案】C

【解析】心包脏层的外面为壁层。

11.心包腔位于

A.①　　B.②

C.③　　D.④

E.⑤

【答案】B

【解析】心包脏层与心包壁层形成心包腔。

12.心内膜位于

A.①　　B.②

C.③　　D.④

E.⑤

【答案】E

【解析】心脏壁由外向内依次为心外膜、肌层、心内膜。

13.心肌位于

A.①　　B.②

C.③　　D.④

E.⑤

【答案】D

【解析】心脏壁由外向内依次为心外膜、肌层、心内膜。

冠状动脉:

冠状动脉是营养心脏的血管,起源于主动脉根部,有左、右两支。左冠状动脉又分成前降支和回旋支,主要负责左心房、左心室前壁、侧壁及室间隔 前2/3部位心肌的血液供应;右冠状动脉主要供给右心房、右心室、左心室后壁、室间隔后1/3部位的心肌和窦房结、房室交界区等处。

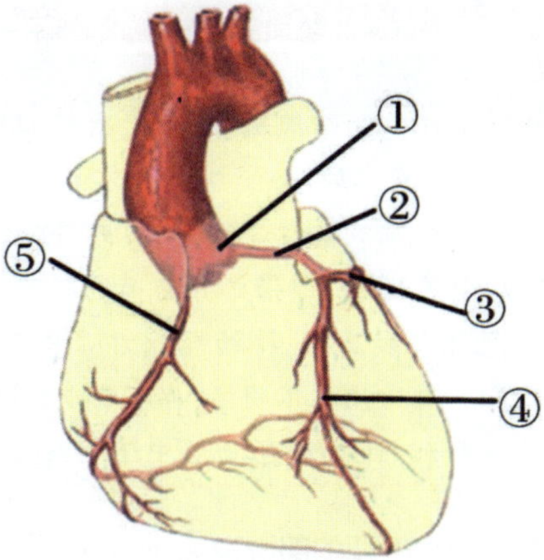

（14～17 题共用图）

14.前降支为

A.①　　B.②

C.③　　D.④

E.⑤

【答案】D

【解析】左冠状动脉向下分支为前降支。

15.回旋支为

A.①　　B.②

C.③　　D.④

E.⑤

【答案】C

【解析】左冠状动脉向左分支为回旋支。

16.右冠状动脉为

A.①　　B.②

C.③　　D.④

E.⑤

【答案】E

【解析】起始于主动脉根部，右侧一支为右冠状动脉，没有分支。

17.左冠状动脉为

A.①　　B.②

C.③　　D.④

E.⑤

【答案】B

【解析】起始于主动脉根部，左侧一支为左冠状动脉，有两个分支。

心功能不全临床表现：

(1)水肿：早期在身体的下垂部位和组织疏松部位，出现凹陷性水肿。重者可出现全身水肿，并伴有胸腔积液、腹水和阴囊水肿。

(2)颈静脉怒张和肝颈静脉回流征阳性：右心衰竭可见颈静脉怒张，其程度与静脉压升 高的程度呈正相关；压迫患者肝脏，可见颈静脉怒张更明显，称为肝颈静脉回流征阳性。

(3)肝大和肝压痛：可出现肝大和压痛；持续慢性右心衰竭者，可发展为心源性肝硬化，此时肝脏压痛不明显，肝颈静脉回流征不明显，伴有黄疸和肝功能损害。

(4)发绀：由于体循环静脉淤血，血流缓慢，血液中还原血红蛋白增多所致。

18.如右图所示，心源性水肿最早出现的部位为

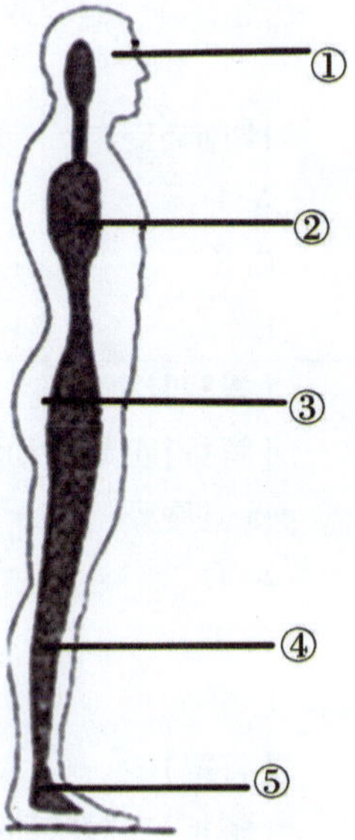


A.①　　B.②

C.③　　D.④

E.⑤

【答案】E

【解析】最早出现在身体的下垂部位。

19.如下图所示仰卧位时，心源性水肿最早出现的部位为

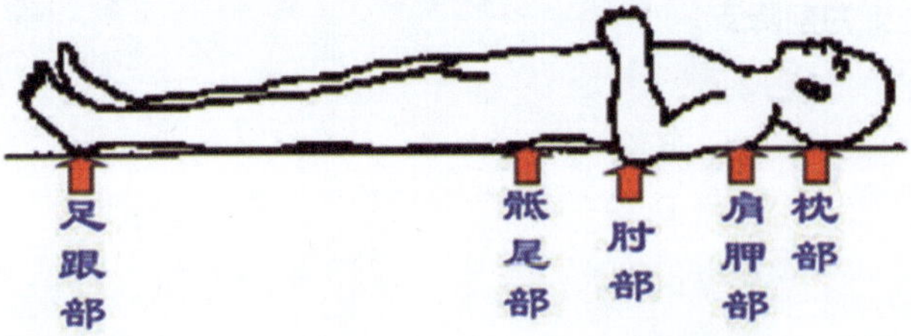


A.枕部　　B.肩胛部

C.肘部　　D.骶尾部

E.足跟部

【答案】D

【解析】最早出现在身体的下垂部位。

20.下图为患者的病理性临床体征，表现为

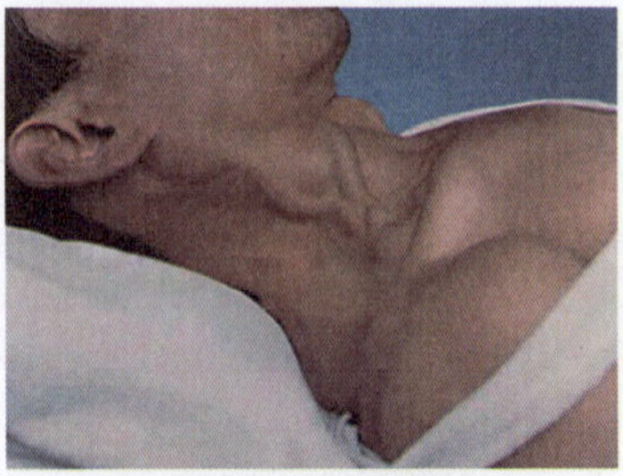

（20～21题共用图）

A.颈静脉怒张　　B.静脉曲张
C.上腔静脉综合征　　D.颈动脉搏动
E.甲亢

**【答案】**A

**【解析】此患者的表现为颈静脉怒张。**

21.此表现是哪个疾病的特征性表现

A.左心衰竭　　B.右心衰竭
C.肝硬化　　D.肝癌
E.肝颈静脉回流征

**【答案】**B

**【解析】肝颈静脉回流征阳性是右心衰的特征性表现。**

Kerley B 线：
是在肺野外侧清晰可见的水平线状影，是慢性肺淤血的特征性表现。

（22～23 题共用题干）

患者，男，64 岁。因冠心病、慢性心衰入院。X 线检查在肺野外侧清晰可见一水平线状影，医生解释为慢性肺淤血的特征性表现。

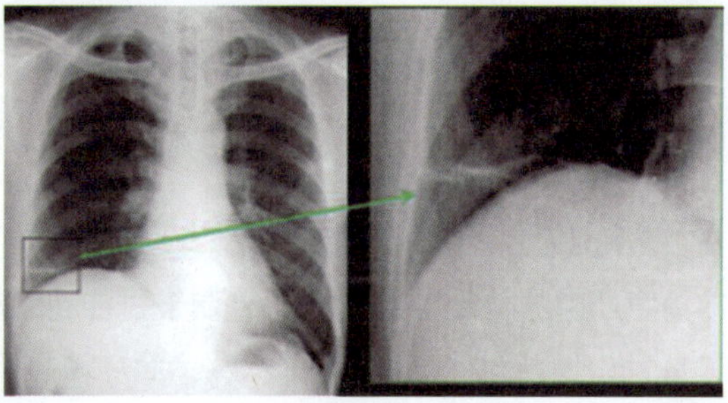

22.此特征表现为

A.絮状阴影　　B.Kerley B 线
C.肺纹理紊乱　　D.蜂窝状阴影
E.空洞

**【答案】**B

23.此检查结果提示患者为

A.左心衰竭　　B.右心衰竭
C.肺心病　　D.COPD
E.高血压病

**【答案】**A

**【解析】肺淤血为左心衰表现。**

洋地黄毒性反应及注意事项：

(1)洋地黄毒性反应：①胃肠道：最常见临床表现为胃肠道反应，表现为食欲缺乏、恶心、呕吐；②神经系统：表现为头痛、头晕、视物模糊和黄绿视等；③心血管系统反应：心脏毒性表现为各种心律失常，心律由规则变为不规则，最常见的为室早二联律。

(2)长期心房颤动患者使用洋地黄后心律变得规则，心电图S-T段出现鱼钩样改变，应注意有发生洋地黄中毒的危险。

（24~25题共用题干）

患者，女，48岁，风心病二尖瓣狭窄。近3天因恶心、呕吐入院。患者长期服用阿司匹林、地高辛。急查心电图，图形如右图所示。

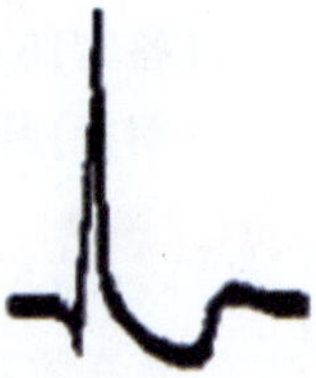

24.你应考虑为

A.冠状动脉供血不足　　B.低血钾

C.洋地黄中毒　　D.心肌缺血

E.酸中毒

【答案】C

**【解析】心电图S-T段出现鱼钩样改变，有发生洋地黄中毒的危险。**

25.此时，首要的处理措施是

A.通知医生　　B.嘱患者多喝水

C.停药　　D.再次检查心电图核实

E.检查电解质

【答案】C

**【解析】洋地黄中毒首要处理措施为停药，停用洋地黄及排钾利尿剂。**

26.患者，37岁。以风湿性心脏病，心力衰竭收入院。治疗过程中，每周检查一次心电图，心电波形改变如下图所示，你考虑为何种原因

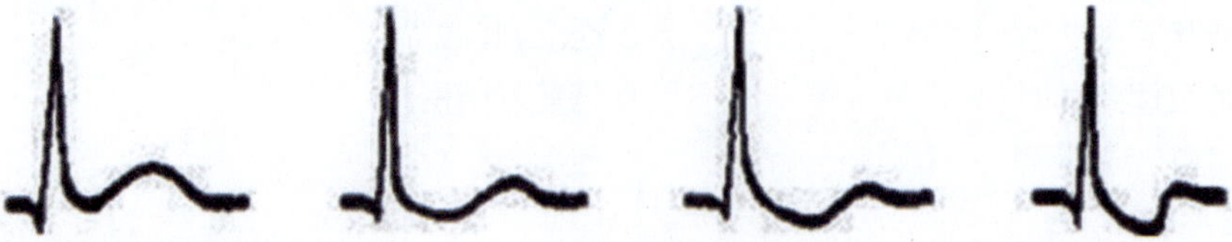

A.应用呋塞米导致低钾血症　　B.应用地高辛导致心电图鱼钩样改变

C.出现心肌损伤　　D.心律失常

E.病情加重，出现冠状动脉供血不足

【答案】B

**【解析】应用洋地黄，心电图S-T段出现鱼钩样改变。**

窦性心动过速：

(1)成人窦性心率100~150次/分，偶有高达200次/分，称为窦性心动过速。

(2)心电图特征：窦性P波规律出现，频率>100次/分，P-P间期<0.6秒(少于3个大格)。

(3)治疗：大多不需特殊治疗。必要时用β受体阻滞剂，如美托洛尔。

27.一患者心电图如下图所示，应考虑为

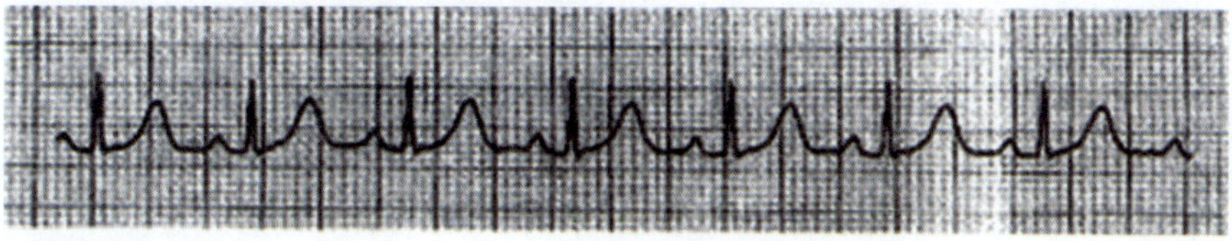

A.窦性心律　　B.窦性心动过速

C.窦性心动过缓　　D.窦性心律不齐

E.窦性停搏

**【答案】**B

**【解析】窦性P波规律出现，P-P间期<0.6秒(少于3个大格)。**

窦性心动过缓：

(1)成人窦性心率<60次/分，称为窦性心动过缓。

(2)心电图特征：窦性P波规律出现，频率<60次/分，P-P间期>1秒(大于5个大格)。

(3)治疗：无症状不需治疗；病理性心动过缓针对病因采取相应措施。如应用阿托品、异丙肾上腺素、心脏起搏器等。

(28~29题共用题干)

一患者心电图检查如下图所示。

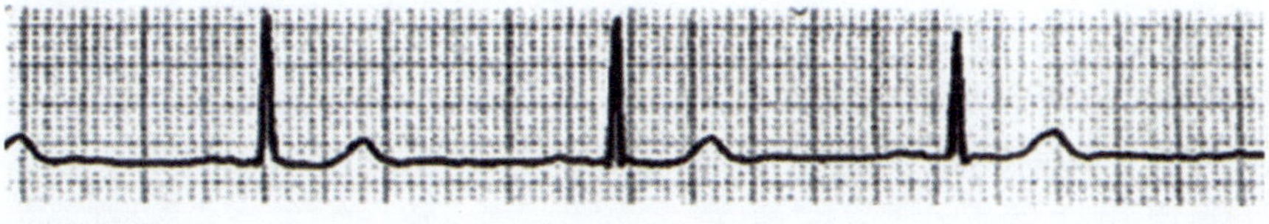

28.应考虑为

A.窦性心律　　B.窦性心动过速

C.窦性心动过缓　　D.窦性心律不齐

E.窦性停搏

**【答案】**C

**【解析】窦性P波规律出现，P-P间期>1秒(大于5个大格)。**

29.此时患者出现胸闷、憋气、头晕，应给予的药物是

A.利多卡因
B.美托洛尔
C.阿司匹林
D.阿托品
E.维拉帕米

**【答案】**D

**【解析】**病理性心动过缓针对病因采取相应措施。如应用阿托品、异丙肾上腺素、心脏起搏器等。

窦性心律不齐：

(1)窦性心率在60~100次/分，快慢不规则称为窦性心律不齐。

(2)心电图特征：窦性P波，P-P(或R-R)间期长短不一，相差0.12秒以上(相差大于3个小格)。

30.一患者心电图如下图所示，应考虑为

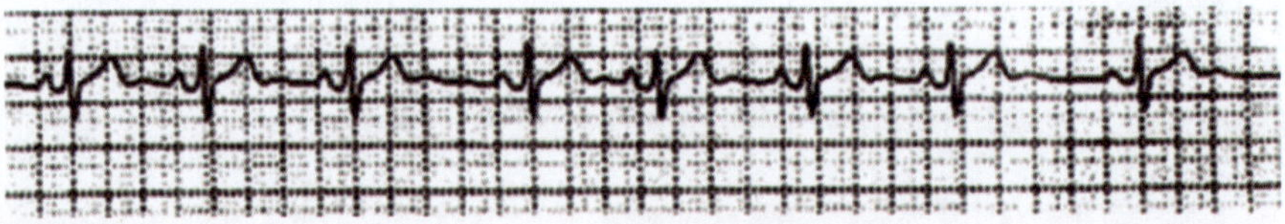

A.窦性心律
B.窦性心动过速
C.房性早搏
D.窦性心律不齐
E.室性早搏

**【答案】**D

**【解析】**窦性P波，P-P(或R-R)间期长短不一，相差0.12秒以上(相差大于3个小格)。

室性期前收缩心电图特征：

(1)QRS波群提前出现，形态宽大畸形，QRS时限>0.12秒。

(2)其前无相关的P波。

(3)T波常与QRS波群的主波方向相反。

(4)期前收缩后有完全代偿间歇。

31.患者，男，62岁。因心悸就诊。查心电图，结果如下图所示，应考虑为

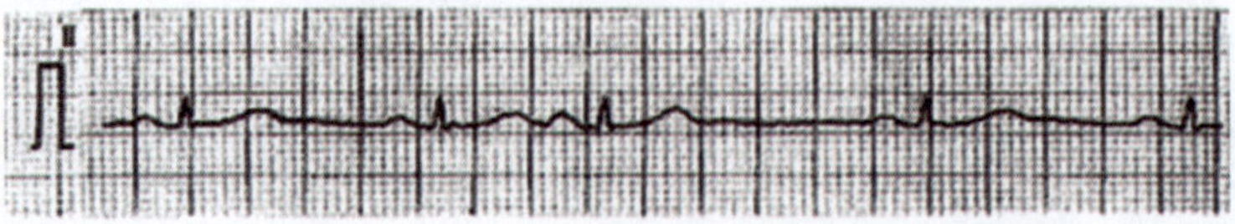


A.窦性心律
B.窦性心动过缓
C.房性早搏
D.窦性心律不齐

E.室性早搏

【答案】C

【解析】第 3 个波形提前出现，应为期前收缩。此波形前有 P 波，QRS 波群形态与正常窦性心律的 QRS 波群相同，符合房性期前收缩的特征。而室性早搏 QRS 波群形态宽大畸形；窦性心律不齐 P-P、R-R 间距不等，没有规律。此图不符合。

室性期前收缩心电图特征：

（1）QRS 波群提前出现，形态宽大畸形，QRS 时限>0.12 秒。

（2）其前无相关的 P 波。

（3）T 波常与 QRS 波群的主波方向相反。

（4）期前收缩后有完全代偿间歇。

（32~34 题共用题干）

一患者心电图如下图所示。

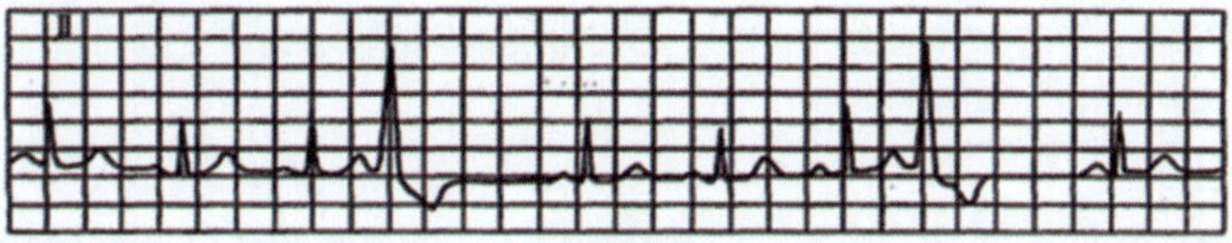

32.你应考虑为

A.窦性心律　　B.窦性心动过缓

C.房性早搏　　D.窦性心律不齐

E.室性早搏

【答案】E

【解析】第 4、8 个波形提前出现，应为期前收缩。此波形前无 P 波，QRS 波群形态宽大畸形，符合室性早搏特征。

33.对此检查结果的处置，首选药物是

A.利多卡因　　B.美托洛尔

C.阿司匹林　　D.苯妥英钠

E.维拉帕米

【答案】A

【解析】室性期前收缩首选利多卡因。

34.如此结果为服用地高辛所致，首选药物是

A.利多卡因　　B.美托洛尔

C.阿司匹林　　D.苯妥英钠

E.维拉帕米

【答案】D

【解析】洋地黄中毒致室性期前收缩，首选苯妥英钠。

心房颤动心电图特征：

窦性P波消失，代之以大小形态及规律不一的基线波动（f波），频率350~600次/分，QRS波群形态正常，R-R间期完全不规则，心室率极不规则，通常在100~160次/分。

（35~36题共用题干）

患者，女性，48岁。风湿性心瓣膜病病史。心电图检查如下图所示。

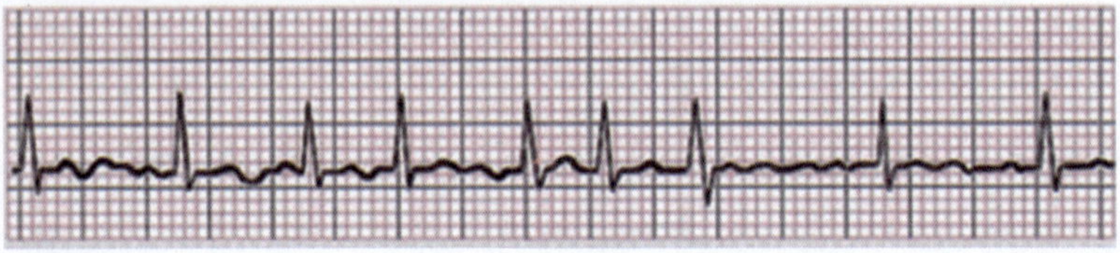

35.应考虑为

A.心房扑动　　B.心房颤动

C.房性早搏　　D.窦性心律不齐

E.室性早搏

【答案】B

【解析】窦性P波消失，代之以大小形态及规律不一的基线波动（f波），QRS波群形态正常，R-R间期完全不规则，符合心房颤动表现。

36.护士为此患者测量生命体征，其脉搏为

A.速脉　　B.缓脉

C.水冲脉　　D.奇脉

E.短绌脉

【答案】E

【解析】心房颤动患者脉搏为脉搏短绌，也称短绌脉、绌脉。

心室颤动心电图特征：

心电图改变：QRS波群与T波消失，呈形状、振幅各异、完全无规则的波浪状曲线。

（37~38题共用题干）

一患者心电图如下图所示。

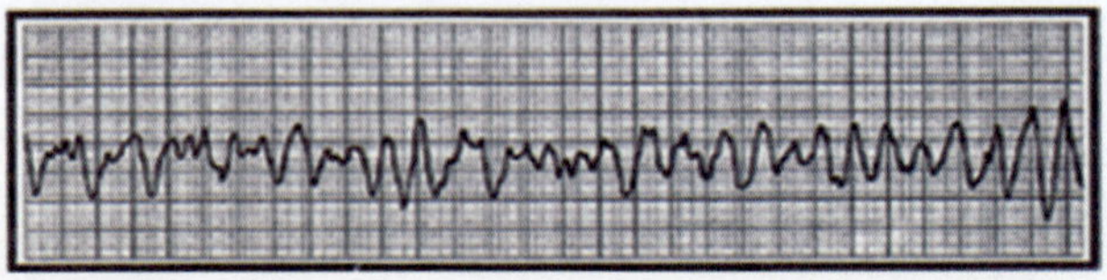

37.应考虑为

A.心房扑动　　B.心房颤动

C.心室颤动　　D.窦性心律不齐

E.心室扑动

【答案】C

**【解析】P 波、QRS 波群与 T 波消失，呈形状、振幅各异、完全无规则的波浪状曲线。符合室颤特征。**

38.此时，在医院首选处理措施是

A.徒手心肺复苏　　B.静脉推注维拉帕米

C.静脉推注利多卡因　　D.同步直流电复律

E.非同步直流电复律

【答案】E

**【解析】一旦发生室颤应立即实施非同步直流电除颤。**

心脏电复律：

(1)操作配合：电极板用盐水纱布包裹和均匀涂上导电糊，分别置于胸骨右缘 2、3 肋间和心尖区，并紧贴皮肤。放电时不接触铁床及患者。室颤选择非同步电复律，房颤选择同步电复律。

(2)电复律后护理：患者绝对卧床 24 h，严密观察心律、心率、呼吸、血压，每半小时测量并记录一次直至平稳，并注意面色、神志、肢体活动，电击局部皮肤如有灼伤，应给予处理；按医嘱给予抗心律失常药维持窦性心律，观察药物不良反应。

(39～40 题共用题干)

如下图所示，为患者实施电复律。

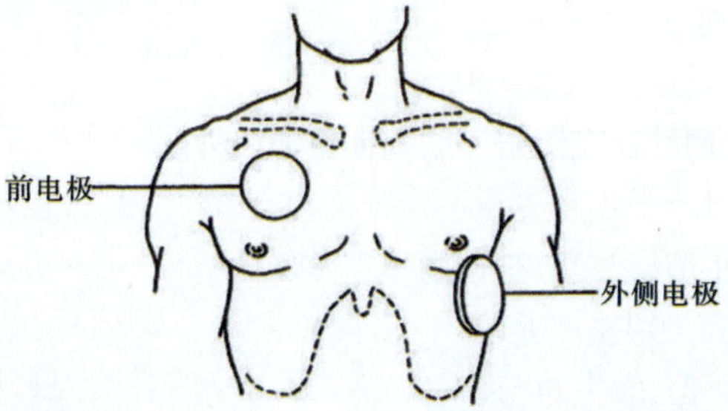


39.电极放置部位正确的为

A.胸骨右锁骨下和心尖区　　B.胸骨右缘 2 肋上和心尖区

C.胸骨右缘 2、3 肋间和心尖区　　D.胸骨右缘 3、4 肋间和心尖区

E.胸骨右锁骨中线 2、3 肋间和心尖区

【答案】C

【解析】分别置于胸骨右缘2、3肋间和心尖区。

40.心脏电复律护理错误的是

A.电极板均匀涂上导电糊　　B.电极板紧贴皮肤

C.放电前确认无人接触铁床及患者　　D.操作者可接触铁床及患者

E.电复律后患者绝对卧床24 h

【答案】D

【解析】操作者也不可接触铁床及患者。

小儿循环系统心脏解剖生理特点：

(1)形成：胚胎发育2~8周是心脏形成的关键期，先天性心脏畸形的形成主要在这一期。

(2)心尖搏动点：新生儿心脏位置较高并呈横位，心尖搏动在左侧第4肋间锁骨中线外，心尖部分主要为右心室，2岁以后，心尖搏动下移至第5肋间隙，心尖部分主要为左心室。

41.如图所示，新生儿心脏心尖搏动点位于

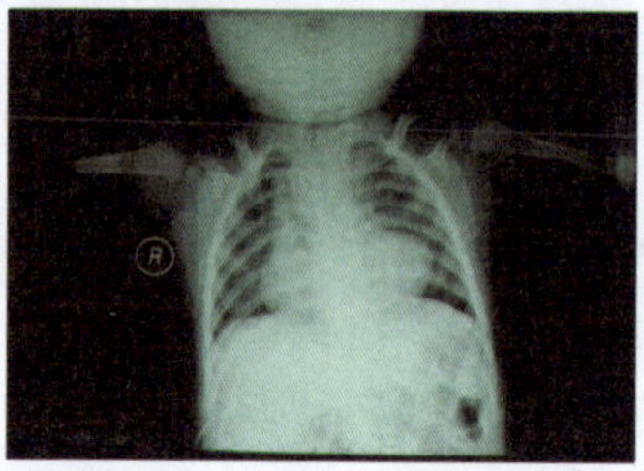


(41~42题共用图)

A.左侧第5肋间锁骨中线内　　B.左侧第5肋间锁骨中线外

C.左侧第4肋间锁骨中线内　　D.左侧第4肋间锁骨中线外

E.胸骨左缘第4肋间

【答案】D

【解析】新生儿心尖搏动在左侧第4肋间锁骨中线外。

42.如图所示，新生儿心脏位置为

A.位置较高并呈斜下位，心尖为左心室

B.位置较高并呈横位，心尖为左心室

C.位置较高并呈斜下位，心尖为右心室

D.位置较高并呈横位，心尖为右心室

E.位置较低并呈横位，心尖为左心室

【答案】D

【解析】新生儿心脏位置较高并呈横位，心尖搏动在左侧第4肋间锁骨中线外，心尖部分主要为右心室。

房间隔缺损：

(1)房间隔缺损是左、右心房之间形成的异常通路，占20%～30%。

(2)典型表现为胸骨左缘第2、3肋间闻及Ⅱ～Ⅲ级收缩期喷射性杂音。

(3)常见并发症：呼吸道感染、心力衰竭等。

(4)辅助检查：X线：右心房、右心室增大，“肺门舞蹈”征；超声心动图：可明确显示缺损位置、大小，心房水平分流的血流信号。

43.一患儿，先心病，心脏结构如下图所示，该患儿所患疾病类型为

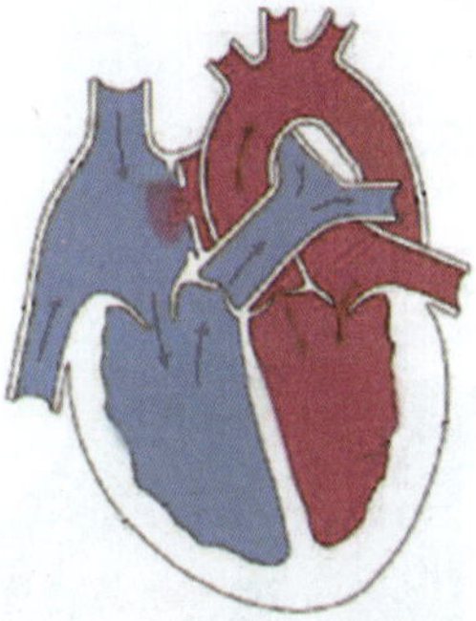

A.动脉导管未闭

B.房间隔缺损

C.室间隔缺损

D.法洛四联症

E.肺动脉狭窄

**【答案】**B

**【解析】在左、右心房中间，房间隔部位有一缺口，为房间隔缺损。**

44.此片为一先心病，房间隔缺损患儿的X线检查，若给患儿做透视，其表现为

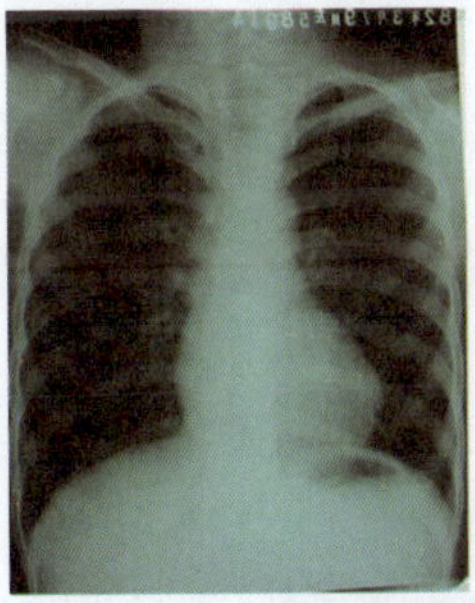

A.左心房增大

B.左心室增大

C.心尖搏动点左下移位

D.心脏位置下移

E.“肺门舞蹈”征

**【答案】**E

**【解析】房间隔缺损X线表现：右心房、右心室增大，“肺门舞蹈”征。**

动脉导管未闭：

指出生后动脉导管持续开放，血流从主动脉经导管分流至肺动脉，进入左心，产生病理生理改变。

(1)临床表现：在胸骨左缘第2肋间可闻及粗糙响亮的连续性机器样杂音。

(2)常见并发症：心力衰竭、呼吸系统感染、感染性心内膜炎。

(3)辅助检查：超声心电图——最主要检查项目。

(4)治疗原则：①早产儿可于出生后一周内使用吲哚美辛(消炎痛)以促进导管关闭；②大、中型缺损可介入治疗或手术治疗，中小型缺损可先在门诊随访至学龄前期。

45. 一患儿，先心病，心脏结构如下图所示，该患儿所患疾病类型为

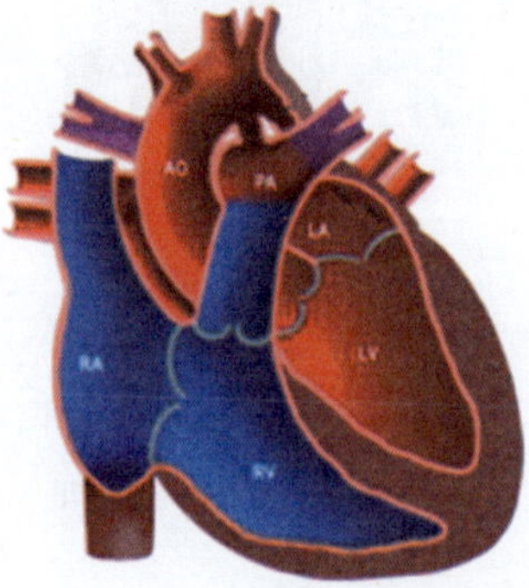


A.动脉导管未闭　　B.房间隔缺损

C.室间隔缺损　　D.法洛四联症

E.肺动脉狭窄

**【答案】**A

**【解析】在主动脉弓与肺动脉之间有一通道，为动脉导管未闭。**

先天性心脏病：

(1)分类：根据左右两侧及大血管之间有无分流可将先天性心脏病分为左向右分流型、右向左分流型和无分流型(无青紫型)。①左向右分流型(潜伏青紫型)：房间隔缺损、室间隔缺损、动脉导管未闭；②右向左分流型(青紫型)：法洛四联症。

(2)室间隔缺损：室间隔在胚胎发育时期发育不全，形成异常交通，在心室水平产生左向右分流。

(46~47题共用题干)

一患儿，先心病，心脏结构如下图所示。

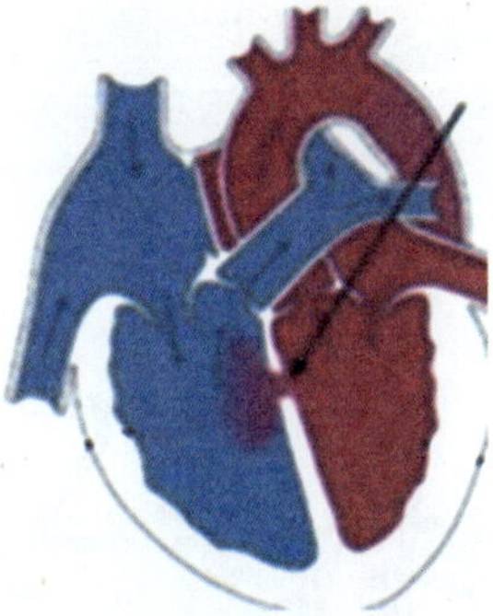

46.该患儿所患疾病类型为

A.动脉导管未闭
B.房间隔缺损
C.室间隔缺损
D.法洛四联症
E.肺动脉狭窄

**【答案】**C

**【解析】在左右心室中间,室间隔部位有一缺口,为室间隔缺损。**

47.单纯室间隔缺损,其血流方向为

A.左向右分流
B.青紫型
C.右向左分流
D.持久青紫型
E.无分流

**【答案】**A

法洛四联症:

(1)小儿常见的青紫型先天性心脏病,病理改变:肺动脉狭窄、室间隔缺损、主动脉骑跨和右心室肥厚;肺动脉狭窄为主要畸形。

(2)胸部X线检查:心脏呈"靴形"。

(3)治疗原则:缺氧发作时采取膝胸卧位,及时吸氧并保持安静。

(48~49题共用题干)

一患儿,先心病,心脏结构如下图所示。

48.该患儿所患疾病类型为

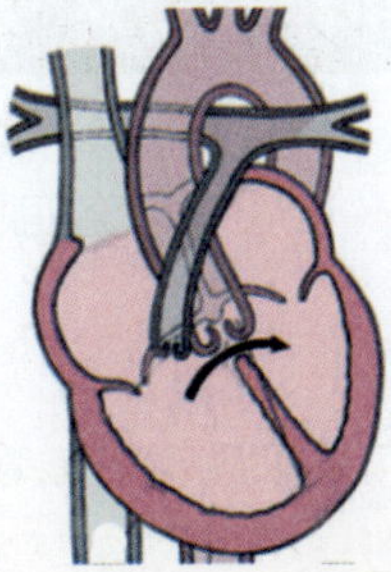

A.动脉导管未闭　　B.房间隔缺损
C.室间隔缺损　　D.法洛四联症
E.肺动脉狭窄

【答案】D

49.其中最主要的畸形为

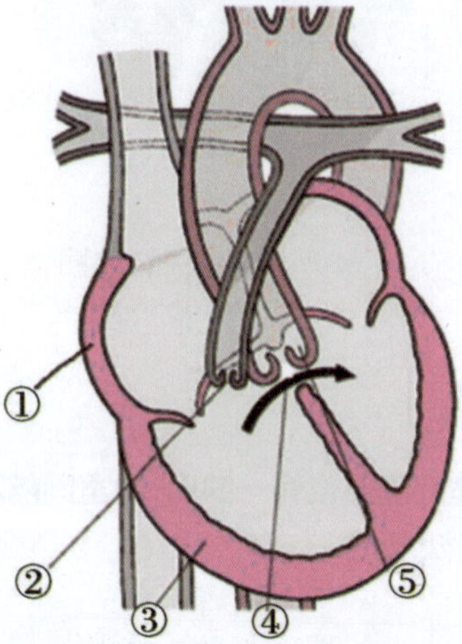


A.①　　B.②
C.③　　D.④
E.⑤

【答案】B

**【解析】肺动脉狭窄为主要畸形。**

50.此为先心病患儿，你考虑该患儿所患为

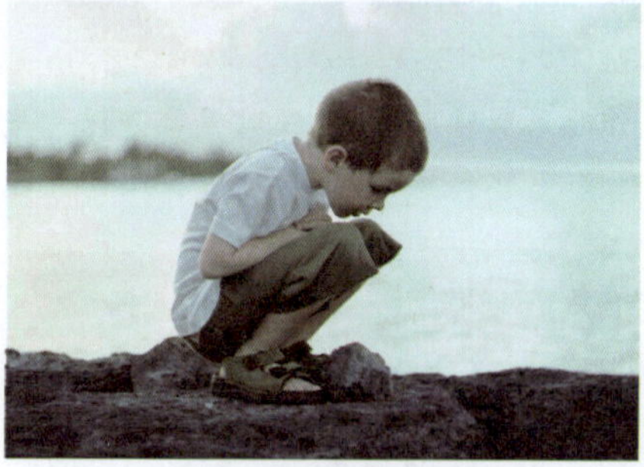

A.动脉导管未闭　　B.房间隔缺损
C.室间隔缺损　　D.法洛四联症
E.肺动脉狭窄

【答案】D

**【解析】法洛四联症患儿缺氧发作采取膝胸卧位，减少回心血量，减轻分流，改善青紫。**

51.如下图所示,此片为一先心病,法洛四联症患儿的X线检查,符合其表现的为

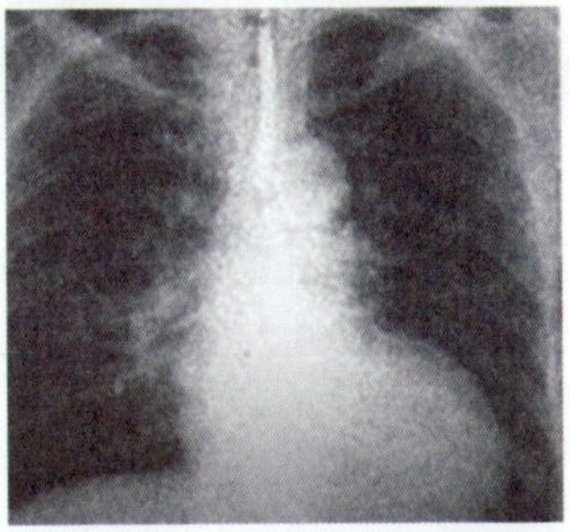

A.心脏呈"球形"
B.心脏呈"梨形"
C.心脏呈"烧瓶形"
D.心脏呈"靴形"
E.心脏呈"下移形"

**【答案】**D

**【解析】法洛四联症胸部X检查:心脏呈"靴形"。**

高血压非药物治疗:

适合于各级高血压患者,包括使用降压药物治疗的患者。方法有:①减轻体重;②限制钠盐摄入,每日不超过6 g;③补充钾和钙,减少食物中饱和脂肪酸的含量和脂肪总量;④戒烟、限制饮酒;⑤适当运动;⑥减轻精神压力,保持心理平衡。

(52~54题共用题干)

下图所示为2 g控盐勺。

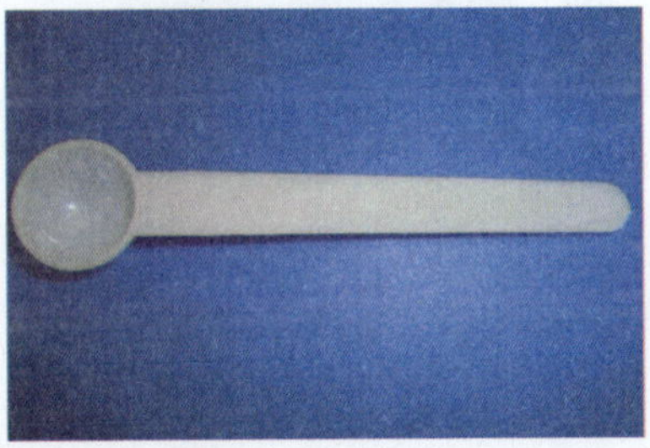

52.高血压患者每日摄盐量不超过几勺

A.1.5
B.2
C.2.5
D.3
E.3.5

**【答案】**D

**【解析】限制钠盐摄入,每日不超过6 g。**

53.如为慢性心衰患者,每日摄盐量不超过几勺

A.1.5
B.2

C.2.5　　D.3

E.3.5

【答案】C

【解析】慢性心衰患者每日不超过 5 g。

54.如为慢性心衰合并水肿患者，每日摄盐量不超过几匀

A.1.5　　B.2

C.2.5　　D.3

E.3.5

【答案】A

【解析】慢性心衰合并水肿患者每日不超过 3 g。

心脏传导系统：

起源于窦房结，心脏的传导系统沿窦房结（具有自律性）→结间束→房室结或希氏束→左束支→右束支→浦肯野纤维传导。

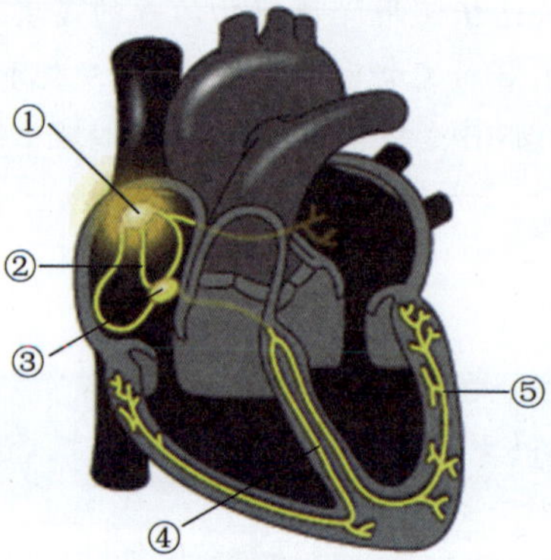


（55~57 题共用图）

55.如上图所示，窦房结位于

A.①　　B.②

C.③　　D.④

E.⑤

【答案】A

【解析】窦房结位于上腔静脉与右心房之间，心脏传导系统起源于窦房结。

56.如上图所示，浦肯野纤维位于

A.①　　B.②

C.③　　D.④

E.⑤

【答案】E

【解析】浦肯野纤维是左、右束支及其分支的终末分支，在心内膜下深入心室肌而交织成网。

57.如上图所示，图中③所示为

A.结间束　　B.房室结

C.左束支　　D.右束支

E.浦肯野纤维

【答案】B

【解析】位于心房、心室之间，为房室结。

心绞痛的临床表现：

1.典型临床表现为阵发性胸痛或心前区不适

(1)诱因：体力劳动、情绪激动、饱餐、寒冷和吸烟等。

(2)疼痛部位：胸骨体中段或上段，可波及心前区，常放射至左肩，沿左臂内侧至无名指和小指，向上放射可至颈、咽部和下颌部。

(3)疼痛性质：压迫性、发闷、紧缩感，也可为烧灼感，偶可伴有濒死感。

(4)持续时间：一般持续 3~5 min，不超过 15 min。

(5)缓解方式：休息或含服硝酸甘油后几分钟可缓解。

(6)体征：发作时心率增快、面色苍白、冷汗、血压升高，也可出现交替脉。

2.心电图检查

发作时 S-T 段压低>1 mV，T 波倒置或低平。

58. 如下图所示，下列关于心绞痛的描述，错误的是

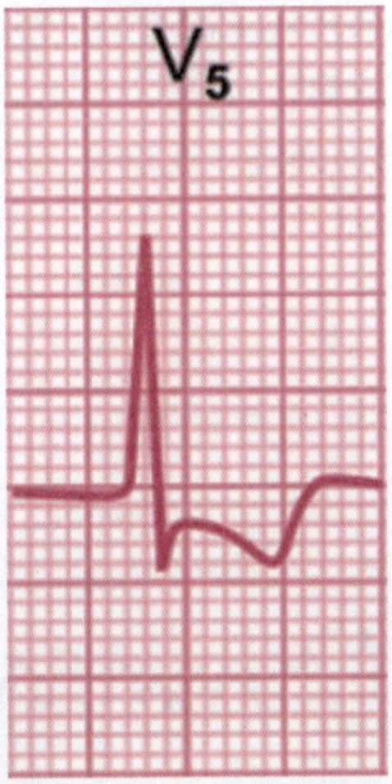


A.典型特点为阵发性胸痛或心前区不适

B.疼痛部位为胸骨体中段或下段

C.疼痛持续时间多为1~5 min,一般不超过15 min

D.有明显诱因

E.含服硝酸甘油可缓解

**【答案】**B

**【解析】疼痛部位:胸骨体中段或上段,可波及心前区,常放射至左肩,沿左臂内侧至无名指和小指,向上放射可至颈、咽部和下颌部。**

59. 患者,72岁,因心前区不适就诊。心电图检查如下图所示,该患者可能为

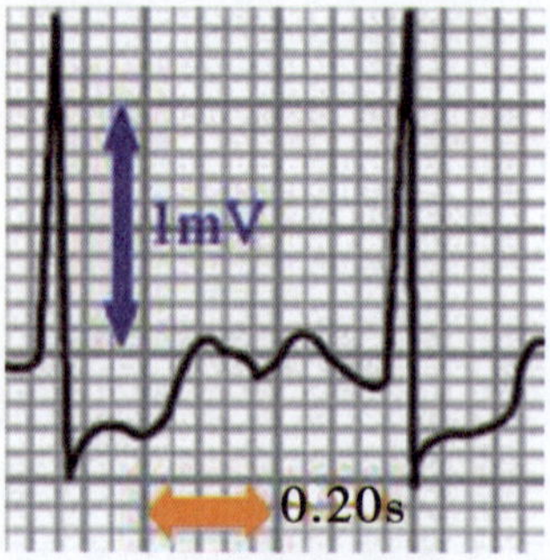


A.心力衰竭

B.心律失常

C.心绞痛

D.心肌梗死

E.心包炎

**【答案】**C

**【解析】心绞痛心电图检查:发作时S-T段压低>0.1 mV,T波倒置或低平。**

心肌梗死:

(1)心律失常是急性心肌梗死致死的主要原因。24小时内发生率最高,以室性心律失常最多见,室颤是早期死亡的主要原因。

(2)心室颤动心电图改变:QRS波群与T波消失,呈形状、振幅各异、完全无规则的波浪状曲线。

(60~61题共用题干)

一急性心肌梗死患者,突然意识丧失,下图为当时心电监护记录。

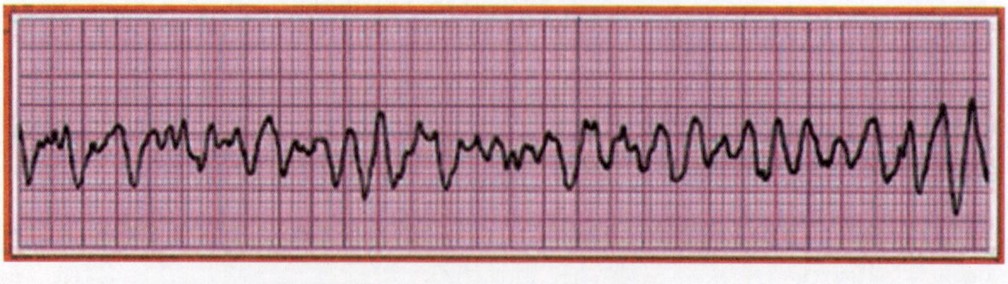

60.此心电图诊断为

A.心房颤动 B.室上速

C.室颤 D.室速

E.心室扑动

【答案】C

61.对此心电图的解释正确的是

A.溶栓成功的标志 B.急性心肌梗死早期死亡的主要原因

C.患者出现心衰 D.患者出现心源性休克

E.应立即上呼吸机

【答案】B

**【解析】心律失常是急性心肌梗死致死的主要原因。24 小时内发生率最高,以室性心律失常最多见,室颤是早期死亡的主要原因。**

急性心肌梗死

(1)心电图特征性改变:病理性 Q 波(宽而深),S-T 段呈弓背向上抬高,T 波倒置;病理性 Q 波永远遗留。

(2)定位:$V_1$、$V_2$、$V_3$ 导联示前间壁心肌梗死;$V_1$~$V_5$ 导联示广泛前壁心肌梗死;Ⅰ、aVL 导联示高侧壁心肌梗死;Ⅱ、Ⅲ、aVF 导联示下壁心肌梗死。

(62~64 题共用题干)

患者,男,43 岁。踢球时突感左臂及心前区剧痛,有濒死感,就地休息 30 分钟未缓解,伴烦躁不安,恶心,出冷汗,急送至急诊科,心电图如下图所示。

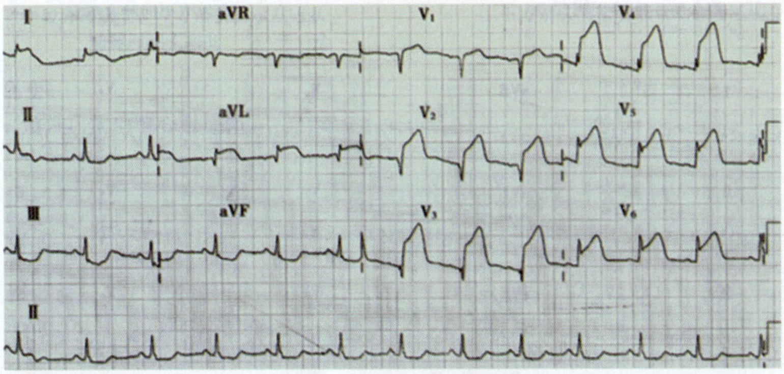


62.患者最可能发生了

A.稳定型心绞痛 B.急性心包炎

C.急性心肌梗死 D.心脏神经官能症

E.急性主动脉夹层动脉瘤

【答案】C

【解析】aVL、$V_1$~$V_4$ 出现病理性 Q 波，符合急性心肌梗死心电图改变。

63.心肌梗死特征性的心电图形为

A.S-T 段下降

B.T 波低平或倒置

C.病理性 Q 波

D.QRS 波形宽大畸形

E.P 波消失

【答案】C

64.如下图所示，为一疾病心电图的演变过程，该疾病应为

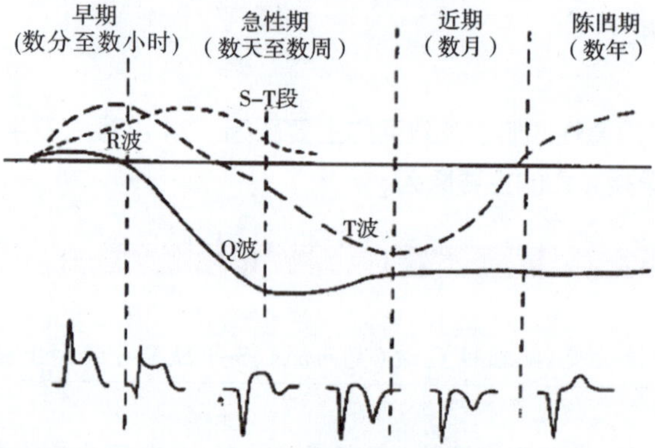


A.稳定型心绞痛

B.急性心包炎

C.急性心肌梗死

D.变异型心绞痛

E.急性主动脉夹层动脉瘤

【答案】C

【解析】S-T 段呈弓背向上抬高，T 波倒置，病理性 Q 波，符合急性心肌梗死。

急性心肌梗死：

是在冠状动脉硬化的基础上，冠状动脉血供应急剧减少或中断，使相应的心肌发生严重而持久的缺血导致心肌坏死。

65.如下图所示，应考虑为什么疾病

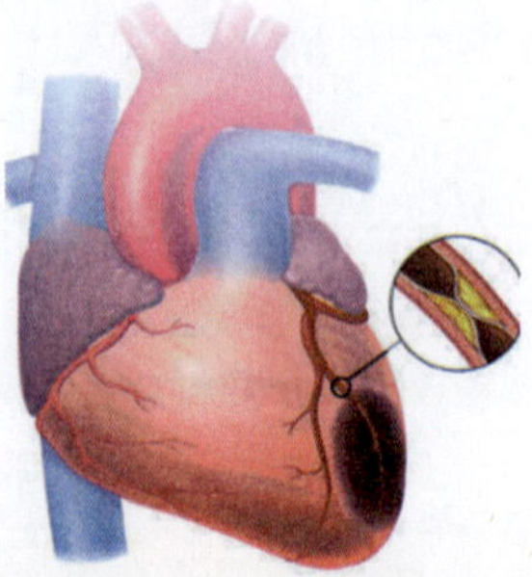

A.心绞痛 B.心内膜炎
C.动脉硬化 D.变异型心绞痛
E.急性心肌梗死

【答案】E

【解析】管腔堵塞,心肌坏死,为急性心肌梗死。

心脏瓣膜病:

表现为单个或多个瓣膜口狭窄和(或)关闭不全。二尖瓣最常受累,其次为主动脉瓣。最常见的联合瓣膜病是二尖瓣狭窄合并主动脉瓣关闭不全。

66.心脏瓣膜病最常受累的是

A.① B.②
C.③ D.④
E.⑤

【答案】E

【解析】心脏瓣膜病,二尖瓣最常受累。

67.心脏瓣膜病其次受累的瓣膜为

A.① B.②
C.③ D.④
E.⑤

【答案】D

【解析】其次受累的为主动脉瓣。

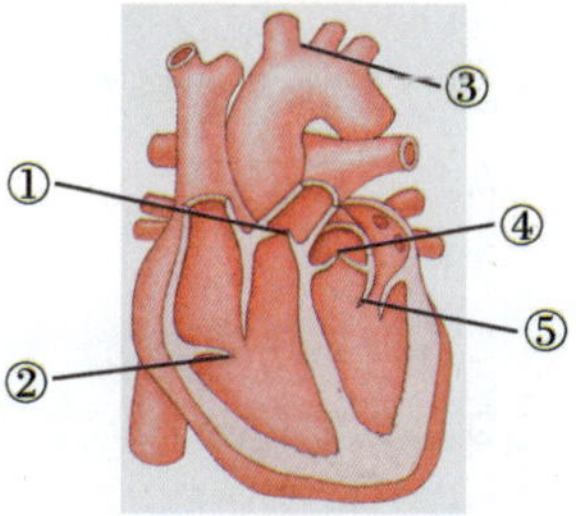

(66~67题共用图)

二尖瓣狭窄:

左房肥大—肺循环淤血——左心衰—右心衰。

68.一心脏病患者心脏结构如下图所示,该患者所患疾病为

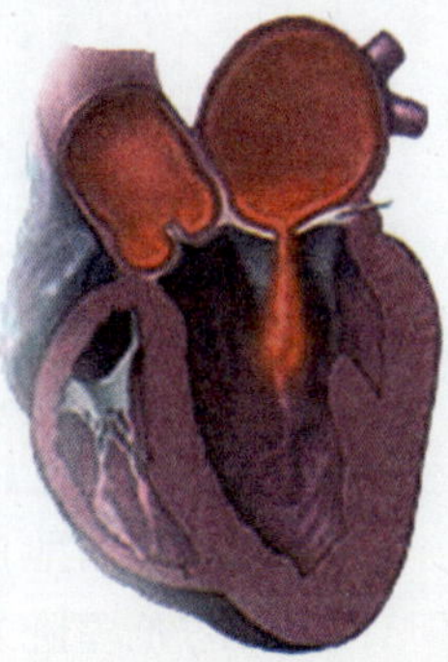

A.主动脉瓣关闭不全　　B.三尖瓣关闭不全
C.二尖瓣关闭不全　　D.二尖瓣狭窄
E.主动脉瓣狭窄

【答案】D

【解析】二尖瓣不能完全打开，左房肥大。

二尖瓣狭窄体征：

“二尖瓣面容”，双颧绀红，舒张期隆隆样杂音是最重要的体征。X线检查左心房增大心影呈梨形(二尖瓣型心脏)，超声心动图是明确诊断的可靠方法。

69.下图所示面容为

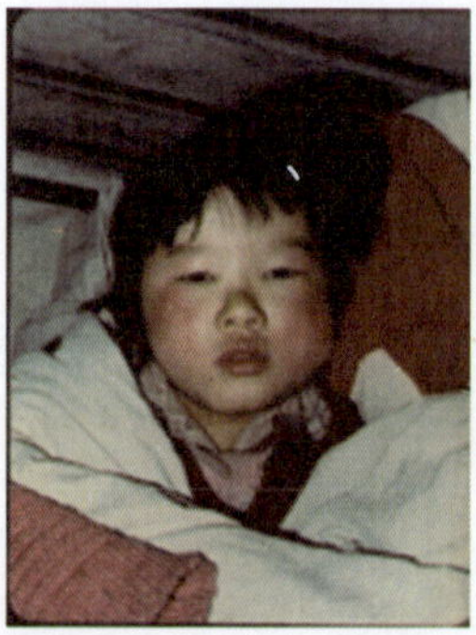

A.急性病容
B.慢性病容
C.库辛综合征面容
D.二尖瓣面容
E.甲亢面容

【答案】D

【解析】“二尖瓣面容”，双颧绀红，厚唇发绀。

二尖瓣狭窄心电图：

二尖瓣狭窄重者可有“二尖瓣型P波”，P波宽度>0.12秒，并伴有切迹。

70.患者，女，32岁。风湿性心瓣膜病，二尖瓣狭窄，心电图检查如下图所示，该心电图诊断为

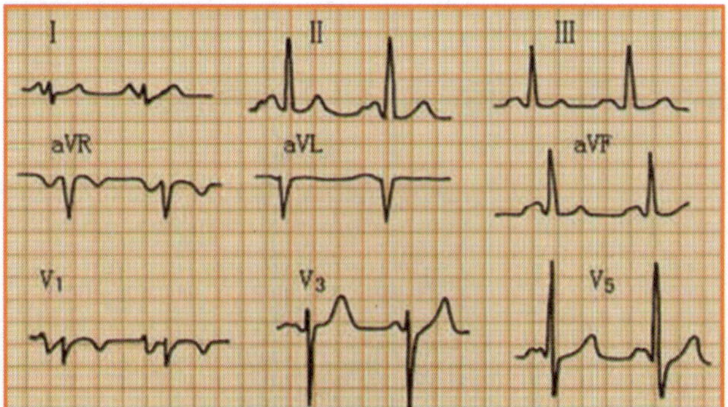


A.肺型P波　　B.二尖瓣型P波
C.左室高电压　　D.左心室肥大

E.右心室肥大

【答案】B

**【解析】二尖瓣狭窄重者可有“二尖瓣型 P 波”，P 波宽度>0.12 秒，并伴有切迹。**

> 二尖瓣关闭不全：
>
> 收缩期，二尖瓣反流，至左房、左室肥大—肺淤血—左心衰，后期右心衰。

71.一心脏病患者心脏结构如下图所示，该患者所患疾病为

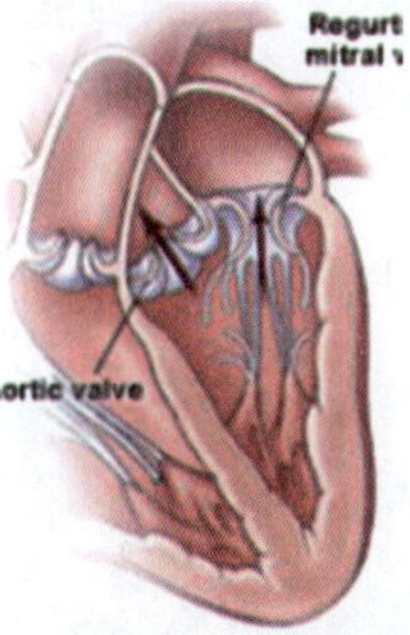


A.主动脉瓣关闭不全　　B.三尖瓣关闭不全

C.二尖瓣关闭不全　　D.二尖瓣狭窄

E.主动脉瓣狭窄

【答案】C

**【解析】二尖瓣出现反流，为二尖瓣关闭不全。**

> 主动脉瓣狭窄：
>
> 左心室血液在收缩期不能全部射入主动脉，使得左心室肥厚，后负荷↑—左心衰、全身动脉供血不足。

72.一心脏病患者心脏结构如下图所示，该患者所患疾病为

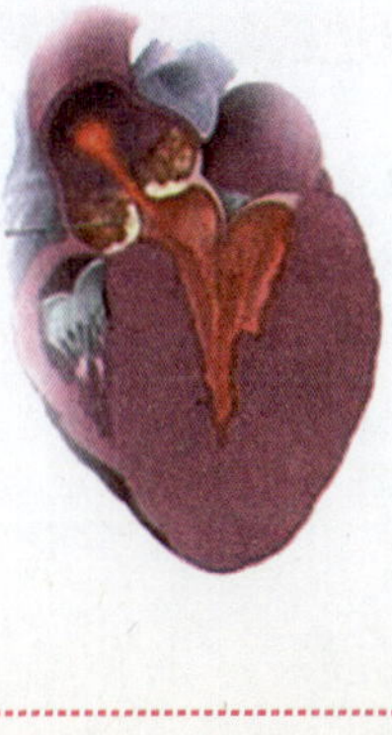

A.主动脉瓣关闭不全　　B.三尖瓣关闭不全
C.二尖瓣关闭不全　　D.二尖瓣狭窄
E.主动脉瓣狭窄

【答案】E

【解析】主动脉瓣不能完全打开，射入主动脉的血液减少，左心室肥厚，符合主动脉瓣狭窄。

主动脉瓣关闭不全：

舒张期，主动脉瓣不能完全关闭，主动脉内血液部分反流回左心室，使得左室肥大扩张—肺淤血—左心衰，外周动脉供血不足。

73.一心瓣膜病患者心脏结构如下图所示，该患者所患疾病为

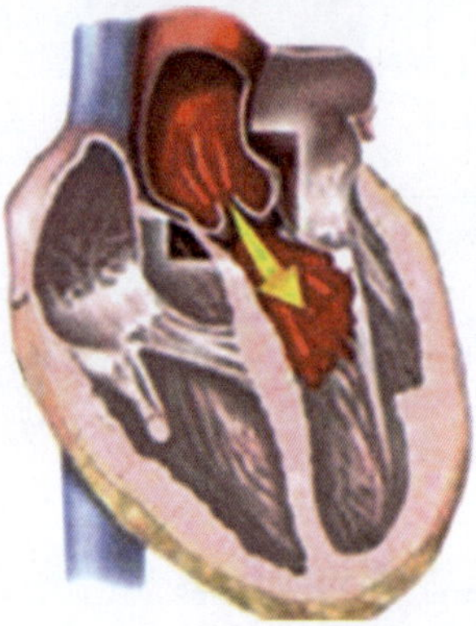

A.主动脉瓣关闭不全　　B.三尖瓣关闭不全
C.二尖瓣关闭不全　　D.二尖瓣狭窄
E.主动脉瓣狭窄

【答案】A

【解析】主动脉瓣关闭不全：舒张期，主动脉瓣不能完全关闭，主动脉内血液部分反流回左心室。

主动脉瓣关闭不全体征：

(1)第二主动脉瓣区舒张早期叹气样杂音。

(2)周围血管征——毛细血管搏动征、水冲脉、大动脉枪击音、Duroziez 征。

74.如下图所示,图中检查项目为

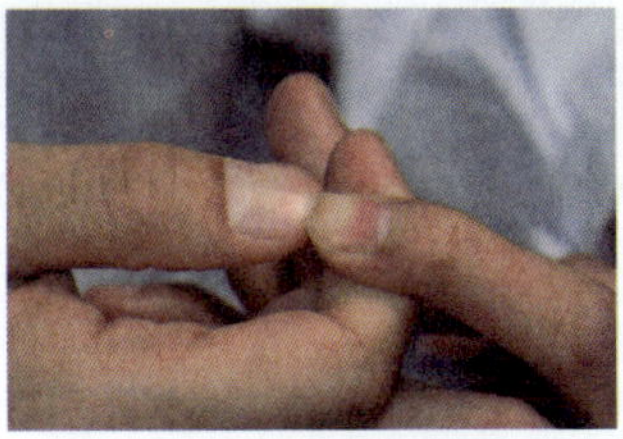

A.Duroziez 征
B.指甲下出血
C.毛细血管搏动征
D.大动脉枪击音
E.水冲脉

【答案】C

【解析】用手指轻压患者指甲床末端,或用一清洁玻片轻压其口唇黏膜,如见有红白交替的、和患者心律一致的微血管搏动现象,为毛细血管搏动征。系由于脉压差增大所致。为主动脉瓣关闭不全的周围血管征之一。

75.如下图所示,图中检查项目为

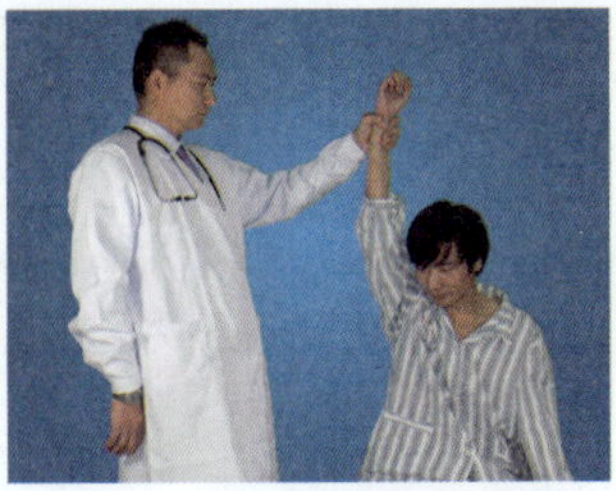

A.Duroziez 征
B.指甲下出血
C.毛细血管搏动征
D.大动脉枪击音
E.水冲脉

【答案】E

【解析】检查者握紧被检查者手腕掌面,示指、中指、环指指腹触于桡动脉上,遂将其前臂高举超过头部,有水冲脉者可使检查者明显感知犹如水冲的脉搏。见于主动脉瓣关闭不全。

心脏瓣膜病的并发症:

(1)充血性心力衰竭:首要的并发症,是就诊和致死的主要原因。

(2)心律失常:房颤是最常见的心律失常。

(3)亚急性感染性心内膜炎:常见致病菌为草绿色链球菌,主动脉瓣关闭不全患者发生率较高。

(4)栓塞:多见于二尖瓣狭窄伴有房颤的患者,血栓脱落引起周围动脉栓塞,以脑动脉栓塞常见。

76.心电图检查如下图所示,最常见于哪种疾病

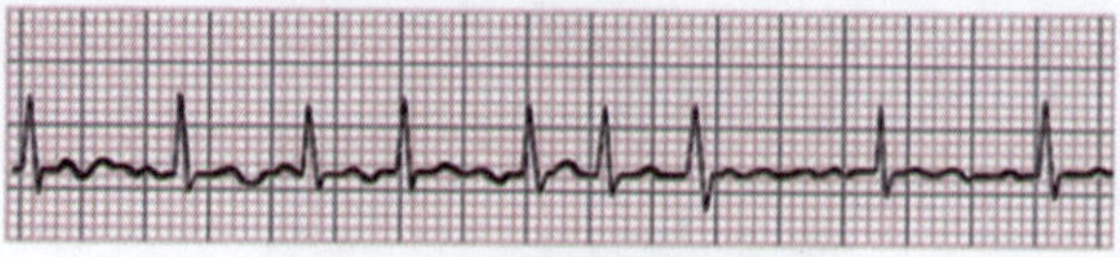

A.心力衰竭　　B.心包炎

C.心内膜炎　　D.心肌炎

E.心脏瓣膜病

【答案】E

【解析】窦性 P 波消失,代之以大小形态及规律不一的基线波动(f 波),QRS 波群形态正常,R-R 间期完全不规则,符合心房颤动表现。是心脏瓣膜病最常见的心律失常。

感染性心内膜炎的体征:

(1)心脏杂音:贫血、脾大等,部分患者可见杵状指(趾)。

(2)周围体征。

①瘀点:以锁骨以上皮肤、口腔黏膜和睑结膜多见。

②指、趾甲下线状出血。

③Roth 斑:多见于亚急性感染性心内膜炎视网膜卵圆形出血斑,其中心呈白色。

④Osler 结节:指和趾垫豌豆大红或紫色痛性结节,常见于亚急性感染性心内膜炎。

⑤Janeway 损害:手掌和足底直径 1~4 mm 无痛性出血红斑,见于急性感染性心内膜炎。

77.患者,男性,35 岁。亚急性感染性心内膜炎。为患者体检,如下图所示,为

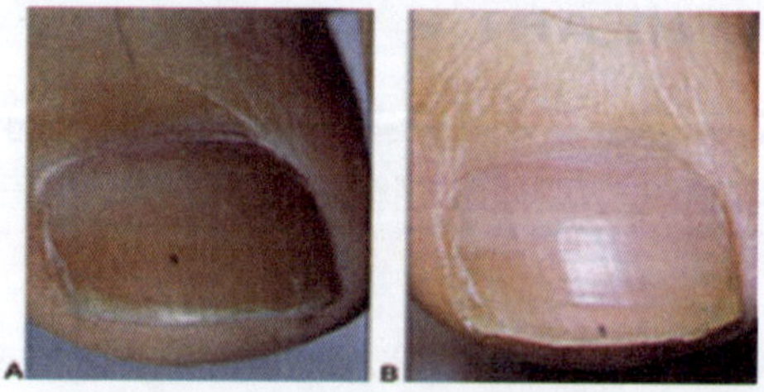


A.瘀点　　B.指甲下线状出血

C.Roth 斑　　D.Osler 结节

E.Janeway 损害

【答案】B

【解析】指甲下出现淤血,为感染性心内膜炎的体征,称指甲下线状出血。

78.一患者诊断为亚急性感染性心内膜炎。为患者体检,如下图所示,为

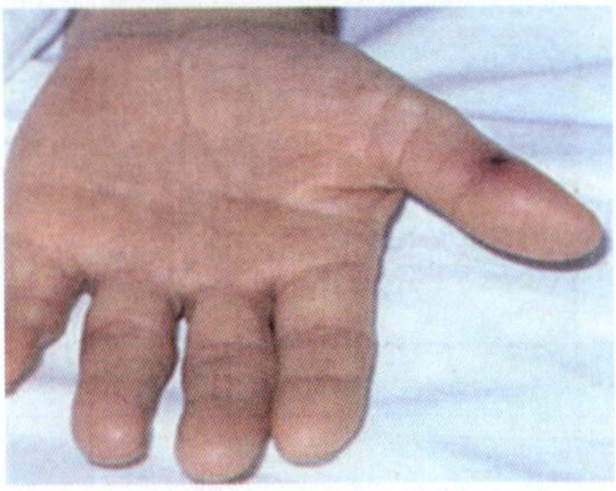

A.瘀点　　B.指甲下线状出血

C.Roth 斑　　D.Osler 结节

E.Janeway 损害

【答案】D

**【解析】Osler 结节:指和趾垫豌豆大红或紫色痛性结节,常见于亚急性感染性心内膜炎。**

79.一患者诊断为急性感染性心内膜炎。为患者体检,如下图所示,为

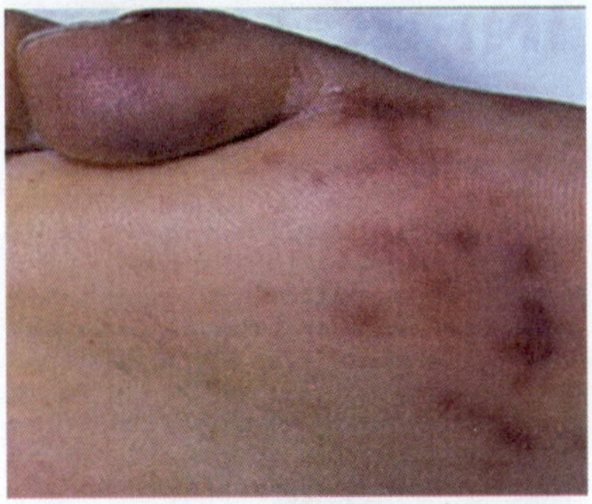

A.瘀点　　B.指甲下线状出血

C.Roth 斑　　D.Osler 结节

E.Janeway 损害

【答案】E

**【解析】Janeway 损害:手掌和足底直径 1~4 mm 无痛性出血红斑,不高出皮肤。见于急性感染性心内膜炎。**

80.一患者诊断为亚急性感染性心内膜炎。为患者体检,如下图所示,为

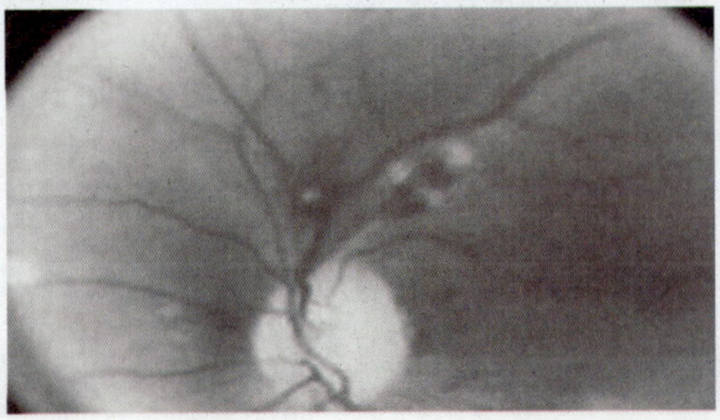

A.瘀点　　B.指甲下线状出血

C.Roth 斑　　D.Osler 结节

E.Janeway 损害

【答案】C

【解析】Roth 斑:多见于亚急性感染性心内膜炎,视网膜卵圆形出血斑,其中心呈白色。

扩张型心肌病的主要特征:

一侧或双侧心腔扩大;心肌收缩功能减退,可产生心力衰竭;男性多于女性;常伴有心律失常,病死率较高。

81.一患者心脏结构如下图所示,最可能的疾病为

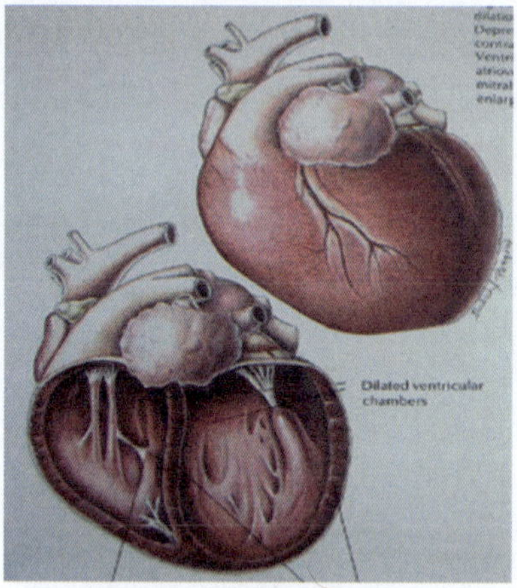


A.二尖瓣关闭不全　　B.主动脉瓣关闭不全

C.扩张型心肌病　　D.肥厚型心肌病

E.梗阻性肥厚型心肌病

【答案】C

【解析】图中所示,心室腔变大,室壁变薄,符合扩张型心肌病改变。

82.心脏结构如下图所示,左侧为正常心脏标本,右侧标本最可能的疾病为

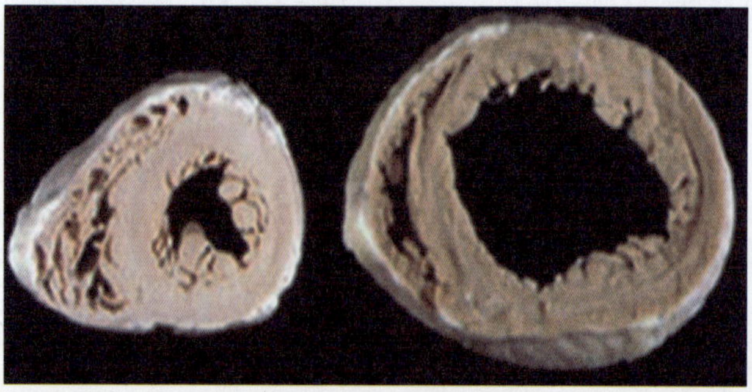

A.二尖瓣关闭不全 B.主动脉瓣关闭不全
C.扩张型心肌病 D.肥厚型心肌病
E.梗阻性肥厚型心肌病

**【答案】**C

**【解析】图中所示，心室腔变大，室壁变薄，符合扩张型心肌病改变。**

83.一患者心脏结构如下图所示，最可能的疾病为

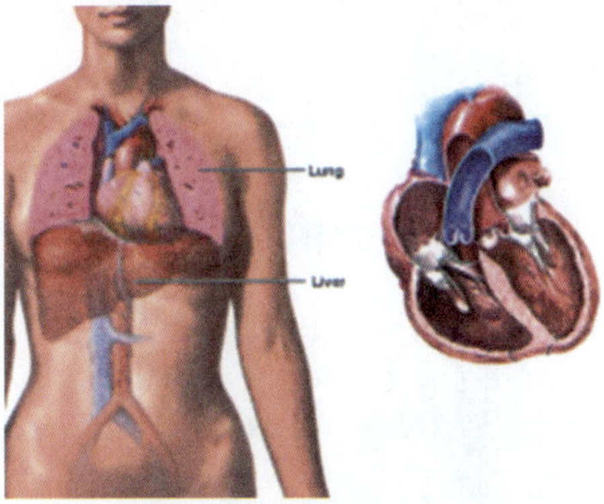


A.二尖瓣关闭不全 B.主动脉瓣关闭不全
C.扩张型心肌病 D.肥厚型心肌病
E.梗阻性肥厚型心肌病

**【答案】**C

**【解析】图中所示，心脏体积增大。心房、心室腔变大，室壁变薄，符合扩张型心肌病改变。**

肥厚型心肌病的特征：
心室不对称性肥厚，累及室间隔，心室腔变小。

84.一患者心脏结构如下图所示，最可能的疾病为

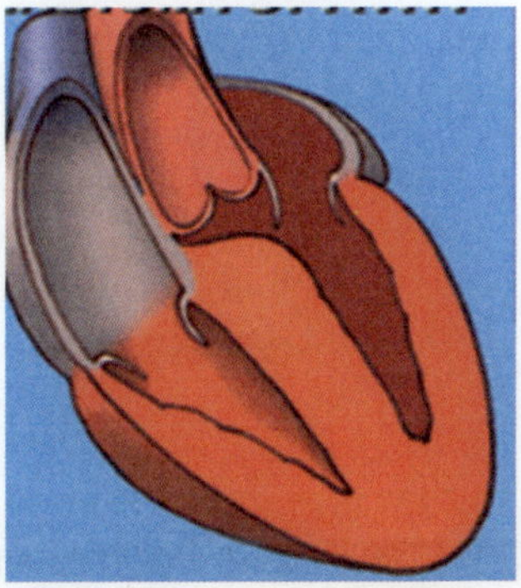

A.二尖瓣关闭不全　　B.主动脉瓣关闭不全
C.扩张型心肌病　　D.肥厚型心肌病
E.梗阻性肥厚型心肌病

**【答案】**E

**【解析】心室呈不对称性肥厚，心室腔变小。室间隔肥厚程度大于心室壁，影响到左室流出道，为梗阻性肥厚型心肌病。**

下肢静脉曲张的临床表现：
大隐静脉曲张多见，左下肢多见。主要表现为下肢浅静脉扩张、迂曲。

85.如下图所示为下肢静脉，左图为正常静脉，右图见于何种疾病

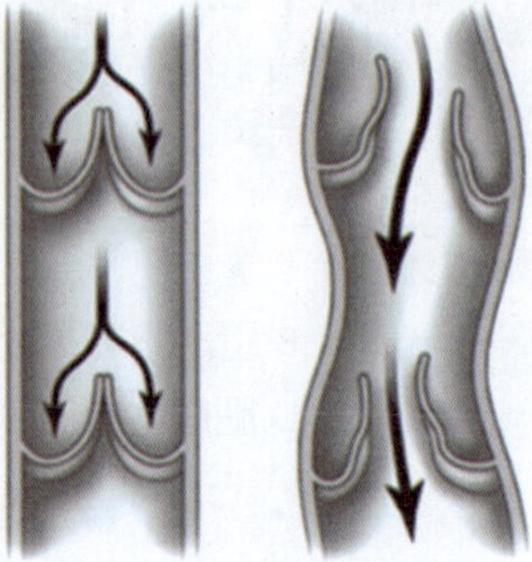

A.静脉血栓　　B.静脉曲张
C.脉管炎　　D.静脉扩张
E.瓣膜关闭不全

**【答案】**B

**【解析】静脉壁扩张，静脉瓣膜闭锁不全使血液倒流，最终造成静脉曲张。**

86.如下图所示，应为何种疾病

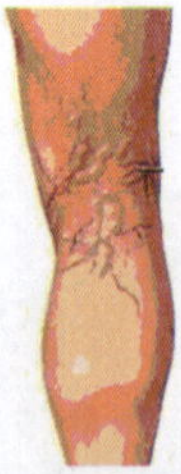

A.静脉血栓　　B.静脉曲张
C.脉管炎　　D.静脉扩张
E.瓣膜关闭不全

**【答案】**B

**【解析】从图片上可观察到静脉扩张，迂曲属于静脉曲张。**

静脉瓣膜功能试验：

(1)深静脉通畅试验(波氏试验，即 perthes 试验)：用止血带阻断大腿浅静脉主干，嘱患者连续用力踢腿或做下蹲活动 10 余次。浅静脉曲张更为明显、张力增高，甚至出现胀痛说明深静脉不通畅；如曲张的静脉空虚、瘪陷说明深静脉通畅。

(2)大隐静脉瓣膜功能试验(曲氏试验，即 trendelenburg 试验)：患者平卧，抬高下肢排空静脉，在大腿根部扎止血带阻断大隐静脉，然后让患者站立，10 秒内放开止血带，静脉自上而下迅速逆向充盈，大隐静脉瓣膜功能不全；放开止血带前，止血带下方的静脉在 30 秒内已充盈，表明交通静脉瓣膜关闭不全；

(3)交通静脉瓣膜功能试验(pratt 试验)：患者仰卧，抬高下肢，在大腿根部扎上止血带，然后从足趾向上至腘窝缠缚第一根弹力绷带，再自止血带处向下缠绕第二根弹力绷带；让患者站立，一边向下解开第一根弹力绷带，一边向下缠缚第二根弹力绷带。如第二根绷带之间的间隙内出现曲张静脉，说明是功能不全的交通静脉。

87.如下图所示，为下肢静脉曲张患者所做检查，你认为是哪个试验

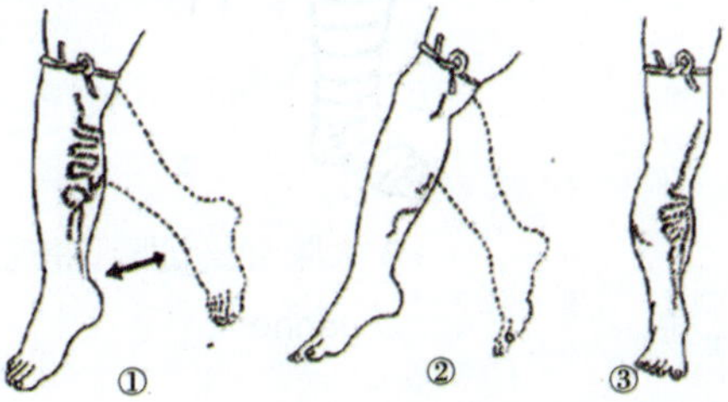


A.深静脉通畅试验
B.大隐静脉瓣膜功能试验
C.交通静脉瓣膜功能试验
D.trendelenburg 试验
E.pratt 试验

【答案】A

【解析】深静脉通畅试验(波氏试验，即 perthes 试验)：用止血带阻断大腿浅静脉主干，嘱患者连续用力踢腿或做下蹲活动 10 余次。浅静脉曲张更为明显、张力增高，甚至出现胀痛说明深静脉不通畅；如曲张的静脉空虚、瘪陷说明深静脉通畅。

88.为下肢静脉曲张患者做检查，患者平卧抬高下肢后如下图所示，你认为是哪个试验

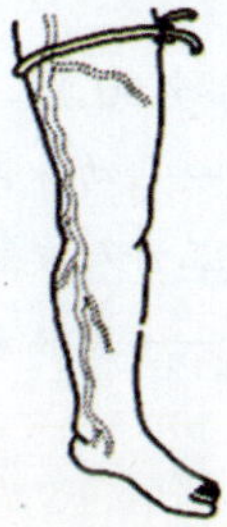

A.深静脉通畅试验　　B.大隐静脉瓣膜功能试验
C.交通静脉瓣膜功能试验　　D.perthes 试验
E.pratt 试验

【答案】B

【解析】大隐静脉瓣膜功能试验(曲氏试验,即 trendelenburg 试验):患者平卧,抬高下肢排空静脉,在大腿根部扎止血带阻断大隐静脉,然后让患者站立,10 秒内放开止血带,静脉自上而下迅速逆向充盈,大隐静脉瓣膜功能不全;放开止血带前,止血带下方的静脉在 30 秒内已充盈,交通静脉瓣膜关闭不全。

89.如下图所示,为下肢静脉曲张患者所做检查,你认为是哪个试验

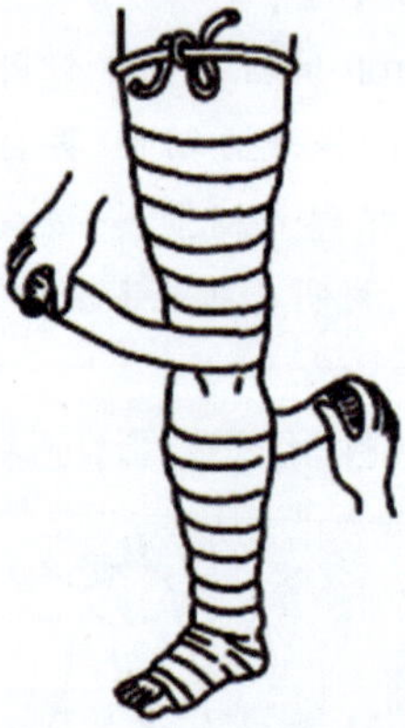

A.深静脉通畅试验　　B.大隐静脉瓣膜功能试验
C.交通静脉瓣膜功能试验　　D.perthes 试验
E.trendelenburg 试验

【答案】C

【解析】交通静脉瓣膜功能试验(pratt 试验):患者仰卧,抬高下肢,在大腿根部扎上止血带,然后从足趾向上至腘窝缠缚第一根弹力绷带,再自止血带处向下,缠绕第二根弹力绷带;让患者站立,一边向下解开第一根弹力绷带,一边向下缠缚第二根弹力绷带。如第二根绷带之间的间隙内出现曲张静脉,说明是功能不全的交通静脉。

血栓闭塞性脉管炎辅助检查:

肢体抬高试验(Buerger 试验)

(1)患者平卧,患肢抬高 70°~80°,持续 60 秒。

(2)阳性:麻木、疼痛、苍白或蜡黄色——动脉供血不足。

(3)再将下肢自然下垂于床缘以下,正常人皮肤色泽 10 秒内恢复正常。

(4)若超过 45 秒且皮肤色泽不均匀——患肢动脉供血障碍。

90.如下图所示，为血栓闭塞性脉管炎患者进行检查，你认为是哪个试验

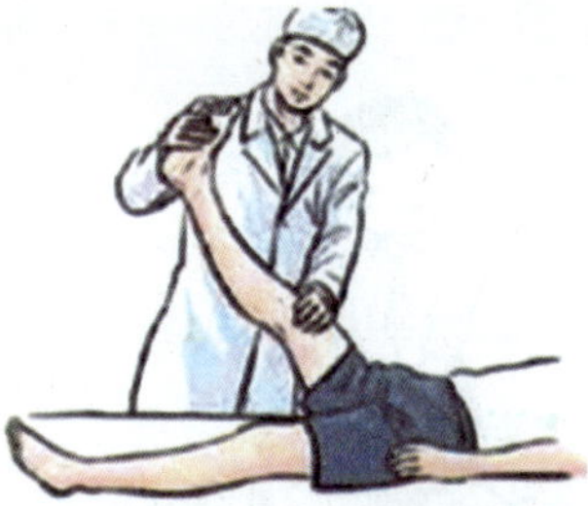

A.深静脉通畅试验　　B.大隐静脉瓣膜功能试验

C.伯格试验　　D.perthes 试验

E.trendelenburg 试验

【答案】C

**【解析】肢体抬高试验(Buerger 试验)：患者平卧，患肢抬高 70°～80°，持续 60 秒，阳性：麻木、疼痛、苍白或蜡黄色——动脉供血不足。**

基础生命支持(C、A、B 步骤)：

(1)胸外按压(Comperessions，C)：建立人工循环的主要方法。

按压部位——胸骨中下 1/3 交界处，一手掌根部紧贴于胸部按压部位，另一手掌放在此手背上，两手平行重叠且手指交叉互握稍抬起，手指脱离胸壁，频率 100～120 次/分，深度至少 5～6 cm，按压与人工呼吸的比例无论单双人——30∶2。

(2)开放气道(Airway，A)：是复苏的关键。

仰头提颏法：即一手置于前额，使头后仰，另一手的示指与中指置于下颌，使下颌尖、耳垂的连线与地面垂直，但要注意不要压迫患者颈前部颌下软组织，以防压迫气道，不要使颈部过度伸展。同时清除患者口腔、鼻腔内的异物。

推举下颌法：怀疑有颈部外伤采用。双手置于患者头部两侧下颌角，肘部支撑在患者躺的平面上，用力向前上托起下颌，并使头向后仰。

(3)人工呼吸(Breathing，B)：最简易、有效、及时——口对口人工呼吸。

口对口人工呼吸：抢救者一手捏住患者鼻孔，另一手托下颌并将患者口唇张开，深吸气后用口包住患者口部用力吹气，每次吹气应持续 1 秒以上，以看见患者胸廓抬起方为有效，人工呼吸的频率为 10～12 次/分。

口对鼻人工呼吸：适用于牙关紧闭，口部严重损伤，或抢救者不能将患者口部完全紧密包住等。

91.患者，男性，因触电致心搏、呼吸骤停。现场行胸外心脏按压，如下图所示，其操作要点应不含

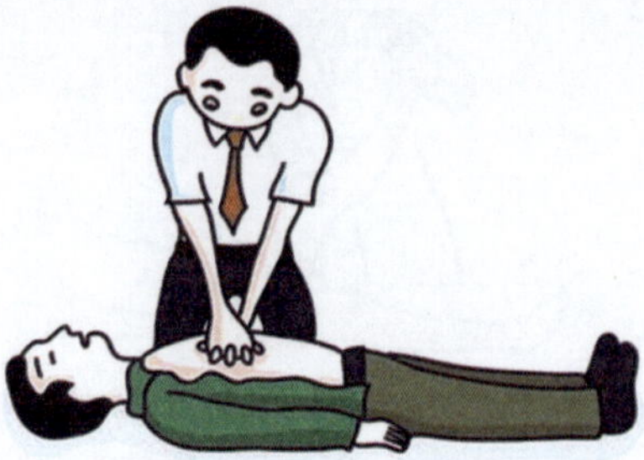

A.每分钟至少 100～120 次　　B.按压部位在胸骨下段
C.每次按压胸骨下陷至少 5～6cm　　D.按压与松开的时间比为 1∶1
E.与人工呼吸配合的比率为 2∶1

**【答案】**E

**【解析】按压与人工呼吸的比例无论单双人——30∶2。**

92.如下图所示，打通气道的方法适合何种情况

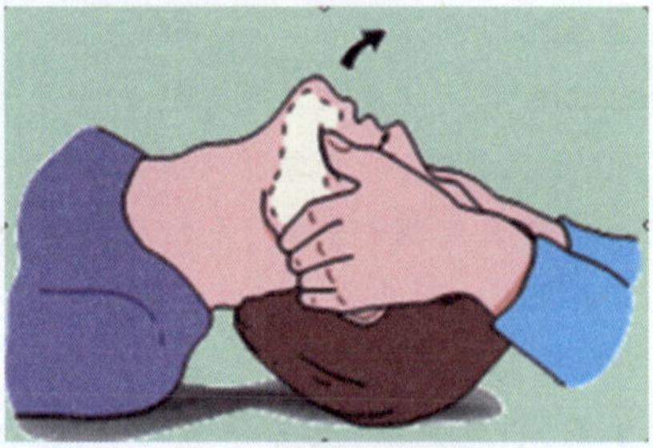

（92～93 题共用图）

A.颅骨骨折　　B.颈部外伤
C.锁骨骨折　　D.下颌骨外伤
E.脑外伤

**【答案】**B

**【解析】怀疑有颈部外伤采用。双手置于患者头部两侧下颌角，肘部支撑在患者躺的平面上，用力向前上托起下颌，并使头向后仰。**

93.此打通气道的方法称为

A.仰头抬颈法　　B.仰头托颌法
C.仰头举颌法　　D.仰头提颏法
E.推举下颌法

**【答案】**E

94.心肺复苏中心脏按压时两手掌根部重叠于患者

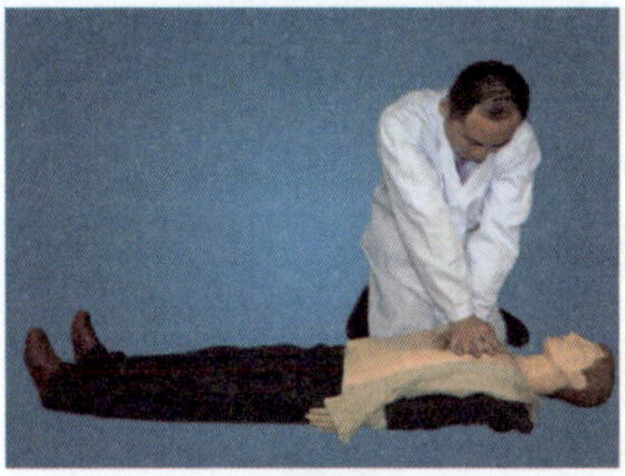

A.胸骨中下段 1/3　　B.胸骨中上段 1/3

C.胸骨中上段 1/2　　D.胸骨中下段 1/2

E.胸骨

**【答案】**A

**【解析】心脏按压时应站立或跪在患者身体右侧,两手掌根部重叠置于胸骨中下半部(胸骨中下段 1/3)两乳头之间。**

95.下图所示为心脏按压部位,正确的部位是

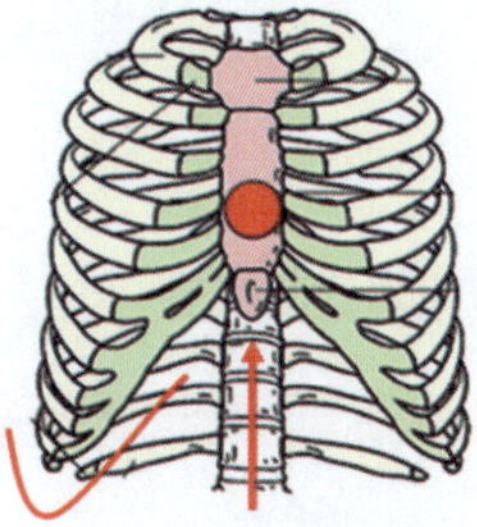

A.胸骨柄　　B.胸骨角

C.胸骨中上 1/3 交界处　　D.胸骨中下 1/3 交界处

E.心前区

**【答案】**D

**【解析】按压部位——胸骨中下 1/3 交界处,一手掌根部紧贴于胸部按压部位,另一手掌放在此手背上,两手平行重叠且手指交叉互握稍抬起,手指不脱离胸壁,频率 100 次/分,深度至少 5cm。**

96.心脏按压部位正确的是

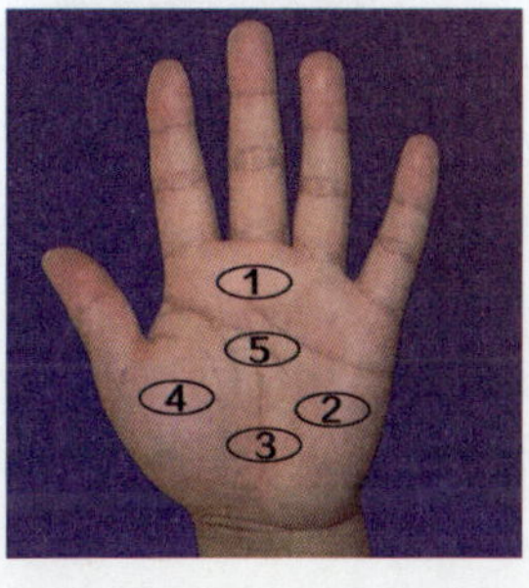

A.① B.②

C.③ D.④

E.⑤

【答案】C

【解析】心脏按压发力于掌根。

97.判断大动脉搏动消失的部位为

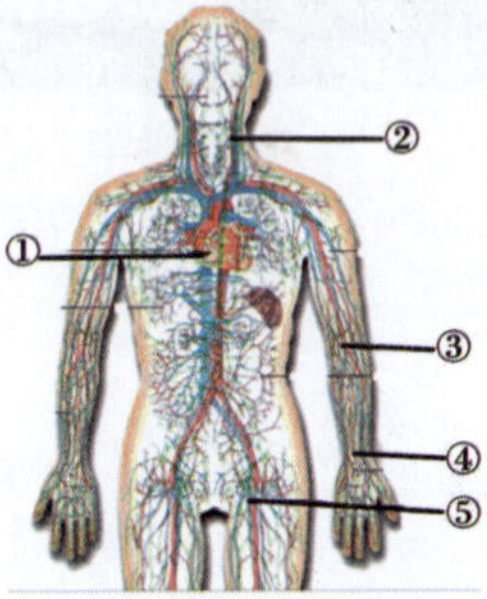


A.① B.②

C.③ D.④

E.⑤

【答案】B

【解析】判断消失的部位是②颈动脉。

肥厚型心肌病的特征：

心室不对称性肥厚，累及室间隔，心室腔变小。

98.肥厚型心肌病是以哪个部位肥厚为特征

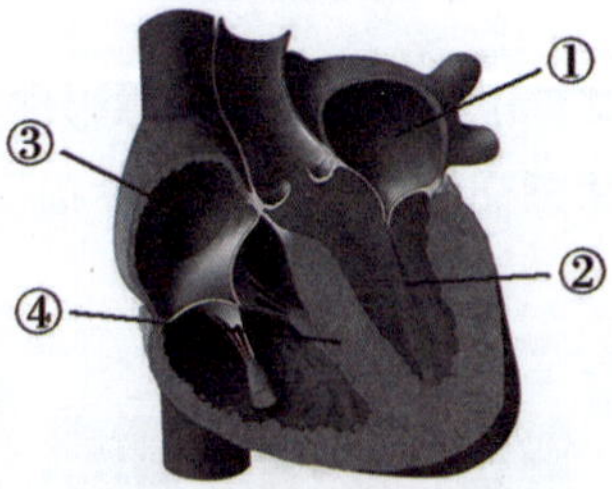


A.①+②+③ B.①+②

C.②+④ D.①

E.③+④

【答案】C

【解析】肥厚型心肌病的病理改变为左室心肌的不均匀性肥厚，最常累及室间隔，其次为心尖，左室游离壁。

# 第三章

# 消化系统疾病患者的护理

食管有三处生理狭窄，异物易于在此嵌顿。

(1)第一处在环状软骨下缘平面，即食管入口处。

(2)第二处在主动脉弓水平处，有主动脉和左支气管横跨食管。

(3)第三处在食管穿过膈肌裂孔处。

1.食管的3处生理性狭窄依次距中切牙

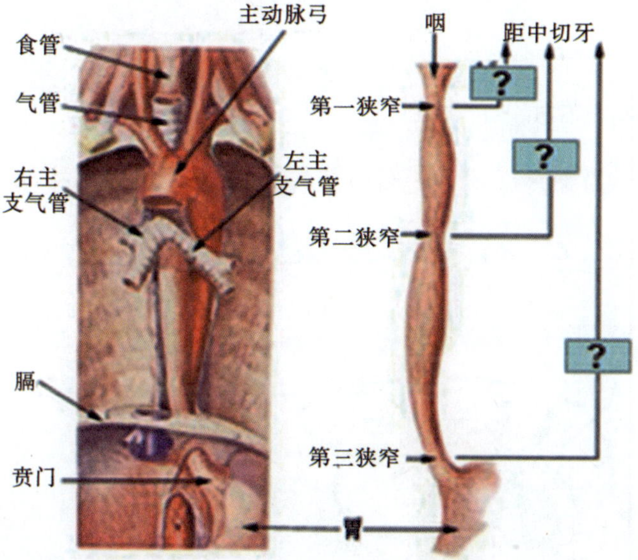


配套名师精讲课程

A.15 cm,20 cm,25 cm

B.15 cm,25 cm,35 cm

C.15 cm,25 cm,40 cm

D.25 cm,30 cm,35 cm

E.25 cm,35 cm,45 cm

【答案】C

【解析】食管第一狭窄距中切牙15 cm，食管第二狭窄距中切牙25 cm，食管第三狭窄距中切牙40 cm。

胃：

胃分为贲门部、胃底部、胃体部和幽门（胃窦）部。

2.下图关于胃的形态和分部标记有误的是

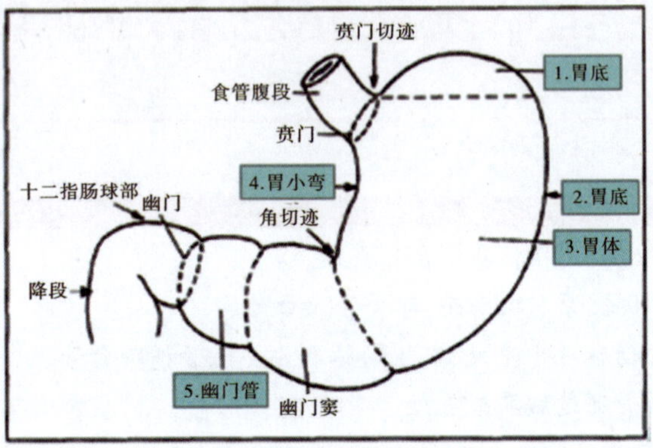


A.1　　B.2

C.3　　D.4

E.5

【答案】B

【解析】2 是胃大弯，凸向左下方。

十二指肠：

十二指肠呈“C”形，因它既接受胃液，又接受胰液和胆汁，所以其消化功能十分重要。

3.消化功能最重要的是

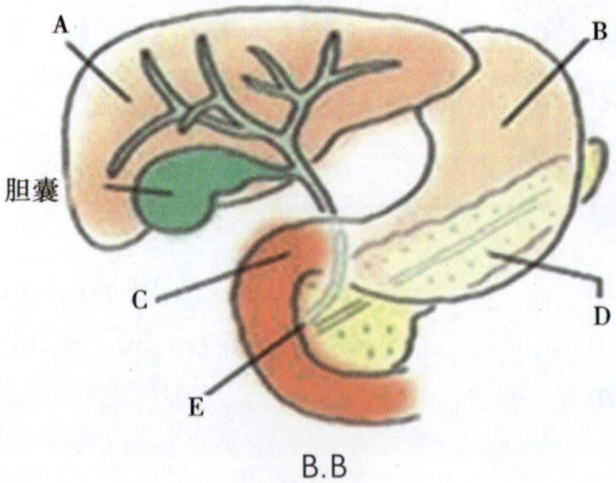


A.A　　B.B

C.C　　D.D

E.E

【答案】C

【解析】A 为肝脏,B 为胃,C 为十二指肠,D 为胰腺,E 为肝胰壶腹乳头。

阑尾的解剖:

起于盲肠根部,附着于盲肠后内侧壁,是三条结肠带的汇合点处。长 5~10 cm,体表投影在脐与右髂前上棘连线中、外 1/3 交界处,称为麦氏点(McBureny 点)。

4.下图所示哪项是阑尾

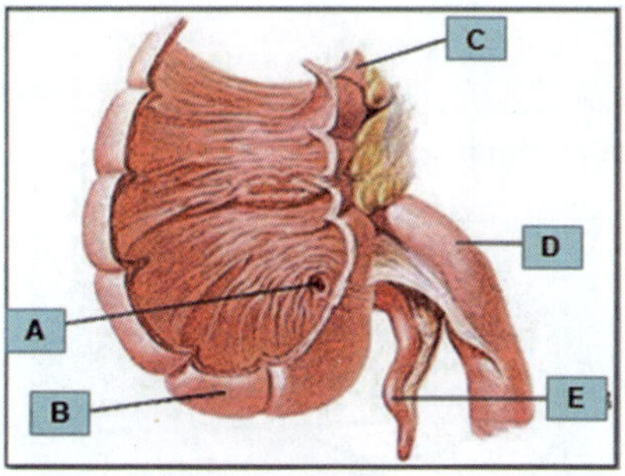


A.A
B.B
C.C
D.D
E.E

【答案】E

【解析】A 为阑尾口,B 为盲肠,C 为大肠,D 为小肠,E 为阑尾。

胰:

(1)胰腺分头、体、尾 3 部分,胰头为胰右端膨大部分,胰体位于胰头与胰尾之间,是胰腺的大部分,胰尾较细。

(2)胰管位于胰实质内,其走行与胰的长轴一致,从胰尾经胰体走向胰头,最后于十二指肠降部与胆总管汇合成肝胰壶腹,开口于十二指肠大乳头。

5.下图标记的为胰腺的哪一部分

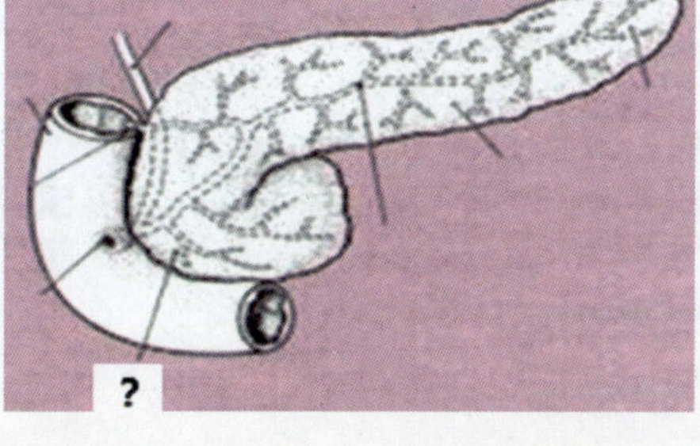

A.胰管　　B.胰头
C.胰尾　　D.胰体
E.副胰管

【答案】B

【解析】胰头是胰腺癌的好发部位。

胰头肿大：
压迫胆总管时，可影响胆汁排出，发生阻塞性黄疸。

6.患者，男，45 岁。以胰腺炎入院，现出现黄疸，护士告诉患者是因下图所示的哪个部位水肿，压迫了胆总管，影响了胆汁的排出

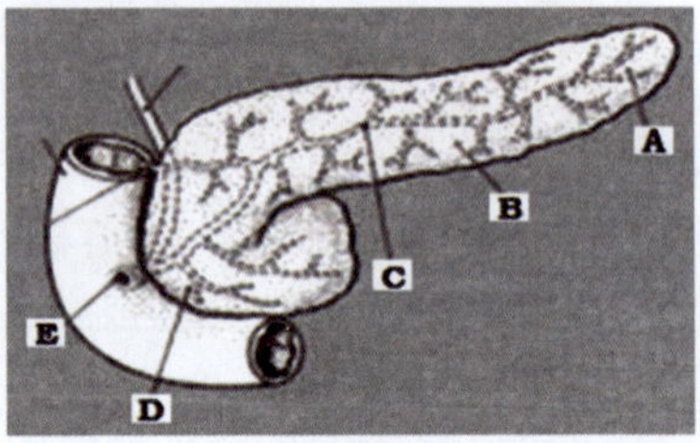


A.A　　B.B
C.C　　D.D
E.E

【答案】D

【解析】A 是胰尾，B 是胰体，C 是胰管，D 是胰头。

直肠与肛管的解剖：
直肠与肛管的解剖分界线是齿状线。

7.直肠与肛管的解剖分界线是下图所示的哪一项

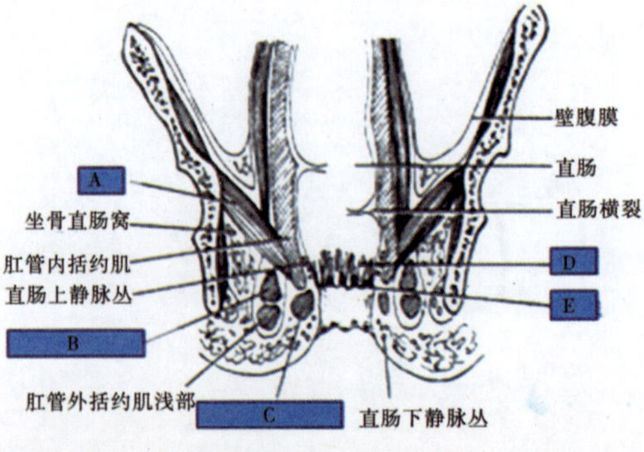

A.A　　B.B
C.C　　D.D
E.E

【答案】E

【解析】A 为肛提肌，B 为肛门外括约肌深部，C 为肛门外括约肌皮下部，D 为肛柱，E 为齿状线。

结肠：
(1)结肠分为升结肠、横结肠、降结肠、乙状结肠和直肠。
(2)结肠的主要功能是吸收水分、部分电解质和葡萄糖，储存和转运粪便。

8.下图所示解剖结构的主要功能是

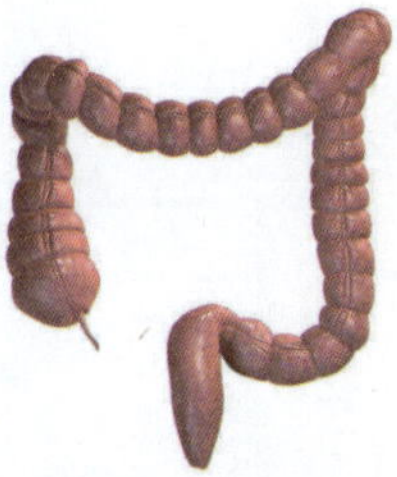

A.吸收水分和盐类
B.分泌消化液
C.产生排便反射
D.吸收胆盐和维生素 $B_{12}$
E.吸收脂肪的水解产物

【答案】A

【解析】图示解剖结构是结肠，主要功能是吸收水分、部分电解质和葡萄糖，储存和转运粪便。

结肠的吸收功能：
主要发生于右侧结肠，即升结肠。

9.结肠吸收水分的功能主要在

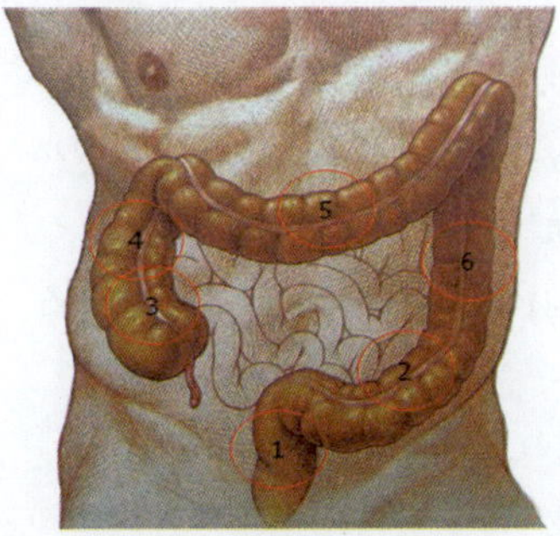


A.1　　B.2
C.3　　D.4

E.5

【答案】D

【解析】图中所示 1 是直肠，2 是乙状结肠，3 是盲肠，4 是升结肠，5 是横结肠，6 是降结肠。

Oddi 括约肌：

包括胆管括约肌、胰管括约肌和壶腹括约肌，又称胆胰壶腹括约肌，具有控制和调节胆总管和胰管的排放，以防止十二指肠内容物反流的重要作用。

10.下列不属于图示？标记部位的生理功能是

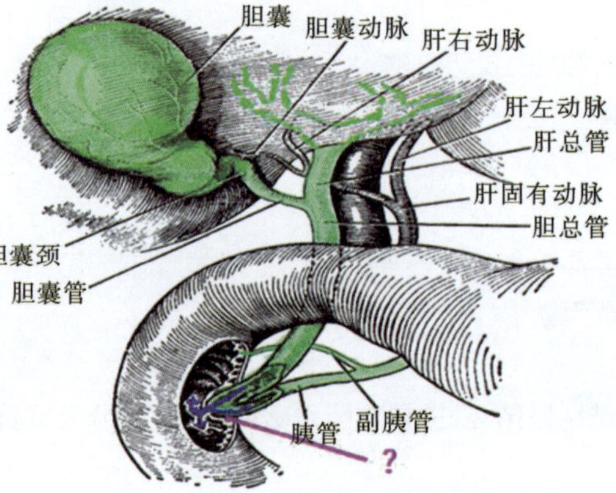


A.防止十二指肠内容物反流 B.控制胆汁和胰液排放
C.分泌胆汁和胰液 D.控制和调节胆管的排放
E.控制和调节胰管的排放

【答案】C

【解析】图示标记部位为 Oddi 括约肌（胆胰壶腹括约肌），不分泌胆汁和胰液。

鹅口疮的临床表现：

(1)特征：口腔黏膜表面白色乳凝块样小点或小片状物。

(2)部位：颊黏膜、舌、齿龈、上颚。

(3)性质：不易拭去，若强行擦拭，局部潮红，可有溢血。患处不痛，不流涎，一般无全身症状，不影响食欲。

(4)口腔护理：宜用 2% 碳酸氢钠溶液清洁口腔。

（11～12 题共用题干）

患者，女，出生后 25 天。因发热应用抗生素治疗 10 余天，护士查体局部表现如下图所示。

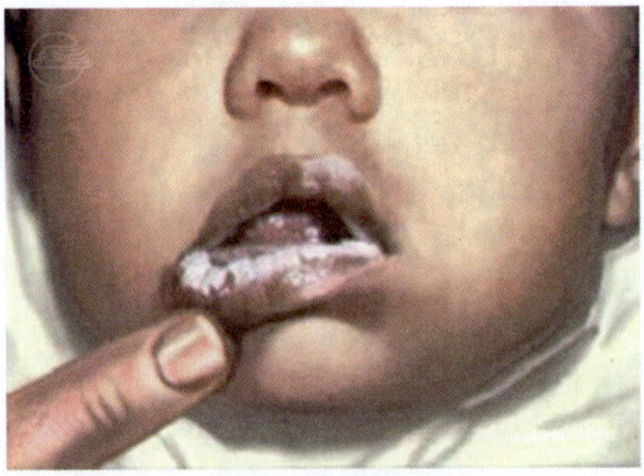

11.应该考虑该患儿为

A.疱疹性口腔炎

B.口角炎

C.溃疡性口腔炎

D.鹅口疮

E.单纯性口腔炎

【答案】D

**【解析】新生儿患者，长期应用抗生素且口腔黏膜表面有白色乳凝块样物，应考虑为鹅口疮。**

12.护士为患儿进行口腔护理时，易选择的溶液是

A.来苏水

B.生理盐水

C.2%碳酸氢钠

D.3%过氧化氢

E.2%利多卡因

【答案】C

**【解析】鹅口疮宜用 2%碳酸氢钠溶液清洁口腔，以餐后 1 小时左右为宜。**

> 咽拭子标本采集：
>
> （1）嘱患者张口发“啊”音，用咽拭子中的无菌长棉签，快速擦拭两侧腭弓及咽、扁桃体上分泌物，将棉签插入试管，送检。
>
> （2）真菌培养时则在口腔溃疡面采集。
>
> （3）一般在进食 2 小时后进行，防止呕吐。

13.患者，女，19 岁。因化脓性扁桃体炎来诊，医嘱要求采集咽拭子标本进行化验，如下图所示，应采集的部位是

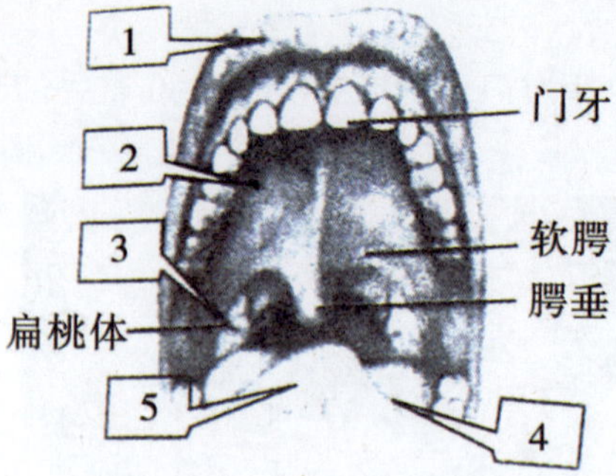


A.1
B.2
C.3
D.4
E.5

【答案】C

【解析】采集咽拭子标本应取咽部及扁桃体分泌物做细菌培养和药敏试验，以协助诊断。

胃溃疡：

(1)胃溃疡的好发部位是胃窦小弯。

(2)胃溃疡的疼痛特点是餐后痛，即进食—疼痛—缓解。

14.患者，女，36岁。上腹部节律性疼痛2年，多于进餐后发作或加重，伴反酸、嗳气。病变最可能发生在

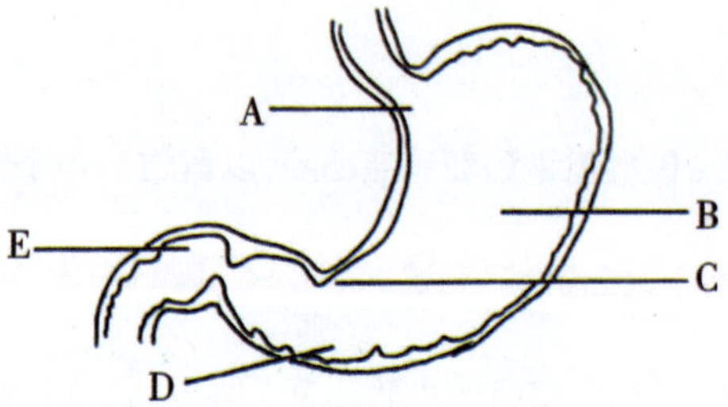


A.A
B.B
C.C
D.D
E.E

【答案】C

【解析】慢性(2年)、节律性、周期性疼痛是消化性溃疡的特点，根据该患者上腹痛进餐后发作或加重，诊断为胃溃疡。胃靠近前腹壁的一面称胃前壁，相对的称胃后壁，胃前壁和胃后壁相连的上缘称胃小弯，下缘称胃大弯，胃小弯在离幽门2.5～3 cm处，有一凹入痕迹称胃角或胃角切迹。幽门部为胃体下界与幽门之间的部分，幽门部的大弯侧有一不明显的浅沟——中间沟，将幽门部分为右侧的幽门管和左侧的幽门窦，临床上所称的“胃窦”即幽门

窦，通常位于胃的最底部，胃溃疡和胃癌多发生在胃的幽门窦近胃小弯处。

十二指肠溃疡：
(1)好发部位是十二指肠球部。
(2)疼痛特点是饥饿痛，即疼痛-进食-缓解。

15.患者，男，36岁。以十二指肠溃疡入院，其最可能的发病部位是

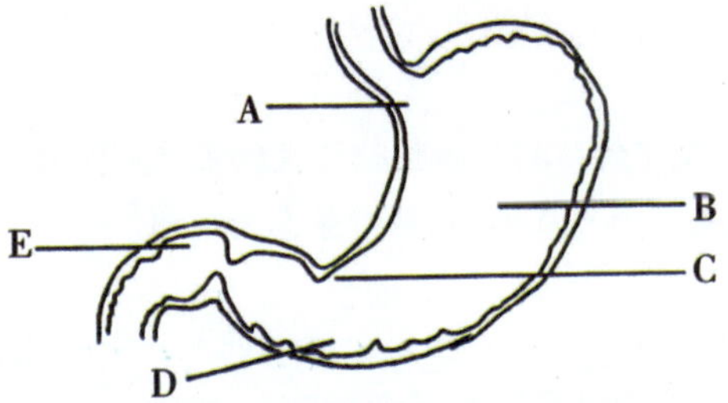


A.A　　B.B
C.C　　D.D
E.E

【答案】E

【解析】十二指肠上部近侧与幽门相连接的一段约 2.5 cm 的肠管，由于其肠壁较薄，管径大，黏膜面光滑平坦，没有或甚少环状襞，故临床称此段为十二指肠球部，是十二指肠溃疡的好发部位。

消化性溃疡并发症的诊断：
(1)消化性溃疡病史+呕血、黑便=上消化道大出血。
(2)消化性溃疡病史+腹膜刺激征阳性=穿孔。
(3)消化性溃疡病史+腹胀、呕吐隔夜食物=幽门梗阻。

16.患者，男，28岁。患有消化性溃疡，餐后频繁呕吐，该患者的溃疡部位很可能是下图所示的

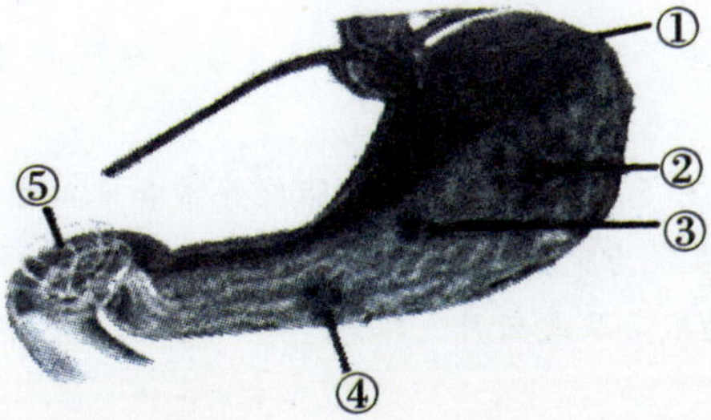

A.①　　B.②
C.③　　D.④
E.⑤

**【答案】**E

**【解析】**十二指肠溃疡或幽门管溃疡引起幽门梗阻时，可使胃排空延迟，患者可感上腹饱胀不适，疼痛于餐后加重，且有反复大量呕吐，呕吐物为酸腐味宿食，大量呕吐后疼痛可暂缓解。

正常腹部平片：

(1)能清楚区分出肋腹部的结构层和腹腔与盆腔实质脏器的轮廓。

(2)无液气平面，无膈下游离气体，无结石等高密度影。

17.患者，女，42岁。腹部不适3天。结合下图X线平片影像，诊断为

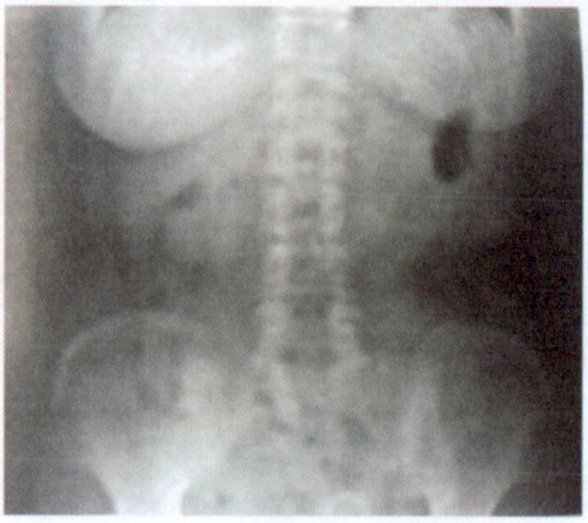

A.肠梗阻　　B.消化道穿孔
C.盆腔积液　　D.肾结石
E.正常腹部平片

**【答案】**E

**【解析】**该X线平片无液气平面，无膈下游离气体，无结石等高密度影，为正常腹部平片。

消化性溃疡穿孔：

(1)消化道穿孔常发生于十二指肠溃疡，穿孔主要表现腹部剧痛，疼痛性质呈持续性刀割样或烧灼样痛。

(2)胃肠道穿孔表现有气腹、腹腔积液、腹脂线异常和麻痹性肠积气其中以游离气体最重要且出现较早，X线表现为腹腔内游离气体或上浮到横隔与肝或胃之间，立位片表现为一侧或双侧膈下透亮的线条状或新月气体影。

18.患者女性，36 岁，十二指肠溃疡 6 年，一日进食后上腹部剧烈疼痛，呈持续性刀割样或烧灼样痛并伴有出汗、四肢冰冷现象，X 线如图，该患者为

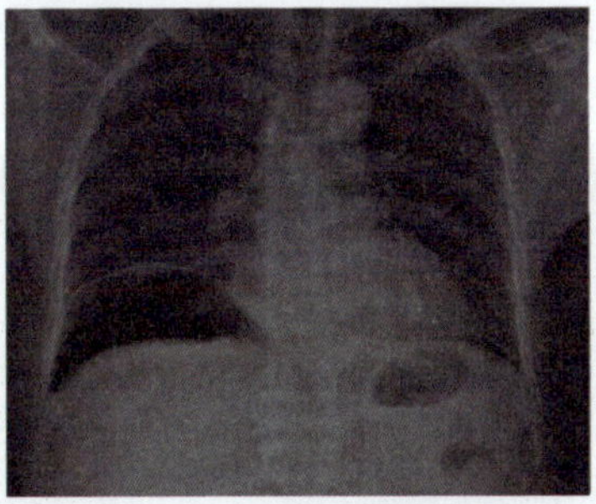

A.肾结石　　B.正常腹平片

C.肠梗阻　　D.消化道穿孔

E.盆腔积液

【答案】D

**【解析】患者临床表现符合消化性溃疡后消化性溃疡穿孔的临床表现，X 线显示胃肠道有游离气体，腹腔内游离气体或上浮到横隔与肝或胃之间。**

消化性溃疡穿孔的诊断依据：

(1)约 90% 患者有长期溃疡病史。

(2)患者突然出现上腹部剧烈疼痛，并持续蔓延至全腹，腹腔刺激征阳性。

(3)X 线透视膈下有新月状游离气体，腹腔穿刺可抽出淡黄色混浊液体。

19.患者，男，37 岁。有消化性溃疡病史。中午饱餐后出现上腹剧烈疼痛，伴恶心呕吐，腹肌紧张，出冷汗，休克。X 线平片如下图所示，首先考虑该患者发生了

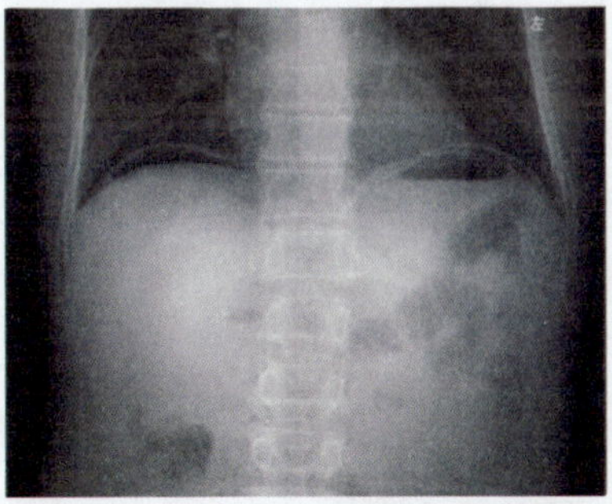

A.大出血　　B.癌变

C.幽门梗阻　　D.感染

E.急性穿孔

【答案】E

**【解析】该患者有消化性溃疡病史，上腹剧烈疼痛，X 线平片示膈下有游离气体，考虑为急性穿孔。**

20.患者，男，49 岁。有消化性溃疡病史。突发剧烈腹痛 1 天。X 线平片如下图所示，该患者诊断首先考虑

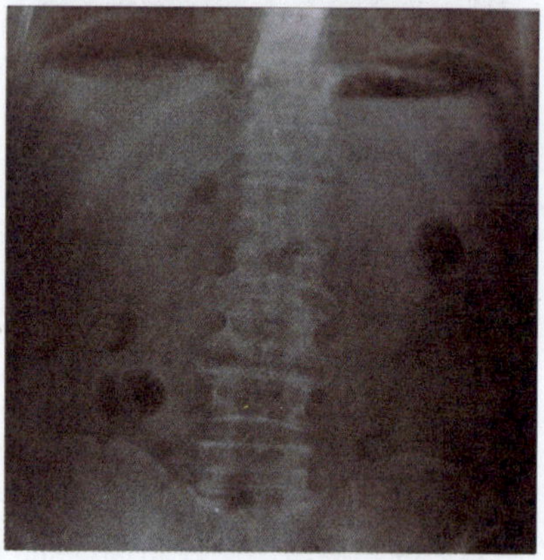

A.肠梗阻　　B.消化道穿孔
C.盆腔积液　　D.肾结石
E.大出血

**【答案】**B

**【解析】溃疡病史+突发剧烈腹痛+膈下游离气体=消化道穿孔。**

毕Ⅱ式胃大部切除术：

(1)胃大部切除后，将十二指肠残端闭合，将胃的剩余部分与空肠上段吻合。

(2)最严重的并发症十二指肠残端破裂多发生于术后 3~6 天。表现为右上腹突发剧痛和局部明显压痛、腹肌紧张等急性弥漫性腹膜炎症状。

21.患者，女，43 岁。患胃溃疡 5 年余，行下图所示手术，术后第 3 日突发右上腹剧痛，腹部有明显压痛、反跳痛和腹肌紧张等急性弥漫性腹膜炎症状，首先考虑并发了

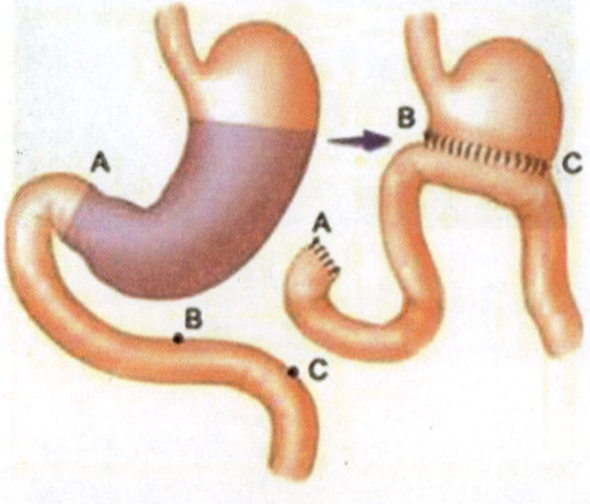

A.倾倒综合征　　B.十二指肠残端破裂
C.吻合口梗阻　　D.吻合口瘘
E.急性输入袢梗阻

【答案】B

**【解析】该患者行毕Ⅱ式胃大部切除术后第3日,突发右上腹剧痛,腹部有明显压痛、反跳痛和腹肌紧张等急性弥漫性腹膜炎症状,考虑发生了十二指肠残端破裂。**

溃疡性结肠炎:

(1)好发部位:乙状结肠和直肠;好发人群:青壮年。

(2)表现:反复发作的腹痛腹泻,黏液脓血便,常伴有里急后重,有疼痛—便意—便后缓解的规律。

(3)检查:首选结肠镜;确诊检查是结肠镜+活检。

(4)治疗原则:肠炎轻、中度首选柳氮磺吡啶;重度及暴发型首选糖皮质激素。

22.溃疡性结肠炎的好发部位是

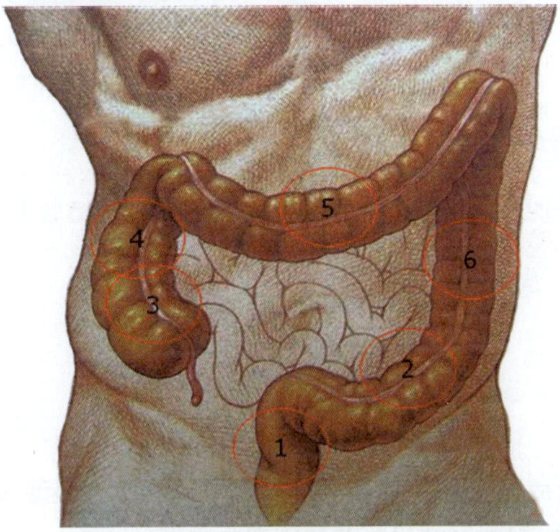


A.1、5　　B.2、3
C.1、2　　D.4、6
E.3、5

【答案】C

**【解析】1是直肠,2是乙状结肠,3是盲肠,4是升结肠,5是横结肠,6是降结肠。**

(23~25题共用题干)

患者,男,19岁。间断发作性下腹痛伴腹泻2年,每天排便3~4次,为脓血便,常有里急后重,排便后疼痛缓解。电子肠镜检查报告如下图所示。

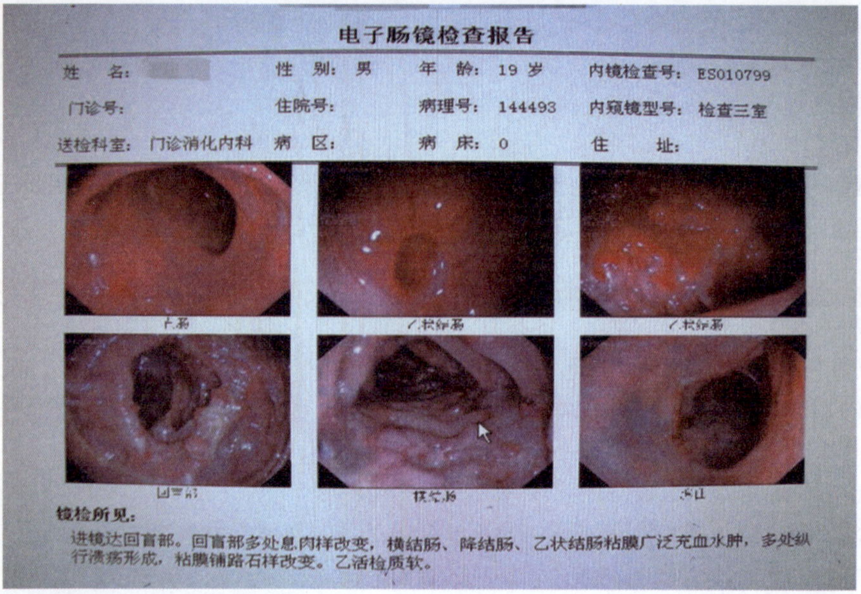
电子肠镜检查报告

姓　名：　性　别：男　年　龄：19 岁　内镜检查号：ES010799

门诊号：　住院号：　病理号：144493　内窥镜型号：检查三室

送检科室：门诊消化内科　病　区：　病　床：0　住　址：

镜检所见：

进镜达回盲部。回盲部多处息肉样改变，横结肠、降结肠、乙状结肠粘膜广泛充血水肿，多处纵行溃疡形成，粘膜铺路石样改变。乙活检质软。

23.该患者最有可能的诊断是

A.慢性腹泻　　B.肠结核

C.阿米巴肝脓肿　　D.肠息肉

E.溃疡性结肠炎

**【答案】**E

**【解析】根据临床表现及肠镜结果可判断该患者为溃疡性结肠炎。**

24.该患者药物治疗首选

A.泼尼松　　B.柳氮磺吡啶

C.奥沙拉嗪　　D.免疫抑制剂

E.氢化可的松

**【答案】**B

**【解析】根据该患者每天排便 3~4 次判断为溃疡性结肠炎轻型，药物治疗首选柳氮磺吡啶；每天排便 5 次以上为重型，药物治疗首选糖皮质激素。**

25.针对该患者的饮食护理正确的是

A.给予易消化、富含纤维素饮食　　B.低蛋白饮食

C.多吃蔬菜　　D.多吃新鲜水果

E.进食无渣流质或半流质饮食

**【答案】**E

**【解析】溃疡性结肠炎患者应给予高热量、富含营养而低纤维、易消化、高蛋白、低渣软食物，有利于肠道吸收。**

轮状病毒肠炎(秋季腹泻):

(1)多发生于秋冬季。

(2)6个月~2岁多见。

(3)起病急,伴发热和上呼吸道症状,中毒症状较轻,常伴脱水、酸中毒。

(4)大便为黄色水样或蛋花汤样,无腥臭味,次数多、量多、水多(三多)。

(5)多为自限性疾病,病程3~8天。

26.患者,男,1岁。因发热、咳嗽、呕吐、腹泻入院。查体:大便为黄色蛋花汤样,每日10余次,量多,无腥臭味;其他情况如下图所示。医生诊断为小儿腹泻,该疾病的致病菌为

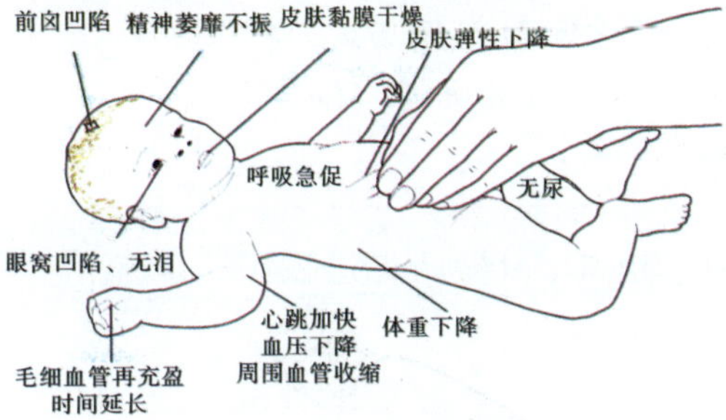


A.轮状病毒　　B.肺炎球菌

C.金黄色葡萄球菌　　D.肺炎链球菌

E.大肠埃希菌

【答案】A

**【解析】该患儿大便为黄色蛋花汤样,次数多、量多,无腥臭味,伴上呼吸道症状(发热、咳嗽)和脱水(图示),考虑为秋季腹泻(轮状病毒肠炎),致病菌为轮状病毒。**

肠梗阻:

典型症状为"痛、呕、胀、闭"+肠腔内出现多个阶梯状排列的气液平面。

27.患者,女,32岁。腹痛、腹胀、呕吐物有粪味,结合下图所示X线平片,该患者可能发生了

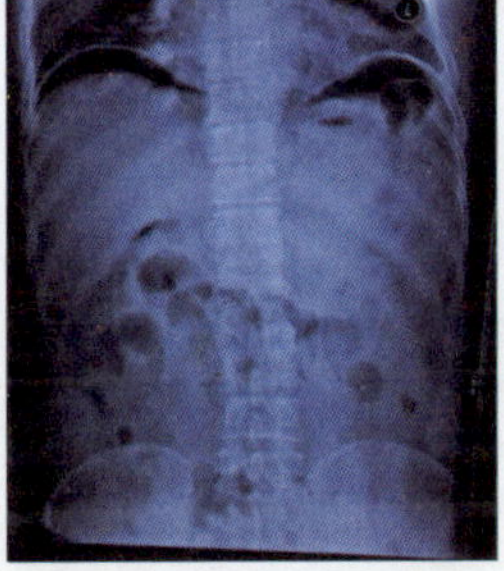

A.胆囊穿孔　　B.肠梗阻
C.阑尾炎　　D.胆道阻塞
E.胃肠穿孔

【答案】B

【解析】X线检查对诊断肠梗阻有重要价值，肠梗阻发生4~6小时后，立位或侧卧位腹部平片可见多个阶梯状排列的气液平面。

肠梗阻治疗：
(1)肠套叠早期：低压空气、氧气或钡剂灌肠复位法，效果可达90%以上。
(2)乙状结肠扭转早期：乙状结肠镜直视下插管法；颠簸疗法。
(3)粘连性肠梗阻：中医中药、针灸、胃肠减压等。
(4)单纯性肠蛔虫堵塞：口服植物油、腹部按摩等。
(5)绞窄性肠梗阻：手术治疗。

28.肠梗阻非手术治疗措施中，下图所示方法适用于

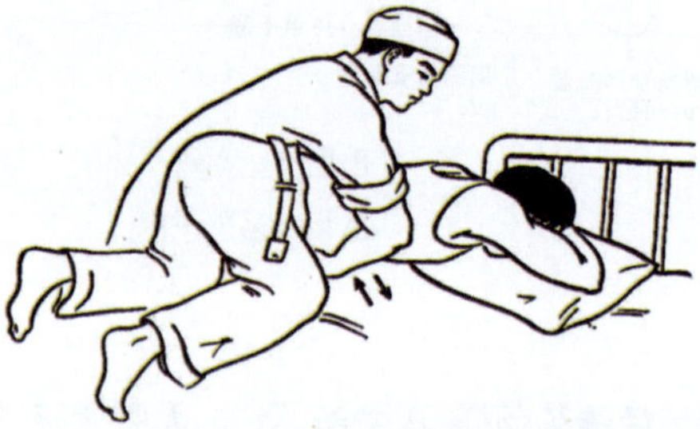

A.肠套叠早期　　B.乙状结肠扭转早期
C.粘连性肠梗阻　　D.单纯性肠蛔虫堵塞
E.肠套叠

【答案】B

【解析】图示为颠簸疗法，适用于小肠扭转早期(一般不超过24小时)，无明显腹胀和压痛者。通过颠簸疗法，轻度的肠扭转多可得到复位。

肠套叠：
(1)多见于2岁以下的小儿。
(2)典型表现为突发剧烈的阵发性腹痛，伴有呕吐和果酱样血便，腹部可扪及蜡样肿块。
(3)X线空气或钡剂灌肠可见“杯口状”阴影。
(4)早期空气或钡剂灌肠复位。

29.患儿,男,1岁。腹疼哭闹,腹部可触及腊肠样包块,护士判断发生了下图所示情况,该患儿的大便性状应为

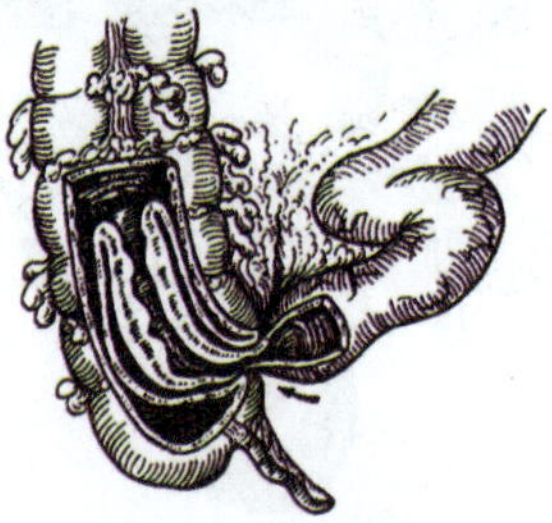

A.黏液血便　　B.脓血便
C.果酱样血便　　D.柏油便
E.白陶土色便

**【答案】**C

**【解析】图示为肠套叠,小儿肠套叠三大表现:腹痛、果酱样黏液血便和腹部腊肠样肿块。**

30.患者,女,9个月。因阵发性哭闹、呕吐6小时伴排果酱样便2次入院。X线检查如下图所示,该患儿可能发生了

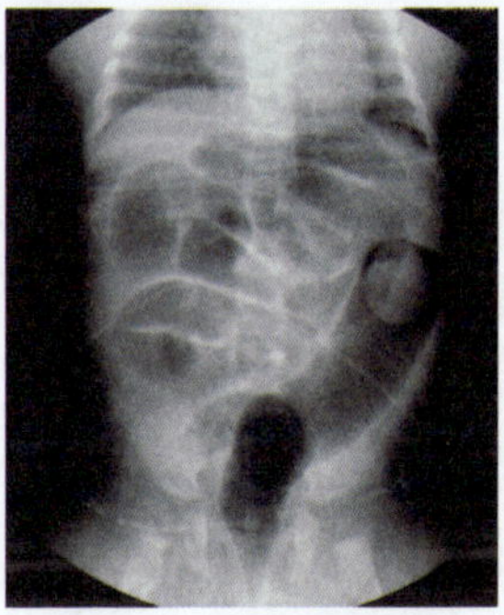

A.蛔虫性肠梗阻　　B.肠扭转
C.急性胃肠炎　　D.肠套叠
E.急性阑尾炎

**【答案】**D

**【解析】腹痛+果酱样便+X线见“杯口状”阴影,符合肠套叠的典型临床表现。**

消化道手术后护理:

消化道疾病(消化性溃疡、胃癌、阑尾炎、腹膜炎、肠梗阻、肠结核、结肠癌等)术后,鼓励患者早期下床活动均为重要护理措施,目的是促进肠蠕动恢复、预防肠粘连,还可预防下肢静脉血栓的形成。

31.患者，女，53岁。腹部手术后，为防止发生下图所示情况，应指导患者

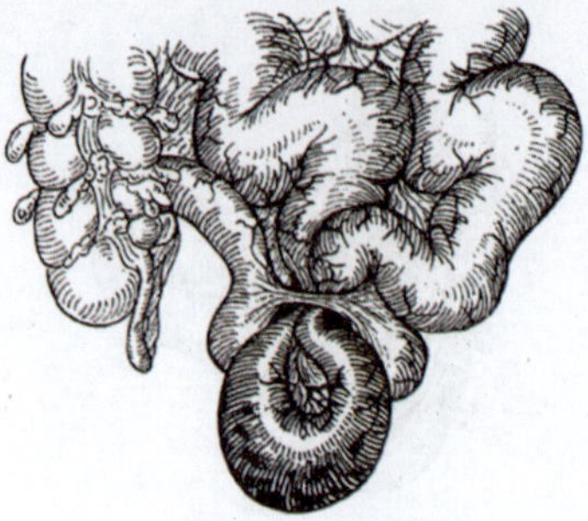

A.早期取半卧位　　B.早期离床活动

C.早期进食　　D.多饮水

E.保持排便通畅

【答案】B

【解析】图示为肠粘连，腹部手术后指导患者早期下床活动可预防其发生。

急性阑尾炎的临床表现：

(1)腹痛：典型的腹痛发作始于上腹，逐渐移向脐部，数小时后转移并局限在右下腹。

(2)胃肠道症状：早期可能有厌食、恶心，呕吐也可发生，但程度较轻。

(3)全身症状：早期乏力，炎症重时出现中毒症状，发热达38 ℃左右。

(4)体征：右下腹麦氏点压痛是急性阑尾炎的重要体征。

32.患者，男，22岁。以急性阑尾炎入院。护士对其进行疼痛评估，压痛最明显的部位是

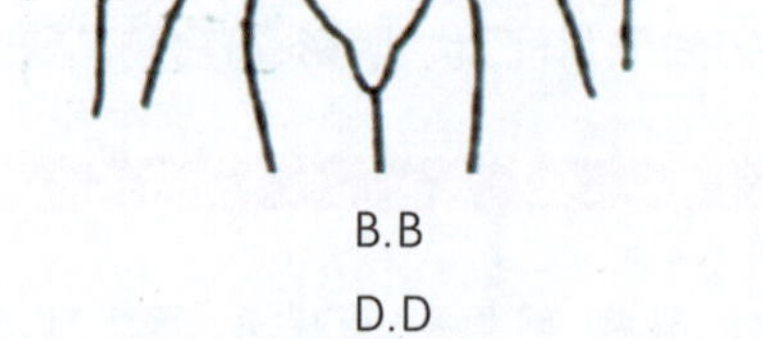


A.A　　B.B

C.C　　D.D

E.E

【答案】C

【解析】腹痛压痛处常是病变器官所在处，阑尾体表投影为麦氏点(McBureny点)，即在脐与右髂前上棘连线中、外1/3交界处。

急性阑尾炎辅助体征：

腰大肌试验：患者左侧卧位，被动过伸右腿（髋），引起右下腹疼痛者为腰大肌试验阳性。

33.患者，女，25岁。以急性阑尾炎收入院，行下图所示辅助检查为阳性，提示阑尾位置

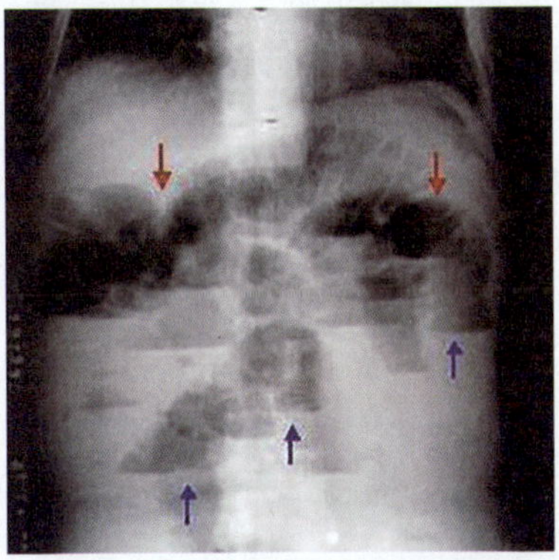

A.靠近闭孔内肌　　B.腰大肌前方
C.左下腹　　D.肝下区
E.盆腔

**【答案】**B

**【解析】图示检查腰大肌试验，阳性提示阑尾位置较低，靠近阑尾位于腰大肌前方。**

急性阑尾炎辅助体征：

闭孔内肌试验：患者仰卧位，使右髋和右膝屈曲90°并内旋，引起右下腹疼痛者为闭孔内肌试验阳性。

34.患者，女，25岁。以急性阑尾炎收入院，行下图所示辅助检查为阳性，提示阑尾位置

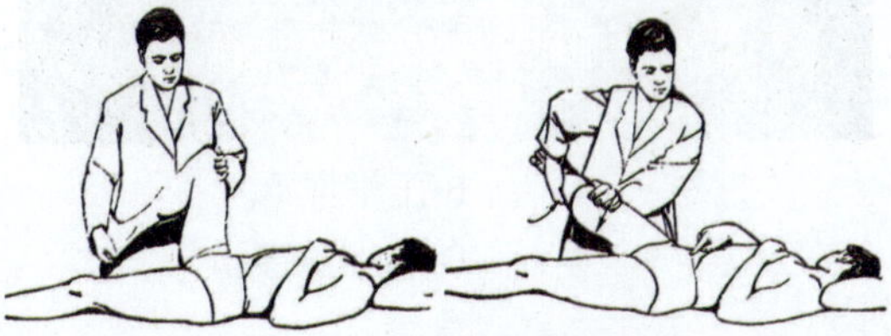

A.靠近闭孔内肌　　B.腰大肌前方
C.左下腹　　D.肝下区
E.盲肠后

**【答案】**A

【解析】图示检查闭孔内肌试验，阳性提示阑尾位置较低，靠近闭孔内肌。

肠梗阻的临床表现：

肠梗阻最常见的表现是腹痛、呕吐、腹胀和肛门停止排便、排气。

(1)腹痛：阵发性剧烈腹痛是机械性肠梗阻的腹痛特点，绞窄性肠梗阻表现为腹痛发作间隙时间缩短，呈持续性剧烈腹痛伴阵发性加重。麻痹性肠梗阻呈持续性胀痛。

(2)呕吐：高位肠梗阻时呕吐出现早且频繁，呕吐物主要为胃及十二指肠内容物；低位肠梗阻时呕吐迟而少，呕吐物为粪样；麻痹性肠梗阻时呕吐呈溢出性；若呕吐物呈棕褐色或血性，表明肠管有血运障碍。

(3)腹胀：高位肠梗阻腹胀不明显；低位肠梗阻腹胀明显；麻痹性肠梗阻为均匀性全腹胀；腹胀不对称为绞窄性肠梗阻的特征。

(4)停止排便排气：见于急性完全性肠梗阻，但发病早期，尤其是高位肠梗阻，其梗阻以下的肠腔内尚残留的气体或粪便，可以自行或灌肠后排出；不完全性肠梗阻可有多次少量的排气、排便；绞窄性肠梗阻，可排出血性黏液样粪便。

(5)X线平片影像特点：立位片见梗阻近端小肠扩张，积液积气，肠腔内有多个液平面，呈阶梯状分布。

35.患儿，腹痛、腹胀、呕吐物有粪味，肛门无排气来院就诊，结合X线平片影像，该患儿可能为

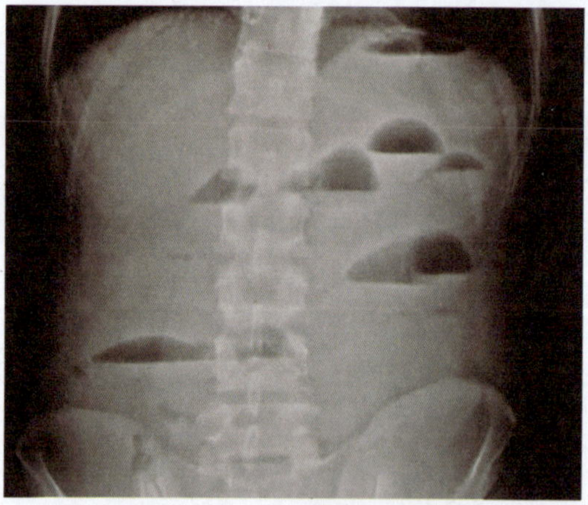

A.肾结石　　B.正常腹平片

C.肠梗阻　　D.消化道穿孔

E.盆腔积液

【答案】C

【解析】肠梗阻最常见的表现是腹痛、呕吐、腹胀和肛门停止排便、排气，X线平片影像中肠腔内有多个液平面，呈阶梯状分布。

不同部位腹腔脓肿表现特点：

(1)盆腔脓肿：最常见。全身中毒症状轻，主要表现为直肠刺激症状和膀胱刺激症状。B型超声检查可明确脓肿的大小及位置。

(2)膈下脓肿：高热等全身中毒症状重；患侧上腹部持续性钝痛，深呼吸时加重。X线检查患侧膈肌抬高、活动受限。B型超声可确定诊断。

(3)肠间脓肿：多有腹痛和肠梗阻的表现，B超、CT示脓肿。

36.患者，男，42岁。阑尾炎穿孔合并腹膜炎。手术后第7天，体温39 ℃，伤口无红肿，大便次数增多，混有黏液，伴有里急后重。该患者可能发生了

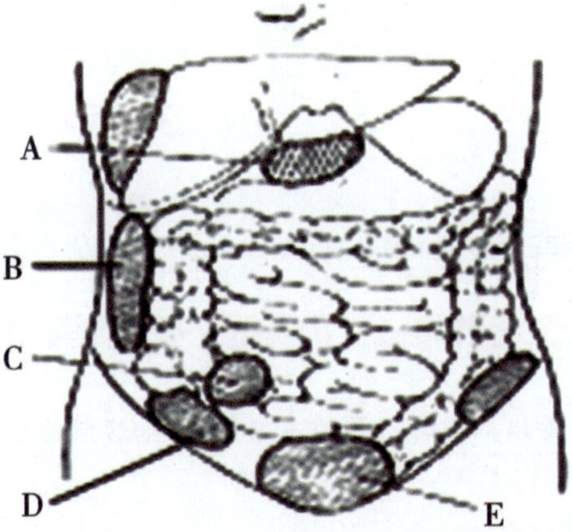


A.A　B.B
C.C　D.D
E.E

**【答案】**E

**【解析】**阑尾炎穿孔合并腹膜炎，有直肠刺激征，考虑为盆腔脓肿。A为膈下脓肿，B、C、D为肠间脓肿，E为盆腔脓肿。

典型的腹外疝的组成(四部分)：

(1)疝环：也称疝门，是疝内容物突向体表的门户，即腹壁薄弱区或缺损处。

(2)疝囊：疝内容物推动壁腹膜向外突出形成的囊袋。

(3)疝内容物：进入疝囊的腹腔内脏器或组织，以小肠多见。

(4)疝外被盖：疝囊以外的各层组织，通常由筋膜、肌肉、皮下组织和皮肤组成。

37.典型腹外疝的组成不包括

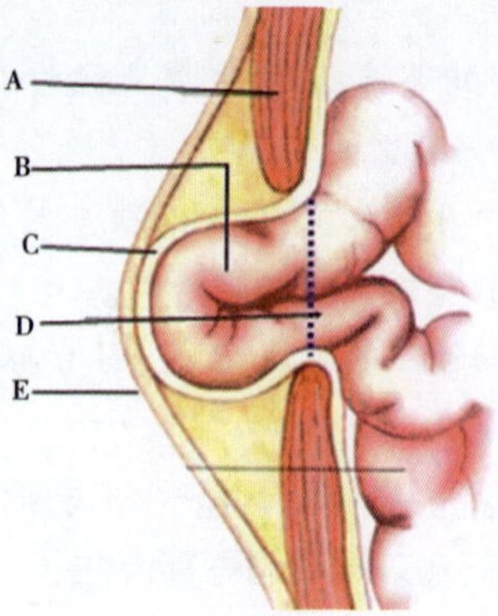


A.A　　B.B
C.C　　D.D
E.E

【答案】A

【解析】典型腹外疝组成:疝内容物 B、疝囊 C、疝环 D、疝外被盖 E。

疝环:

又称疝门,各种疝通常以疝门部位作为命名依据,如腹股沟疝、股疝、脐疝。

38.典型腹外疝的命名依据为

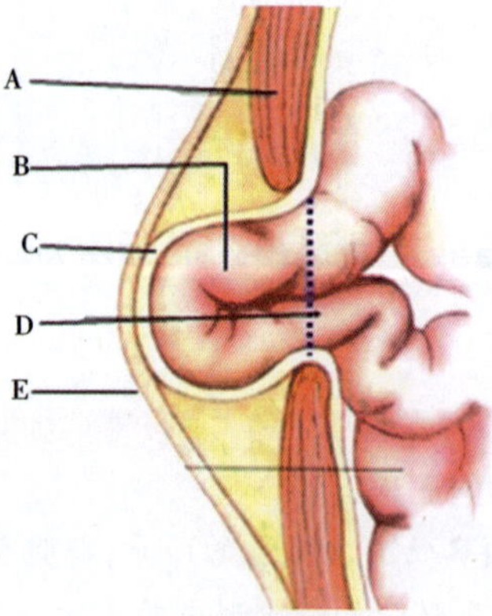


A.A　　B.B
C.C　　D.D
E.E

【答案】D

【解析】D 为疝环,又称疝门。

斜疝与直疝的区别：

| | 腹股沟斜疝 | 腹股沟直疝 |
|---|---|---|
| 发病年龄 | 儿童与青壮年多见 | 多见于老年人 |
| 突发途径 | 经腹股沟管突出，可进入阴囊 | 由直疝三角突出，不进入阴囊 |
| 疝块外形 | 椭圆形或梨形，有蒂 | 半球形，基底较宽 |
| 回纳疝块后压住内环 | 疝块不再突出 | 疝块仍可突出 |
| 精索与疝囊的关系 | 精索在疝囊后方 | 精索在疝囊前外方 |
| 疝囊颈与腹壁下动脉的关系 | 疝囊颈在腹壁下动脉外侧 | 疝囊颈在腹壁下动脉内侧 |
| 嵌顿机会 | 较多 | 较少 |

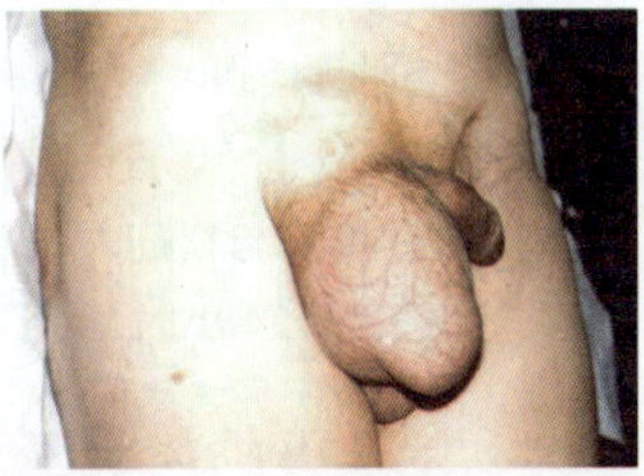

39.患者，男，55岁。6小时前负重物时，出现阴囊包块，质地软，阴囊透光试验阴性，考虑该患者可能为

A.斜疝 B.睾丸肿瘤

C.鞘膜积液 D.直疝

E.股疝

**【答案】**A

**【解析】该患者疝块降入了阴囊，透光试验阴性，考虑为斜疝。**

股疝的特点：

(1)多见于40岁以上妇女。

(2)通过股环、经股管突出，位于卵圆窝处。

(3)腹股沟韧带下方肿块股环小且周围韧带多→容易嵌顿→及时手术。

40.患者，女，46岁。以下图所示部位半球形突起就诊，患者叙述在久站或咳嗽时感到患处胀痛，突起可用手推回。该患者最可能的诊断是

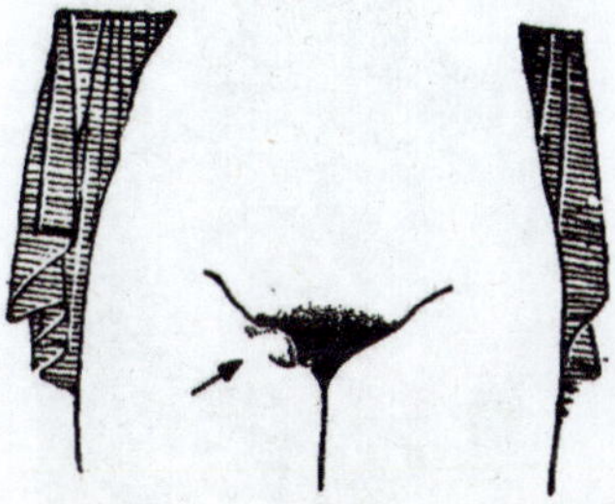

A.直疝 B.斜疝

C.左股疝　　D.右股疝

E.脂肪瘤

【答案】D

【解析】该患者为40岁以上女性，肿块在右侧腹股沟韧带外下方，故诊断为右股疝。

阴囊水肿：

阴囊比较松弛、位置低，渗血渗液易积聚于此。腹股沟斜疝术后，切口部位常规压沙袋（重0.5 kg）24小时以减轻渗血；使用丁字带或阴囊托托起阴囊，以促进局部血液、淋巴回流，预防或减轻阴囊水肿。

41.患者，男，50岁。腹股沟斜疝术后局部放置一沙袋，如下图所示，其主要目的是

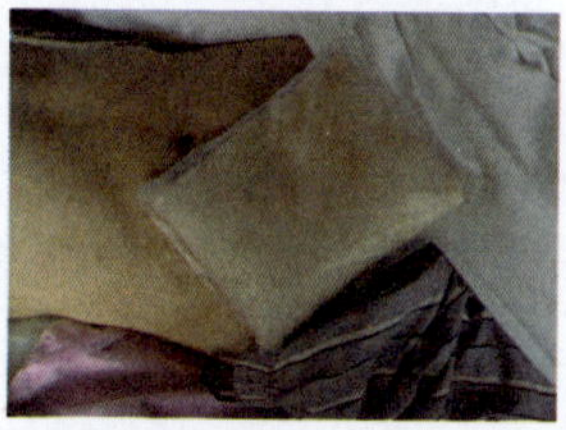

A.缓解张力，以利愈合　　B.防止复发

C.减轻切口疼痛　　D.防止切口裂开

E.预防阴囊水肿

【答案】E

【解析】腹股沟斜疝术后，预防阴囊肿胀最主要的措施是沙袋压迫伤口12～24小时，用丁字带将阴囊托起。

腹外疝患者的健康指导：

（1）活动：出院后逐渐增加活动量，3个月内应避免重体力劳动或提举重物。

（2）避免腹内压升高的因素：注意保暖，防止受凉而引起咳嗽；指导患者在咳嗽时用手掌按压切口部位，以免缝线撕脱。保持排便通畅，给予便秘者通便药物，嘱患者避免用力排便。

（3）复诊和随诊：定期门诊复查。若疝复发，应及早诊治。

42.患儿，女，出生后45天。洗澡时发现脐部如下图所示来诊，诊断为脐疝，患儿家长很担心，护士对家长进行健康指导，不妥的是

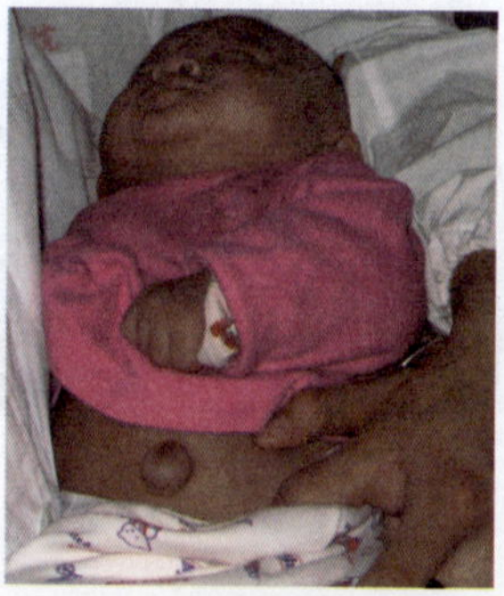

A.解释脐疝发病原因及临床特点

B.定期来院复查

C.疝块还纳后局部可用大于脐环并外包纱布的硬币压迫

D.建议尽早手术治疗

E.嘱其保持患儿大便通畅，防止便秘

【答案】D

【解析】半岁以内婴幼儿疝有自行消失的可能，可暂不手术。

内痔好发部位：

截石位3、7、11点处。

43.内痔好发于

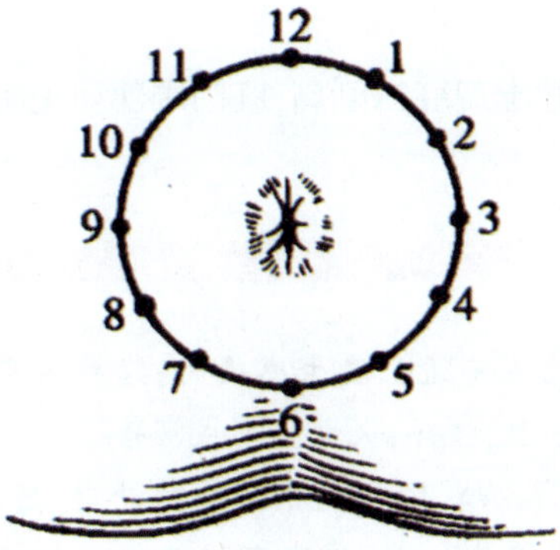


A.3、7点

B.3、9点

C.7、9点

D.1、11点

E.9、11点

【答案】A

【解析】内痔好发于截石位3、7、11点处。

外痔的临床表现：

(1)肛管皮下的局限性暗紫色隆起，一般无特殊不适。

(2)发生血栓性外痔时，肛门部出现剧烈疼痛，咳嗽、排便时更重。

44.患者，男，28岁。用力排便后出现肛门剧痛，无便血。检查肛门局部如下图所示，触痛明显，应考虑该患者为

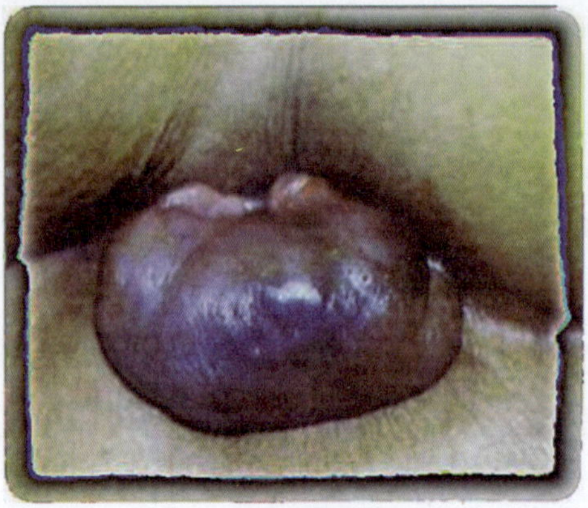

A.嵌顿性内痔　　B.血栓性外痔
C.肛裂　　D.直肠息肉
E.肛旁皮下脓肿

**【答案】**B

**【解析】该患者用力排便后出现肛门剧痛，肛门局部可见暗紫色肿物，触痛明显，考虑该患者为血栓性外痔。**

肛瘘的临床表现：

(1)症状：①疼痛：多为隐痛不适。发生感染时，疼痛较剧烈；②瘘口排脓；③发热；④肛周瘙痒：常表现为肛门部潮湿、瘙痒，久之可形成湿疹。

(2)体征：①肛周皮肤有乳头状突起或稍凹陷的外口，挤压外口可见少量脓性分泌物排出；②直肠指诊在内口处有轻度压痛，少数可触及较硬的索条状瘘管，挤压时外口可有脓液流出。

45.患者，女，20岁。肛门右侧皮肤反复破溃、流脓3个月。检查肛门局部如下图所示，挤压有脓液流出，应考虑为

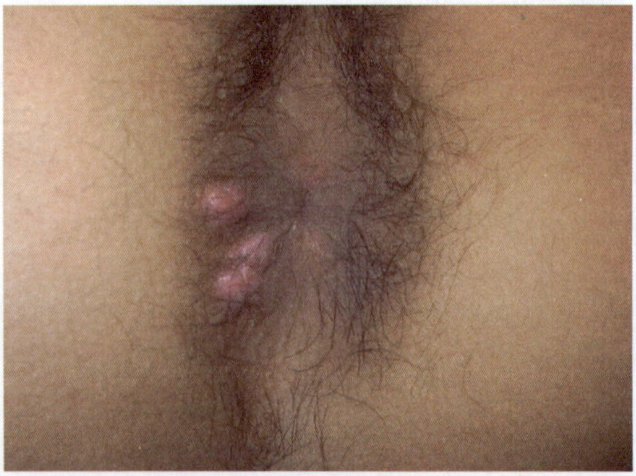

A.肛瘘　　B.血栓性外痔
C.肛裂　　D.直肠息肉
E.肛旁皮下脓肿

**【答案】**A

**【解析】该患者肛门皮肤反复破溃、流脓，肛周皮肤有乳头状突起，挤压有脓性分泌物流出，故考虑为肛瘘。**

> 膝胸位适用范围：
> 较短时间的肛门、直肠、乙状结肠检查与治疗。

46.下图所示体位适用于

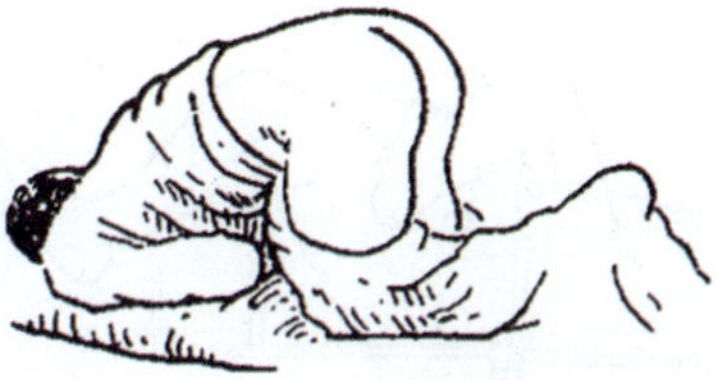

A.检查内痔脱出　　B.肠镜检查
C.肛门检查　　D.会阴部手术
E.灌肠

**【答案】**C

**【解析】图示为膝胸位，适用于较短时间的检查。**

> 蹲位：
> 患者下蹲，用力增加腹压，适用于检查内痔脱出或直肠脱垂。

47.下图所示体位适用于

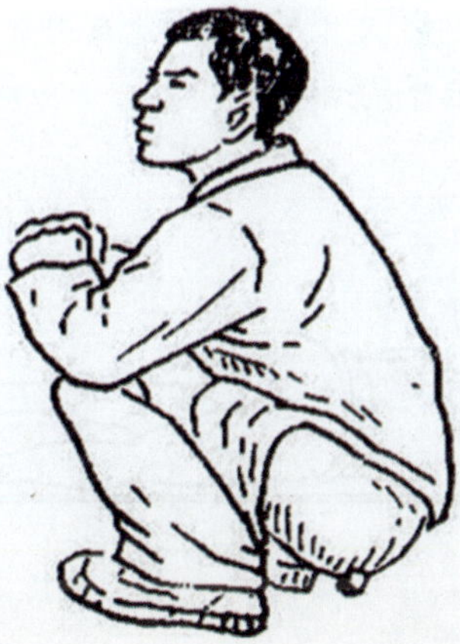

A.检查内痔脱出 B.肠镜检查
C.肛门检查 D.会阴部手术
E.灌肠

【答案】A

【解析】图示为蹲位，适用于检查内痔脱出或直肠脱垂。

截石位的适用范围：

(1)会阴、肛门部位的检查、治疗、手术。

(2)产妇分娩。

48.下图所示体位不适用于

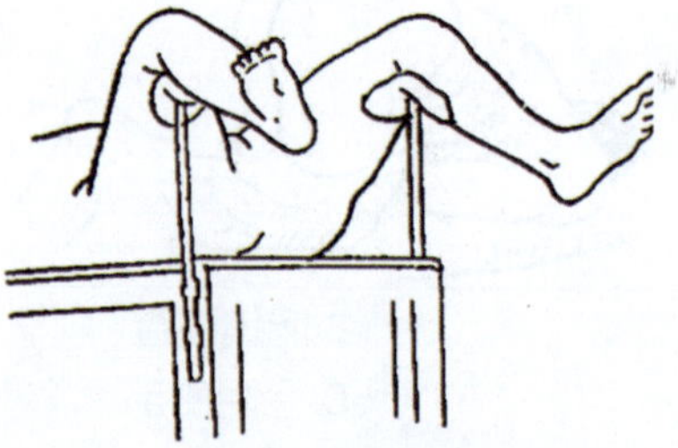

A.产妇分娩 B.直肠手术
C.下消化道出血 D.会阴部手术
E.肛门部手术

【答案】C

【解析】图示为截石位，适用范围无下消化道出血。

侧卧位适用范围：

(1)灌肠、肛门检查、肠镜检查，尤其是用于年老体弱者。

(2)会阴、肛门部位检查、治疗、手术。

(3)产妇分娩。

49.下图所示体位不适用于

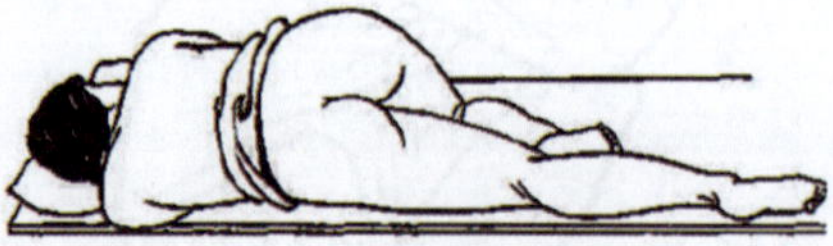

A.年老体弱者 B.肠镜检查
C.灌肠 D.肛门检查

E.消化道出血发生休克

**【答案】**E

**【解析】图示为左侧卧位,休克患者为中凹卧位。**

直肠肛管检查的记录:

(1)先写明体位,再用时钟定位法记录。

(2)膝胸位:肛门后正中线12点,前方6点;截石位:与膝胸位相反。

50.患者,女,33岁。患有痔疮,行膝胸位检查时病变在11点方向,问截石位检查时对应的是几点

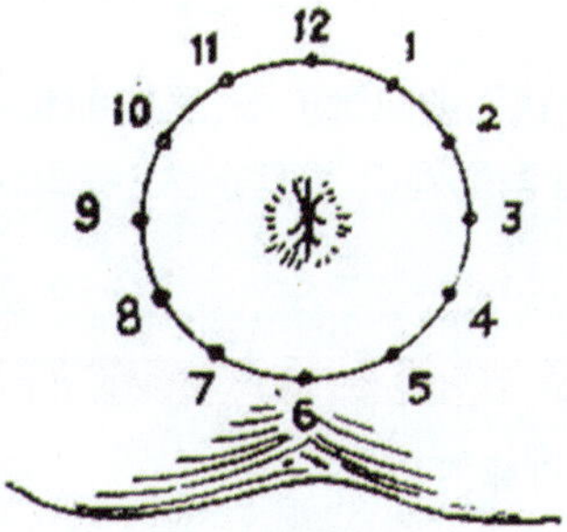


A.1点

B.3点

C.5点

D.7点

E.9点

**【答案】**C

**【解析】膝胸位:肛门后正中线12点,前方6点;截石位:与膝胸位相反。**

肝硬化→肝功能减退的表现:

(1)全身症状:面色灰暗、消瘦乏力、皮肤干枯瘙痒、夜盲、水肿、舌炎、口角炎等。

(2)消化道症状:食欲不振为最常见症状,进食脂肪和蛋白质后易引起腹泻,可伴黄疸。

(3)出血倾向和贫血:由于肝脏凝血因子合成功能降低,脾功能亢进及毛细血管脆性增加常导致出血,女性常有月经过多。

(4)内分泌紊乱:雌激素灭活减退,部分患者出现蜘蛛痣,主要分布在面颈部、上胸、肩背和上肢等上腔静脉引流部位。手掌大小鱼际和指端腹侧部皮肤发红称为肝掌。

51.患者,男,50岁。有酗酒史20年。查体:肝肋下3 cm,脾脏肋下4 cm。面部、手部检查如下图所示,患者出现该表现的可能原因是

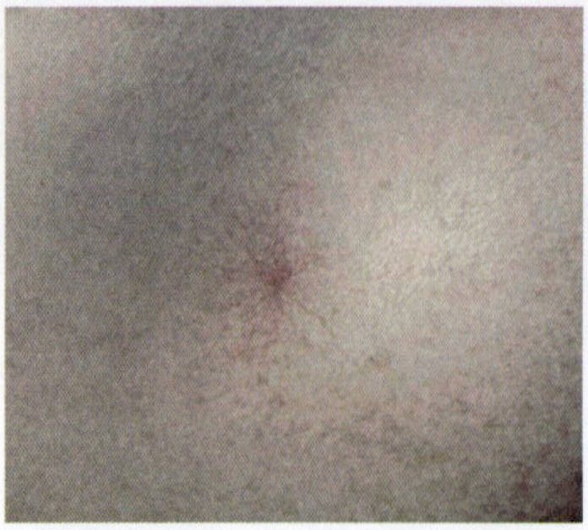
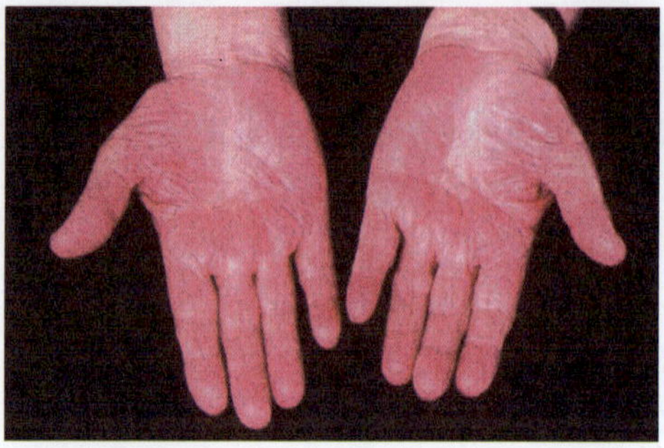

A.出血倾向
B.并发感染
C.内分泌紊乱
D.脾功能亢进
E.合并肝肾综合征

【答案】C

**【解析】图示为蜘蛛痣(蜘蛛状毛细血管扩张,呈放射状排列)和肝掌(手掌大鱼际、小鱼际和指端腹侧部红斑),结合患者有酗酒史、肝脾肿大,考虑为肝硬化→肝功能减退→雌激素灭活减退→蜘蛛痣和肝掌。**

肝硬化→肝门静脉阻塞→门脉高压:
腹壁曲张静脉常以脐为中心向四周伸展,典型的可呈"海蛇头"样扩张现象。

52.患者,女,36岁。患肝硬化入院,腹壁静脉血流方向如下图所示,最可能的疾病是

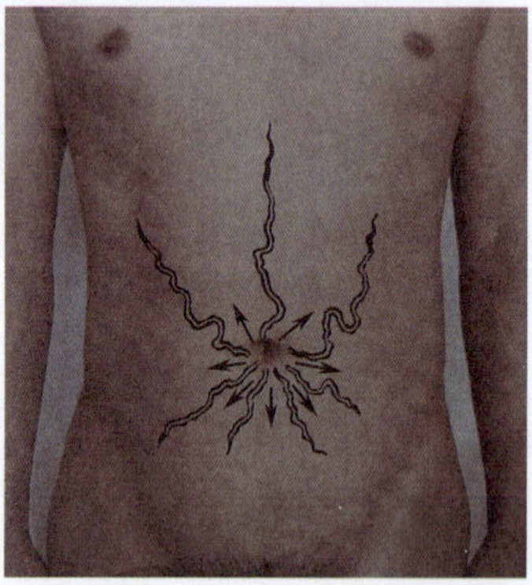

A.门静脉高压
B.上腔静脉阻塞
C.下腔静脉阻塞
D.正常人腹壁静脉
E.上下腔静脉均阻塞

【答案】A

**【解析】正常人,脐以上者自下向上流入上腔静脉,脐以下者自上向下流入下腔静脉,条纹较直,不迂曲。上腔静脉阻塞时,上腹壁或胸壁的浅静脉曲张,血流方向均转向下方。下**

**腔静脉阻塞时，曲张的静脉大都分布在腹壁两侧，脐上下的静脉血流方向皆向上。**

肝硬化→门脉高压→腹水：

肝硬化失代偿期最突出的临床表现，患者常有腹胀感、呼吸困难、下肢水肿、脐疝。

53.患者，女，52岁。患乙型肝炎16年，肝硬化2年。诉1个月来腹胀、食欲减退、呼吸困难、心悸、行动不便，腹部检查如下图所示，引起该患者呼吸困难最可能的原因是

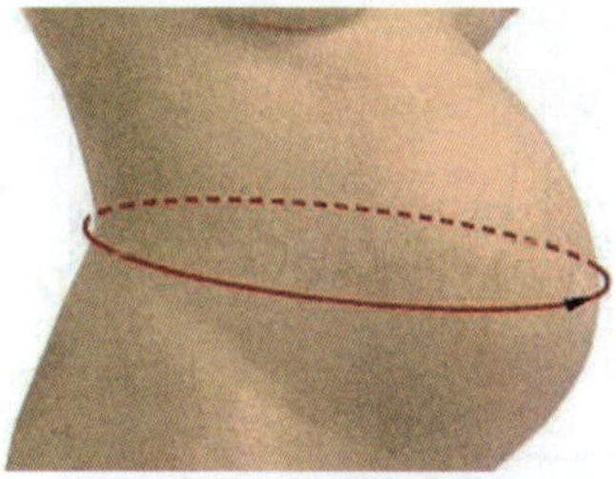

A.肝肿大　　B.脾肿大
C.腹水　　D.腹腔肿瘤
E.腹腔积气

**【答案】**C

**【解析】该患者患有肝硬化2年，腹部膨隆→大量腹水→横膈抬高→呼吸困难。**

肝硬化→门脉高压→侧支循环的建立和开放：

食管与胃底静脉曲张为主要表现，是肝硬化的特征性改变；腹壁静脉曲张以及痔静脉扩张。

54.肝硬化引起门静脉高压所形成的交通支最重要的是

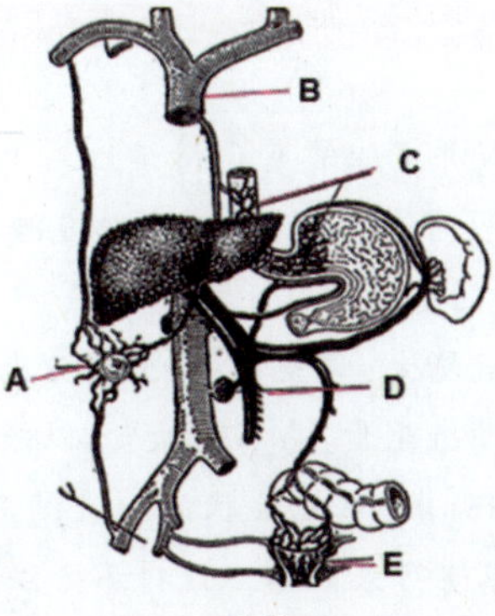


A.A　　B.B
C.C　　D.D

E.E

【答案】C

【解析】A 为腹壁交通支，B 为上腔静脉，C 为食管与胃底下段交通支，D 为腹膜后交通支，E 为直肠下段、肛管交通支。

急性胆囊炎的重要体征：
墨菲征（Murphy 征）阳性。

55.对急性胆囊炎患者进行腹部触诊，最常见的压痛点在

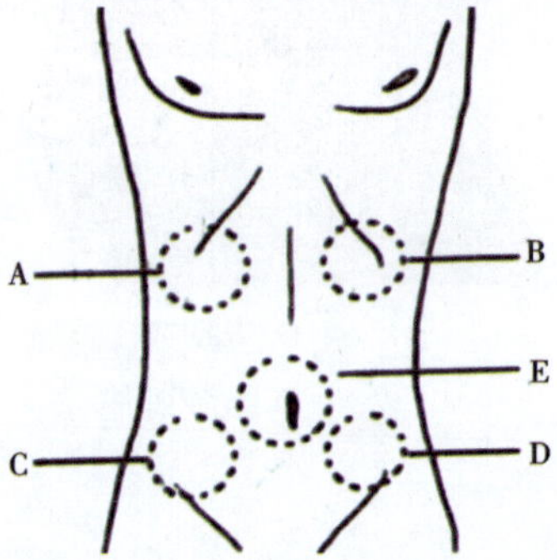


A.A　　B.B
C.C　　D.D
E.E

【答案】A

【解析】患者平卧，检查者站在患者右侧，左手平放于患者右季肋部，拇指置于右腹肌外缘与肋弓交界处，嘱患者缓慢深吸气，使肝脏下移，当有炎症的胆囊碰到拇指时引起疼痛而突然屏气，称为墨菲征（Murphy 征）阳性。

胆囊结石的临床表现：

（1）胆绞痛（胆囊结石嵌顿或并发胆囊炎）：持续性右上腹疼痛，阵发性加剧，同时向右肩背部放射，伴恶心、呕吐，常发生于饱餐、进油腻食物或睡眠中体位改变时。

（2）Murphy 征阳性（胆囊炎的重要体征）。

（3）首选 B 超检查，提示胆囊增大，囊壁增厚，大部分患者可见胆囊结石影像。

（4）低脂肪、高蛋白、高糖、高维生素，易消化饮食，以维持患者良好的营养状态。

（5）最佳治疗方法是胆囊切除术，对无症状的胆囊结石可观察及随诊，对合并严重心血管疾病不能耐受手术的老年患者可采取溶石或排石疗法。

（56～58 题共用题干）

患者，女，35 岁。突发右上腹痛，呈阵发性、刀割样绞痛，疼痛向右肩背部放射，伴恶心、呕吐。B 超示胆囊增大，内有结石影。

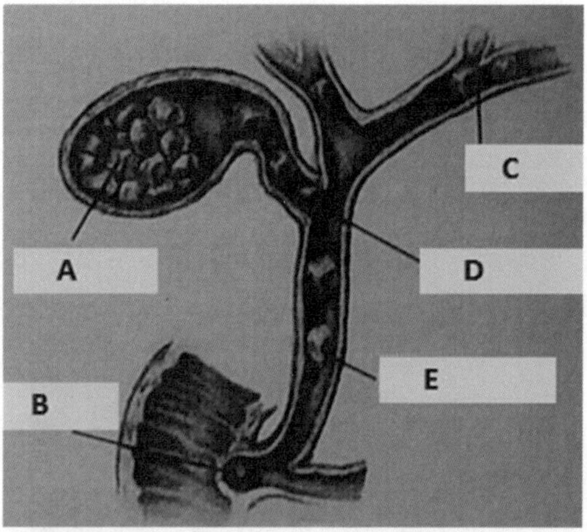


56.该患者结石位置最可能是

A.A　　B.B

C.C　　D.D

E.E

【答案】A

**【解析】A 为胆囊结石，B 为乳头结石，C 为肝胆管结石，D 为胆囊管结石，E 为胆总管结石。**

57.该患者的饮食指导不妥的是

A.低脂饮食　　B.少量多餐

C.避免过饱　　D.清淡饮食

E.多食油炸食品

【答案】E

**【解析】胆道疾病患者禁忌油炸食品。**

58.该患者的最佳治疗措施是

A.禁食、胃肠减压　　B.排石疗法

C.溶石疗法　　D.胆囊切除术

E.胆囊切开取石术

【答案】D

**【解析】患有胆囊结石，症状明显，无心血管疾病，最佳选择是缓解期及时行胆囊切除术。**

胆管结石的临床表现：

(1)非特异性消化道症状，如上腹部不适、呃逆、嗳气等。

(2)结石阻塞胆管常致急性胆管炎，典型表现为夏柯(Charcot)三联征：①腹痛：剑突下、阵发性、刀割样绞痛；②寒战高热：剧烈腹痛后出现，体温高达39～40 ℃；③黄疸：结石堵塞胆管后，胆红素逆流入血，出现黄疸。

(3)B超检查：显示胆管扩张，内有结石影。

59.患者，女，46岁。呃逆、嗳气、腹痛、发热、黄疸，间歇性发作，B超示胆总管扩张、内有结石影，该患者结石位置最可能是

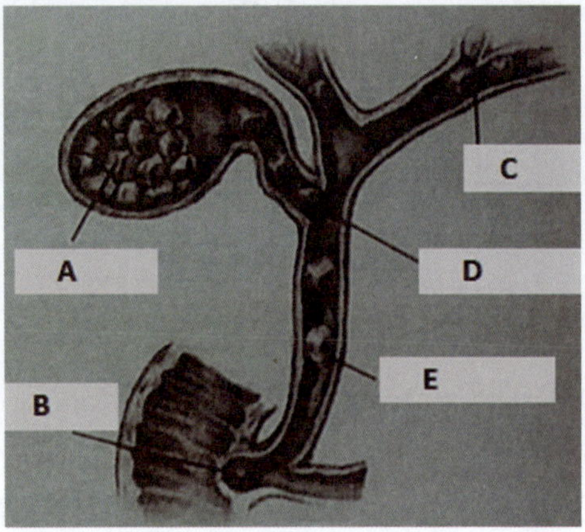


A.A　　B.B

C.C　　D.D

E.E

【答案】E

【解析】A为胆囊结石，B为乳头结石，C为肝胆管结石，D为胆囊管结石，E为胆总管结石。

T管引流的护理：

1.目的

(1)引流胆汁。

(2)引流残余结石。

(3)支撑胆道。

2.注意事项

(1)妥善固定，保证通畅：活动或改变体位时注意引流管的水平高度不要超过腹部切口高度，以免引流液反流。

(2)观察胆汁引流量:①胆汁引流一般每天 300~700 mL;②量过少可能因 T 管阻塞或肝功能衰竭所致;③量多可能是胆总管下端不够通畅;④引流量突然减少,应注意是否有胆红素沉淀阻塞或蛔虫堵塞,管道是否扭曲、压迫,如有阻塞,可用手由近向远挤压引流管或用少量无菌生理盐水缓慢冲洗,切勿用力推注。

(3)观察记录胆汁性状:正常胆汁呈深绿色或棕黄色、透明、无沉淀。颜色过淡,过于稀薄是肝功能不佳的征象,浑浊可能有感染,有泥沙样沉淀可能有结石。

(4)保持无菌和清洁:每日更换外接的引流袋和连接管,但不必每日或定时冲洗 T 管。

(5)注意观察患者的食欲及大便颜色变化。

(6)拔管时间:术后 12~14 天,无特殊情况,可以拔除"T"型管。

(7)拔管指征:黄疸消退,无腹痛、发热,大便颜色正常。胆汁引流量逐渐减少,颜色呈透明金黄色,无脓液、结石,无沉渣及絮状物。

(8)拔管前准备:经 T 管行胆道造影,证明胆总管通畅后,试行夹管 1~2 天,夹管期间观察无腹痛、发热、黄疸方可拔管。

(60~62 题共用题干)

患者,男,37 岁。因胆石症行胆囊切除术、胆总管切开术,术中放置 T 型管,如下图所示。

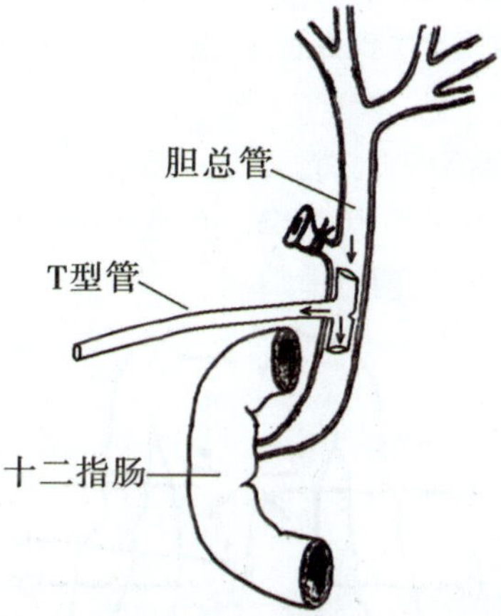


60.护士向患者家属解释时说明使用 T 型管的首要目的是

A.引流胆汁和减压

B.促进伤口引流

C.提供冲洗胆道的途径

D.阻止胆汁进入腹膜腔

E.将胆汁进入十二指肠的量减到最少

**【答案】**A

**【解析】胆囊切除术、胆总管切开术术中需在切开处放置 T 型引流管,首要目的是引流胆汁和减压。**

61.关于T型引流管的护理措施,不妥的是

A.记录引流胆汁的量、色及性状

B.每日用生理盐水冲洗T型管

C.一般留至2周

D.拔管前经T管胆道造影

E.拔管前夹管观察1~2天

【答案】B

【解析】每日同一时间更换外接的引流袋和连接管,但不必每日或定时冲洗T型管。

62.若患者出院时仍然不能将T型管拔除,不妥的出院指导是

A.穿柔软宽松衣物,以防止引流管受压

B.避免过度活动,以防牵拉T型管致其脱出

C.避免淋浴,以防感染发生

D.更换引流袋注意消毒引流口

E.出现引流异常或管道脱出应及时就诊

【答案】C

【解析】禁忌盆浴,淋浴时,可用塑料薄膜覆盖引流管处,以防感染。

急性胰腺炎的体征:

(1)水肿型患者腹痛体征较轻微,表现为无反跳痛、腹肌紧张。出血坏死型患者腹压痛明显,并发急性腹膜炎时全腹显著压痛与肌紧张,有反跳痛。

(2)可移动性浊音阳性,腹水多呈血性,腹水中淀粉酶明显升高。

(3)胰液经腹膜后途径渗入皮下造成出血,表现为Grey-Turner征和Cullen征。

63.患者,男,46岁。平常嗜好烟酒,有胆道结石病史。昨晚饮酒后出现中上腹部持续性钝痛3小时,伴恶心、呕吐。检查:中上腹压痛。血清淀粉酶900 U/L。初步诊断:急性胰腺炎。护士为其评估Cullen征,评估的部位是

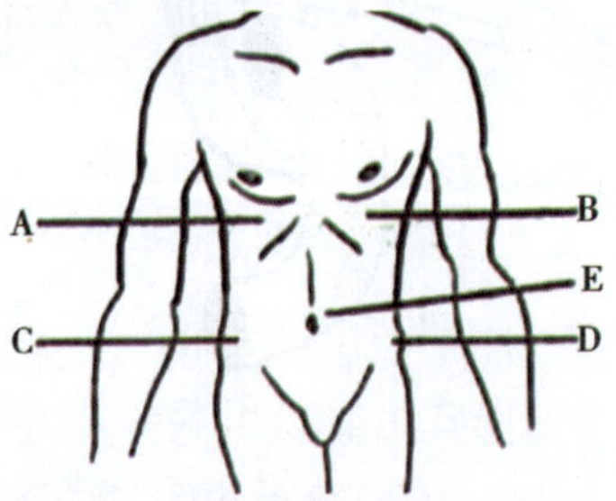


A.A

B.B

C.C

D.D

E.E

【答案】E

【解析】皮下出血发生在腰肋部和下腹部,皮肤呈暗灰蓝色称为Grey-Turner征;发生在脐周,皮肤呈青紫斑,称为Cullen征。

急性胰腺炎：

(1)指胰腺及周围组织被胰液分泌的消化酶自身消化所致的化学性炎症。

(2)胃内食物、胃酸刺激分泌胰液→胰腺炎加重→肠蠕动减慢→腹胀、恶心呕吐。

64.患者，男，55岁。以餐后腹痛入院，拟诊为急性水肿性胰腺炎行保守治疗。护士给予患者如下图所示操作，其主要目的是

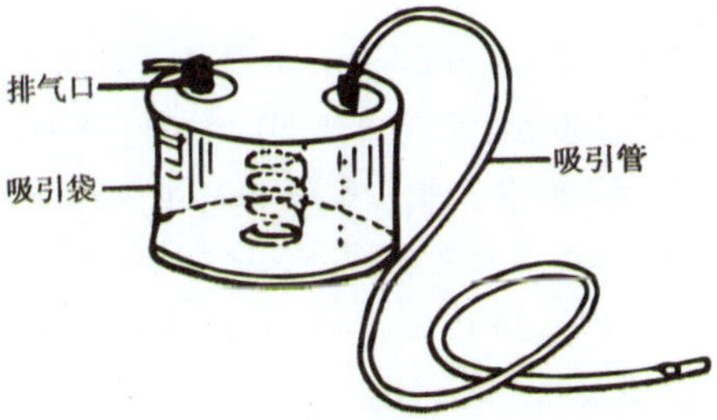


A.减轻腹胀　　B.防止恶心、呕吐

C.预防感染　　D.减少胰液分泌

E.防止胰液逆流

【答案】D

**【解析】图示操作为胃肠减压，该操作可减少胃酸与食物刺激分泌胰液，减轻呕吐与腹胀。**

测量胃管插入深度方法：

(1)前额发际至胸骨剑突的距离。

(2)鼻尖至耳垂再至胸骨剑突的距离，插入深度成人一般为45~55 cm。

65.患者，男，52岁。急性胰腺炎住院，医嘱立即插胃管进行胃肠减压，护士在插胃管前需测量胃管长度，测量终点应是下图中哪个数字所标注的点

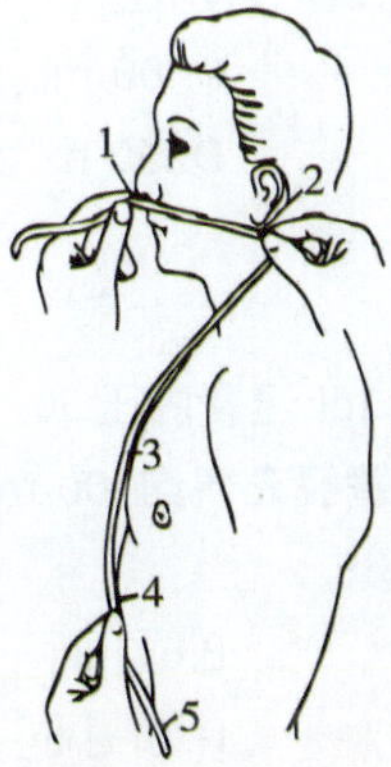

A.1
B.2
C.3
D.4
E.5

【答案】C

【解析】两种测量方法均至剑突，故标注点在胸骨剑突。

三腔二囊管压迫止血法：

(1)三腔二囊管经鼻腔插入胃内(约65 cm)后抽出胃液检查管端确在胃内，并抽出胃内积血，先向胃囊内注气150~200 mL至囊内压50 mmHg并封闭管口，然后向外牵拉，使胃囊压迫胃底曲张静脉。然后再向食管囊充气约100 mL至囊内压40 mmHg，以压迫食管曲张静脉，一般都能获得较好的止血效果。

(2)持续压迫时间最常不超过24小时，24小时后应放气数分钟，再注气加压，以免食管胃底黏膜受压过久而致黏膜糜烂、缺血性坏死。

(3)三腔二囊管一般压迫3~4天后，若出血停止可考虑拔管；拔管前放气留管再观察24小时后仍无出血，即可拔出；拔管前口服液体石蜡油20~30 mL，使黏膜与管外壁润滑后，再缓慢拔出。

(66~67题共用题干)

患者，男，46岁。肝硬化引起食管胃底静脉曲张破裂出血，给予下图所示方法止血。

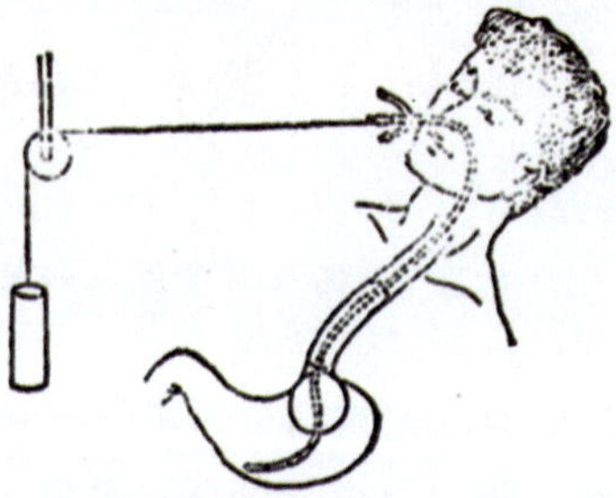

66.使用该方法时，应向胃囊、食管囊内分别注气

A.50 mL，100 mL
B.100 mL，50 mL
C.150 mL，100 mL
D.150 mL，200 mL
E.250 mL，200 mL

【答案】C

【解析】先向胃囊内注气150~200 mL至囊内压50 mmHg并封闭管口，然后向外牵拉，使胃囊压迫胃底曲张静脉。然后再向食管囊充气约100 mL至囊内压40 mmHg。

67.该方法一次持续时间最长不超过

A.1小时
B.6小时
C.12小时
D.24小时

E.48 小时

【答案】D

【解析】图示为三腔二囊管压迫止血法，适用于食管胃底静脉曲张破裂出血。

胶圈套扎法：

适用于各期内痔(亦可用粗丝线结扎)。

68.胶圈套扎法主要适用于治疗

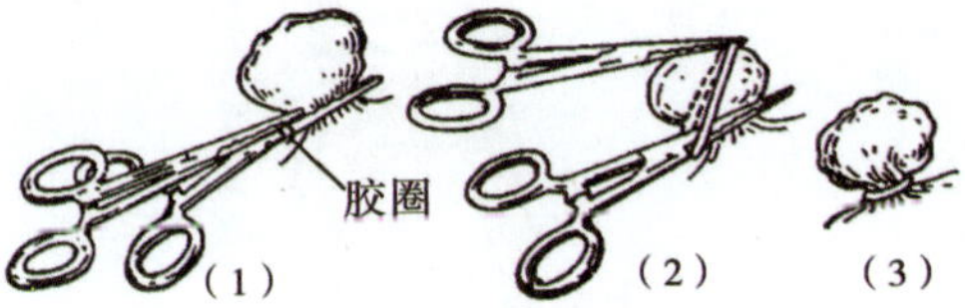


A.内痔　　B.外痔

C.肛瘘　　D.肛裂

E.肛门周围脓肿

【答案】A

【解析】胶圈套扎法主要用于治疗内痔，挂线疗法主要用于治疗肛瘘。

胃大部切除术手术方式：

(1)毕罗(Billroth)Ⅰ式：在胃大部切除后将胃的剩余部分与十二指肠切端吻合。此术式多用于胃溃疡。

(2)毕罗(Billroth)Ⅱ式：在胃大部切除后，将十二指肠残端闭合，而将胃的剩余部分与空肠上段吻合。该术式特别适用于十二指肠球部溃疡。

69.患者，男，34岁。胃溃疡病史4年。饱餐后出现上腹剧烈疼痛，伴恶心呕吐。全腹压痛、反跳痛、肌紧张。入院后行下图所示手术治疗，该手术方式为

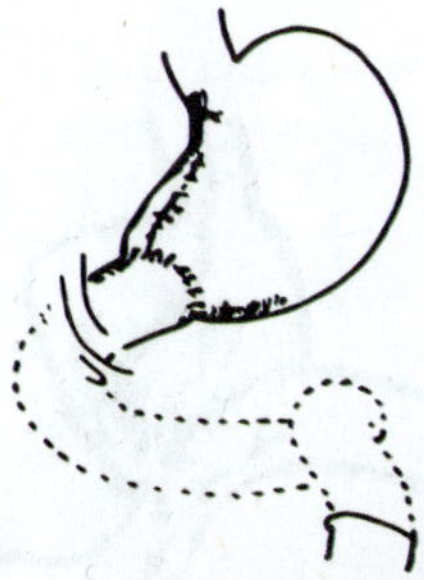

A.毕罗Ⅰ式胃大部切除术　　B.毕罗Ⅱ式胃大部切除术

C.迷走神经干切断术　　D.选择性迷走神经切断术

E.高选择性胃迷走神经切断术

【答案】A

**【解析】该患者为胃溃疡并发急性穿孔，是胃大部切除适应证，适合毕罗(Billroth)Ⅰ式术式，该术式操作较简便，吻合后胃肠道接近于正常解剖生理状态，并发症少。**

70.患者，女，35岁。十二指肠病史8年。近2周出现上腹饱胀、恶心、呕吐，呕吐物为酸臭味宿食，不含胆汁。查体：可见上腹部膨隆、胃型及胃蠕动波，有震水音。入院后行下图所示手术治疗，该手术方式为

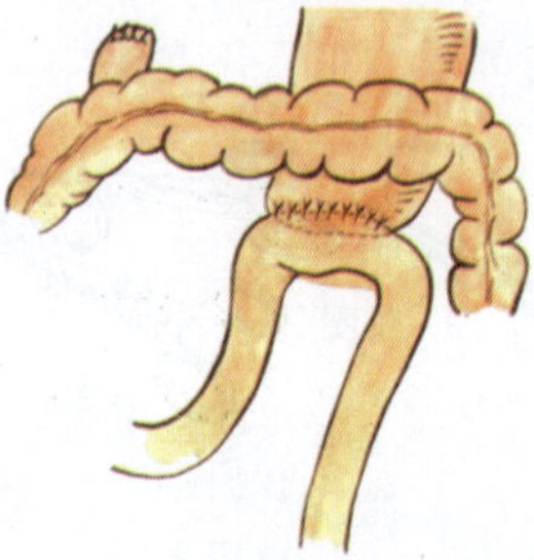

A.毕罗Ⅰ式胃大部切除术　　B.毕罗Ⅱ式胃大部切除术

C.迷走神经干切断术　　D.选择性迷走神经切断术

E.高选择性胃迷走神经切断术

【答案】B

**【解析】根据临床表现判断该患者为十二指肠溃疡幽门梗阻，是毕罗(Billroth)Ⅱ式的主要适应证，该术式术后溃疡复发的机会较少。**

胃大部切除术后并发症——吻合口梗阻：

(1)临床表现：进食后上腹胀痛、呕吐，呕吐物为食物，多无胆汁。

(2)发生原因：主要是吻合口过小，或吻合口水肿。

71.患者，女，29岁。毕罗Ⅱ式胃大部切除术后1周，进食后出现上腹胀痛、呕吐，呕吐物为食物，无胆汁。该患者可能发生了

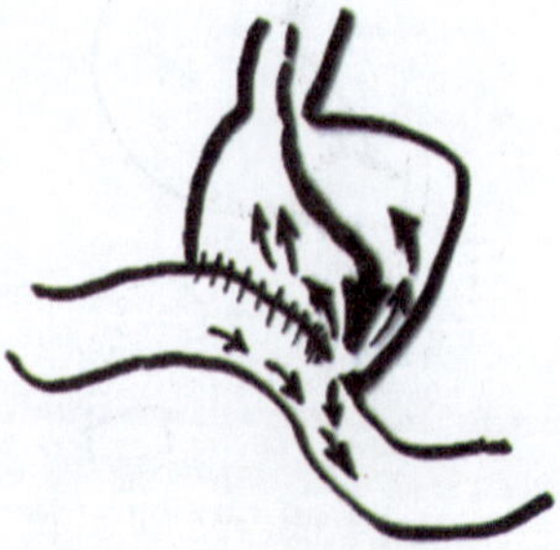

A.胃潴留　　B.输入段肠袢梗阻

C.输出段肠袢梗阻　　D.吻合口梗阻

E.吻合口瘘

【答案】D

【解析】该患者为毕罗Ⅱ式胃大部切除术，图示吻合口小，结合表现，考虑患者发生了吻合口梗阻。

胃大部切除术后并发症——输出段肠袢梗阻：

(1)主要表现：呕吐，呕吐物一般为食物和胆汁。

(2)钡餐检查，可显示梗阻的部位。

72.患者，男，32岁。十二指肠溃疡5年，药物治疗无效，行毕罗Ⅱ式胃大部切除术，术后8日进食后出现呕吐，呕吐物含有食物和胆汁。该患者可能发生了

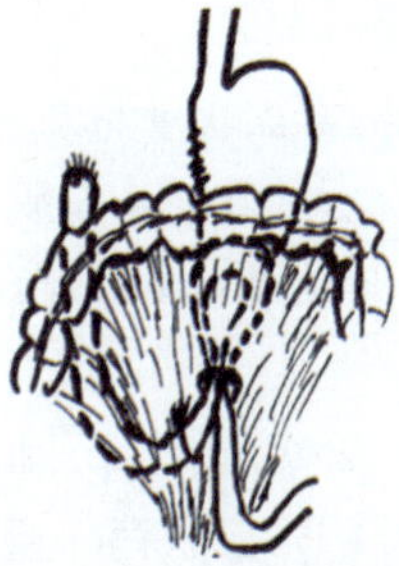

A.胃潴留　　B.输入段肠袢梗阻

C.输出段肠袢梗阻　　D.吻合口梗阻

E.吻合口瘘

【答案】C

【解析】该患者为毕罗Ⅱ式胃大部切除术，图示结肠压迫吻合口，呕吐物为食物和胆汁，考虑患者发生了输出段肠袢梗阻。

胃大部切除术后并发症——输出段肠袢梗阻：

(1)临床表现：餐后半小时左右上腹胀痛，伴大量呕吐，呕吐后症状缓解。

(2)原因：主要为输入空肠袢在吻合口处形成锐角或过长发生曲折，使胆汁、胰液、肠液不易排出在空肠内潴留。

73.患者，女，40岁。行毕罗Ⅱ式胃大部切除术后，进食后出现上腹饱胀，恶心呕吐，呕吐物主要是胆汁，几乎不含食物，呕吐后症状减轻。首先应考虑

A.胃潴留

B.输入段肠袢梗阻

C.输出段肠袢梗阻

D.吻合口梗阻

E.吻合口瘘

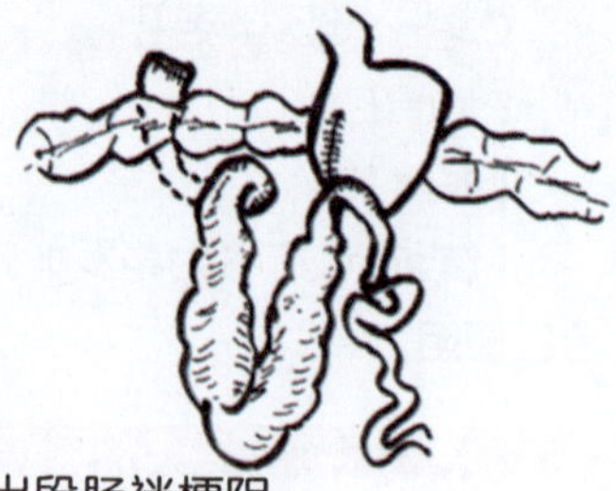

【答案】C

【解析】该患者为毕罗Ⅱ式胃大部切除术，图示输入空肠袢在吻合口处形成锐角而使胆汁、胰液、肠液不易排出在空肠内潴留，呕吐物主要是胆汁，几乎不含食物，考虑患者发生了输出段肠袢梗阻。

直肠肛管周围脓肿的临床表现：

(1)肛门周围脓肿：最常见主要表现为持续性跳痛，局部红肿、硬结、有压痛和波动感。

(2)坐骨肛管间隙脓肿：较常见初期表现为局部疼痛，炎症较重时局部红肿热痛明显，炎症波及直肠和膀胱时患者出现直肠和膀胱刺激症状。直肠指诊有触痛和波动感，直肠穿刺抽得脓液即可确诊。

(3)骨盆直肠间隙(窝)脓肿：①全身症状重而局部症状轻，可有持续性高热、头痛，直肠坠胀感；②直肠指诊可触及局限性隆起，有触痛和波动感，直肠穿刺抽得脓液即可确诊；③有直肠和膀胱刺激症状，常表现为排便痛和排尿困难。

74.患者，女，34岁。近2日因肛门处潮湿、瘙痒、刺痛而反复搔抓，今日感肛周持续性跳痛而来院就诊。查体：膝胸位9点见肛门旁皮肤有一直径约1.5 cm大小的肿块，有触痛、波动感，诊断为直肠肛管周围脓肿，脓肿最有可能在

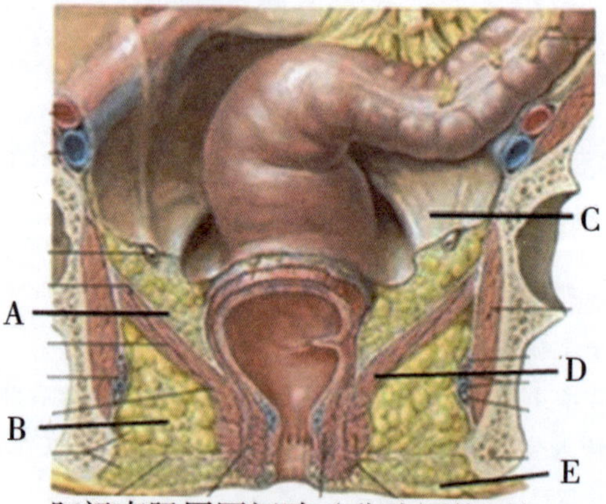


肛门直肠周围间隙（盆腔冠状面）

【答案】E

【解析】根据患者表现，判断为肛门周围脓肿。A为骨盆直肠间隙，B为坐骨直肠间隙，C为腹膜，D为肛提肌，E为肛周皮下间隙。

门脉高压的临床表现：

(1)脾肿大、脾功能亢进：脾因长期淤血而肿大，脾功能亢进时可以出现白细胞、红细胞和血小板减少。

(2)侧支循环的建立和开放：食管与胃底静脉曲张为主要表现，是肝硬化的特征性改变；腹壁静脉曲张以及痔静脉扩张。

(3)腹水：是肝硬化失代偿期最突出的临床表现。

（75~76 题共用题干）

患者，男，48 岁。肝硬化病史 5 年，腹部如下图所示。

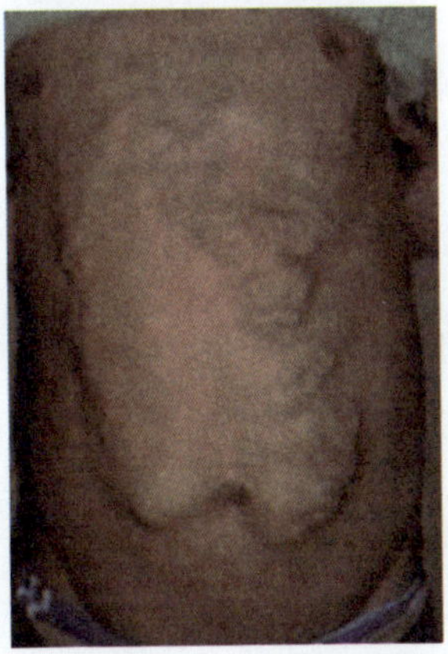

75.该患者出现图示表现的主要原因是

A.肝肿大

B.水摄入过多

C.心力衰竭

D.门脉高压

E.肾功能衰竭

**【答案】**D

**【解析】患者有肝硬化病史，腹部膨隆→腹水，静脉迂曲扩张，为肝硬化→门脉高压表现。**

76.针对该患者的护理措施，不正确的是

A.取半坐位休息

B.预防压疮

C.食盐摄入量每日不超过 2 g

D.每日摄水量控制在 1 500 mL 左右

E.准确记录 24 小时出入量

**【答案】**D

**【解析】肝硬化患者有腹水时应限盐 1.5~2 g/d，进水量限制在 1 000 mL/d 以内。**

肠梗阻的临床表现：

1.症状：

典型症状为“痛、呕、胀、闭”。

(1)腹痛：机械性肠梗阻的特点为阵发性剧烈腹痛；绞窄性肠梗阻腹痛发作间隙缩短，呈持续性剧烈腹痛伴阵发性加重；麻痹性肠梗阻呈持续性胀痛。

(2)呕吐：高位肠梗阻时呕吐出现早且频繁；低位肠梗阻时呕吐迟而少，呕吐物为粪样；麻痹性肠梗阻时呕吐呈溢出性；肠管有血运障碍时，呕吐物呈棕褐色或血性。

(3)腹胀：高位梗阻腹胀不明显；低位梗阻腹胀明显；麻痹性肠梗阻呈均匀性全腹胀；绞窄性肠梗阻腹胀不对称。

(4)停止排气、排便：见于急性完全性肠梗阻。绞窄性肠梗阻如因肠套叠、肠系膜血管栓塞或血栓形成所致，可排出血性黏液样粪便。

2.局部体征

(1)腹部视诊：单纯性肠梗阻可见肠型和蠕动波；麻痹性肠梗阻时全腹膨隆，肠扭转时腹胀不对称。

(2)触诊：单纯性肠梗阻腹部轻压痛，无腹膜刺激征；绞窄性肠梗阻腹部有固定性压痛和腹膜刺激征，有时可触及有压痛的肠袢包块。

(3)叩诊：绞窄性肠梗阻时，腹腔有渗液，移动性浊音呈阳性。

(4)听诊：机械性肠梗阻时有肠鸣音亢进，有气过水声或金属音；麻痹性肠梗阻时，则肠鸣音减弱或消失。

(77~78题共用题干)

患者，男，69岁。近1周来未曾排便，感腹胀，轻度腹痛，自用开塞露无效，来院就诊。以往有便秘史约25年。查体：腹部视诊如下图所示，全腹无明显压痛，无移动性浊音，肠鸣音亢进。

77.该患者最可能的诊断是

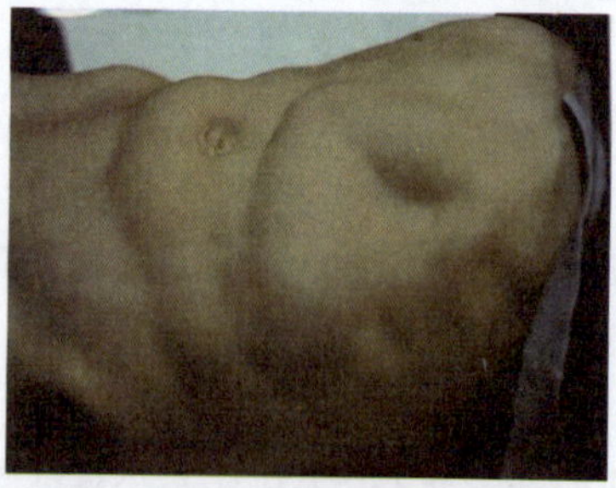

A.乙状结肠扭转

B.肠蛔虫堵塞

C.肠粪块堵塞

D.乙状结肠癌

E.肠套叠

**【答案】**C

**【解析】患者腹痛、腹胀，腹部膨隆、有肠型和蠕动波（图示），结合病史，考虑患者为肠粪块堵塞引起的肠梗阻。**

78.护理该患者时，最重要的观察内容是

A.腹痛　　B.腹胀

C.呕吐　　D.排便

E.肠绞窄征象

**【答案】**E

**【解析】肠梗阻患者病情观察最重要的是区分单纯性肠梗阻和绞窄性肠梗阻。绞窄性肠梗阻，有血运障碍、肠管坏死，为最严重的类型，需紧急手术。**

> 闭袢性肠梗阻：
>
> 一段肠袢两端完全阻塞。

79.下图所示为

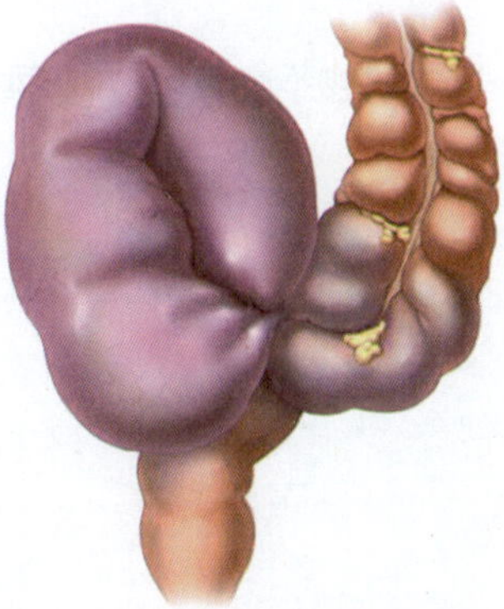

A.肠套叠　　B.低位肠梗阻

C.高位肠梗阻　　D.闭袢性肠梗阻

E.单纯性肠梗阻

**【答案】**D

**【解析】图示为肠扭转引起的闭袢性肠梗阻。**

> 血运性肠梗阻：
>
> 较少见，肠系膜血管栓塞或血栓形成→肠管血运障碍→肠管缺血坏死→肠麻痹→肠内容物不能运行。

80.下图所示情况可引发

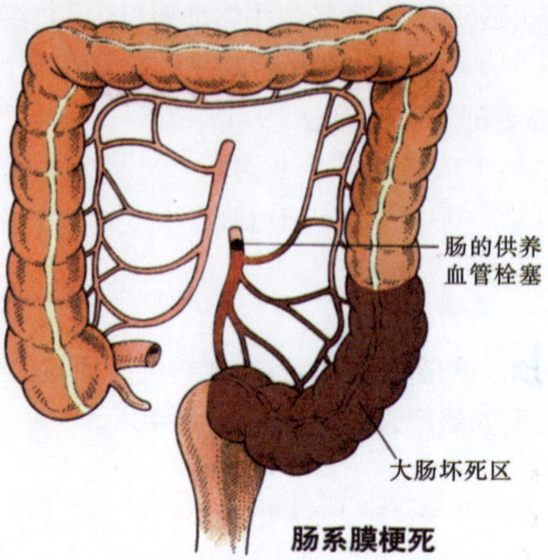

肠系膜梗死

A.肠套叠
B.低位肠梗阻
C.血运性肠梗阻
D.闭袢性肠梗阻
E.单纯性肠梗阻

【答案】C

【解析】肠管坏死→肠麻痹→肠内容物不能运行，为血运性肠梗阻。

# 第四章

# 呼吸系统疾病患者的护理

呼吸系统的组成：呼吸道、肺、胸膜。

呼吸道：环状软骨为界——分上、下呼吸道。

(1)上呼吸道：鼻、咽、喉。

(2)下呼吸道：气管、支气管。

气管在隆突(胸骨角)处分为左右两个主支气管。

右支气管——短、粗、陡直，异物易进入。

小气道：直径<2 mm，是呼吸系统患病的常见部位。

1.上、下呼吸道的分界点为

配套名师精讲课程

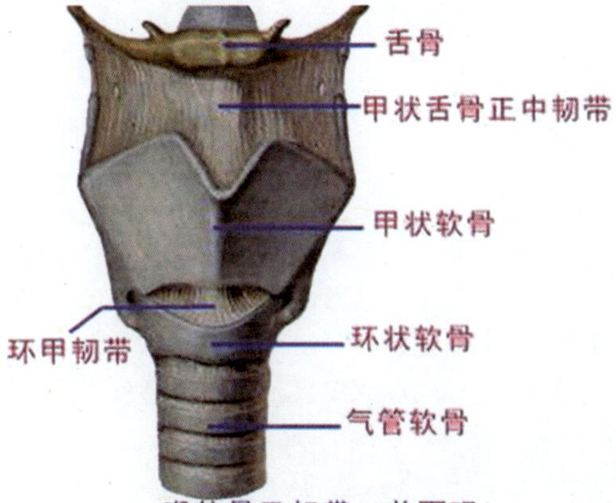


喉软骨及韧带（前面观）

A.会厌软骨

B.甲状软骨

C.勺状软骨

D.环状软骨

E.气管

【答案】D

2.上呼吸道包括

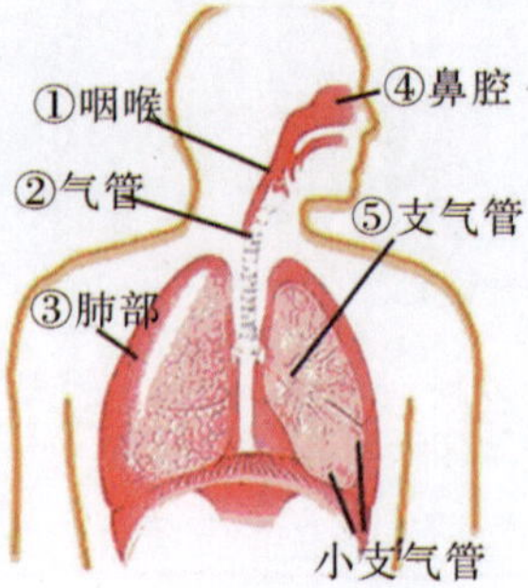


A.④　　B.①+④

C.①+②+④　　D.③+⑤

E.⑤

【答案】B

3.左右支气管分叉处的体表标志为

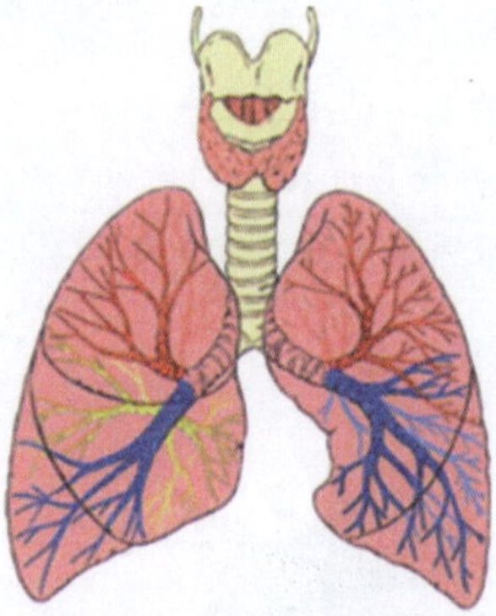

A.胸骨柄　　B.胸骨体

C.平锁骨　　D.隆突

E.平第 2 肋间

【答案】D

4.异物进入气管后,最易滑落到哪里

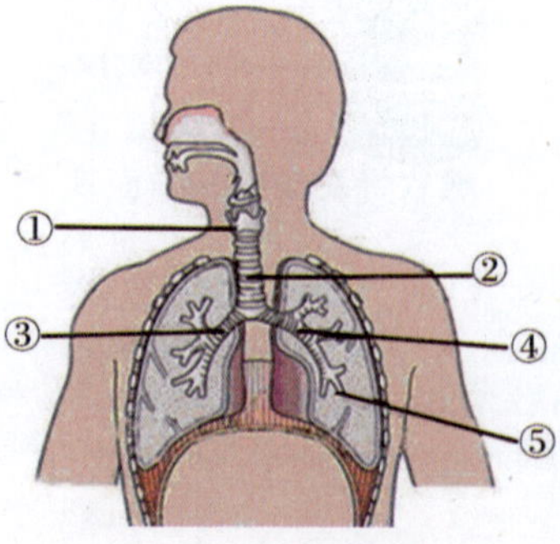


A.④　　B.①

C.②　　D.③

E.⑤

【答案】D

小儿呼吸系统解剖生理特点：

(1)鼻腔相对短小，无鼻毛，后鼻道狭窄，黏膜柔嫩，血管丰富，易于感染；炎症时易充血肿胀出现鼻塞，导致呼吸困难；咽鼓管较宽、短、直，呈水平位，因此鼻咽炎易侵及中耳致中耳炎。

(2)喉部较长、狭窄，呈漏斗型，黏膜柔嫩，血管丰富，易发生炎症水肿，因此喉炎时易发生梗阻而致窒息。

(3)气管及支气管管腔相对狭窄，缺乏弹力组织，纤毛运动差，易发生炎症，易导致阻塞。

(4)肺组织尚未发育完善，弹力组织发育差，血管丰富，间质发育旺盛，肺泡数量较少，使其含血量相对多而含气量少，易于感染及引起肺不张、肺气肿等。

5.下图为小儿及成人咽鼓管解剖位置，根据此特点，鼻咽炎时小儿易出现什么情况

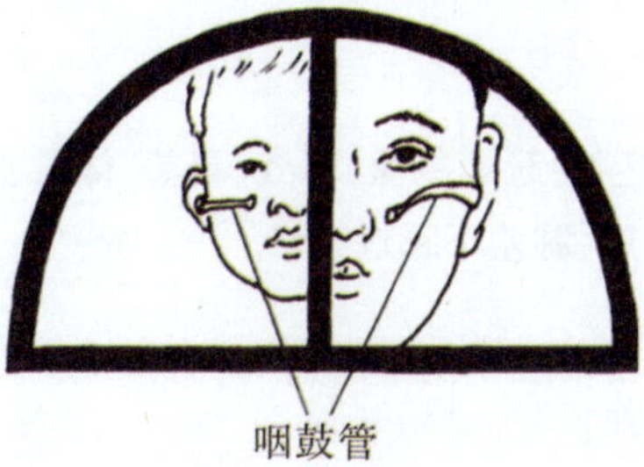


A.鼻窦炎　　B.喉炎

C.中耳炎　　D.耳鸣

E.耳聋

【答案】C

肺炎链球菌的典型表现：

(1)全身症状：起病急骤，寒战、高热，体温数小时内上升到39~41 ℃，呈稽留热。

(2)呼吸系统症状：咳嗽，少量黏液痰，典型者咳铁锈色痰。若病变范围广泛，可因缺氧而引起气急和发绀。

(3)体征：急性病容。肺实变体征：触诊——语颤增强；叩诊——浊音；听诊——支气管呼吸音及湿啰音。

6.下图哪一个符合大叶性肺炎的体温变化

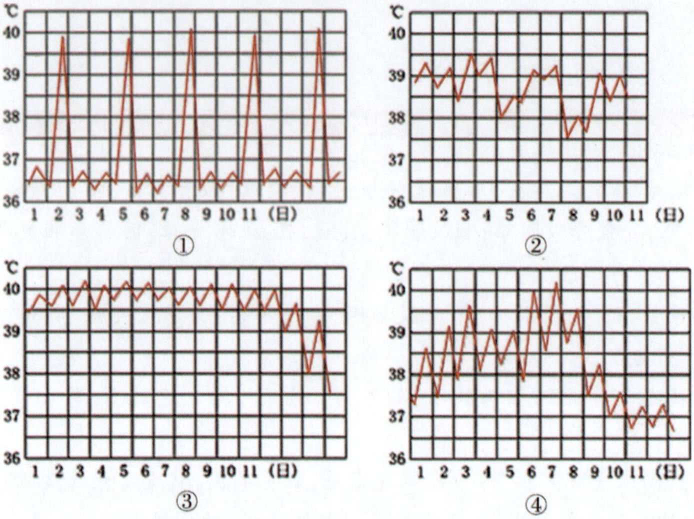


A.①　　　　B.②

C.③　　　　D.④

E.以上均不是

【答案】C

【解析】大叶性肺炎全身症状:起病急骤,寒战、高热,体温数小时内上升到 39~41 ℃,呈稽留热。稽留热 24 小时呈高热,温差不超过 1 ℃。

中毒型肺炎的抢救与护理:

(1)取仰卧中凹位,头胸部抬高 20°,下肢抬高 30°,保温、给氧。

(2)迅速建立两条静脉通道,输液速度不宜过快。

(3)严密观察病情,注意体温、脉搏、呼吸、血压及神志的变化,记录 24 小时出入量。

(4)抗休克与抗感染治疗,如血容量已补足而 24 小时尿量仍少于 400 mL——考虑肾功能不全。

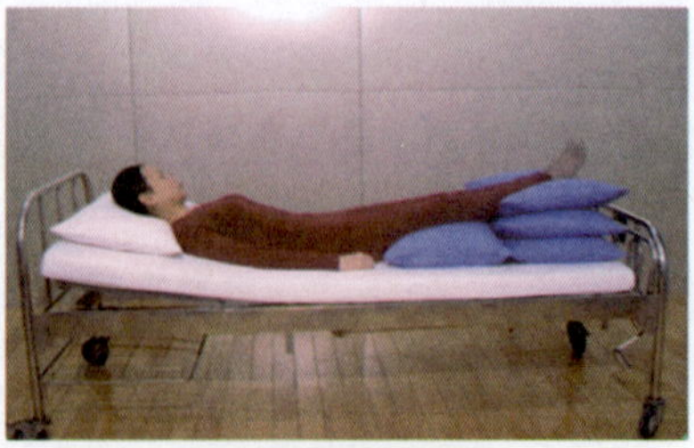

(7~8 题共用图)

7.休克型肺炎患者取仰卧中凹位，其头部抬高

A.40° B.15°

C.5° D.25°

E.30°

【答案】B

8.休克型肺炎患者取仰卧中凹位，其下肢抬高

A.10° B.15°

C.5° D.35°

E.30°

【答案】E

小儿肺炎的护理措施：

(1)氧疗：鼻导管给氧，氧流量为0.5~1 L/min，氧浓度不超过40%。缺氧明显者可用面罩给氧，氧流量2~4 L/min。氧气应湿化，以免损伤呼吸道黏膜。

(2)保持呼吸道通畅。①半卧位或抬高床头体位，定时翻身拍背。拍背方法——五指并拢，稍向内合掌；由下向上、由外向内，边拍边鼓励患儿咳嗽；②及时清除口鼻分泌物，分泌物黏稠者雾化吸入；③必要时吸痰、体位引流；④遵医嘱给予祛痰平喘药、抗生素。

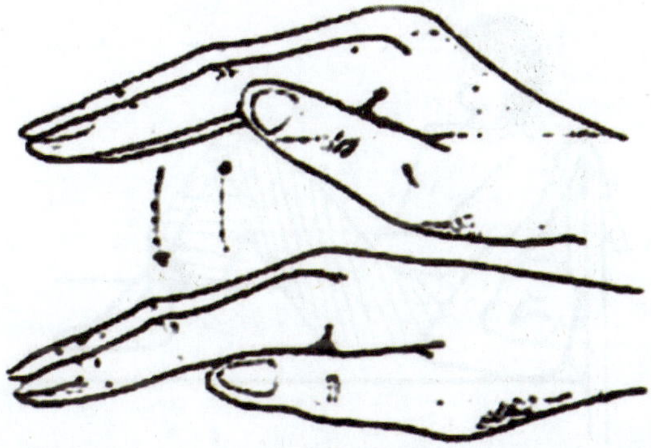

（9~10题共用图）

9.如上图所示为胸部叩击排痰手法，下列叩击方法错误的是

A.叩击应由内向外 B.叩击力量应适中

C.叩击应自下而上 D.患者取坐位或侧卧位

E.护士五指并拢形成空心状

【答案】A

【解析】拍背方法——五指并拢，稍向内合掌；由下向上、由外向内，边拍边鼓励患儿咳嗽。

10.此方法适用于成人什么状况时

A.意识不清　　B.痰量多

C.痰液黏稠　　D.不合作

E.排痰无力

**【答案】**E

**【解析】适合长期卧床、久病体弱、排痰无力的患者。**

体位引流的护理：

(1)引流宜在饭前进行，早晨清醒后立即进行效果最好，如餐后进行，应在餐后1~2小时进行，引流前向患者解释引流目的及配合方法。

(2)依病变部位不同而采取痰液易于流出的体位。

(3)引流时间从每次5~10min加到每次15~20min，嘱患者间歇做深呼吸后用力咳痰，轻拍患部以提高引流效果，引流完毕漱口。

(4)注意事项。①痰量较多时，应将痰液逐渐咳出，以防痰液过多涌出而窒息。②引流过程中注意观察，若出现咯血、发绀、头晕、出汗、疲劳等情况，应及时终止引流。③高血压、心力衰竭及高龄患者禁止体位引流。

11.下图为体位引流采取体位，你认为患者痰液所在部位为

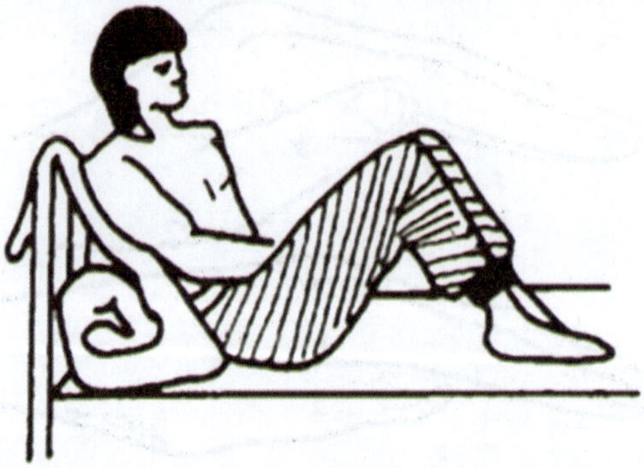

A.右肺尖　　B.右肺中叶

C.右肺下叶　　D.左肺舌叶

E.左肺下叶

**【答案】**A

**【解析】**患者进行体位引流时，应改变患者体位使患肺位置高于肺门部，促使痰液借重力作用排出体外，此患者半坐卧位，所以病灶位置应在右肺尖。

12.下图为体位引流采取体位，你认为患者痰液所在部位为

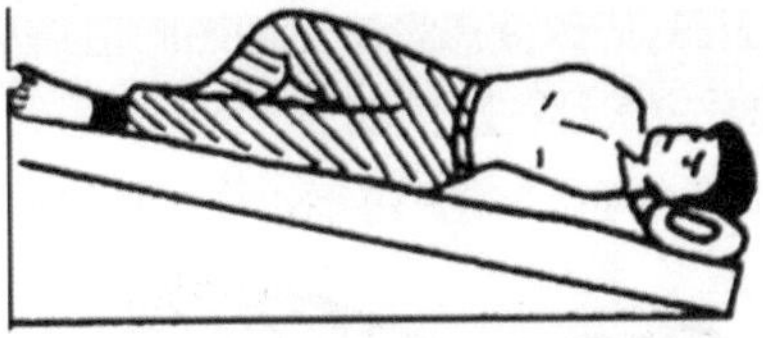

A.右肺尖
B.右肺中叶
C.右肺上叶
D.左肺舌叶
E.左肺下叶

**【答案】**B

**【解析】患者进行体位引流时，应改变患者体位使患肺位置高于肺门部，促使痰液借重力作用排出体外。此患者头低足高左侧卧位，故病灶在右肺中叶。**

13.下图为体位引流采取体位，你认为患者痰液所在部位为

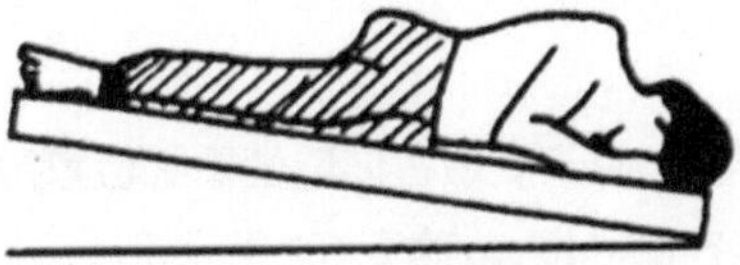

A.右肺尖
B.右肺中叶
C.右肺下叶
D.左肺舌叶
E.左肺下叶

**【答案】**C

**【解析】患者进行体位引流时，应改变患者体位使患肺位置高于肺门部，促使痰液借重力作用排出体外。此患者头低足高偏左侧卧，故病灶在右肺下叶。**

14.下图为体位引流采取体位，你认为患者痰液所在部位为

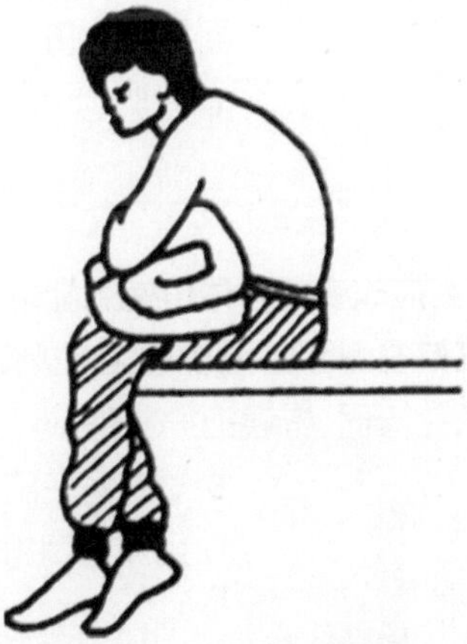

A.左肺尖
B.右肺中叶
C.右肺下叶
D.左肺舌叶
E.左肺下叶

【答案】A

【解析】患者进行体位引流时，应改变患者体位使患肺位置高于肺门部，促使痰液借重力作用排出体外。此患者端坐位，故病灶在肺尖部。

15.下图为体位引流采取体位，你认为患者痰液所在部位为

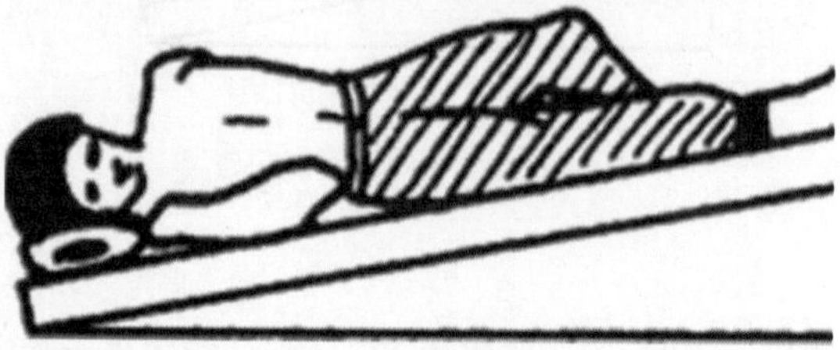

A.右肺尖　　B.右肺中叶

C.右肺下叶　　D.左肺舌叶

E.左肺上叶

【答案】D

【解析】患者进行体位引流时，应改变患者体位使患肺位置高于肺门部，促使痰液借重力作用排出体外。此患者头低足高右侧卧位，故病变在左肺舌叶。

16.下图为体位引流采取体位，你认为患者痰液所在部位为

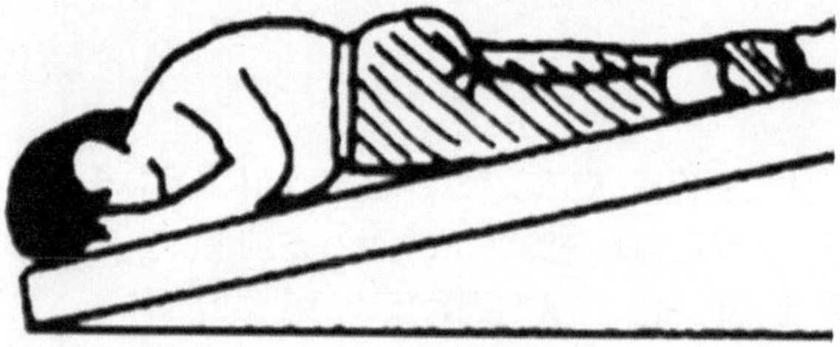

A.右肺尖　　B.右肺中叶

C.右肺下叶　　D.左肺舌叶

E.左肺下叶

【答案】E

【解析】患者进行体位引流时，应改变患者体位使患肺位置高于肺门部，促使痰液借重力作用排出体外。此患者头低足高偏右侧卧位，故病变在左肺下叶。

17.支气管扩张患者施行体位引流时，错误的护理是

A.引流在饭后施行　　B.根据病变部位选择体位

C.引流时鼓励患者深呼吸　　D.引流时间每次15～20分钟

E.引流完毕给予漱口

【答案】A

18.禁用于体位引流的患者为

A.冠心病　　B.高血压

C.糖尿病　　D.低血压

E.妊娠

【答案】B

典型肺气肿的体征:

(1)望:桶状胸,呼吸运动减弱。

(2)触:语颤减弱。

(3)叩:过清音,心浊音界缩小,肝上界下移。

(4)听:呼吸音减弱,呼气延长,心音遥远。

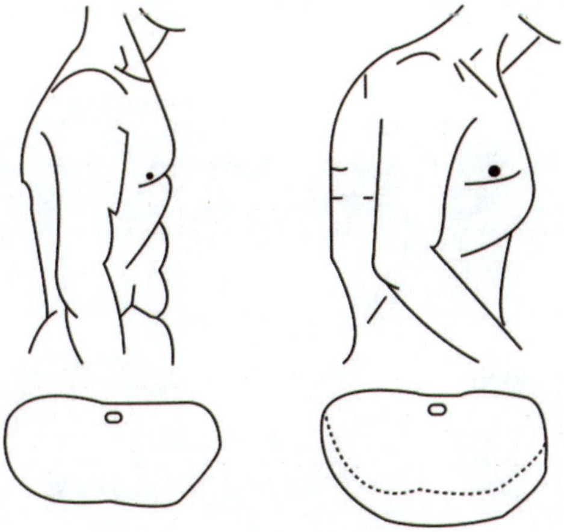

(19~20题共用图)

19.如上图所示,左侧为正常胸廓,你认为右侧为

A.偏平胸　　B.桶状胸

C.鸡胸　　D.胸腔积液

E.佝偻病胸

【答案】B

**【解析】前后径增大,为桶状胸。**

20.见于什么疾病

A.慢性支气管炎　　B.心衰

C.肺气肿　　D.胸腔积液

E.佝偻病

【答案】C

**【解析】肺气肿因残气量多,为桶状胸。**

呼吸训练：

1.缩唇呼吸

(1)方法：鼻吸气，嘴呼气。呼气时口唇吹笛子状，气体经缩窄的口唇缓慢呼出。

(2)作用：提高支气管内压，防止呼气小气道过早陷闭，以利肺泡气体排出。

2.腹式呼吸

(1)方法：取半卧位或立位，立位时上半身略向前倾，使腹肌放松。用鼻吸气，经口呼气，吸气时腹肌放松，腹部鼓起，呼气时腹肌收缩，腹部下陷。呼与吸时间比例为(2~3)：1。每日训练2次，每次10~15 min，熟练后可增加训练次数和时间，并可在各种体位时随时进行练习。

(2)作用：加强腹肌训练，使呼吸阻力减低，肺泡通气量增加，提高呼吸效率。

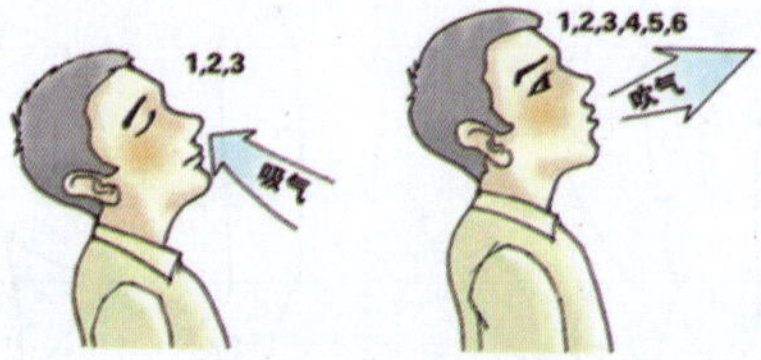


(21~22题共用图)

21.上图患者所做的呼吸为

A.过度通气
B.潮式呼吸
C.叹气样呼吸
D.吸气性呼吸困难
E.缩唇呼吸

【答案】E

22.其作用为

A.加强呼吸运动
B.减少呼吸困难
C.避免小气道塌陷
D.减轻呼吸肌劳累
E.减少胸痛

【答案】C

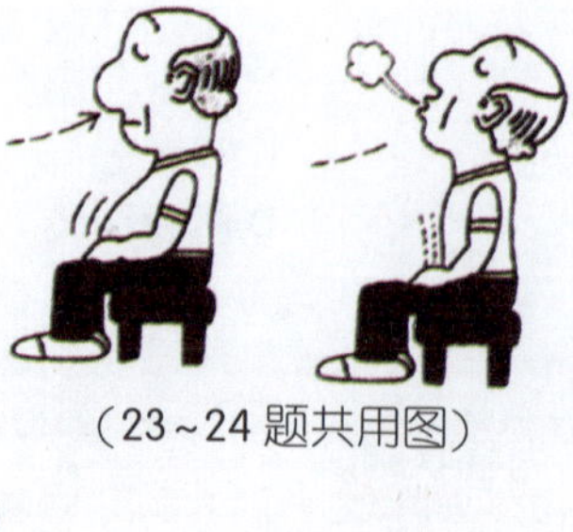

(23~24题共用图)

23.上图患者所做的呼吸为

A.过度通气
B.潮式呼吸

C.叹气样呼吸　　D.吸气性呼吸困难

E.腹式呼吸

【答案】E

**【解析】鼻吸气，嘴呼气。呼气时口唇吹笛子状，气体经缩窄的口唇缓慢呼出。吸气时腹部鼓出，呼气时腹部收缩，为腹式呼吸。**

24.护士指导一 COPD 患者做此呼吸练习，患者询问起什么作用，护士正确的回答是

A.有利于痰液排出　　B.增加肺泡张力

C.使呼吸幅度扩大，增加肺泡通气量　　D.借助腹肌进行呼吸

E.间接增加肋间肌的活动

【答案】C

25.下图患者所做的呼吸为

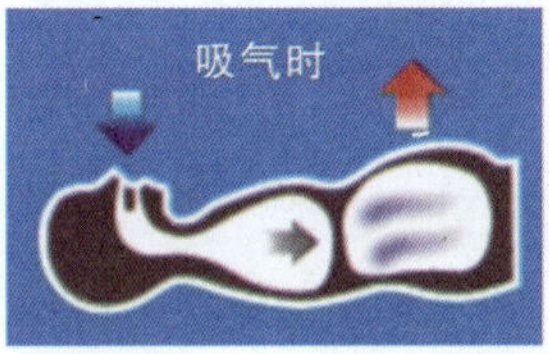


A.过度通气　　B.潮式呼吸

C.叹气样呼吸　　D.吸气性呼吸困难

E.腹式呼吸

【答案】E

支气管哮喘治疗：

1.消除病因

2.预防哮喘发作的药物

(1)β 受体激动药：沙丁胺醇——哮喘急性发作首选药，用药方法首选吸入。

(2)茶碱类：口服、静脉。

静脉用药速度过快或浓度过高——引起头晕、心悸、心律失常、血压剧降，严重者可致心搏骤停。

(3)抗胆碱药物：可舒缓支气管，减少分泌物分泌。如异丙托溴铵，适用于夜间哮喘、痰多的患者。

3.抗炎药物

(1)糖皮质激素：控制哮喘最有效的抗炎药物。常用泼尼松口服，重症先静脉给予氢化可的松。

(2)色甘酸钠：可稳定肥大细胞膜，对预防运动和过敏原诱发的哮喘最有效。

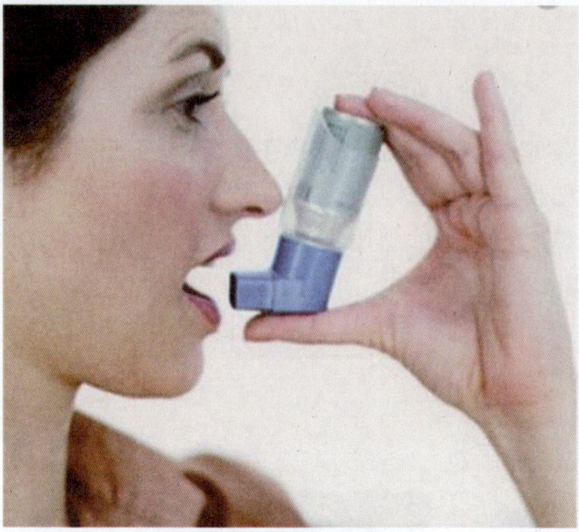

（26~27题共用图）

26.上图所示给药方式为哪种疾病的首选

A.慢支

B.肺气肿

C.COPD

D.支气管哮喘

E.呼吸衰竭

【答案】D

27.哮喘急性发作首选药物为

A.氨茶碱

B.沙丁胺醇

C.麻黄碱

D.肾上腺素

E.阿托品

【答案】B

肺心病的护理措施：

(1)排痰：咳嗽，拍背。

(2)持续低流量、低浓度吸氧：氧浓度25%~29%，氧流量1~2 L/min。低浓度给氧的依据是因为失代偿期患者多为慢性Ⅱ型呼吸衰竭，呼吸中枢对二氧化碳的刺激敏感性降低，呼吸中枢兴奋主要依靠缺氧对外周化学感受器的刺激作用。采取持续低流量、低浓度给氧，既能改善缺氧，又不致加重二氧化碳的潴留。

(3)慎用镇静药：禁用麻醉药，以免诱发或加重肺性脑病。

28.COPD、肺心病、II型呼吸衰竭患者吸氧流量均为

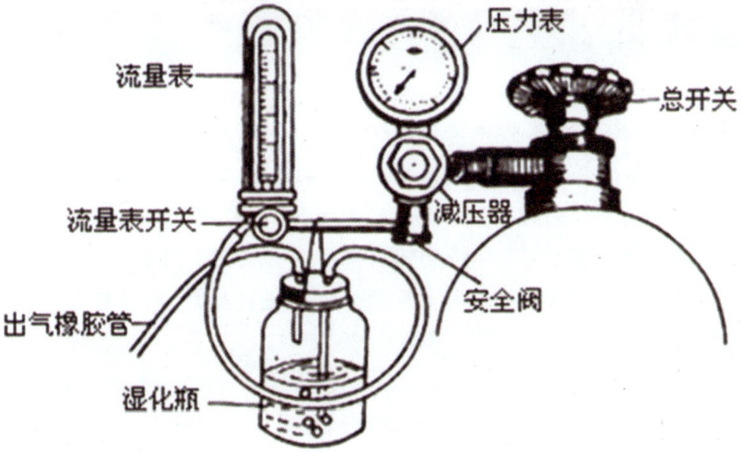


A.1~2 L/min
B.2~4 L/min
C.4~6 L/min
D.6~8 L/min
E.8~10 L/min

【答案】A

气胸辅助检查：

诊断气胸的重要方法为X线检查。气胸者可显示不同程度的肺萎陷和胸膜腔积气。

29.一患者X线检查如下图所示，应考虑诊断为

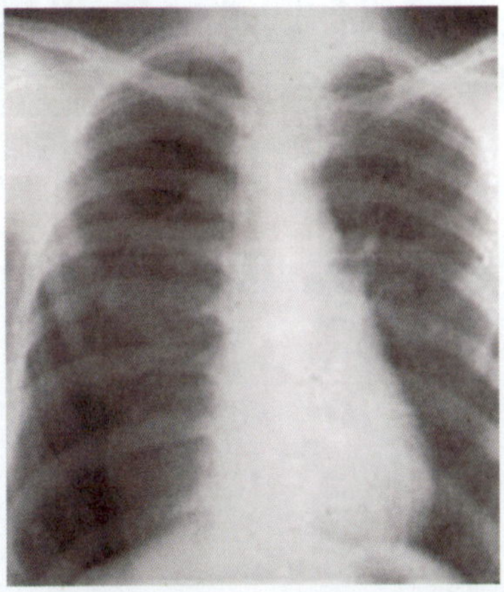

A.慢支
B.肺气肿
C.胸腔积液
D.气胸
E.肺炎

【答案】D

胸膜腔闭式引流的护理要点:

(1)维持引流通畅。

(2)体位与活动:最常采用的体位为半坐卧位。如果患者躺向插管侧,可在引流管两旁垫以沙袋或折叠的毛巾,以免压迫引流管。鼓励患者经常深呼吸与咳嗽,以促进肺膨胀,促使胸膜腔气体与液体的排出。当病情稳定时,患者可在床上或下床活动。

(3)若引流瓶意外打破,应立即将胸侧引流管折曲夹闭。若引流管脱落,应迅速用无菌敷料堵塞、包扎胸壁引流管处伤口并立即通知医生进行处理,搬动患者时用两把止血钳交叉夹紧胸腔引流管。

(4)胸腔引流的观察与记录:观察引流液的量、性状。创伤后如出血已停止,引出胸液多呈暗红色。引流液呈鲜红色,伴有血块,考虑胸腔内有进行性出血,应当立即通知医师,并准备剖胸手术。

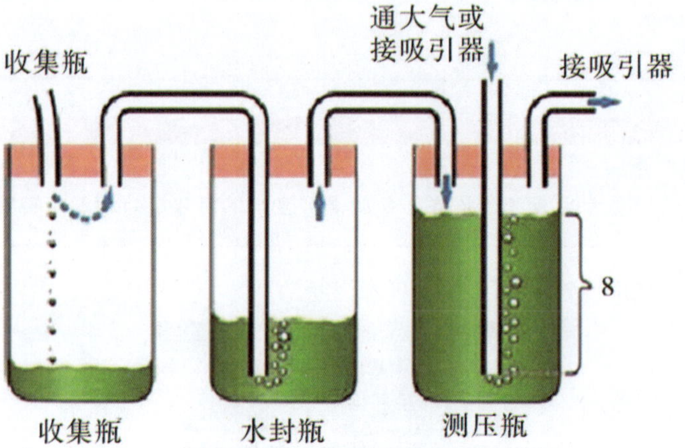

(30~31 题共用图)

30.患者男,34 岁。损伤性气胸,遵医嘱给予胸腔闭式引流,其引流装置如上图所示,目前该装置给予其胸腔施压的压力是

A.−60 $cmH_2O$　　B.−4 $cmH_2O$

C.0 $cmH_2O$　　D.−8 $cmH_2O$

E.60 $cmH_2O$

【答案】D

**【解析】当接通吸引器后所产生的负压等于通气管水封下的深度。**

31.该患者闭式胸膜腔引流护理中,促使胸内气体排出的措施是

A.取半卧位　　B.水封瓶低于引流口 60 cm

C.保持长玻璃管在水面下 3 cm　　D.鼓励患者咳嗽和深呼吸

E.定时挤捏引流管

【答案】D

胸膜腔闭式引流护理：

引流装置固定：引流瓶置于胸腔引流出口 60 cm 以上，引流管长度以能将引流管固定在床缘，且能垂直降到引流瓶为宜。

32.如下图所示，引流瓶距离胸腔引流出口的距离为

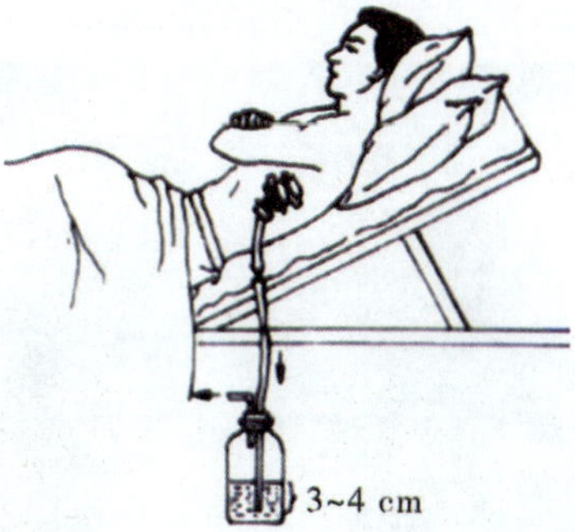


A.30 cm　　B.40 cm

C.50 cm　　D.60 cm

E.20 cm

【答案】D

33.如下图所示，胸腔闭式引流液面下的管长度为

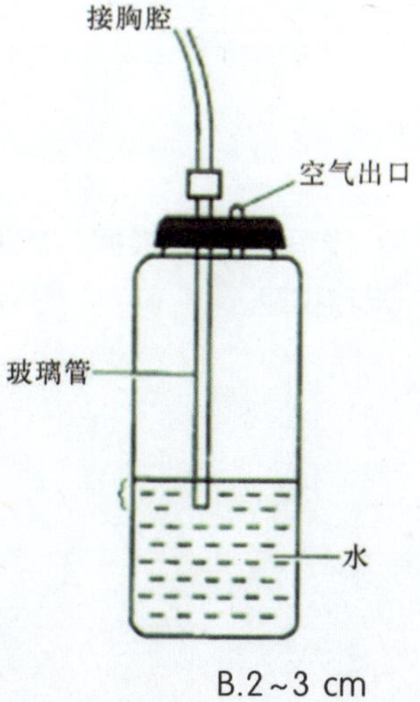


A.1~2 cm　　B.2~3 cm

C.3~4 cm　　D.4~5 cm

E.5~6 cm

【答案】C

气胸：

(1)闭合性气胸大多数起病急骤，患者突感一侧胸痛，针刺样或刀割样，持续时间短暂，继之胸闷和呼吸困难，可伴有刺激性咳嗽。严重者不能平卧。

(2)X线检查是诊断气胸的重要方法。气胸的典型X线表现为肺向肺门萎陷呈圆球形阴影，气体带聚集于胸腔外侧或肺尖，局部透亮度增加，无肺纹理。

34.患者男，32岁，突然憋气、胸痛3小时，来院就诊，结合X线平片影像，该患者可能为

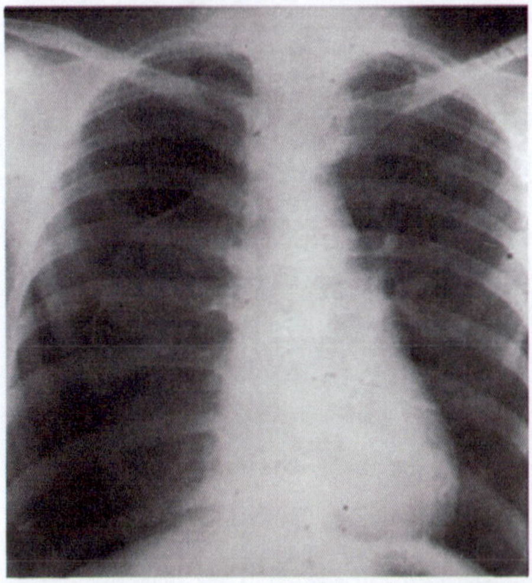

A.正常胸片

B.气胸

C.肺炎

D.肺结核

E.肺癌

【答案】B

【解析】患者由于憋气导致气胸，伴有胸痛，再根据X线发现肺组织在肺门区形成密度均一的软组织影同时可见横膈下降，无肺纹理。

# 第五章

# 传染病患者的护理

麻疹：

（1）麻疹主要通过呼吸道飞沫传播。

（2）前驱期（发疹前期）以发热、上呼吸道感染、麻疹黏膜斑为主要特征。颊黏膜上可见麻疹黏膜斑，出疹后逐渐消失，具有早期诊断价值。

（3）出疹开始见于耳后发际，颈部，渐延及面部、躯干、上肢、下肢及足底，为淡红色充血性斑丘疹，疹间皮肤正常，易并发肺炎、喉炎等。

（4）疹退后皮肤有糠麸样脱屑及浅褐色色素沉着。

1.患儿，男，3岁。3天前发热、咳嗽、流涕，近1天体温持续40 ℃收入院，查体见下图所示，该患者最先考虑的疾病是

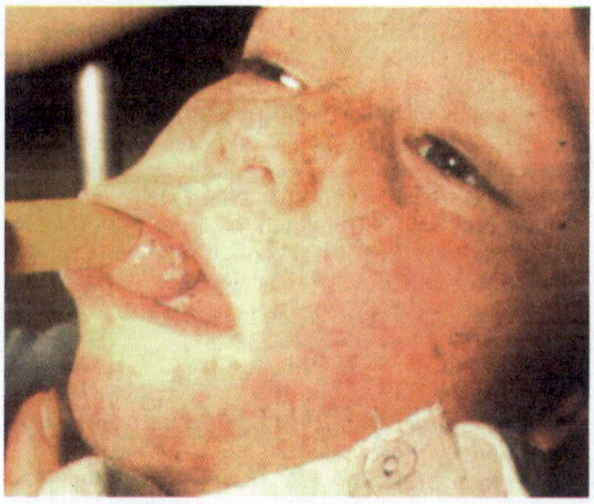

配套名师精讲课程

A.麻疹　　B.风疹

C.猩红热　　D.水痘

E.流行性脑脊髓膜炎

**【答案】**A

**【解析】**风疹是由风疹病毒引起的急性出疹性传染疾病，其临床特征为有低热或中度发热，全身红色斑丘疹，皮疹消退后一般不留色素沉着，亦不脱屑，耳后、枕后及颈部淋巴结肿大，病情较轻，预后良好；猩红热是由A组乙型溶血性链球菌感染引起的急性呼吸道传染病，

**其临床特征为发热、咽峡炎、全身弥漫性鲜红色皮疹和疹退后明显的脱屑；水痘好发于 2～6 岁，由水痘病毒感染，全身皮肤出现丘疹、水疱；流脑是由脑膜炎球菌引起的化脓性脑膜炎。致病菌由鼻咽部侵入血循环，最后局限于脑膜和脊髓膜，形成化脓性脑脊髓膜病变。其临床特点为发热、头痛、呕吐、皮肤有内毒素引起瘀斑、瘀点及颈项强直等脑膜刺激征。**

2.如下图所示，麻疹患者在出疹期首先出皮疹的部位

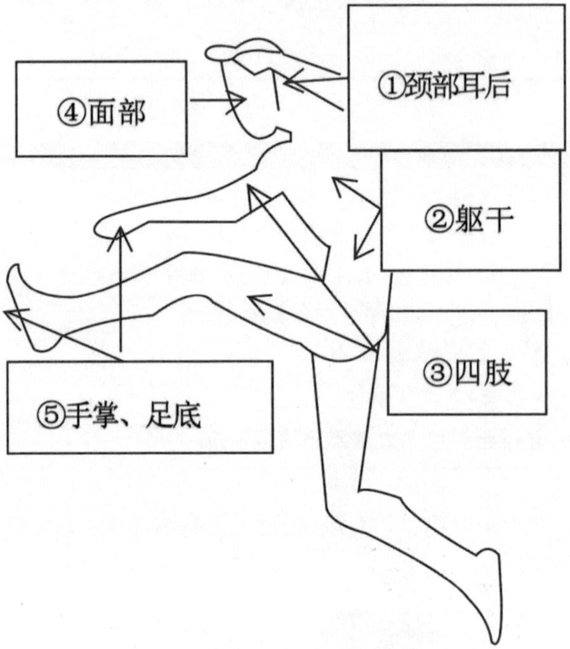


（2～3 题共用图）

A.颈部、耳后、发际
B.前额、面、颈
C.躯干
D.四肢
E.手掌、足底

**【答案】**A

**【解析】发热后 3～4 天出现皮疹，开始见于耳后发际、颈部，渐至及面部、躯干、上肢、下肢及足底，为淡红色充血性斑丘疹，疹间皮肤正常，3～5 天出齐。**

3.麻疹皮疹部位如上图所示，麻疹出疹的顺序正确的是

A.头面—耳后—躯干—四肢末端—手掌、足底
B.四肢末端—头面—耳后发际—躯干—手掌、足底
C.四肢末端—头面—躯干—四肢末端—耳后发际
D.手掌、足底—四肢末端—躯干—头面—耳后发际
E.耳后发际—面部—躯干—四肢—手掌、足底

**【答案】**E

【解析】A 选项是风疹出疹顺序，B、C、D 选项不符合出疹性疾病规律，E 是麻疹顺序，开始见于耳后发际、颈部，渐至及面部、躯干、上肢、下肢及足底。为淡红色充血性斑丘疹，疹间皮肤正常，3～5 天出齐。

水痘：

(1)水痘的病原体为水痘-带状疱疹病毒，水痘患者是唯一的传染源。

(2)水痘的皮肤病变仅限于表皮棘细胞层，故脱屑后不留瘢痕。

4.如下图所示，水痘患者皮肤病变的病理改变所在位置是

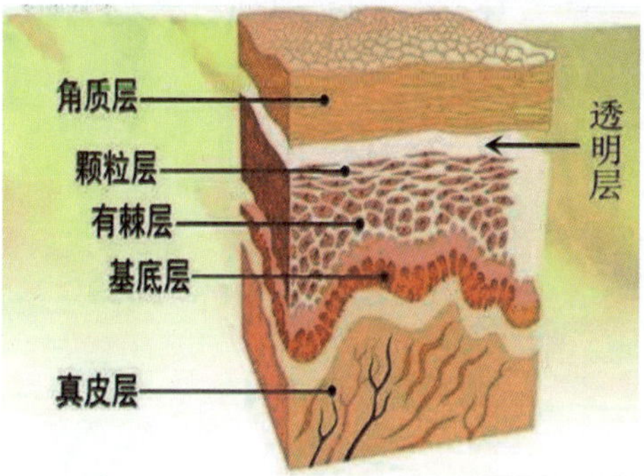


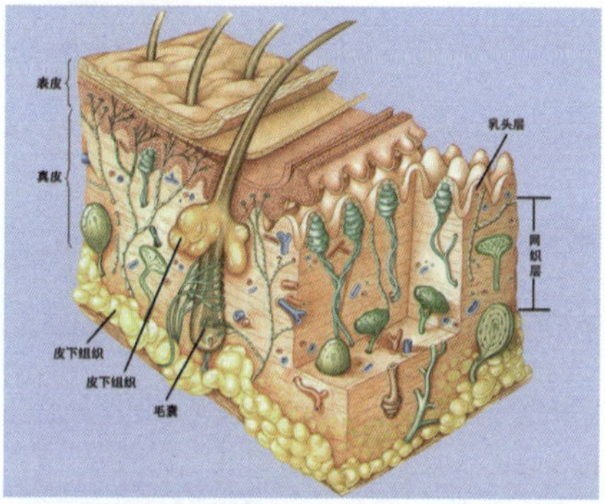


A.仅限黏膜 B.仅限表皮的棘细胞层
C.仅限真皮 D.可侵及皮下组织
E.可侵及肌层

【答案】B

【解析】皮肤分为表皮、真皮、皮下组织，表皮分为 5 层：基底层、棘层、颗粒层、透明层、角质层，水痘仅限于表皮棘细胞层，由于基底层具有很强的生发功能，能及时增生新组织逐层移动到表皮各层，故水痘脱屑后不留瘢痕。

水痘：

(1)水痘皮疹分批出现，按斑疹、丘疹、疱疹、结痂的顺序演变，连续分批出现，一般2～3批，常伴瘙痒，2～3 天开始干枯结痂，不同性状的皮疹同时存在是水痘皮疹的重要特征。

(2)皮疹为向心性分布：首发于躯干，以后至面部、头皮、躯干多，四肢少是水痘皮疹的又一特征。

(3)黏膜疱疹可出现在口腔、咽、结膜和生殖器等处，易破溃形成溃疡。

(4)水痘为自限性疾病，一般 10 天左右自愈。

(5)水痘患者皮肤继发性细菌感染较常见，也可并发水痘脑炎、原发性水痘肺炎等。

5.如下图所示，属于水痘的出疹顺序是

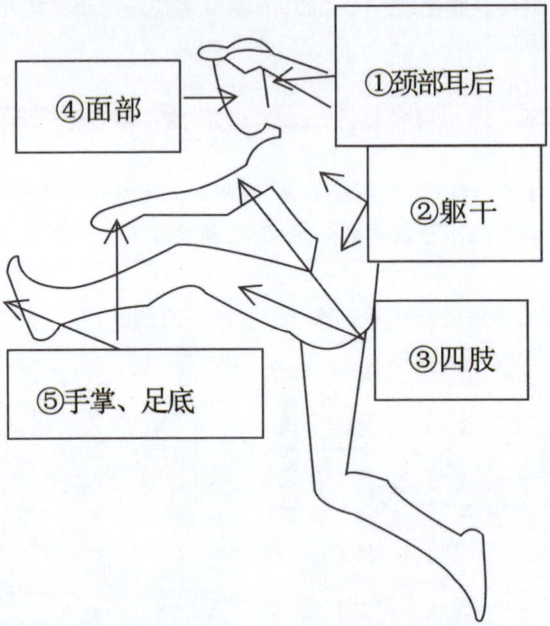


A.头面—颈部耳后—躯干—四肢

B.四肢末端—头面—耳后发际—躯干—手掌、足底

C.躯干—头面—四肢—手掌、足底—全身

D.手掌、足底—四肢末端—躯干—头面—耳后发际

E.耳后发际—面部—躯干—四肢—手掌、足底

【答案】C

【解析】E 选项是麻疹和猩红热出疹顺序，水痘皮疹首先出现在躯干，呈向心性分布；A 选项为风疹出疹顺序，首先从面部开始，24 小时内遍及颈、躯干、手臂，常是面部皮疹消退而下肢皮疹出现，一般历时 3 天，出疹后脱皮极少，典型临床表现为耳后、枕部及颈后淋巴结肿大伴有触痛。E 是麻疹和猩红热出疹顺序，其他选项都不符合出疹性疾病的出疹规律。

6.患儿，女，6 岁。发热 1 天后，如下图所示，躯干有较多皮疹，四肢少，为红色斑丘疹和小水泡，痒感重，部分结痂，护士考虑该患儿可能是

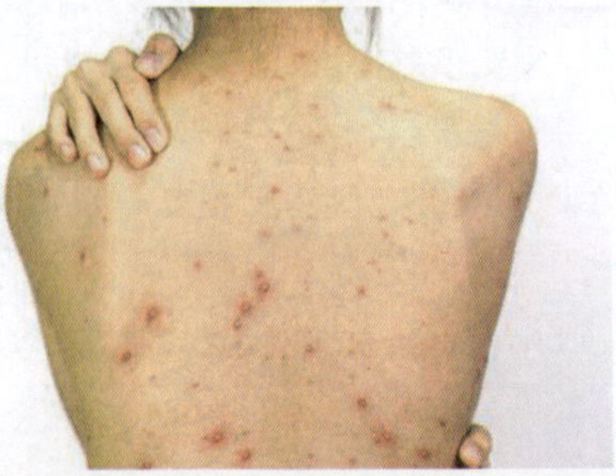

A.麻疹　　B.腮腺炎

C.猩红热　　D.水痘

E.风疹

【答案】D

【解析】麻疹早期表现类似上呼吸道感染症状，发热，咳嗽、流涕、流泪、咽部充血等，眼泪增多、畏光，麻疹黏膜斑；体温可高至40～40.5 ℃，皮疹顺序从耳后、颈部、沿着发际边缘，遍及面部、躯干及上肢、下肢及足部，皮疹为淡红色充血性斑丘疹，疹间皮肤正常，疹退后皮肤留有糠麸状脱屑及棕色色素沉着。C选项，猩红热为A组溶血性链球菌感染引起的急性呼吸道传染病。其临床特征为发热、咽峡炎，皮疹为猩红热最重要的症状之一，出疹顺序与麻疹相似，从耳后，颈部开始，延及胸、背、上肢、下肢，少数延及全身，全身弥漫性鲜红色皮疹，疹间皮肤充血发红，疹退后明显的脱屑，不留色素沉着。风疹发热与水痘相似，发热1天后出疹，皮疹从面颈部，迅速扩展到躯干四肢，1天内布满全身，但手掌、足底大都无疹。皮疹呈细点状淡红色斑疹、斑丘疹或丘疹，部分融合类似麻疹。躯干尤其背部皮疹密集，融合成片，又类似猩红热，出疹后脱皮极少。可有耳后、枕后、颈部淋巴结肿。腮腺炎无皮疹，可鉴别之。水痘、风疹皮疹多出现于发病第1天，猩红热在第2天，麻疹在第3天，斑疹伤寒在第5天。

腮腺炎：

(1)腮腺炎好发于5～15岁儿童，无免疫力的成人亦可发病，首发体征为一侧腮腺肿大，2～3天后累及对侧，也可两侧同时肿大。

(2)脑膜脑炎是腮腺炎最常见的并发症，常发生在腮腺肿大前后或同时发生。

7.患儿，男，5岁。发热伴右耳下疼痛3天，腹痛半天，体温40 ℃入院，查体如下图所示，右上腹压痛、反跳痛，该患儿优先考虑的诊断是

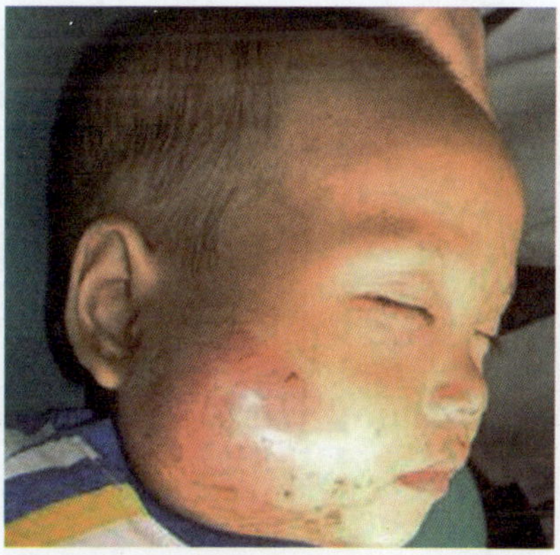

A.麻疹　　B.腮腺炎

C.猩红热　　D.水痘

E.斑疹伤寒

【答案】B

8.患者,男,10 岁。因发热 2 天,伴乏力、尿黄,查 ALT 1 120 U/L,总胆红素 70 mmoL/L,抗-HAV-IgM(+),患者体格检查如下图所示,应诊断为

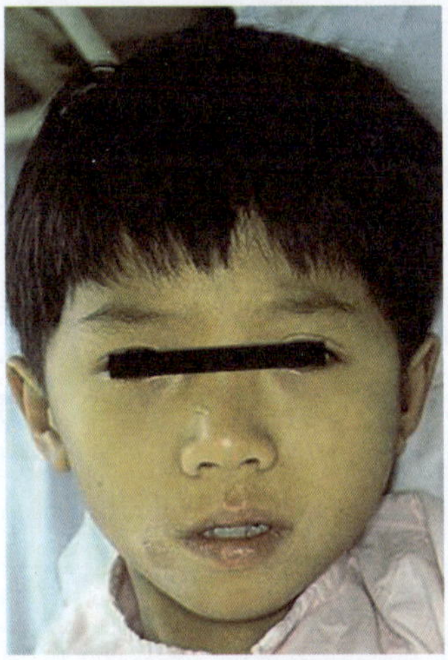

A.乙型肝炎　　B.丙型肝炎

C.甲型肝炎　　D.丁型肝炎

E.戊型肝炎

【答案】C

【解析】**甲型病毒性肝炎,分为两型:急性黄疸型肝炎和急性无黄疸型肝炎。急性黄疸型肝炎,传染性最强,黄疸期尿色加深如浓茶样,巩膜和皮肤黄染,肝多肿大,有触痛及叩痛。**

9.患者,女,59 岁。有乙型肝炎病史 15 年,近 5 年反复出现食欲减退、厌油、恶心、腹胀,疲乏及全身不适症状,查体如图 1 所示,纤维内镜如图 2 所示,患者最可能诊断为

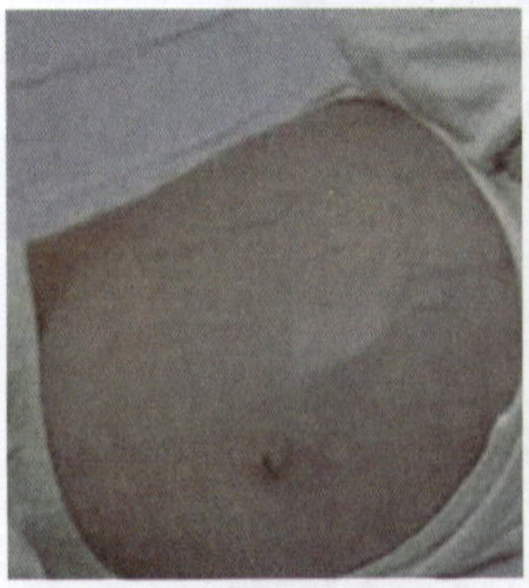

图1　腹部体检

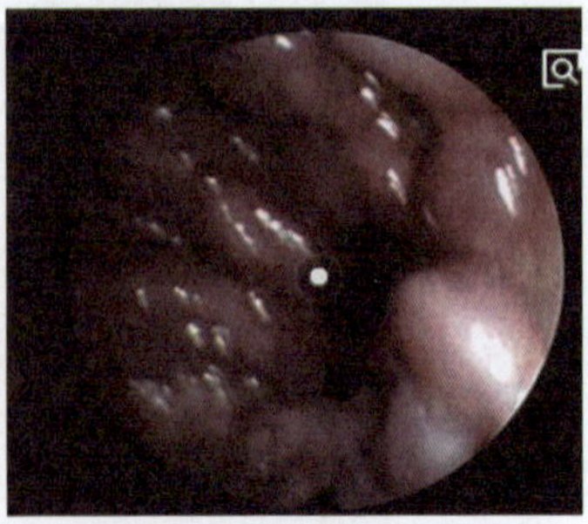

图2　食管纤维镜

A.慢性肝炎　　B.重型肝炎

C.急性黄疸型肝炎　　D.淤胆型肝炎

E.肝炎后肝硬化

【答案】E

【解析】肝硬化是临床慢性进行性肝损害，早期肝脏代偿无明显症状，后期则以肝功能损害和门脉高压为主要表现，肝硬化门脉高压症往往伴随着脾脏增大、脾功能亢进、食管胃底静脉曲张、腹水等一系列病理生理变化。

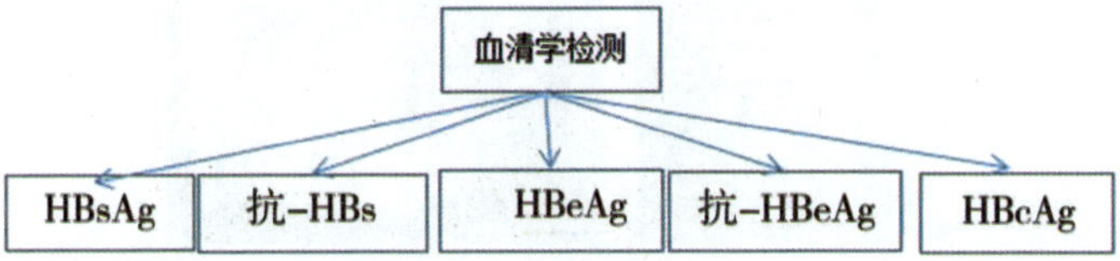


（10～11 题共用图）

10.患者，女，26 岁。有乙型肝炎病史 10 年，近 1 年反复出现食欲减退、厌油、恶心、腹胀，疲乏及全身不适症状，血清学检查项目如上图所示，患者可能检测不到的指标为

A.HBsAg
B.抗-HBs
C.HBcAg
D.抗-HBeAg
E.HBeAg

【答案】C

【解析】核心抗原（HBcAg）与核心抗体（抗-HBc）难以检测到。

11.男，12 岁，出生后按计划接种乙肝疫苗，近日体检，血清学检查项目如上图所示，该学生最可能检测结果阳性为

A.HBsAg
B.抗-HBs
C.HBcAg
D.抗-HBeAg
E.HBeAg

【答案】B

【解析】表面抗体（抗-HBs）阳性，常见于免疫接种和曾经感染有免疫力的恢复者。其他项阳性见于患者或病毒携带者。

艾滋病即获得性免疫缺陷综合征（AIDS）：

（1）由人类免疫缺陷病毒（HIV）引起，HIV 属于 RNA 病毒。

（2）患者及 HIV 病毒携带者为传染源，传播途径包括性接触传播（为主要传播途径），经血液及血制品传播，母婴传播以及其他途径。

（3）呼吸系统以肺孢子菌肺炎引起的机会性感染最常见，是艾滋病患者的主要死亡原因。

（4）皮肤黏膜会有紫红色或深蓝色浸润或结节、口腔感染等，眼部会有视网炎，眼部卡波西肉瘤等。

12.患者，男，26 岁。6 年前发现 HIV 抗体阳性，1 年来无明显诱因反复出现发热，体温波动

于38.0~39.0 ℃，伴咳嗽、咳痰，体格检查如下图所示，目前该患者的艾滋病分期最可能的是

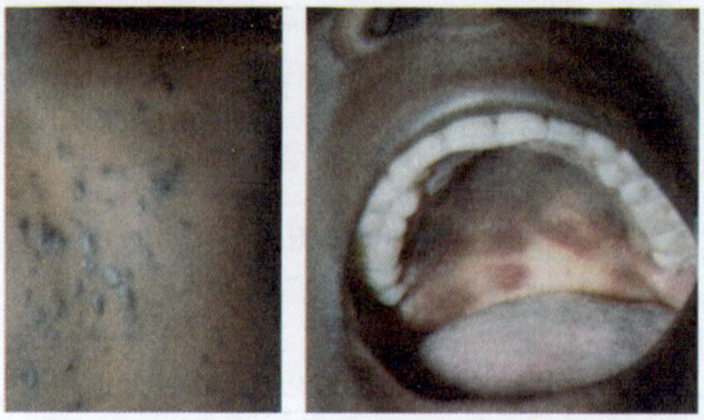

A.急性感染期（Ⅰ期）　　B.无症状感染期（Ⅱ期）

C.持续性全身淋巴结肿大期（Ⅲ期）　　D.艾滋病恶化期（Ⅴ期）

E.艾滋病期（Ⅳ期）

【答案】E

【解析】急性感染期（Ⅰ期）症状常较轻微，易被忽略；无症状感染期（Ⅱ期），无任何症状，此期可持续2~10年或更长；持续性全身淋巴结肿大期（Ⅲ期）：肿大一般持续3个月以上，无自觉症状；艾滋病期（Ⅳ期）：为本病的终末期，此期临床表现复杂，易发生机会性感染和恶性肿瘤，图中显示为卡波西肉瘤的临床表现，故选E项。

乙脑：

（1）流行性乙型脑炎是由乙型脑炎病毒引起，以脑实质炎症为主要病变的中枢神经系统急性传染病。

（2）乙脑为人畜共患疾病，猪为主要传染源和中间宿主，蚊虫为主要传播媒介，而三带喙库蚊是传播的主要媒介，以隐性感染最常见，感染后获得永久免疫力。

（3）夏秋季流行多为10岁以下儿童，尤以2~6岁儿童发病率最高。

13.流行性乙型脑炎流行环节如下图所示，流行期最主要传染源是

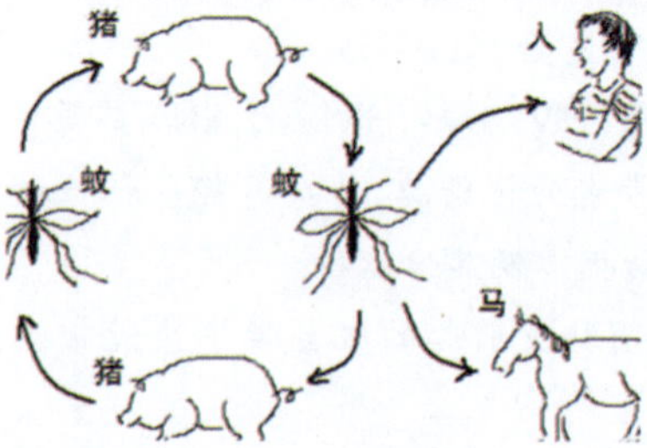


A.伊蚊　　B.马

C.人　　D.猪

E.三带喙库蚊

【答案】D

**【解析】猪为主要传染源和中间宿主，蚊虫为主要传播媒介。**

流行性乙型脑炎分期：

(1)潜伏期：一般为10~14天。

(2)前驱期：起病急，体温在1~2天内可达39~40 ℃，伴头痛、恶心和呕吐，一般为1~3天。

(3)极期：①高热，体温高达40 ℃以上；②意识障碍；③惊厥或抽搐；④呼吸衰竭，为致死的主要原因；⑤颅内高压；⑥神经系统症状和体征等脑实质受损的症状。

(4)恢复期：体温逐渐恢复正常，精神、神经症状好转，2周左右可完全恢复。

(5)后遗症期：少数重症患者半年后仍有精神神经症状。

14.患儿，男，2岁。以流行性乙型脑炎入院，入院后很快出现头痛、呕吐、嗜睡、昏迷、反复高热惊厥、脑膜刺激征明显，症状如下图所示，转入重症监护室抢救，患儿最严重的三种症状是

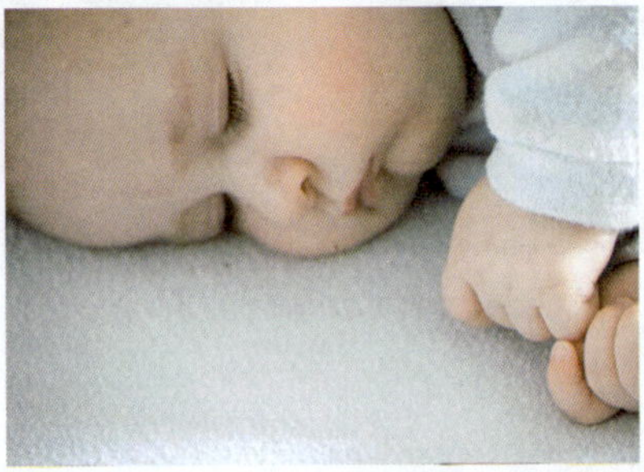

A.高热、意识障碍、呼吸衰竭
B.意识障碍、呼吸衰竭、循环衰竭
C.高热、惊厥、呼吸衰竭
D.高热、惊厥、循环衰竭
E.惊厥、呼吸衰竭、循环衰竭

**【答案】**C

**【解析】极重型41 ℃以上深度昏迷，常出现呼吸衰竭和脑疝，且病死率高。**

猩红热：

(1)猩红热的致病菌是A组乙型溶血性链球菌，链球菌及其毒素侵入机体后，主要产生三种病变。

①化脓性病变：引起咽峡炎、化脓性扁桃体炎，也可致菌血症或脓毒症。

②中毒性病变：可引起发热等全身中毒症状，出现典型猩红热皮疹。

③变态反应性病变：少数患者患病后由于变态反应而出现心、肾、关节的非化脓性炎症。

(2)出疹期:全身弥漫性充血的皮肤上出现针尖大小的丘疹,触之有砂纸感,疹间无正常皮肤。特殊体征:腋窝、肘窝、腹股沟处可见密集皮疹,呈线状,称为帕氏线;面部充血而无皮疹,鼻周围无皮疹,略显苍白称为“口周苍白圈”;杨梅舌是指病初舌被覆白苔,3~4天后白苔脱落,舌乳头红肿突起。

(3)脱屑期:躯干为糠皮样脱屑,手掌、足底可见大片状脱皮,呈“手套”“袜套”状,无色素沉着。

15.患者,女,10岁。一周来,上呼吸道感染后,出现发热,咽部疼痛明显,体格检查如下图所示,诊断为A组乙型溶血性链球菌脓疱疮和化脓性扁桃体炎,该患者诊断分期为

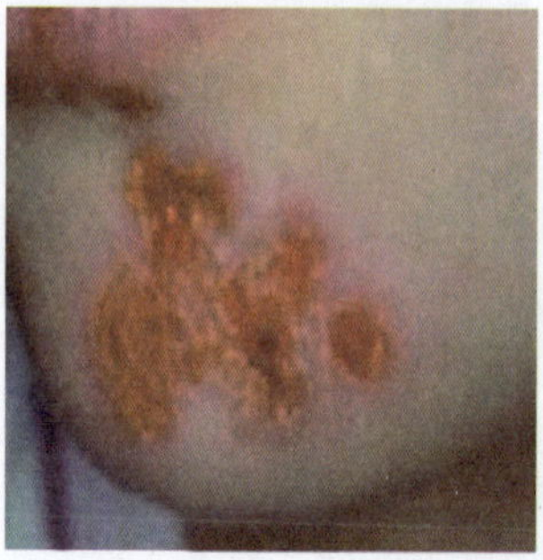

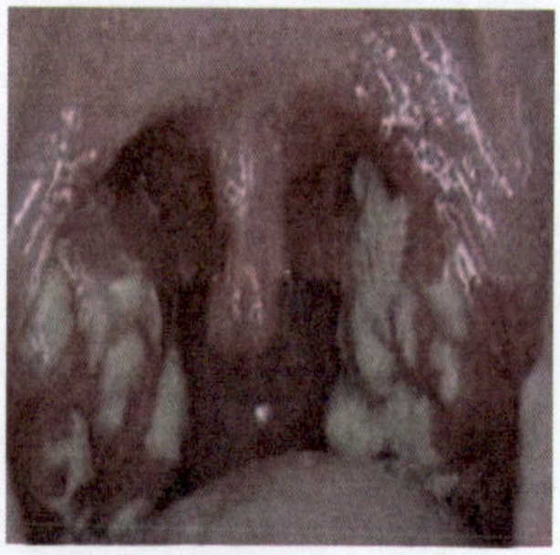

A.出疹期　　B.前驱期

C.脱屑期　　D.变态反应期

E.并发症期

【答案】B

**【解析】猩红热为A组溶血性链球菌感染引起的急性呼吸道传染病。其临床特征为发热、咽峡炎、皮疹为猩红热最重要的症状之一。前驱期:以发热、咽峡炎、咽红肿、扁桃体化脓为主,故该题选B。**

16.患者,男,9岁。出现发热,咽痛,体格检查如下图所示,诊断为A组乙型溶血性链菌球菌感染引起,该患者诊断分期为

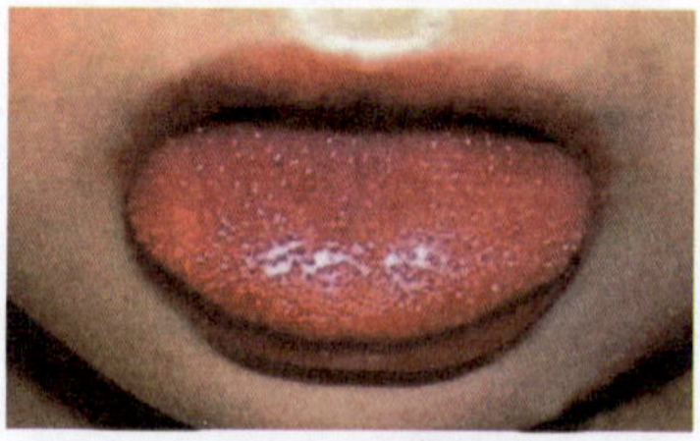

A.出疹期　　B.前驱期

C.脱屑期　　D.变态反应期

E.并发症期

【答案】A

【解析】猩红热为A组乙型溶血性链球菌感染引起的急性呼吸道传染病。皮疹为猩红热最重要的症状之一，出疹期，出疹顺序与麻疹相似，从耳后、颈部开始，延及胸、背、上肢、下肢，少数延及全身，全身弥漫性鲜红色皮疹，疹间皮肤充血发红，触之有砂纸感，伴舌乳头红肿突起称为“杨梅舌”，故该题选A。

猩红热：

(1)猩红热急性期应绝对卧床休息，给予适当的物理降温及药物降温，但忌用冷水或乙醇擦浴，给予营养丰富且易消化的流质、半流质饮食，多饮水，以利散热及排泄毒素。

(2)保持皮肤清洁、干燥，勤更换衣物及床单，用温水清洗皮肤，禁用肥皂水，脱皮时可涂凡士林或液体石蜡，大块脱皮须用消毒剪刀修剪，不可用手撕。

17.患儿，女，3岁。猩红热发病1周，体检如下图所示，此时针对皮肤的护理措施，正确的是

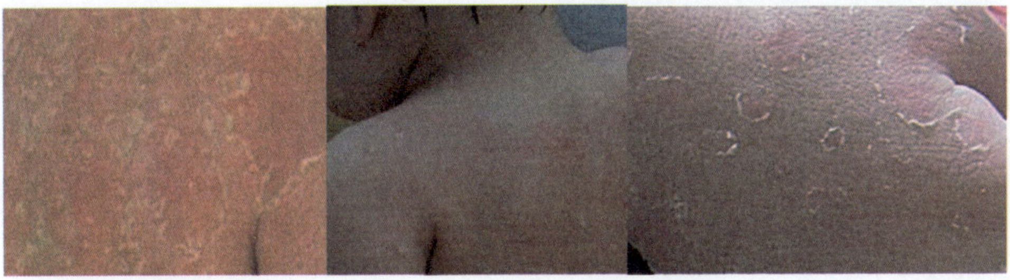

A.局部涂金霉素软膏　　B.肥皂水清洁皮肤

C.局部涂炉甘石洗剂　　D.消毒药水浸渍洗衣服

E.等待脱皮慢慢自行脱落

【答案】E

【解析】告知患儿在恢复期脱皮时，脱皮时可涂凡士林或液体石蜡保持皮肤清洁，禁用肥皂水，用温水清洗皮肤，应待皮屑自然脱落，不宜人为剥离，以免损伤皮肤，保持皮肤清洁、干燥，勤更换衣物及床单，大块脱皮须用消毒剪刀修剪，不可用手撕，观察皮疹消退及脱皮情况。

休克：

(1)休克患者应取仰卧中凹位，注意保暖，记录24小时液体出入量，观察患者神志、面色、体温、脉搏、呼吸、血压、瞳孔的变化。

(2)消化道隔离至临床症状消失后1周或连续3次便培养阴性为止，加强饮水、饮食、粪便的管理及灭蝇。

18.患儿，女，2岁。出现高热、腹泻、昏迷，体格检查如下图所示，以中毒型细菌性痢疾收

治入院，以下护理措施中错误的是

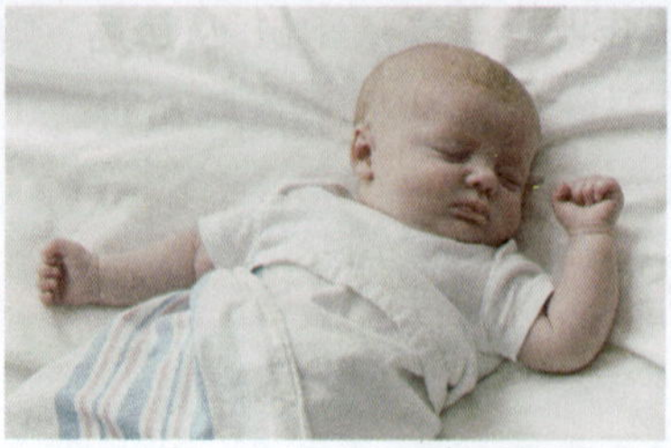

A.消化道隔离　　B.给予高蛋白饮食

C.酌情给予流质或半流质食物　　D.正确估计水分丢失量，作为补液参考

E.肠道隔离至临床症状消失后1周

**【答案】**B

**【解析】腹泻的护理：细菌性痢疾是由志贺菌属引起的肠道传染病，需消化道隔离，供给易消化、流质饮食，多饮水。正确估计水分丢失量，作为补液参考，消化道隔离至临床症状消失后1周或连续3次便培养阴性为止。**

肺结核：

(1)人型结核杆菌是主要致病菌，传染源为排菌的患者，主要经呼吸道传播，也可通过污染的食物或食具感染。

(2)全身中毒症状表现为午后低热、乏力、食欲减退、体重减轻、盗汗等。

(3)呼吸系统症状：①咳嗽，多以干咳为主；②咯血；③胸痛；④呼吸困难。

(4)肺结核患者患侧呼吸运动减弱，语颤增强，叩诊呈浊音，听诊呼吸音减弱等。慢性纤维空洞型肺结核可有胸廓塌陷，纵隔以及气管向患侧移位。

19.患者，女，24岁。近半年表现为午后低热、干咳、乏力、食欲减退、体重减轻、盗汗，胸部X线如下图所示，该患者首先考虑的疾病是

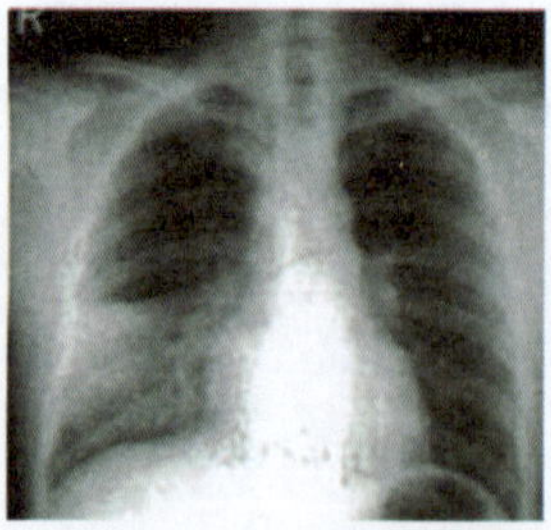


A.大叶性肺炎　　B.小叶性肺炎

C.肺癌　　D.胸腔积液

E.肺结核

**【答案】**E

【解析】大叶性肺炎的病原体是肺炎链球菌，病变波及一个肺大叶，起病急骤，寒颤高热，属于纤维素性炎症，咳铁锈色痰。小叶性肺炎的病原体以金黄色葡萄球菌和溶血性链球菌为主，病变波及多个小叶，属于化脓性炎症，咳黄脓痰。肺癌 45 岁以上多见，有吸烟史，活检鉴定。胸腔积液肋膈角消失，高密度影，外高内低。故答案选 E。

肺结核的辅助检查：

(1)痰结核菌检查：是确诊肺结核最特异的方法。

(2)胸部 X 线检查是早期诊断肺结核的主要方法。

(3)结核菌素试验：硬结平均直径<5 mm 为阴性(－)，5～9 mm 为弱阳性(＋)，10～19 mm 为中度阳性(＋＋)，≥20 mm 为强阳性(＋＋＋)，局部除硬结外，还可见破溃、水疱、坏死等为极强阳性反应(＋＋＋＋)。

20.患者，女，22 岁。近半年反复出现午后低热、干咳、乏力、食欲减退、盗汗，结核菌素试验如下图所示，该患者结核菌素试验结果属于

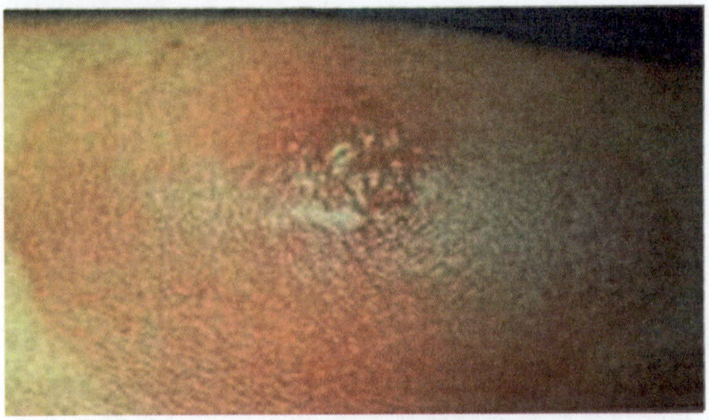

A.阴性

B.弱阳性(＋)

C.中度阳性(＋＋)

D.强阳性(＋＋＋)

E.极强阳性反应(＋＋＋＋)

【答案】E

【解析】皮肤硬结的直径≥20 mm，局部除硬结外，还可见破溃、水疱、坏死等为极强阳性反应(＋＋＋＋)，该患者符合极强阳性反应，多见于活动性结核患者。

结核病：

(1)化疗原则：早期、联合、适量、规律和全程治疗。

(2)短程疗法：联用异烟肼、利福平等 2 个以上杀菌剂，6～9 个月。

21.患者，女，11 岁。反复出现午后低热、干咳、结核菌素试验阳性，胸部 X 线如下图所示，

该患者治疗首选治疗方案是

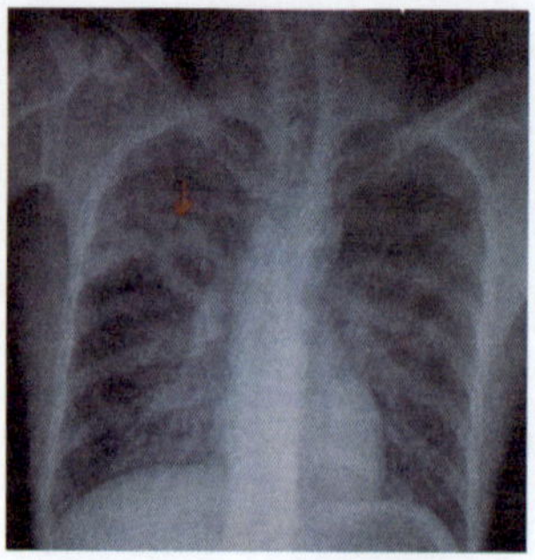

A.常规疗法　　B.短程疗法(强化阶段+巩固阶段)
C.规范化疗法　　D.巩固疗法
E.中西医结合治疗

**【答案】**B

**【解析】结合X线结果和年龄可诊断肺结核原发综合征,易采取短程疗法:异烟肼加利福平等2个以上杀菌剂,6~9个月,先强化阶段化疗:在开始的1~3个月内,每天用药;再用巩固阶段治疗:每周2次用药至疗程结束,既提高药物疗效又减少药物副作用。**

结核性脑膜炎:

(1)简称结脑,是小儿结核病中最严重的类型。多见于3岁以内的婴幼儿,冬、春季多见。

(2)脑膜刺激征(颈项强直、布鲁津斯基征、凯尔尼格征)阳性,是结核性脑膜炎最重要和常见的体征。

(3)脑脊液压力增高,外观透明或呈毛玻璃状,以淋巴细胞为主,蛋白定量升高,糖和氯化物含量均降低是结核性脑膜炎的典型改变,脑脊液中找到结核杆菌可确诊。

22.患者,男,5岁。有结核病史,近2周颅内压增高、喷射性呕吐、嗜睡,脑膜刺激征阳性,脑脊液检查如图1所示,脑MRI如图2所示,X线如图3所示,该患者强化阶段首选的治疗药物是

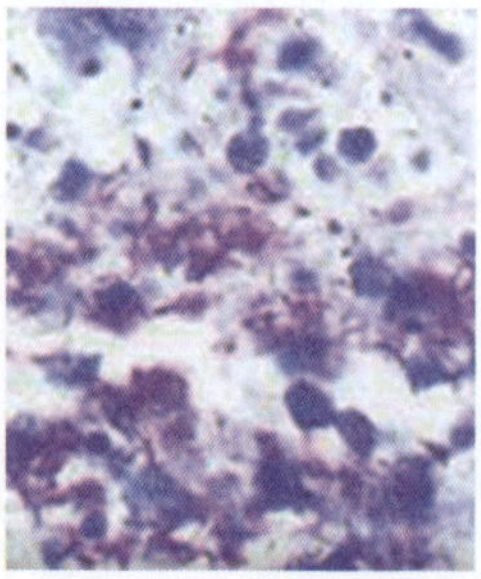

图1

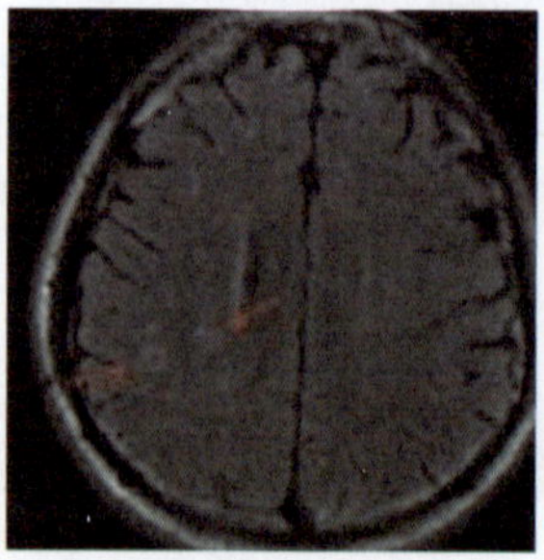

图2

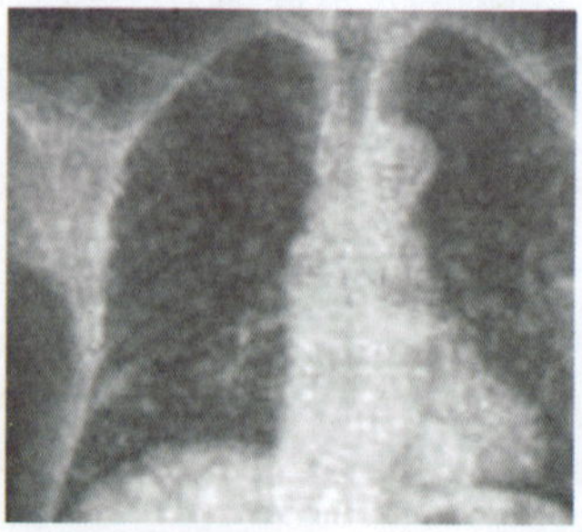

图3

A.链霉素+异烟肼+利福平+吡嗪酰胺
B.链霉素+异烟肼
C.链霉素+对氨水杨酸钠
D.链霉素+异烟肼+对氨水杨酸钠
E.异烟肼+对氨水杨酸钠

【答案】A

【解析】结核性脑膜炎治疗,应联合选用易透过血脑屏障的抗结核、杀菌药物,分为强化阶段和巩固阶段。

(1)强化治疗阶段控制炎症首选异烟肼+利福平+吡嗪酰胺+链霉素,疗程3~4个月。

(2)巩固治疗阶段继续用异烟肼+利福平(或乙胺丁醇)9个月,或脑脊液正常后6个月,总疗程不少于18个月。

流行性感冒患者的护理:

(1)流行性感冒(简称流感)是流感病毒引起的急性呼吸道感染,主要通过空气中的飞沫、人与人之间的接触或与被污染物品的接触传播。

(2)典型的临床症状为急起高热、全身疼痛、显著乏力和轻度呼吸道症状,本病具有自限性。

23.患者,男,37岁。2周前,突然起病,畏寒高热,体温可达39~40 ℃,极度乏力,高热,剧烈咳嗽、呼吸急促、发绀入院,肺部可闻及湿啰音,胸部X线如下图所示,该病的病原体是

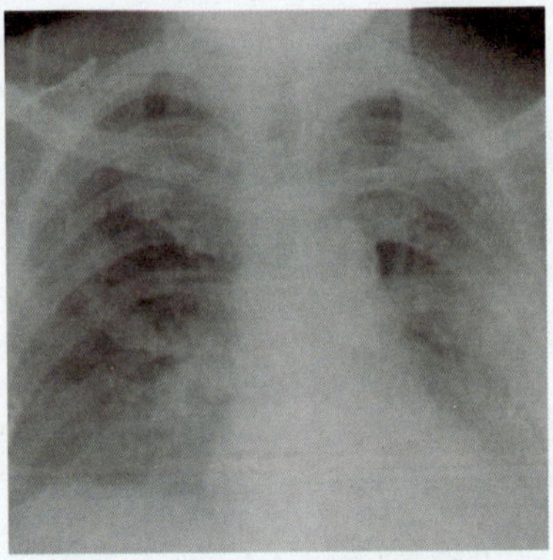

A.溶血性链球菌
B.轮状病毒
C.流感病毒
D.嗜肺军团菌
E.流感嗜血杆菌

【答案】A

【解析】溶血性链球菌引起扁桃体炎、猩红热、风湿热;轮状病毒引起秋季腹泻疾病;嗜肺军团菌是呼吸道传播的细菌,细菌培养可确诊;流感嗜血杆菌是呼吸道条件致病菌,在传染性疾病发作时伴随发生的条件致病菌,病原学和血清学检测有助于鉴别诊断。

# 第六章

# 皮肤和皮下组织疾病患者的护理

外科感染特点：

(1)常与损伤、手术有关。

(2)常为多种细菌引起的混合性感染。

(3)常以局部炎症为主，可引起化脓及组织坏死。

(4)常需手术或换药处理。

1.患儿，女，52 岁。腹部手术后 1 周，换药时发现伤口感染，如下图所示，关于该类感染特点的描述，不恰当的是

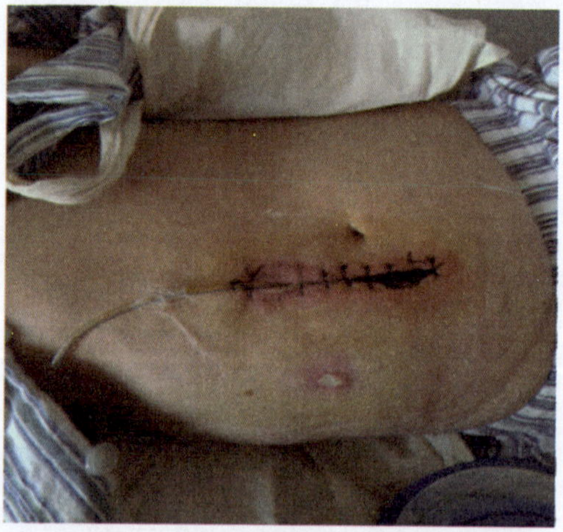

配套名师精讲课程

A.多数由单一细菌引起感染　　B.病变以局部炎症为主

C.常与手术、创伤有关　　D.常需手术或换药处理

E.多为混合细菌引起感染

【答案】A

【解析】外科感染常为多种细菌尤其是需氧菌与厌氧菌引起的混合感染，需要外科治疗。

疖：

(1)疖是单个毛囊及其所属皮脂腺的急性化脓性感染。同时发生或反复发生的多处疖，称为疖病。

(2)致病菌以金黄色葡萄球菌为主。

(3)疖常发生于毛囊和皮脂腺丰富的头、颈、面、背、腋、腹股沟、会阴等部位。

2.下图中所示为

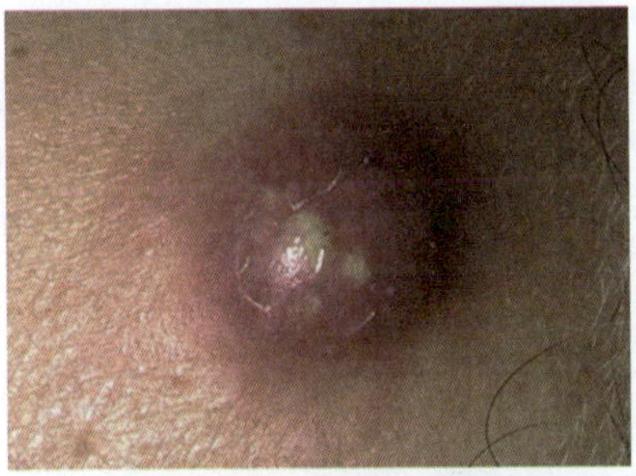

A.疖

B.痈

C.丹毒

D.急性淋巴结炎

E.急性蜂窝织炎

**【答案】**A

**【解析】面部的单个毛囊及其所属皮脂腺的急性化脓性感染为疖。**

痈：

(1)痈：是多个相邻的毛囊及其所属皮脂腺或汗腺的急性化脓性感染，或由多个疖融合而成。

(2)致病菌主要是金黄色葡萄球菌。

(3)痈常发生于颈、项、背等皮肤厚韧的部位。

3.下图中所示为

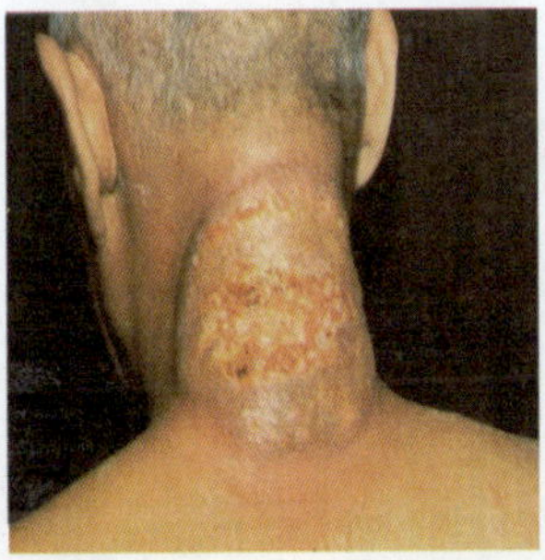

A.疖　　B.痈
C.丹毒　　D.急性淋巴结炎
E.急性蜂窝织炎

【答案】B

【解析】颈项部的多个毛囊及其所属皮脂腺的急性化脓性感染为痈。

疖的护理要点：
(1)早期局部热敷，外涂碘伏、鱼石脂软膏等。
(2)形成脓肿，及时切开引流。
(3)感染重者，用抗生素，注意观察病情变化。
(4)严禁挤压面部“危险三角区”的疖，以免引起颅内海绵状静脉窦炎。
(5)注意个人皮肤的清洁卫生。

4.下图所示区域内发生疖时，挤压可能出现的并发症是

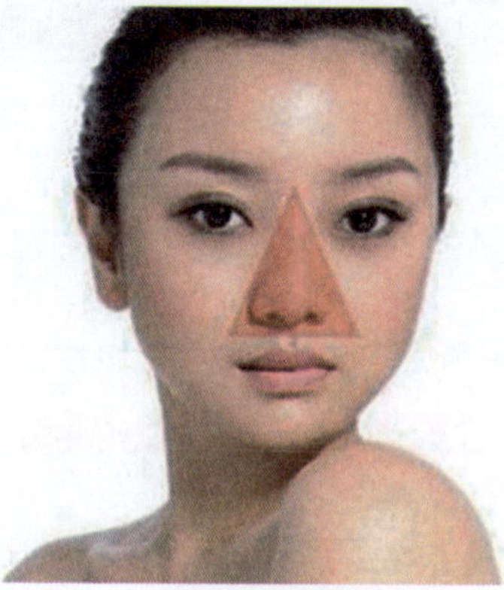

A.败血症　　B.高热昏迷
C.海绵状静脉窦炎　　D.颅内出血
E.脑栓塞

【答案】C

【解析】面部“危险三角区”内的疖受到挤压时，感染可沿眼静脉和内眦静脉向颅内扩散，引起化脓性海绵状静脉窦炎。

疖：
诱因：皮肤不洁；擦伤或经常的摩擦刺激使局部抵抗力降低；劳累、营养不良等全身抵抗力降低等。

5.与下图所示疾病相关度最低的健康史内容是

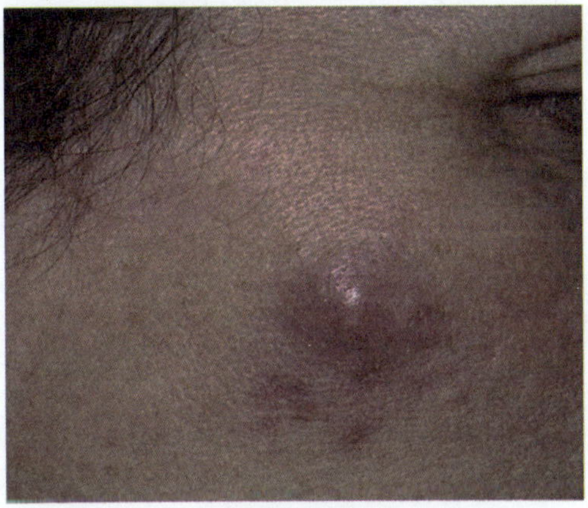

A.糖尿病史
B.家族史
C.营养状况
D.卫生习惯
E.局部受伤史

【答案】B

【解析】图示疾病为疖,跟家族史无关。

痤疮:

由于毛囊皮脂腺导管堵塞,造成皮脂排出不畅,从而引起毛囊、皮脂腺慢性炎症,好发于青少年。

(6~7题共用题干)

患者,女,15岁。因患"痤疮"3年入院,经实验室和影像学检查后。

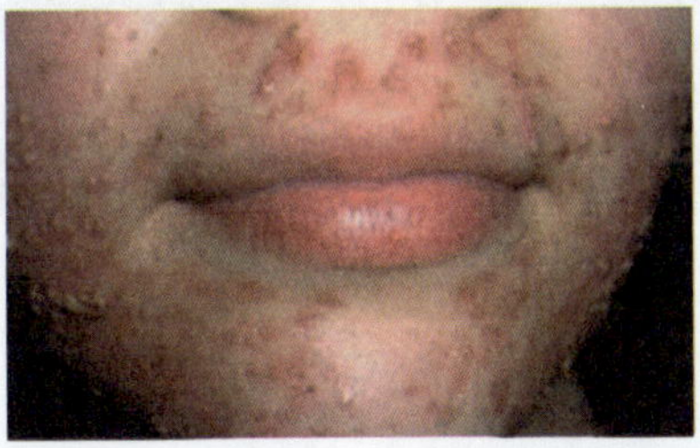

6.该患者必要的护理评估是

A.心理状态
B.营养状态
C.意识状态
D.心率、心律
E.皮肤黏膜状态

【答案】E

【解析】痤疮是一种慢性炎症性皮肤病,需要首先评估皮肤情况。

7.对该患者的护理措施,不恰当的是

A.多吃清淡食物　　B.不吸烟、不饮酒

C.保持乐观情绪　　D.保持皮肤清洁

E.挤净痤疮内容物

【答案】E

**【解析】面部上唇和鼻部"危险三角区"内的痤疮如被挤压或处理不当,病菌可沿眼静脉和内眦静脉向颅内扩散,引起颅内感染。**

痈:

(1)痈是指相邻的多个毛囊及其周围组织的急性化脓性感染,也可由多个疖融合而成。

(2)痈呈多个脓点、表面紫褐色或已破溃时,在静脉麻醉下作"+"或"++"形切口切开引流。

(8~9题共用题干)

患者,女,50岁。背右侧局限性红肿痛,皮肤表面有多个脓头,中央皮肤有坏死灶,伴寒战、高热。

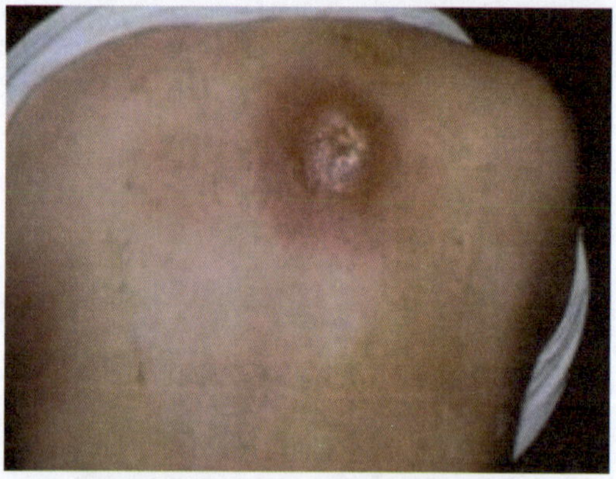

8.该患者的正确诊断为

A.疖　　B.痈

C.急性蜂窝织炎　　D.淋巴结炎

E.丹毒

【答案】B

**【解析】背部的多个毛囊及其所属皮脂腺的急性化脓性感染为痈。**

9.该患者最重要的处理措施是

A.用抗生素　　B.理疗

C.热疗　　D.沿皮纹纵行切开

E."+"形切口引流

【答案】E

【解析】该痈已破溃，应在静脉麻醉下作"+"或"++"形切口切开引流。

脓性指头炎：

(1)多由局部刺伤引起。

(2)早期患指有针刺样疼痛，当指动脉受压时转为搏动性跳痛，患指下垂时加重，夜间尤甚，多伴有全身症状。

(3)如不及时治疗，常可因血管受压，发生末节指骨缺血坏死和骨髓炎。

(10～12题共用题干)

患者，女，46岁。3天前不慎刺伤左示指末节指腹，当时有少量出血。昨日患指肿胀明显，皮肤苍白，有搏动性跳动，夜间疼痛尤甚，全身不适。

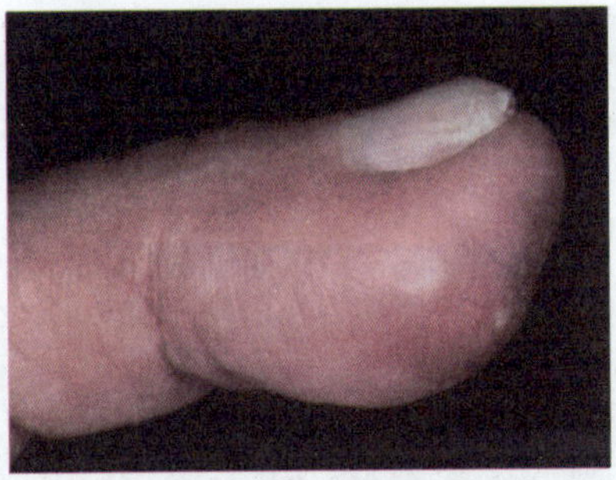

10.该患者目前的情况是

A.甲沟炎
B.甲下脓肿
C.脓性指头炎
D.急性化脓性腱鞘炎
E.化脓性滑囊炎

【答案】C

【解析】局部刺伤史+搏动性跳痛=脓性指头炎。

11.该患者的临床特点错误的是

A.病情进展迅速
B.有针刺样疼痛
C.患肢下垂时减轻
D.多伴有全身症状
E.多因直接刺伤所致

【答案】C

【解析】出现搏动性跳痛时，患指下垂加重。

12.目前首要处理措施是

A.局部热敷理疗
B.切开减压引流
C.应用抗生素
D.应用止痛药

E.穿刺抽脓

【答案】B

【解析】该患者出现搏动性跳痛，应及早在末节患指侧面切开减压、引流。

丹毒：

丹毒是皮内网状淋巴管及皮肤的急性炎症。病变好发于小腿和面部。致病菌属A组乙型溶血性链球菌。其特点是蔓延很快，一般不引起组织坏死和化脓，治愈后容易复发。此病有接触传染性，护理过程中应注意隔离。接触患者后须洗手，以防止交叉感染。

（13～15题共用题干）

患者，男，52岁。突然寒战，高热。查体：左下肢皮肤片状鲜红斑，中央淡，周围深，界限清楚。

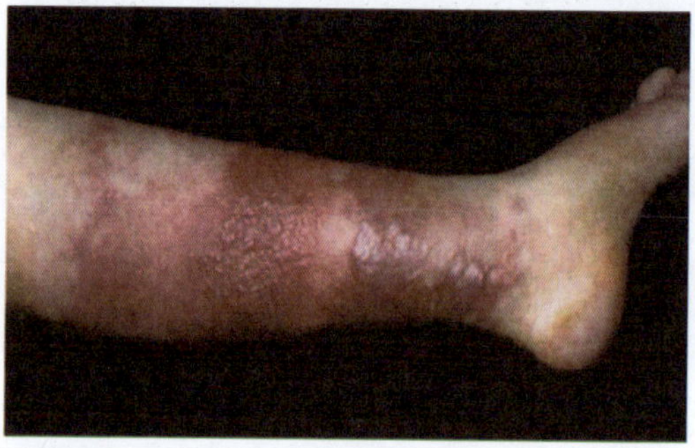

13.引起本病的最常见病菌是

A.金黄色葡萄球菌

B.乙型溶血性链球菌

C.无芽孢厌氧菌

D.大肠杆菌

E.绿脓杆菌

【答案】B

【解析】丹毒致病菌属乙型溶血性链球菌。

14.治疗应首选

A.青霉素

B.红霉素

C.庆大霉素

D.链霉素

E.头孢氨苄

【答案】A

15.对此患者应做好的护理是

A.呼吸道隔离

B.消化道隔离

C.保护性隔离

D.接触性隔离

E.血液隔离

【答案】D

【解析】丹毒有接触传染性，应做好接触隔离，接触患者后须洗手，以防止交叉感染。

急性淋巴管炎：

(1)致病菌经皮肤破损处或其他感染病灶侵入淋巴管内引起的急性炎症。

(2)急性淋巴管炎分为网状淋巴管炎(丹毒)与管状淋巴管炎。

(3)管状淋巴管炎可发生在浅部或深部淋巴管。

①浅层淋巴管炎：原发病灶近侧可出现1条或多条“红线”，硬而有压痛；

②深层淋巴管炎：无红线，但患肢肿胀，有线形压痛区。

16.患者，男，24岁。几天前左足部受伤，伤口未彻底清创，现在患者出现畏寒、发热，左小腿肿痛，病灶近侧皮肤出现如下图所示“红线”，触之硬并有压痛，考虑发生了

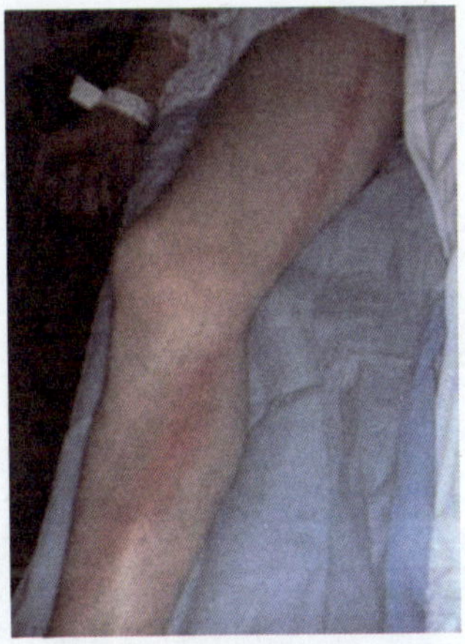

A.静脉炎　　B.动脉炎

C.下肢丹毒　　D.急性淋巴结炎

E.急性淋巴管炎

【答案】E

【解析】该患者有足部外伤史，病灶近侧皮肤出现“红线”，触之硬并有压痛，考虑发生了急性浅层淋巴管炎，致病菌主要是化脓性链球菌、金黄色葡萄球菌等。

痈：

临床特点：主要致病菌为金黄色葡萄球菌，好发于皮肤较厚的颈部和背部，通常出现高热，有多个脓点，但疼痛较轻。

17.下图所示疾病的临床特点是

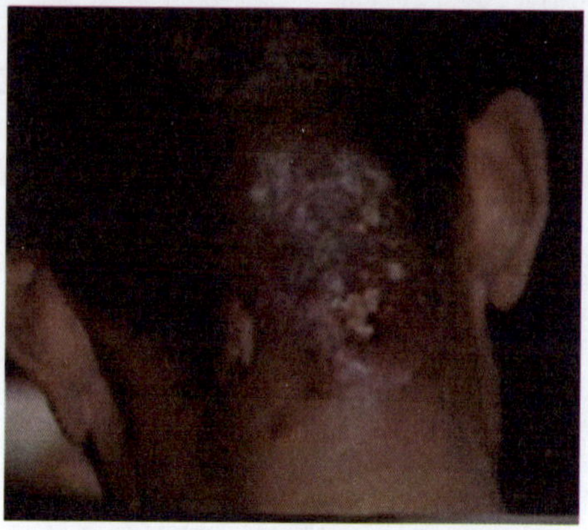

A.发热不重
B.全身疼痛
C.好发于毛囊丰富部位
D.致病菌为溶血性链球菌
E.病变区有多个脓栓

【答案】E

【解析】图示为痈，只有E选项符合痈的临床特点。

感染性疾病的治疗：
应用抗生素治疗感染性疾病时，选择抗生素最理想的依据是药物敏感试验结果。

18.图示疾病应用抗生素治疗，选择抗生素最理想的依据是

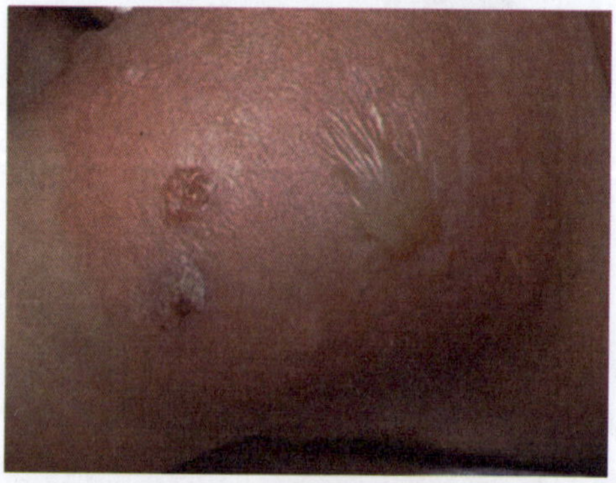

A.感染发生部位
B.感染严重程度
C.药物敏感试验结果
D.患者抵抗力
E.病菌类型

【答案】C

【解析】图示疾病为急性蜂窝织炎，细菌药物敏感试验可以了解病原微生物对各种抗生

素的敏感(或耐受)程度,用来指导临床合理选用抗生素药物。

急性淋巴结炎的护理措施:

(1)嘱患者休息,抬高患肢并制动。

(2)形成脓肿时及早切开引流,做好伤口护理。

(3)做好局部用药、理疗的护理;应用抗生素的护理。

(4)重视感染原发病灶的治疗。

19.图示疾病具备以下哪项条件需切开引流

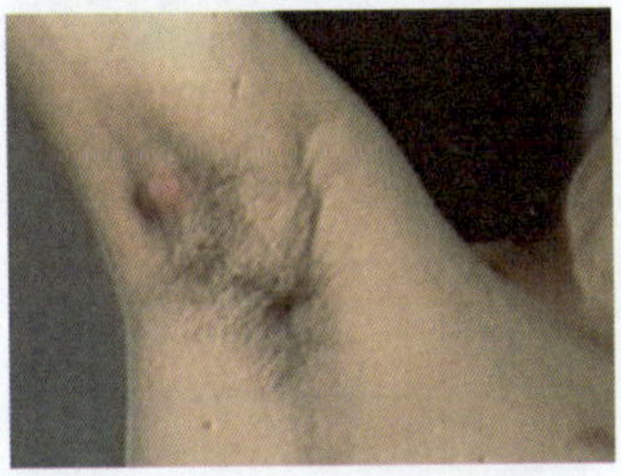

A.体温超过 40 ℃  B.感染性休克

C.穿刺抽出脓液  D.血培养阳性

E.局部肿胀加重

【答案】C

【解析】图示疾病为急性淋巴结炎,形成脓肿时要穿刺抽脓或切开引流。

甲沟炎评估要点:

(1)多因局部微小刺伤、挫伤、肉刺(逆剥)或剪指甲过深所致。

(2)初始一侧甲沟局部红、肿、痛。化脓后,脓液可蔓延至甲根处及另一侧甲沟,形成半环性脓肿。严重者向甲下蔓延形成甲下脓肿。

20.患者,女,31岁。脚趾局部表现如下图所示,应首先考虑该患者为

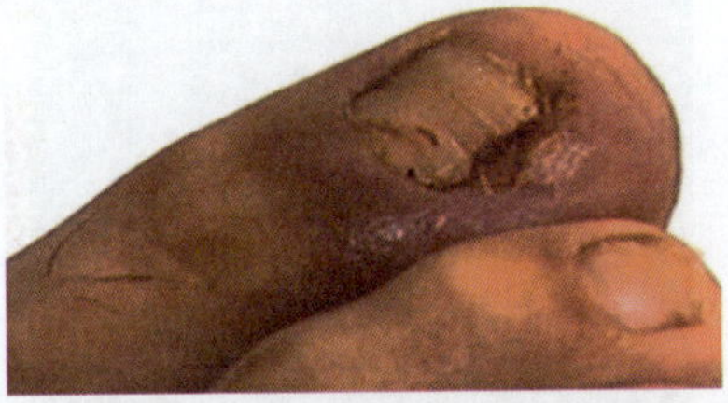

A.甲沟炎  B.脓性指头炎

C.甲下脓肿  D.急性淋巴结炎

E.化脓性腱鞘炎

【答案】A

【解析】该患者脚趾剪指甲过深，甲沟皮下出现红、肿、热、痛，应考虑该患者为甲沟炎。

脓性指头炎：
有搏动性跳痛时在末节指头侧面做纵行切开引流。

21.患者，女，39 岁。患有脓性指头炎，今晨起疼痛剧烈，行切开减压引流，最佳切口是

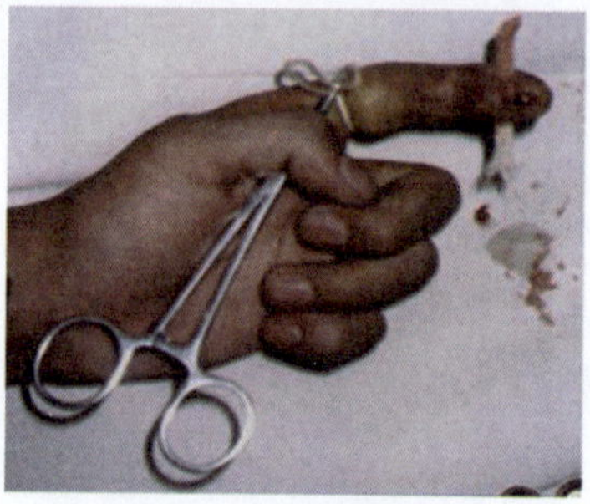

A.侧面横切口　　B.侧面纵切口
C.掌面横切口　　D.掌面纵切口
E.鱼口形切口

【答案】B

【解析】脓性指头炎疼痛剧烈→局部张力较大时，应及时在患指末节指侧面做纵行切开减压引流，不可待波动感出现后才手术。

痈的血常规检查：
白细胞计数及中性粒细胞比例明显增加。

22.下图所示疾病最可能出现哪项血常规检查结果

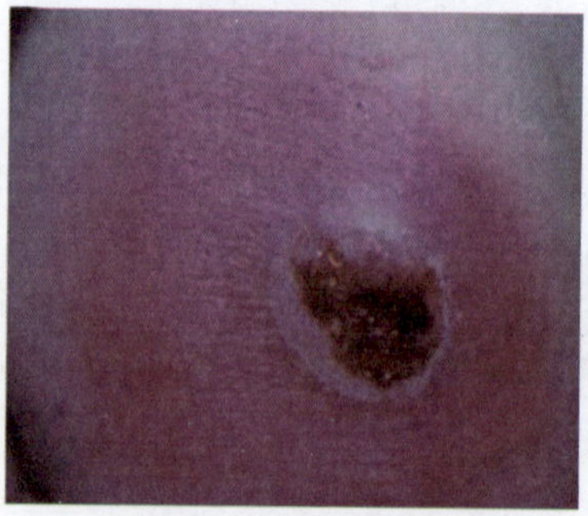

A.淋巴细胞计数增加　　B.网织红细胞计数增加

C.嗜酸性粒细胞增加　　D.嗜碱性粒细胞增加

E.中性粒细胞比例增加

**【答案】**E

**【解析】图示疾病为痈，可能出现中性粒细胞比例增加。**

丹毒护理要点：

(1)注意休息，抬高患处。

(2)局部用50%硫酸镁湿热敷或外敷药物，全身应用青霉素、头孢类抗生素。

(3)此病有接触传染性，护理过程中应注意隔离。接触患者后须洗手，以防止交叉感染。

(4)积极治疗皮肤破损、鼻炎、口腔溃疡、足癣等，以避免丹毒复发。

23.下图所示疾病的护理措施不正确的是

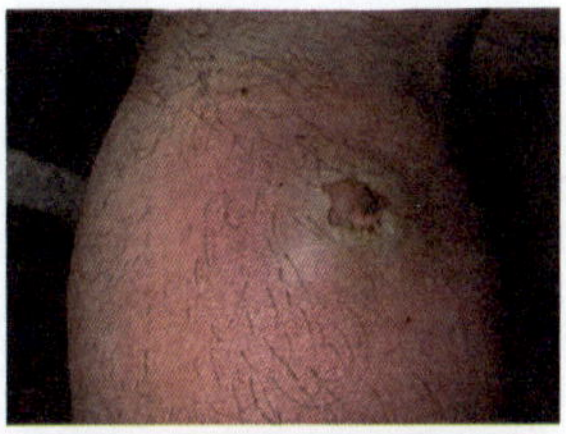

A.遵医嘱使用抗生素　　B.局部湿热敷

C.嘱患者卧床休息　　D.嘱患者勿抬高患肢

E.积极治疗原发病

**【答案】**B

**【解析】图示疾病为下肢丹毒，抬高患肢有利于淋巴回流。**

疖：

面部"危险三角区"内的疖受到挤压时，感染可沿眼静脉和内眦静脉向颅内扩散，引起化脓性海绵状静脉窦炎。

24.患者，女，17岁。面部危险三角区长了个疖，因担心影响形象而想自行挤破清除，护士告诉患者这样做感染可沿哪条静脉扩散而引起颅内感染

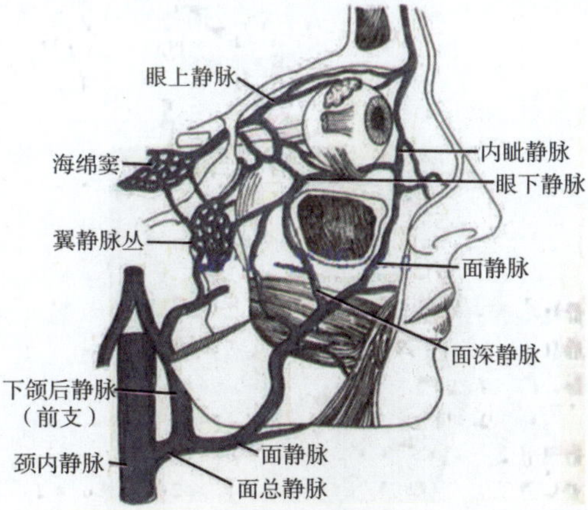


A.面静脉　　B.面深静脉

C.面总静脉　　D.面静脉与面深静脉

E.眼静脉和内眦静脉

【答案】E

【解析】面部“危险三角区”内的疖受到挤压时，感染可沿眼静脉和内眦静脉向颅内扩散而引起颅内感染。

疖：

疖的主要致病菌是金黄色葡萄球菌。

25.下图所示疾病的主要致病菌是

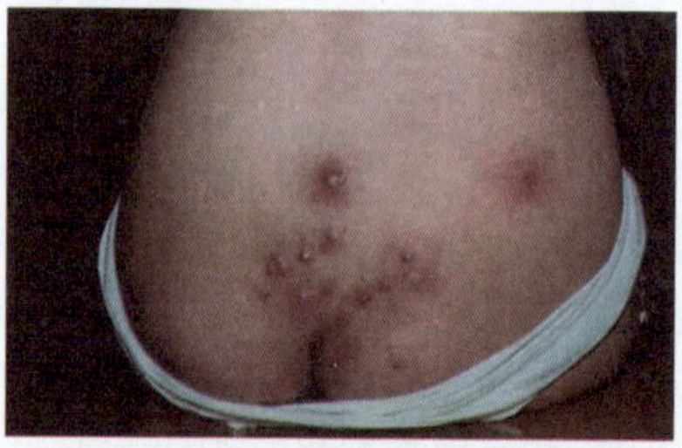

A.溶血性链球菌　　B.金黄色葡萄球菌

C.破伤风杆菌　　D.大肠杆菌

E.梭状芽孢杆菌

【答案】B

【解析】图示疾病为疖，致病菌以金黄色葡萄球菌为主。

痈：

痈的主要致病菌是金黄色葡萄球菌。

26.下图所示疾病的主要致病菌是

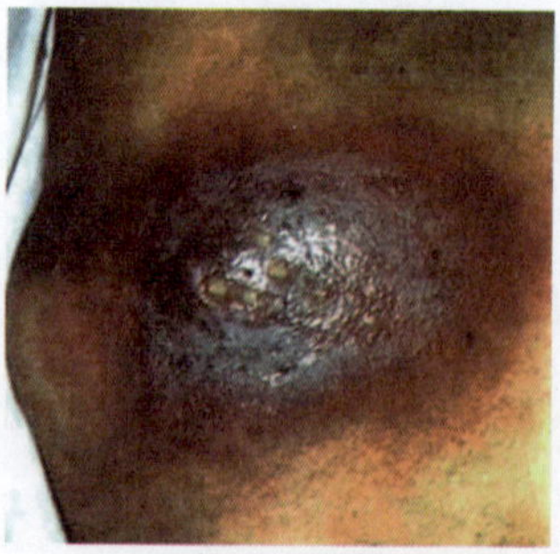

A.溶血性链球菌　　B.金黄色葡萄球菌

C.破伤风杆菌　　　　D.大肠杆菌

E.梭状芽孢杆菌

【答案】B

【解析】图示疾病为痈，致病菌以金黄色葡萄球菌为主。

疖的治疗原则：

(1)炎症早期尽早促使炎症消退，可局部涂2%碘酒，或采用局部红外线、热敷等理疗措施，也可外敷鱼石脂软膏等。

(2)脓头形成(疖顶出现脓点)，在其顶部用针头、刀尖将脓栓剔出，禁止挤压。局部化脓有波动感时应及时切开引流。

27.下图所示疾病的正确处理方法是

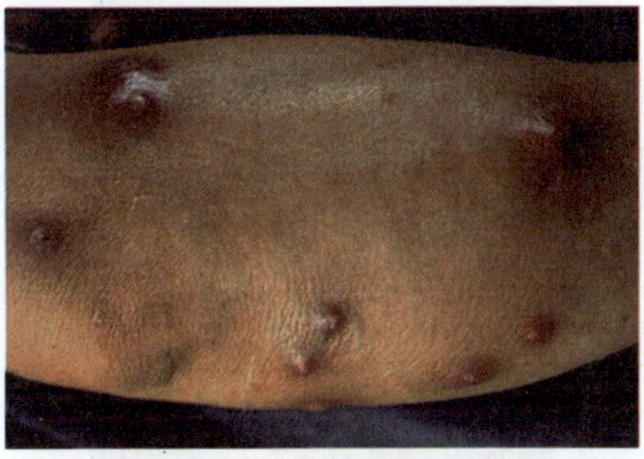

A.局部热敷　　　　B.挤出脓栓

C.超短波理疗　　　　D.局部涂2%碘酒

E.在其顶部用细针头将脓栓剔出

【答案】B

【解析】图示疾病为疖，顶部出现脓点，应在其顶部用针头、刀尖将脓栓剔出。

疖病：

同时发生或反复发生的多个疖。

28.下图所示患者最恰当的诊断是

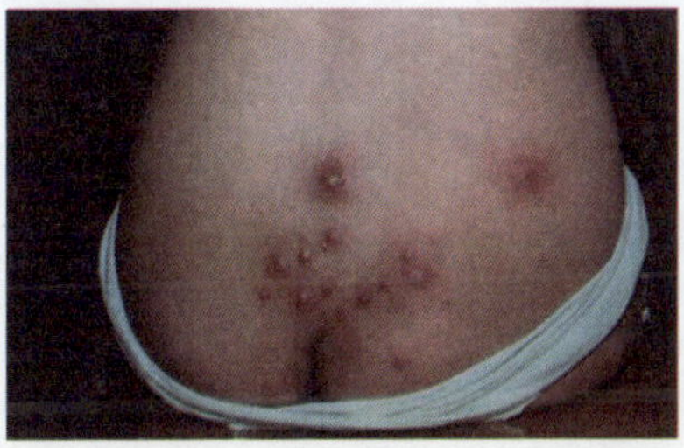

A.疖　　B.痈

C.脓肿　　D.丹毒

E.疖病

【答案】E

【解析】该患者有多个疖，为疖病。

丹毒：

丹毒的主要致病菌是溶血性链球菌。

29.下图所示疾病的主要致病菌是

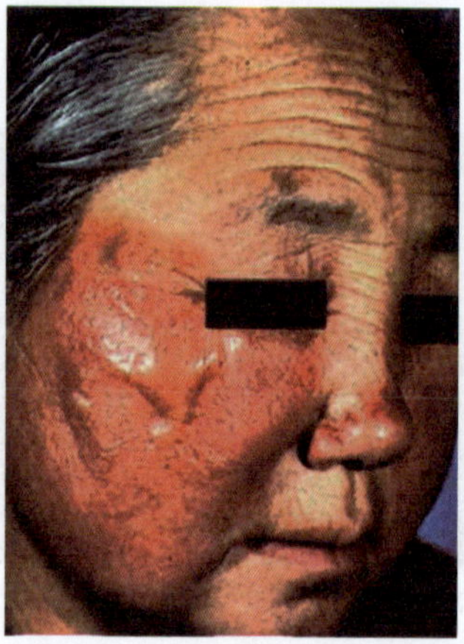

A.溶血性链球菌　　B.金黄色葡萄球菌

C.破伤风杆菌　　D.大肠杆菌

E.梭状芽孢杆菌

【答案】A

【解析】图示疾病为丹毒，致病菌以溶血性链球菌为主。

# 第七章

# 妊娠、分娩和产褥期疾病患者的护理

女性外生殖器：

(1)外生殖器的范围。女性外生殖器是指生殖器官的外露部分，称为外阴。包括耻骨联合至会阴及两股内侧之间的组织。

(2)外生殖器的组成：由阴阜、大阴唇、小阴唇、阴蒂和阴道前庭组成。大阴唇为两股内侧一对隆起的皮肤皱襞。当局部受伤时，易发生出血，可形成大阴唇血肿，是外伤后最容易发生血肿的部位。

1.患者女，骑自行车时与前车相撞，主诉外阴处疼痛，护士小李告知外阴最容易出现血肿的部位是下图中的

配套名师精讲课程

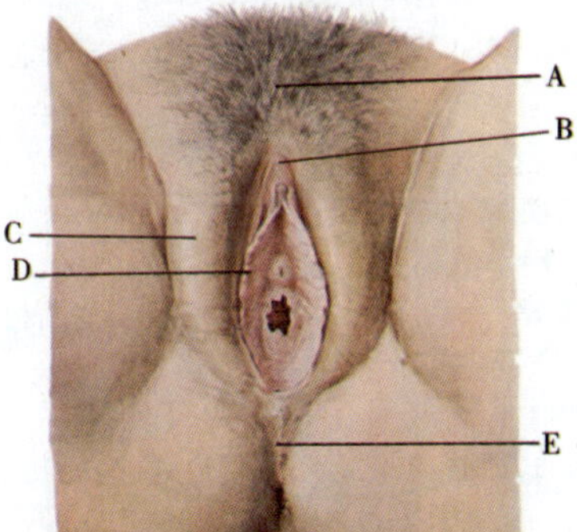


女性外生殖器

A.A　　B.B

C.C　　D.D

E.E

【答案】C

【解析】A为阴阜，B为阴蒂，C为大阴唇，D为小阴唇，E为会阴。

中骨盆平面：

为骨盆最狭窄的平面，呈前后径长的纵椭圆形，前方为耻骨联合下缘，两侧为坐骨棘，后方为骶骨下端。此平面具有产科临床重要性，有2条径线：

(1) 中骨盆前后径：耻骨联合下缘中点通过两侧坐骨棘连线中点至骶骨下端间的距离，平均值约为11.5 cm。

(2) 中骨盆横径：也称坐骨棘间径，两坐骨棘间的距离，平均长度约10 cm。

2.如下图所示，黑线代表径线的平均值是

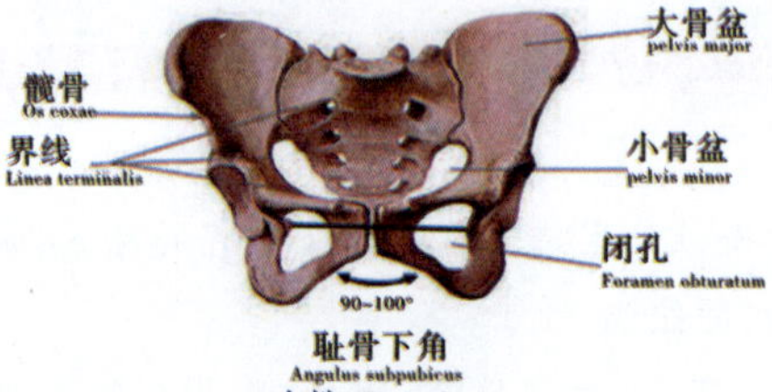


骨盆The Pelvis

A.8.5 cm　　B.9 cm

C.10 cm　　D.11 cm

E.12.75 cm

【答案】C

【解析】黑线代表的是坐骨棘间径，其长度为10 cm。

前置胎盘：

按胎盘边缘与宫颈内口的关系，前置胎盘可分为完全性前置胎盘、部分性前置胎盘和边缘性前置胎盘三种类型。

(1) 完全性前置胎盘称中央性前置胎盘，宫颈内口全部为胎盘组织所覆盖。

(2) 部分性前置胎盘宫颈内口部分为胎盘组织所覆盖。

(3) 边缘性前置胎盘的胎盘附着于子宫下段，边缘不超越宫颈内口。

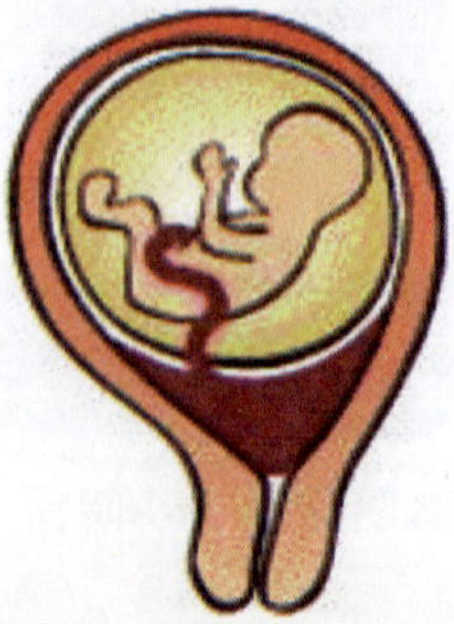

3.如上图所示的胎盘为

A.正常胎盘 B.边缘性前置胎盘

C.部分性前置胎盘 D.完全性前置胎盘

E.胎盘早剥

【答案】D

入口平面：

前方为耻骨联合上缘，两侧为髂耻线，后面为骶岬，是真假骨盆的交界面，呈横椭圆形，有四条径线：

(1)入口前后径：又称真结合径，是耻骨联合上缘中点至骶岬前缘中点的距离。平均值约 11 cm，是胎先露部进入骨盆入口的重要径线。

(2)入口横径：是左右髂耻缘间的最大距离，平均值约 13 cm，此径线是入口平面最长的径线。

(3)入口斜径：左右各一，左骶髂关节至右髂耻隆突间的距离为左斜径；右骶髂关节至左髂耻隆突间的距离为右斜径，平均值约 12.75 cm。

4.如右图所示为骨盆入口平面，其中 3 所示的径线为

A.真结合径 B.横径

C.左斜径 D.右斜径

E.前矢状径

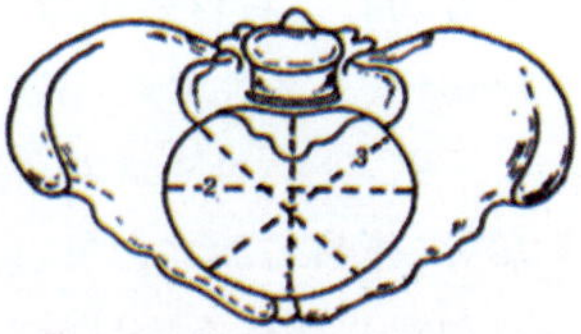


【答案】C

不同妊娠周数的子宫底高度及子宫长度：

| 妊娠周数 | 月份 | 手测宫底高度 | 尺测耻上子宫长度(cm) |
|---|---|---|---|
| 12 周末 | 3 月份末 | 耻骨联合上 2~3 横指 | — |
| 16 周末 | 4 月份末 | 脐耻之间 | — |
| 20 周末 | 5 月份末 | 脐下 1 横指 | 18(15.3~21.4) |
| 24 周末 | 6 月份末 | 脐上 1 横指 | 24(22.0~25.1) |
| 28 周末 | 7 月份末 | 脐上 3 横指 | 26(22.4~29.0) |
| 32 周末 | 8 月份末 | 脐与剑突之间 | 29(25.3~32.0) |
| 36 周末 | 9 月份末 | 剑突下 2 横指 | 32(29.8~34.5) |
| 40 周末 | 10 月份末 | 脐与剑突之间或略高 | 33(30.0~35.3) |

5.某孕妇，手测子宫底达到如下图所示位置，估计其孕周大约为

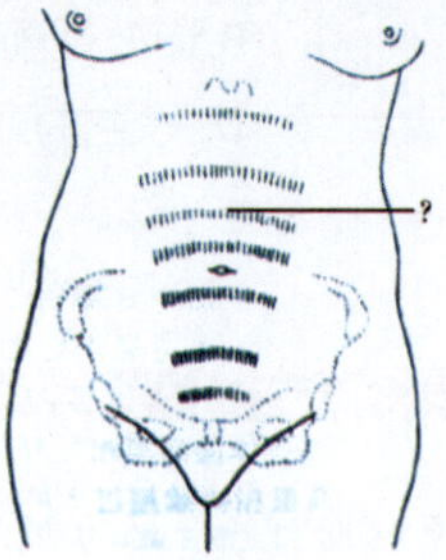


A.20周　　B.24周
C.28周　　D.32周
E.36周

【答案】C

四步触诊法：

用四步触诊法检查子宫大小、胎产式、胎先露、胎方位及先露是否衔接。

第一步：检查者两手置于宫底部，手测宫底高度，根据其高度估胎儿大小与妊娠周期是否相符。后以两手指腹相对交替轻推，若宫底部的胎儿部分为胎头则感觉硬而圆且有浮球感，若为胎臀则柔软且形态不规则。

第二步：检查者双手掌置于腹部左右两侧，轻轻深按进行检查。触到平坦饱满部分为胎背，并确定胎背向前、向侧方或向后。触到可变形的高低不平部分为胎儿肢体，有时可感到胎儿肢体在活动。

第三步：检查者右手拇指与其他4指分开，置于耻骨联合上方握住胎先露部，进一步查清是胎头还是胎臀，左右推动以确定是否衔接。若可推动则未衔接。

第四步：检查者左右手分别置于胎先露部的两侧，沿骨盆入口向下深按，进一步核实胎先露部的诊断是否正确，并确定胎先露部入盆程度。先露部为胎头时，一手可顺利进入骨盆入口，另一手则被胎头隆起部阻挡，该隆起部称胎头隆突。枕先露时，胎头隆突为额骨，与胎儿肢体同侧；面先露时，胎头隆突为枕骨，与胎背同侧。

6.如下图所示，在腹部四步触诊法中，下列关于此步操作的说法不正确的是

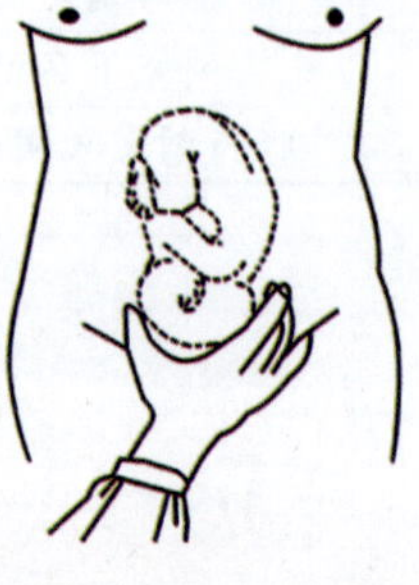

A.是第三步触诊
B.应仔细摸清是胎头还是胎臀
C.操作者可摸到圆而硬的胎儿部分,估计为胎头
D.握住先露左右推动,能推动者表示未衔接
E.可确定胎背及胎肢的方向
【答案】E

胎心音:

妊娠18~20周,用听诊器可在孕妇腹壁上听到胎心音,正常为110~160次/分,妊娠24周以前,胎心音多在脐下正中或稍偏左或偏右听到。妊娠24周后,胎心音多在胎儿背侧听得最清楚。注意应与子宫杂音、腹主动脉音及脐带杂音相鉴别。

7.医生在如下图所示的位置听到明显的胎心音,评估其胎方位为

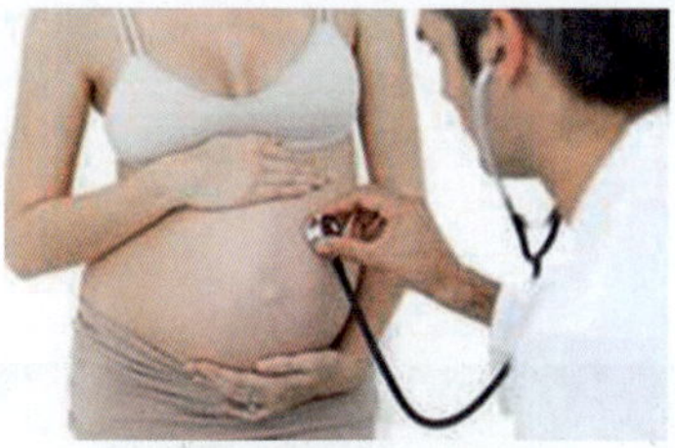

A.枕左前 B.枕右前
C.枕左横 D.骶左前
E.骶右前
【答案】D
**【解析】胎心音在脐上听到,证明为骶先露,胎心在腹壁左侧听到,即为骶左前。**

胎产式、胎先露、胎方位的概念:

(1)胎产式:胎儿身体纵轴与母体身体纵轴的关系称胎产式。分为纵产式、横产式和斜产式。

(2)胎先露:最先进入骨盆入口的胎儿部分称为胎先露。纵产式包括头先露和臀先露,横产式为肩先露,临床上最常见为枕先露。

(3)胎方位:胎儿先露部的指示点与母体骨盆的关系称胎方位,简称胎位。枕先露以枕骨、面先露以额骨、臀先露以骶骨、肩先露以肩胛骨为指示点。根据指示点与母体骨盆左、右、前、后、横的关系而有不同的胎位。

8.如下图所示，此胎先露为

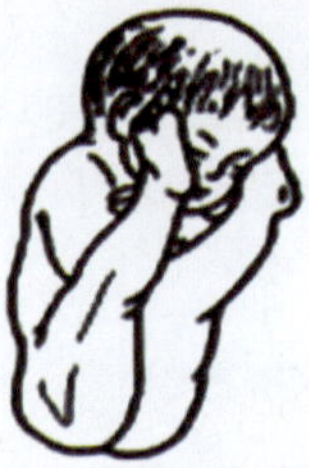

A.混合臀先露
B.单臀先露
C.完全臀先露
D.不完全臀先露
E.双足先露

【答案】B

【解析】**单臀先露又称为腿直臀先露。**

胎位：

胎儿先露部的指示点与母体骨盆的关系称胎方位，简称胎位。枕先露以枕骨、面先露以颏骨为指示点。根据指示点与母体骨盆左、右、前、后、横的关系而有不同的胎位。

9.如下图所示，胎方位为

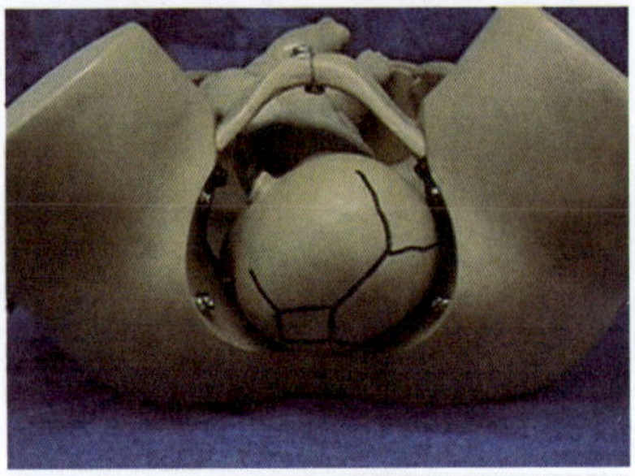

A.枕左前
B.枕右前
C.枕左后
D.枕右后
E.枕左横

【答案】A

10.如下图所示，胎方位为

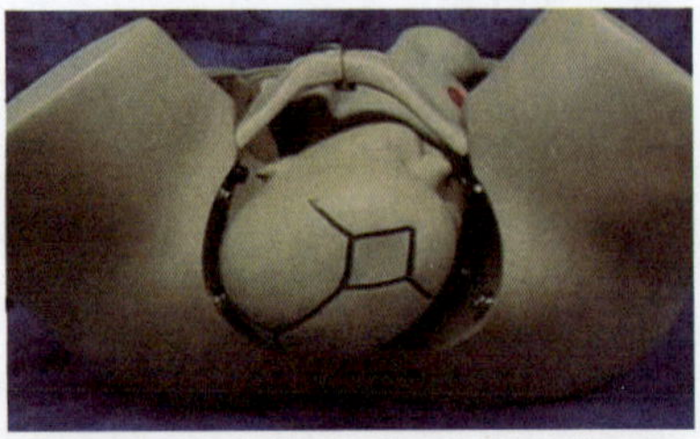

A.枕左前　　B.枕右前
C.枕左后　　D.枕右后
E.枕左横

【答案】D

11.如下图所示,胎方位为

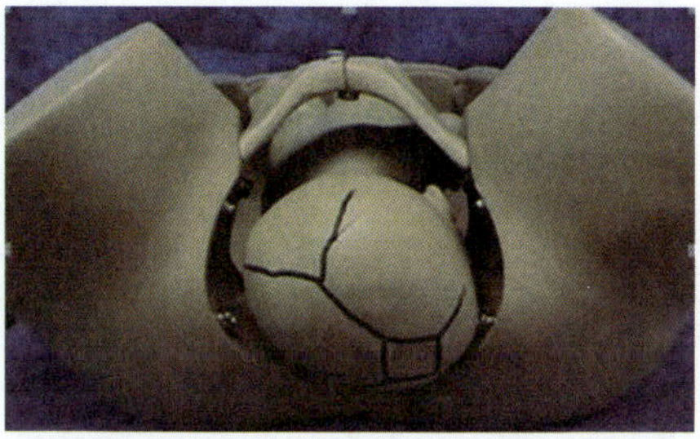

A.枕左前　　B.枕右前
C.枕左后　　D.枕右后
E.枕左横

【答案】B

12.如下图所示,胎方位为

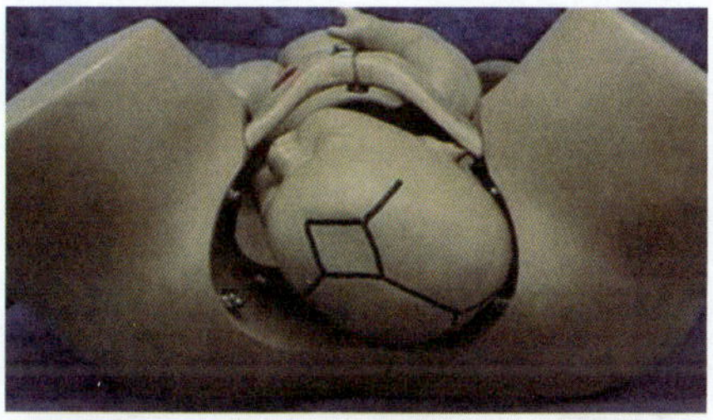

A.枕左前　　B.枕右前
C.枕左后　　D.枕右后
E.枕左横

【答案】C

13.如下图所示,胎方位为

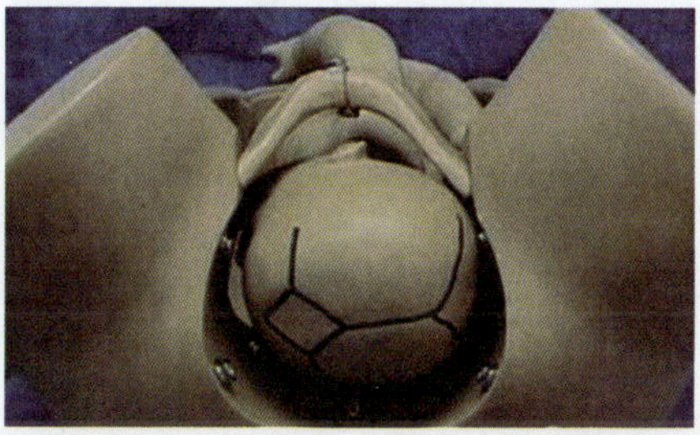

A.枕左前　　B.枕右前

C.枕左后　　D.枕右后

E.枕左横

【答案】E

骨盆外测量：

(1)髂棘间径：孕妇伸腿仰卧位，测量两侧髂前上棘外缘的距离，正常值为23～26 cm。

(2)髂嵴间径：孕妇取伸腿仰卧位，测量两侧髂嵴外缘最宽的距离，正常值为25～28 cm。

(3)骶耻外径：孕妇取左侧卧位，右腿伸直，左腿屈曲，测量第五腰椎棘突下凹陷处（相当于腰骶部米氏菱形窝的上角）至耻骨联合上缘中点的距离，正常值为18～20 cm。此径线可间接推测骨盆入口前后径长短。是骨盆外测量中最重要的径线。

(4)坐骨结节间径：又称出口横径。孕妇取仰卧位，两腿屈曲，双手抱膝。测量两侧坐骨结节内侧缘之间的距离，正常值为8.5～9.5 cm，平均值为9 cm。如出口横径小于8 cm，应测量出口后矢状径（坐骨结节间径中点至骶尖），正常值为9 cm。出口横径与出口后矢状径之和大于15 cm的，一般足月胎儿可以娩出。

(5)耻骨弓角度：用两拇指尖斜着对拢，放于耻骨联合下缘，左右两拇指平放在耻骨降支的上面，测量两拇指之间的角度即为耻骨弓角度。正常为90°，小于80°为异常。

14.如下图所示，测量的径线为

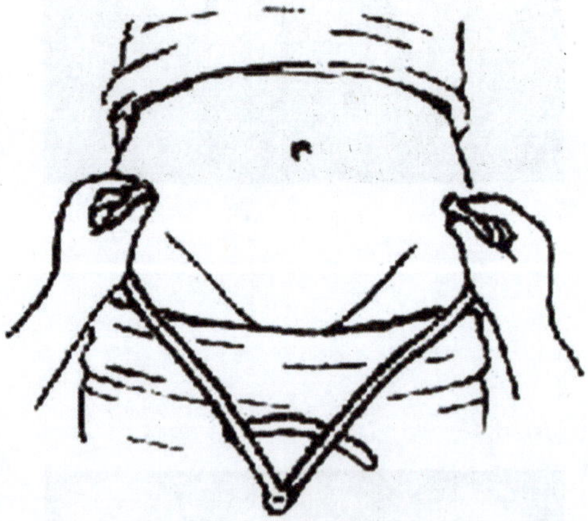

A.髂嵴间径　　B.髂棘间径

C.骶耻外径　　D.出口横径

E.耻骨弓角度

【答案】A

15.如下图所示，测量的径线为

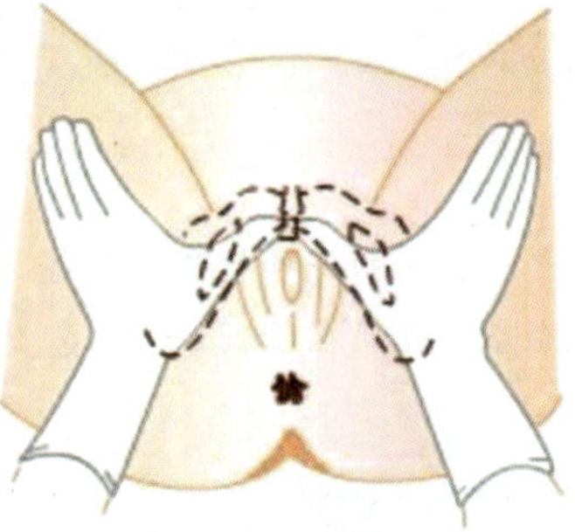

A.髂嵴间径
B.髂棘间径
C.骶耻外径
D.出口横径
E.耻骨弓角度

【答案】E

【解析】用两拇指尖斜着对拢，放于耻骨联合下缘，左右两拇指平放在耻骨降支的上面，测量两拇指之间的角度即为耻骨弓角度。

16.如下图所示，测量的径线为

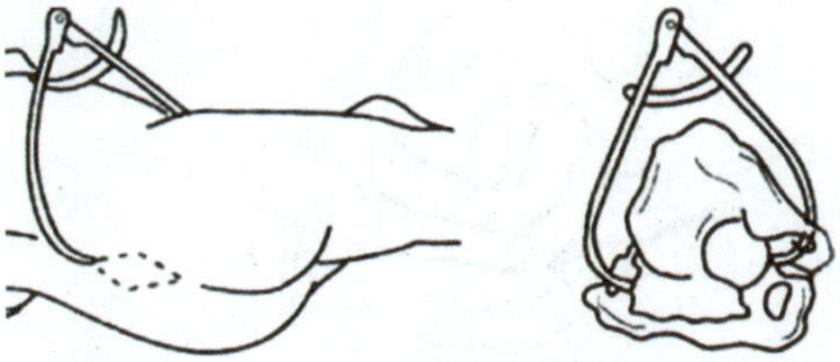

A.髂嵴间径
B.髂棘间径
C.骶耻外径
D.出口横径
E.耻骨弓角度

【答案】C

【解析】第五腰椎棘突下凹陷处至耻骨联合上缘中点的距离为骶耻外径。

17.如下图所示，测量的径线为

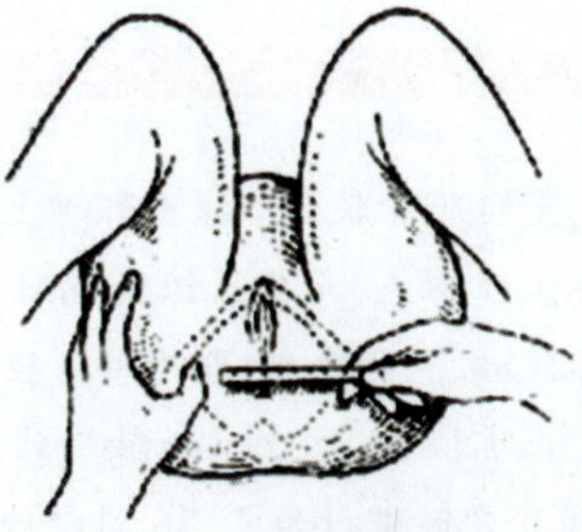

A.髂嵴间径
B.髂棘间径
C.骶耻外径
D.出口横径

E.耻骨弓角度

【答案】D

双合诊：

妇科双合诊，是盆腔检查中最重要的一项检查。检查方法：检查者一手的两指或一指放入阴道，另一手在腹部配合检查。目的在于，检查阴道、宫颈、宫体、输卵管、卵巢及宫旁结缔组织以及骨盆腔有无异常。

三合诊：

即腹部、阴道、直肠联合检查，是双合诊的补充检查。可了解后倾后屈的子宫大小；有无子宫后壁、子宫直肠陷凹或宫骶韧带的病变，尤其是癌肿的浸润范围以及阴道直肠隔、骶骨前方或直肠内有无病变等。

18.如下图所示的检查方法为

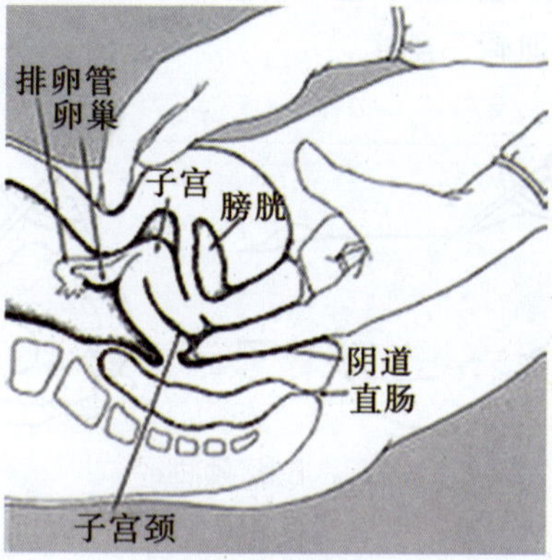


A.双合诊　　B.三合诊

C.直肠-腹部诊　　D.外阴视诊

E.阴道窥器检查

【答案】A

骨盆内测量：

(1)骶耻内径：也称对角径，是自耻骨联合下缘至骶岬上缘中点的距离。检查者一手示、中指伸入阴道，用中指尖触骶岬上缘中点，示指上缘紧贴耻骨联合下缘，并标记示指与耻骨联合下缘的接触点。中指尖至此接触点的距离，即为对角径。正常值为12.5~13 cm，此值减去1.5~2 cm，即为真结合径值，正常值为11 cm。如触不到骶岬，说明此径线大于12.5 cm。测量时期以妊娠24~26周、阴道松软时进行为宜，36周以后测量应在消毒情况下进行。

(2)坐骨棘间径:测量两侧坐骨棘间的距离。正常值约 10 cm。检查者一手的示指、中指伸入阴道内,分别触及两侧坐骨棘,估计其间的距离。

(3)坐骨切迹宽度:为坐骨棘与骶骨下部间的距离,即骶骨韧带的宽度,代表中骨盆后矢状径。检查者将伸入阴道内的示指、中指并排置于韧带上,如能容纳 3 横指(5~5.5 cm)为正常,否则属中骨盆狭窄。

19.如下图所示,测量的径线为

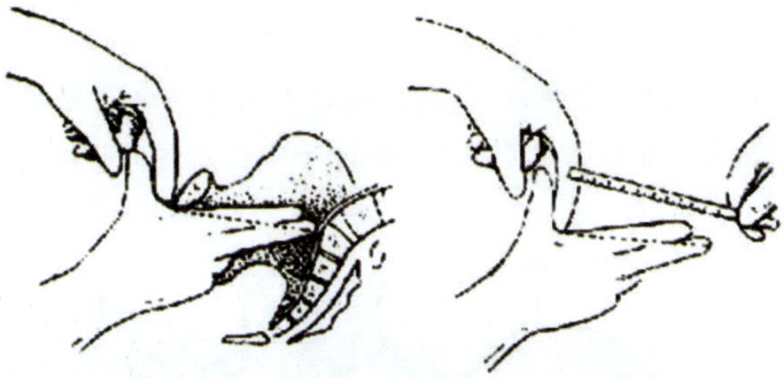

A.髂嵴间径　　B.髂棘间径

C.骶耻外径　　D.骶耻内径

E.坐骨棘间径

【答案】D

**【解析】自耻骨联合下缘至骶岬上缘中点的距离为骶耻内径。**

20.如下图所示,测量的径线为

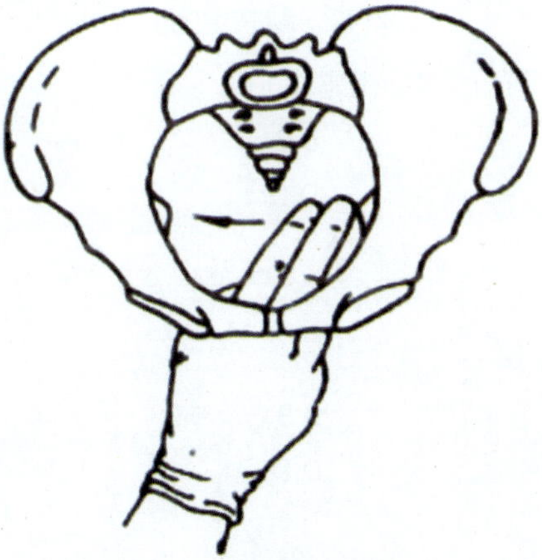

A.髂嵴间径　　B.髂棘间径

C.骶耻外径　　D.骶耻内径

E.坐骨棘间径

【答案】E

子宫韧带：

共有四对以维持子宫正常位置，分别是圆韧带、阔韧带、主韧带和宫骶韧带。

（1）圆韧带：呈圆索状起于两侧子宫角的前面，向前方伸展达两侧骨盆壁，再穿越腹股沟，终止于大阴唇前端，有维持子宫前倾位的作用。

（2）阔韧带：为一对翼形的腹膜皱襞，由子宫两侧至骨盆壁，将骨盆分为前、后两部分，维持子宫在盆腔的正中位置。子宫动、静脉和输尿管均从阔韧带基底部穿过。

（3）主韧带：又称子宫颈横韧带，横行于子宫颈两侧和骨盆侧壁之间，为一对坚韧的平滑肌与结缔组织纤维束，是固定子宫颈正常位置的重要组织。

（4）宫骶韧带：从子宫颈后上侧方，向两侧绕过直肠达第2、3骶椎前面的筋膜，韧带含平滑肌和结缔组织，将宫颈向后上牵引，间接保持子宫于前倾的位置。

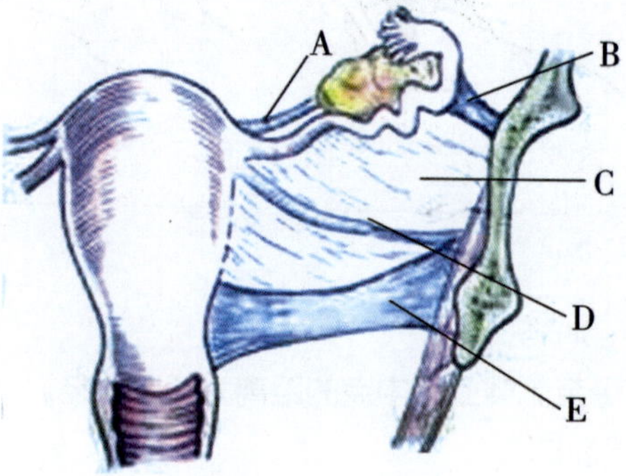


（21~23题共用图）

21.如上图所示，维持子宫前倾的韧带是

A.A　　B.B

C.C　　D.D

E.E

【答案】D

22.防止子宫脱垂的韧带是

A.A　　B.B

C.C　　D.D

E.E

【答案】E

23.固定子宫于盆腔正中央的韧带是

A.A　　B.B

C.C　　D.D

E.E

【答案】C

胎头径线：

(1)双顶径：是两顶骨隆突间的距离，是胎头的最大横径，通过B超检查测量可了解胎儿大小，一般足月时双顶径平均值约为9.3 cm。

(2)枕额径：为鼻根至枕骨隆突之间的距离，胎头以此径线衔接，足月时平均值为11.3 cm。

(3)枕下前囟径：又称小斜径，是前囟中央至枕骨隆突下方的距离，足月时平均值约9.5 cm，胎头俯屈后以此径通过产道。

(4)枕颏径：又称大斜径，是颏骨下方中央至后囟门顶部间的距离，足月时平均值约13.3 cm。

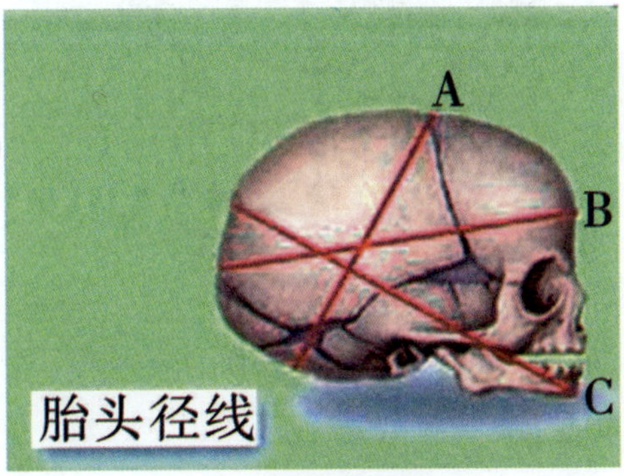


(24~26题共用图)

24.如图所示A，为胎头径线中的

A.双顶径　　B.枕下前囟径

C.枕额径　　D.枕颏径

E.枕颌径

【答案】B

【解析】前囟中央至枕骨隆突下方的距离为枕下前囟径。

25.如图所示B，为胎头径线中的

A.双顶径　　B.枕下前囟径

C.枕额径　　D.枕颏径

E.枕颌径

【答案】C

【解析】鼻根至枕骨隆突之间的距离为枕额径。

26.如图所示C，为胎头径线中的

A.双顶径　　B.枕下前囟径

C.枕额径　　D.枕颏径

E.枕颌径

【答案】D

【解析】颏骨下方中央至后囟门顶部间的距离为枕颏径。

胎先露：

平坐骨棘为 S=0；在坐骨棘水平之上用“-”表示，在坐骨棘水平之下用“+”表示。

27.如下图所示，胎先露的标记方法为

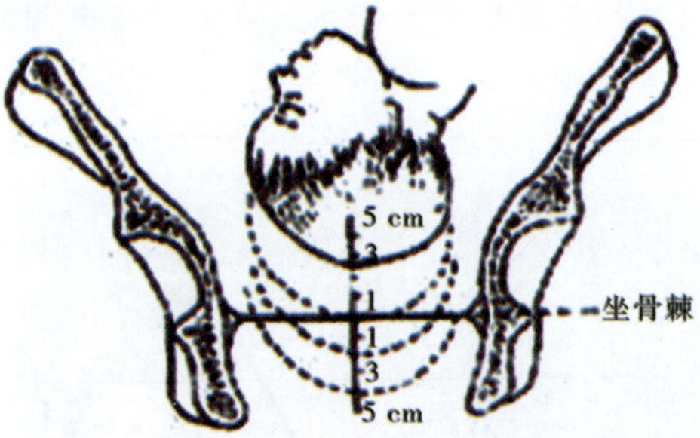


A.S=+5　　B.S=+3

C.S=0　　D.S=-3

E.S=-5

【答案】D

中骨盆平面：

为骨盆最狭窄的平面，呈前后径长的纵椭圆形，前方为耻骨联合下缘，两侧为坐骨棘，后方为骶骨下端。此平面具有产科临床重要性，有 2 条径线：

(1) 中骨盆前后径：耻骨联合下缘中点通过两侧坐骨棘连线中点至骶骨下端间的距离，平均值约为 11.5 cm。

(2) 中骨盆横径：也称坐骨棘间径，两坐骨棘间的距离，平均长约 10 cm。

28.如下图所示的骨盆平面为

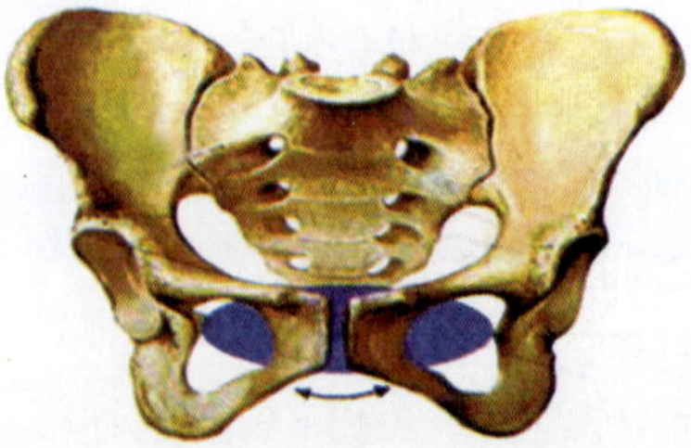

A.入口平面　　B.中骨盆平面
C.出口平面　　D.有三条径线
E.有四条径线

【答案】B

基础体温测定：

每日清晨醒来后(夜班工作者于休息6~8小时后)，尚未起床、进食、谈话等任何活动之前，量体温5分钟(多测口腔体温)，并记录在基础体温单上，按日连成曲线。如有感冒、发热或用药治疗等情况，在体温单上注明。具有双相型体温的妇女，停经后高温相持续18日不见下降者早孕可能性大；如高温相持续3周以上，则早孕可能性更大。

29.女，26岁，婚后2年未怀孕，其基础体温如下图所示，其所代表的意义为

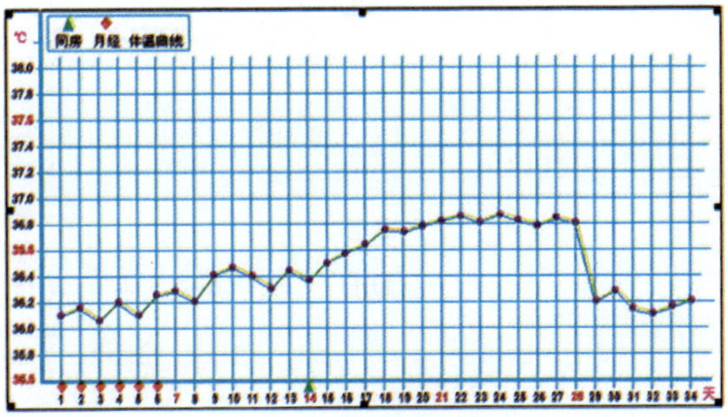


A.早孕　　B.无排卵
C.有排卵　　D.卵巢功能衰退
E.输卵管不通畅

【答案】C

输卵管：

全长8~14 cm，是精子和卵子相遇受精的场所，也是向宫腔运送受精卵的通道。由内向外分为间质部(管腔最窄)、峡部(妇科结扎)、壶腹部(正常受精部位)、伞部(“拾卵”作用)。

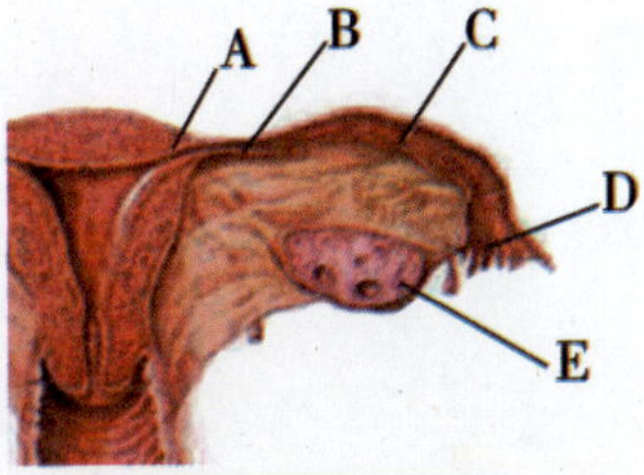


(30~33题共用图)

30.如上图所示,具有拾卵作用的部位是

A.A　　B.B

C.C　　D.D

E.E

【答案】D

31.最狭窄的部位是

A.A　　B.B

C.C　　D.D

E.E

【答案】A

32.妇科结扎常选择的部位是

A.A　　B.B

C.C　　D.D

E.E

【答案】B

33.受精的场所是

A.A　　B.B

C.C　　D.D

E.E

【答案】B

# 第八章

# 新生儿和新生儿疾病的护理

新生儿的特殊生理状态：

（1）乳腺肿大。女足月新生儿出生后3～5日，乳腺可触到蚕豆到鸽蛋大小的肿块，因胎内母体的孕酮和催乳素经胎盘至胎儿体内，出生后这些激素影响突然中断所致，多于2～3周消退。

（2）“马牙”。新生儿上腭中线和齿龈切缘上常有黄白色小斑点，民间称“板牙”“马牙”，是上皮细胞堆积或黏液腺分泌物积留所致，又称“上皮珠”，生后数周到数月逐渐消失，不需处理。

1.如下图所示，新生儿女，日龄4天，出生后第3天发现乳腺肿大，目前应采取的护理措施是

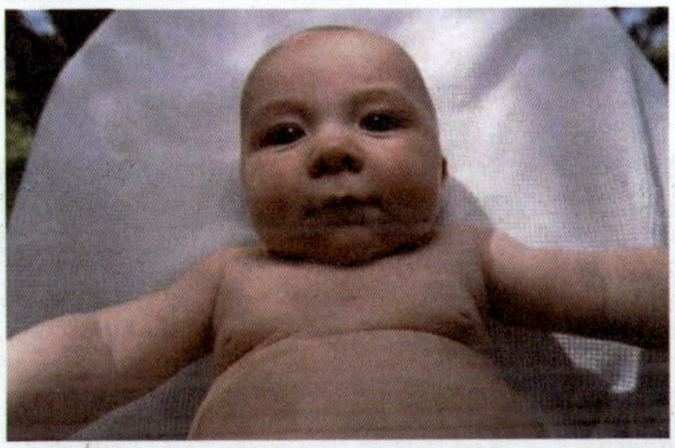

配套名师精讲课程

A.立即报告医生，及时诊治　　B.将内容物挤出，以免病情恶化

C.预防性使用抗生素　　D.无需处理，并告知家长正确认识

E.对患儿乳房进行常规消毒

【答案】D

2.如右图所示，新生儿女，日龄7天，出生后第5天发现上腭和齿龈有白点，此为

A.脓疱　　B.乳牙

C.上皮珠　　D.牙龈结节

E.水痘

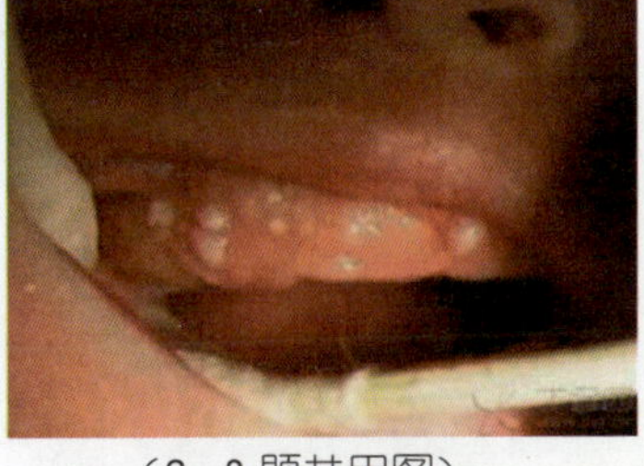

（2～3题共用图）

【答案】C

3.此时处理方法为

A.立即报告医生，及时诊治

B.排出脓液

C.使用抗生素

D.无需处理，并告知家长正确认识

E.对症处理

【答案】D

**新生儿生理性黄疸和病理性黄疸的鉴别**

| 特点 | | 生理性黄疸 | 病理性黄疸 |
|---|---|---|---|
| 黄疸 | 出现时间 | 足月儿 2~3 天；早产儿 3~5 天 | 早，常在生后 24 小时内 |
| | 高峰时间 | 4~5 天 | — |
| | 消退时间 | 5~7 天，足月儿<2 周；最长延迟到 3~4 周 | 持续不退，足月儿>2 周，早产儿>4 周黄疸退而复现，或进行性加重 |
| 血清胆红素程度 | | 足月儿<221 μmol/L(12.9 mg/dl)<br>早产儿<257 μmol/L(15 mg/dl) | 足月儿>221 μmol/L(12.9 mg/dl)<br>早产儿>257 μmol/L(15 mg/dl) |
| 每日胆红素升高 | | <85 μmol/L(5 mg/dl) | >85 μmol/L(5 mg/dl) |
| 血清结合胆红素 | | <34 μmol/L(2 mg/dl) | >34 μmol/L(2 mg/dl) |
| 一般情况 | | 良好，不伴有其他症状 | 引起病理性黄疸的疾病表现 |

4.如下图所示，足月儿，男，日龄 3 天，最可能为

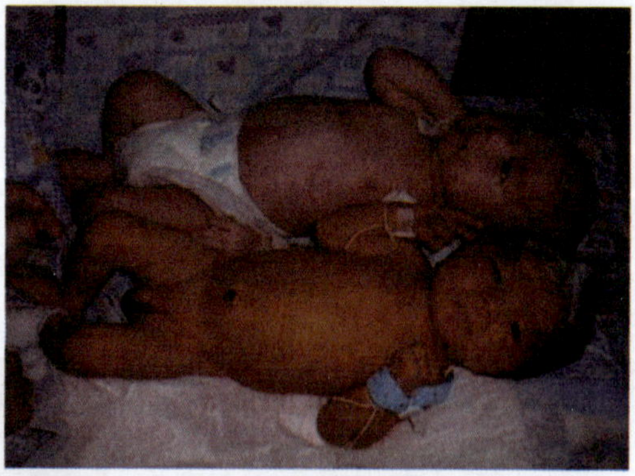

（4~5 题共用图）

A.生理性黄疸

B.新生儿溶血症

C.母乳性黄疸

D.新生儿肝炎

E. 新生儿败血症

【答案】A

5.处理方法为

A.密切观察
B.蓝光照射
C.换血疗法
D.暂停母乳
E. 用抗生素

【答案】A

新生儿脐炎:

(1)指断脐残端被细菌入侵、繁殖所引起的急性炎症。常见金黄色葡萄球菌,其次为大肠杆菌、铜绿假单胞菌、溶血性链球菌。

(2)临床表现。

①局部表现:脐带根部发红,或脱落后伤口不愈合,脐窝湿润、流水,之后脐周皮肤红肿,脐窝有浆液脓性分泌物,带臭味,局部脓肿,病情危重会引起脓毒症或菌血症、腹膜炎。

②全身中毒症状:发热,拒食,精神不好,烦躁不安等。

③慢性脐炎:脐部形成肉芽肿,小樱红色肿物突出,流黏性分泌物,经久不愈。

6.如下图所示,此疾病最常见的病原菌是

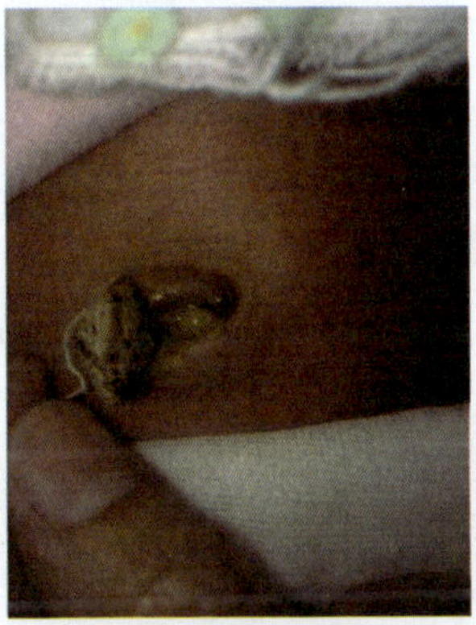

(6~7题共用图)

A.大肠杆菌
B.铜绿假单胞菌
C.溶血性链球菌
D.金黄色葡萄球菌
E.表皮葡萄球菌

【答案】D

7.最可能的诊断为

A.新生儿感染
B.新生儿脐炎
C.新生儿湿疹
D.新生儿破伤风
E.新生儿败血症

【答案】B

# 第九章

# 泌尿生殖系统疾病患者的护理

泌尿系统：

(1)泌尿系统由肾脏、输尿管、膀胱和尿道等器官组成。其中肾脏是形成尿液的场所，输尿管输送尿液，膀胱贮存尿液，尿道排出尿液。

(2)肾脏分为皮质、髓质和肾盂三部分，肾单位是肾脏结构和功能的基本单位，由肾小体和肾小管组成，肾小体是由肾小球及肾小囊构成的球状结构，肾小球为肾单位的起始部分，包括入球小动脉、毛细血管丛、出球小动脉及系膜组织，肾小囊包绕肾小球，分为脏、壁两层，其间为肾小囊腔，与近曲小管相通，每个肾脏由大约100万个肾单位组成。

1.如下图所示，肾脏的结构构成中，肾小球结构不包括

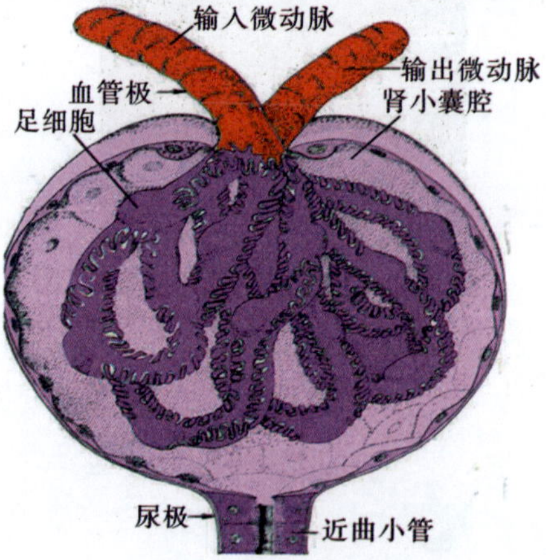


配套名师精讲课程

A.毛细血管丛

B.出球小动脉

C.入球小动脉

D.系膜组织

E.肾小管

**【答案】**E

**【解析】**肾单位是肾脏结构和功能的基本单位，由肾小体和肾小管组成，肾小体是由肾小球及肾小囊构成的球状结构，肾小球为肾单位的起始部分，包括入球小动脉、毛细血管丛、出

**球小动脉及系膜组织。肾小管是构成肾单位的结构,不是肾小球结构。**

肾小球滤过率:

单位时间内两侧肾脏滤过血浆生成原尿的量称为肾小球滤过率,正常成人为 125 mL/min,成人 24 h 原尿生成量约 150 L,每日终尿量 1 000~2 000 mL(平均 1 500 mL)。>2 500 mL/24 h 称为多尿,<400 mL/24 h 称为少尿,<100 mL/24 h 称为无尿。

2.肾脏的生理功能为生成尿液,排出代谢废物,回吸收水分和电解质及内分泌功能。肾脏尿量叙述如下图所示,图中叙述错误的是

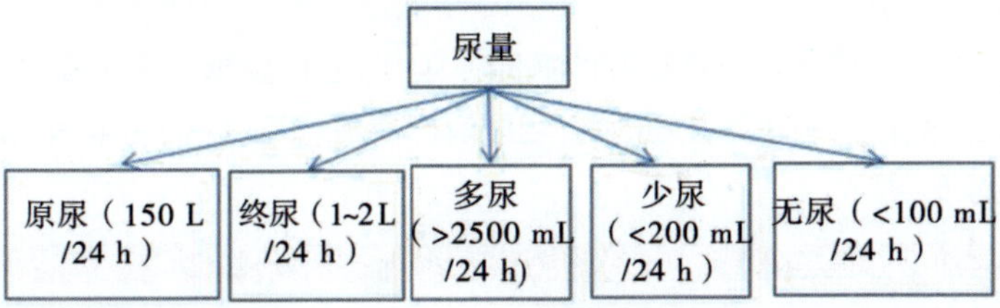


A.成人 24 h 原尿生成量约 150 L　　B.每日终尿量 1 000~2 000 mL(平均 1 500 mL)
C.>2 500 mL/24 h 称为多尿　　D.<200 mL/24 h 称为少尿
E.<100 mL/24 h 称为无尿

**【答案】**D

**【解析】单位时间内两侧肾脏滤过血浆生成原尿的量称为肾小球滤过率,正常成人为** 125 mL/min,**成人** 24 h **原尿生成量约** 150 L,**每日终尿量** 1 000~2 000 mL(**平均** 1 500 mL),>2 500 mL/24 h**称为多尿**,<400 mL/24 h **称为少尿**,<100 mL/24 h **称为无尿。**

女性生殖系统:

(1)引起的病原体包括需氧菌(大肠杆菌、乙型溶血性链球菌、淋病奈瑟菌、阴道嗜酸杆菌等)、厌氧菌(脆弱类杆菌、消化链球菌等)、原虫(阴道毛滴虫)、真菌(白色念珠菌)、病毒(人乳头瘤病毒)、螺旋体(梅毒)、衣原体(沙眼)、支原体。其中乳酸杆菌、凝固酶阴性葡萄球菌、大肠杆菌、类杆菌、白色念珠菌是正常菌群,有些可成为条件致病菌。

(2)女性生殖系统炎症的传播途径包括沿生殖道黏膜上行蔓延、经血液循环播散、经淋巴系统蔓延和直接蔓延。

3.患者,女,23 岁。近 1 周,出现尿频、尿急、尿痛等膀胱刺激征,中段尿培养,如下图所示,该患者最可能感染的途径和病原体是

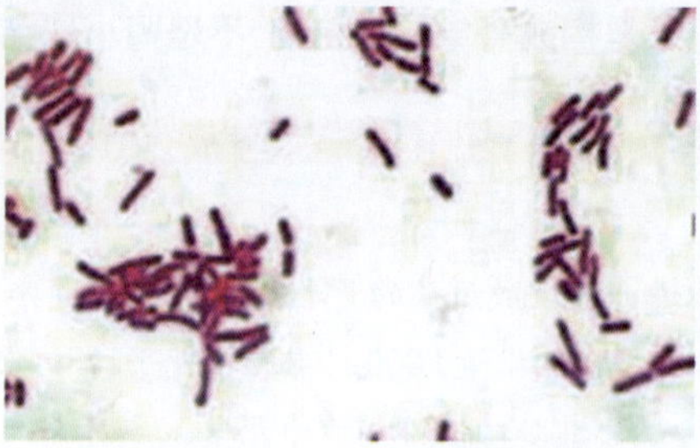

A.直接蔓延，变形杆菌　　B.上行蔓延，大肠杆菌
C.血行播散，乙型溶血性链球菌　　D.接触感染，人乳头瘤病毒
E.淋巴系统蔓延，克雷伯杆菌

**【答案】**B

**【解析】引起女性泌尿生殖系统炎症的病原体中，以上行蔓延途径感染的大肠杆菌最常见，约占70%以上，女性尿道较男性短而宽，且尿道口离肛门近，尿道口常有肠源性革兰氏阴性杆菌寄居，故选B。**

急性肾小球肾炎：

简称急性肾炎，起病急，是以血尿、蛋白尿、水肿、高血压和肾小球滤过率下降为特点的肾小球疾病。是由β溶血性链球菌A组感染引起的一种超敏反应机制参与的免疫复合物性肾小球肾炎，好发于5~14岁的儿童，男性多见。

1.临床表现

前驱期为链球菌所致的上呼吸道感染，潜伏期1~3周。该病主要症状和体征包括水肿、血尿、高血压、尿量减少等。并发症包括心力衰竭、高血压脑病、急性肾衰竭等。

2.辅助检查

(1)尿液检查：镜下检查尿中红细胞多为变形红细胞，还可见红细胞管型，是急性肾小球肾炎的特点，尿蛋白为+~++。

(2)血液检查：红细胞及血红蛋白稍低，白细胞正常或增高，血沉快，2~3个月恢复正常。

(3)肾功能检查：肾小球滤过率不同程度下降。

(4)血清补体测定：发病初期补体C3和血清总补体均明显下降。

(5)病原学和抗链球菌溶血素“O”抗体测定：90%患者抗链球菌溶血素“O”抗体滴度可高于200 U，通常于链球菌感染后2~3周出现，3~5周达高峰。

4.患者，男，12岁。上呼吸道感染1周，近3天出现如下图所示症状，该患者首先考虑的疾病是

A.急性肾小球肾炎

B.咽炎

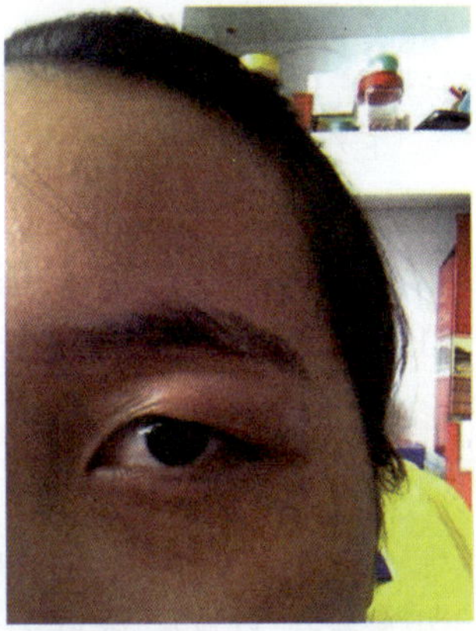

C.病毒性感冒

D.急性扁桃体炎

E.肾病综合征

【答案】A

**【解析】肾小球疾病是由β溶血性链球菌A组感染，以血尿、蛋白尿、水肿、高血压为特点的一种超敏反应机制参与的免疫复合物性肾小球肾炎，好发于5～14岁的儿童，男性多见。前驱期为链球菌所致的上呼吸道感染，水肿是最常见症状，初期累及眼睑和颜面。B、D选项是早期感染，但不会出现水肿症状，故不优先考虑。C选项病毒性感冒的病原体是病毒，上感为一周自限性疾病。肾病综合征是此题最易混淆疾病，通过辅助检查鉴别之。**

5.患者，男，10岁。有上呼吸道感染病史，以血尿、水肿收入院，水肿以眼睑和颜面为主，晨起重。进行咽部分泌物培养，结果如下图所示，该患者感染的病原体为

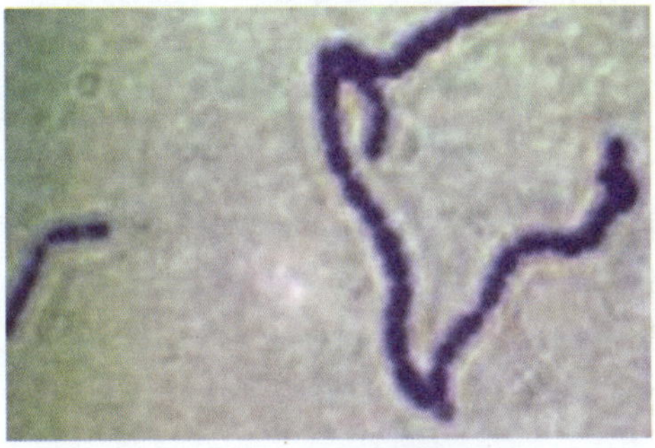

A.金黄色葡萄球菌

B.脑膜炎球菌

C.肺炎链球菌

D.淋病球菌

E.β溶血性链球菌

【答案】E

**【解析】它们都属于化脓性球菌，但只有β溶血性链球菌可通过超敏反应机制，引起肾脏损伤和相应临床症状，故本题优先考虑β溶血性链球菌。**

6.患者，男，32岁。有上呼吸道感染病史，体格检查如下图所示，以肉眼血尿收入院，该患者辅助检查不出现异常的是

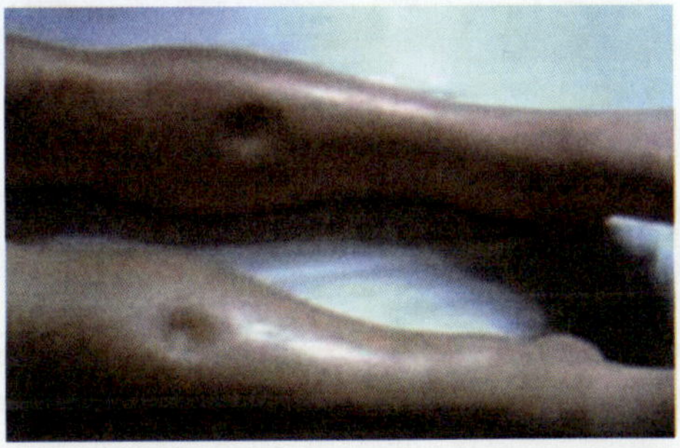

A.蛋白尿　　B.镜下血尿
C.“O”抗体阳性　　D.高脂血症
E.红细胞管型

【答案】D

【解析】高脂血症，是肾病综合征辅助检查阳性项目，依次区别肾炎类型，从而决定治疗和预后。

慢性肾小球肾炎：

简称慢性肾炎，是一组病情迁延、病变进展缓慢，最终发展为慢性肾衰竭的原发性肾小球疾病，以血尿、蛋白尿、高血压、水肿和肾功能损害为临床表现，病程为3个月以上，免疫介导炎症是主要发病原因，多见于青、中年男性，慢性肾炎是引起慢性肾衰竭的主要原因。其临床表现：

(1)蛋白尿：必有表现，尿蛋白定量1~3 g/d。

(2)血尿：多为镜下血尿。

(3)轻、中度水肿：为肾炎性水肿的典型表现，即早晨眼睑、颜面水肿明显，下午及晚上双下肢水肿明显。

(4)高血压：多为轻度或持续中度以上的高血压，严重高血压可致高血压危象、高血压脑病及高血压性心脏病。

(5)肾功能损害：呈慢性进行性损害，在高血压、感染、劳累或肾毒性药物使用等诱因的情况下可呈急性加重，最终将发展为慢性肾衰竭。

7.患者，男，29岁。有肾炎病史23年，尿蛋白定性(+++)，尿蛋白定量3.2 g/d，双下肢水肿明显，有贫血，血肌酐、尿素氮升高，肾活检病理切片如下图所示，该患者诊断为

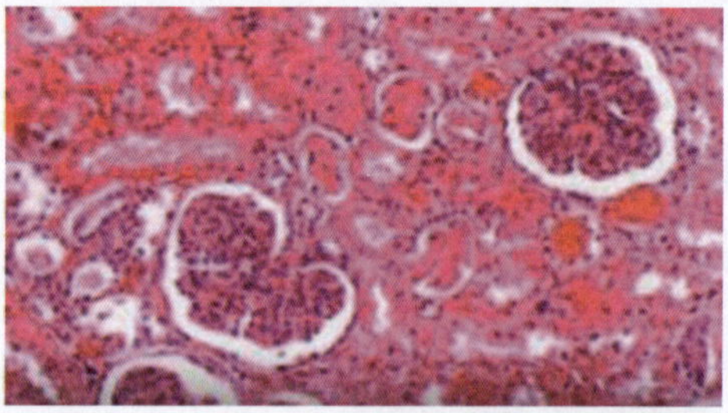

A.慢性肾小球肾炎　　B.急性肾小球肾炎
C.肾盂肾炎　　D.肾病综合征
E.新月体性肾小球肾炎

【答案】A

【解析】B项的急性肾小球肾炎镜下病理改变不见肾小球萎缩和增生肥大肾小球病理结构改变现象。肾盂肾炎发病部位在肾髓质。肾病综合征有四大综合征表现，此患者不符合。

**新月体性肾小球肾炎病理结构未见新月体。故选 A。**

小儿急性肾小球肾炎的护理措施：

(1)发病 2 周内应卧床休息，待水肿消退、血压正常、血尿消失后，可下床轻微活动。

(2)1~2 个月内宜限制活动量，3 个月内避免剧烈运动。

(3)尿红细胞减少、血沉正常可恢复日常活动，但避免体育项目。

(4)Addis 计数(爱迪计数是 1948 年 Addis 提出的，用定量方法测定夜间 12 h 浓缩尿液中管型、红细胞、白细胞等有机沉淀物的数量，借以了解肾脏损害程度)正常后恢复正常生活。

(8~10 题共用题干)

患儿，男，7 岁。水肿，尿少，尿肉眼观如图 1 所示，BP 135/100 mmHg，眼睑及下肢水肿，尿常规如图 2 所示。

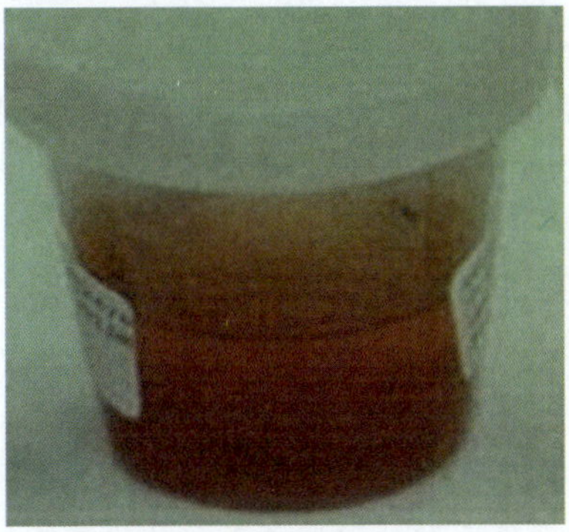

图 1

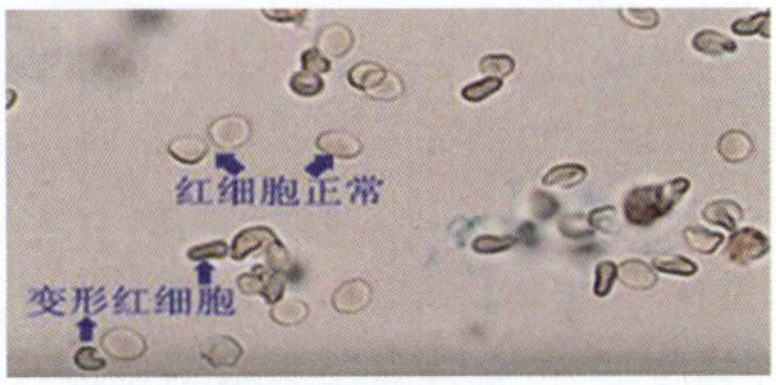


图 2

8.考虑此患儿是

A.急性肾小球肾炎

B.慢性肾小球肾炎

C.肾炎性肾病

D.单纯性肾病

E.肾盂肾炎

**【答案】**A

**【解析】血尿、水肿、高血压是急性肾小球肾炎的主要临床特点。**

9.经治疗病情好转能恢复上学但需免上体育课的指标是

A.Addis 计数正常

B.血压正常

C.尿常规正常

D.无水肿

E.血沉正常

**【答案】**E

**【解析】①发病 2 周内应卧床休息，待水肿消退、血压正常、血尿消失后，可下床轻微活**

动;②1~2 个月内宜限制活动量,3 个月内避免剧烈运动;③尿红细胞减少、血沉正常可恢复日常活动,但避免体育项目;④Addis 计数正常后恢复正常生活。

10.经治疗病情好转,能恢复正常生活的指标是

A.Addis 计数正常　　B.血压正常
C.尿常规正常　　D.无水肿
E.血沉正常

【答案】A

【解析】①发病 2 周内应卧床休息,待水肿消退、血压正常、血尿消失后,可下床轻微活动;②1~2 月内宜限制活动量,3 个月内避免剧烈运动;③尿红细胞减少、血沉正常可恢复日常活动,但避免体育项目;④Addis 计数正常后恢复正常生活。

肾病综合征:

由各种肾脏疾病所致的以大量蛋白尿(尿蛋白>3.5 g/d),低蛋白血症(血浆清蛋白<30 g/L),水肿和高脂血症为临床表现的一组综合征,其中前两项为诊断所必需。其临床表现:

(1)大量蛋白尿:肾小球滤过屏障受损,大量蛋白质漏出,当原尿中蛋白质含量超过肾小管的重吸收能力时,导致大量蛋白尿(24 小时尿蛋白定量测定>3.5 g),表现为尿液中出现大量泡沫。

(2)低白蛋白血症:血浆白蛋白<30 g/L,主要为大量清蛋白自尿中丢失所致。

(3)水肿:是最明显的体征,严重者可出现体腔积液,低蛋白血症导致血浆胶体渗透压下降,使水分从血管腔内进入组织间隙,是患者出现水肿的主要原因,晨起眼睑、头枕及腰骶部较显著,起床后则以下肢为主,呈可凹性。

(4)高脂血症:与低清蛋白血症刺激肝脏代偿性地增加脂蛋白合成以及脂蛋白分解减少有关,以高胆固醇血症最常见。

(5)并发症:感染、血栓和栓塞、急性肾损伤、其他。

11.患者,男,14 岁,双下肢水肿。实验室检查:尿蛋白 3.8 g/d,血浆白蛋白 19 g/ L,肾活组织检查如下图所示,该患者可能的诊断是

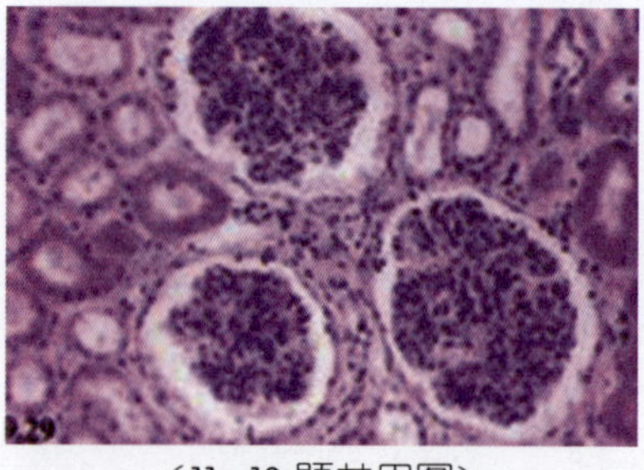


(11~13 题共用图)

A.急性肾小球肾炎　　B.慢性肾小球肾炎

C.肾病综合征　　D.肾衰竭

E.肾炎肾病综合征

**【答案】**C

**【解析】大量蛋白尿(尿蛋白>3.5 g/d),低蛋白血症(血浆清蛋白<30 g/L),水肿和高脂血症为肾病综合征四大临床症状,其中前两项为诊断所必需。该患者病理切片和症状都符合,故选 C。**

12.该患者水肿的主要原因是

A.醛固酮增多　　B.球–管失衡

C.饮水过多　　D.肾小球滤过率下降

E.血浆胶体渗透压下降

**【答案】**E

**【解析】肾小球滤过屏障受损,大量蛋白质漏出,当原尿中蛋白质含量超过肾小管的重吸收能力时,导致大量蛋白尿(24 小时尿蛋白定量测定>3.5 g),大量清蛋白自尿中丢失引起低蛋白血症,从而导致血浆胶体渗透压下降,使水分从血管腔内进入组织间隙,是患者出现水肿的主要原因,故选 E。**

13.该患者最根本的病理生理改变是

A.水肿　　B.高血压

C.低白蛋白血症　　D.大量蛋白尿

E.高胆固醇血症

**【答案】**D

**【解析】多种因素引起肾小球滤过屏障受损,大量蛋白质漏出,导致大量蛋白尿(24 小时尿蛋白定量测定>3.5 g),继而低蛋白血症出现,进一步导致血浆胶体渗透压下降,使水分从血管腔内进入组织间隙,患者开始出现水肿,低蛋白血症就刺激肝脏代偿性地增加脂蛋白合成,高脂血症形成,故大量蛋白尿是最根本的病理生理改变,故选 D。**

14.肾病综合征患者体检如下图所示,最突出的体征是

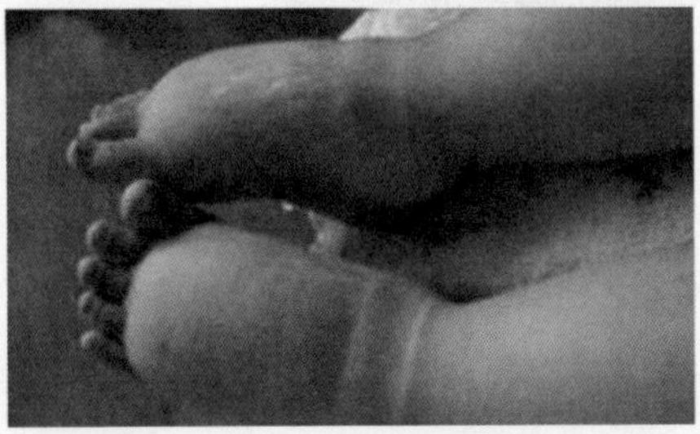

A.高血压　　B.水肿

C.肾区叩击痛　　D.嗜睡

E.昏迷

【答案】B

【解析】水肿是肾病综合征最明显的体征，严重者可出现体腔积液，低蛋白血症导致血浆胶体渗透压下降，是水肿的主要原因，晨起眼睑、头枕及腰骶部较显著，起床后则以下肢为主，呈可凹性。

慢性肾衰竭：

(1)常见临床表现包括：①消化系统的食欲不振、恶心、腹部不适等，其中食欲不振最常见、出现最早。②心血管系统会出现高血压、心力衰竭、心包炎胸痛、动脉粥样硬化。③呼吸系统酸中毒时，呼吸深而长。④精神、神经系统为精神萎靡、疲乏等。⑤骨骼系统可引起肾性骨病，即骨酸痛、行走不便。⑥皮肤出现尿素霜，引起瘙痒。⑦代谢和内分泌紊乱，闭经、不孕、性欲减退、阳痿、各种营养代谢失调、高尿酸血症等。⑧血液系统有贫血，有缺铁、营养不良、出血等因素可加重贫血，并有鼻出血、严重呕血及便血等出血现象。

(2)慢性肾衰竭辅助检查的尿液检查表现为夜尿多，尿渗透压下降，尿沉检查中可见红细胞、白细胞颗粒管型和蜡样管型。

(3)慢性肾衰竭患者饮食护理给予高维生素、高热量、优质蛋白质、低磷高钙饮食，蛋白质摄入量为 0.6~0.8 g/(kg·d)。

15.患者，男，54 岁。患者表现为疲乏、注意力不集中，恶心、腹胀、口腔黏膜溃疡，皮肤有尿素霜和瘙痒，眼睑及双下肢严重水肿，体格检查如图 1 所示，血压 180/110 mmHg，尿液检查如图 2 所示，尿比重 1.010。该患者的诊断是

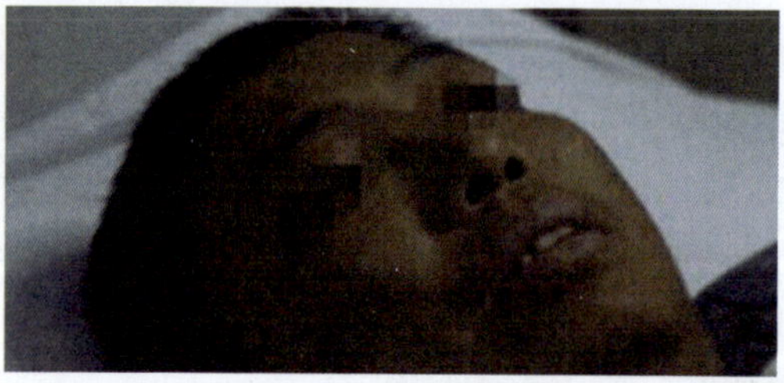

图 1

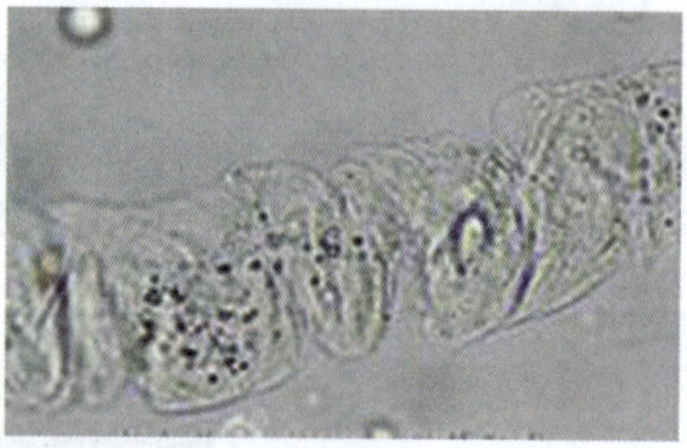

图 2

A.急性肾小球肾炎　　B.肾病综合征

C.慢性肾小球肾炎　　D.急性肾衰

E.慢性肾衰

【答案】E

【解析】由题干可知，食欲不振、恶心、呕吐、腹部不适，是慢性肾衰最常见、最早的表现。由于肾脏排泄能力下降，代谢产物从皮肤排出，皮肤出现尿素霜，刺激皮肤，引起瘙痒，固定低比重尿和蜡样管型出现，综合分析符合慢性肾衰竭，故选 E。

16.在护理慢性肾衰患者时，饮食治疗中优质低蛋白饮食叙述不恰当的是

A.当肾小球滤过率(GFR)≥60 mL/(min · 1.73 $m^2$)时,蛋白质为 0.8 g/(kg · d)
B.GFR<60 mL/(min · 1.73 $m^2$)时,蛋白质为 0.6 g/(kg · d)
C.GFR<25 mL/(min · 1.73 $m^2$)时,蛋白质为 0.4 g/(kg · d)
D.GFR<25 mL/(min · 1.73 $m^2$)时,蛋白质为 0.2 g/(kg · d)
E.糖尿病引起肾衰出现蛋白尿,蛋白质控制在 0.8 g/(kg · d)

**【答案】**D

**【解析】**C 选项中 GFR<25 mL/(min · 1.73 $m^2$)时,蛋白质为 0.4 g/(kg · d)是美国肾脏病基金会提出优质低蛋白饮食治疗方案,故选 D。

急性肾衰竭:

(1)饮食护理:①限制蛋白质摄入,可给予高生物效价优质蛋白质饮食 0.8 g/d;②保证热量供给;③维持水平衡:少尿期应严格计算 24 小时的出入液量,按照“量出为入,宁少勿多”的原则补充入液量;④减少钾的摄入。

(2)用药护理:遵医嘱对心衰患者使用利尿剂和血管扩张剂,观察利尿、降压效果及副作用。

(3)高血钾的处理:①高血钾最有效的治疗是肾透析;②静脉滴注 5% 碳酸氢钠或缓慢静脉注射 10% 葡萄糖酸钙 10 mL,以拮抗钾离子对心肌及其他组织的毒性作用或静滴 25% 葡萄糖 300 mL+胰岛素 15 U,以促进糖原合成,使钾离子转入细胞内;③钠型离子交换树脂 20~30 g 加入 25% 山梨醇 100~200 mL 做高位保留灌肠。

17.患者男,59 岁。因药物中毒引起肾功能衰竭住院,尿量为 300 mL/24 h,尿镜检:有碎片和颗粒管型,呼吸困难,肺部听诊双肺湿啰音,心电图显示如下图所示,该患者可能存在的电解质紊乱是

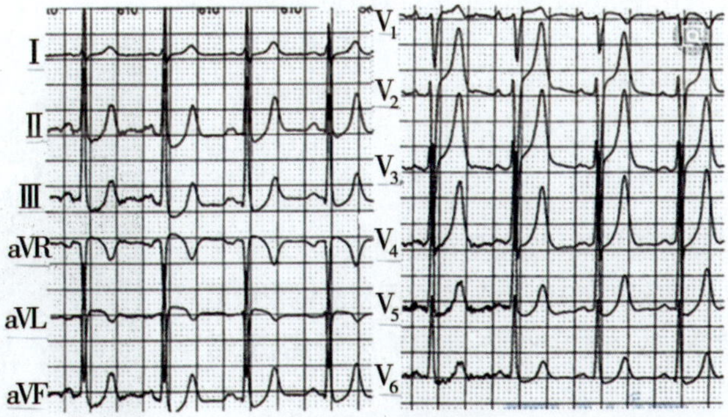


(17~18 题共用图)

A.低钾血症
B.高氯血症
C.高钾血症
D.高钙血症
E.低磷血症

【答案】C

【解析】少尿期，血尿素氮、肌酐、钾和有机酸的浓度增长较迅速；高血钾是急性肾衰竭最严重的并发症，是起病第一周死亡最常见的原因，高钾血症时心电图表现 T 波高尖，QT 时间缩短。随着高钾血症的进一步加重，出现 QRS 波增宽，幅度下降，P 波形态逐渐消失。少尿期患者也可出现低钠、低钙、高血磷，血氯没有改变，故该题选 C。

18.该患者在护理过程中，下列护理措施错误的是

A.尿量<400 mL/d 提示肾衰可能

B.少尿期饮食应取低蛋白

C.少尿期，避免食用含钾食物

D.进入多尿期表示患者已脱离危险

E.恢复期禁用对肾有毒性作用的药物

【答案】D

【解析】多尿期，尿量明显增多应监测水及电解质，尤其是警惕低血钾发生。是肾功能开始恢复的标志但患者仍有生命危险，故选 D。

上尿路结石：

(1)上尿路结石的疼痛表现为肾区疼痛伴肋脊角叩痛，发作迅速、剧烈，多在深夜至凌晨发作，呈刀割样阵发性绞痛，甚至可致休克。

(2)上尿路结石可于活动后出现肉眼血尿或镜下血尿。

(3)上尿路结石保守疗法饮食调节，限制含钙、蛋白、钠、嘌呤和胱氨酸食物的摄取。

(4)体外冲击波碎石术，大多数上尿路结石均适用此法，最适宜于<2.5 cm 的结石。其中结石远端尿路梗阻、妊娠出血性疾病、严重心脑血管疾病、安置心脏起搏器者、血肌酐≥265 μmol/L 和急性尿路感染等为禁忌证，两次治疗间隔时间应超过 7 天。

19.患者，男，28 岁。深夜下腹部突然出现阵发性绞痛并向会阴部放射，X 线检查如下图所示，无肌紧张，排便正常，大便性状正常，该患者可能的诊断是

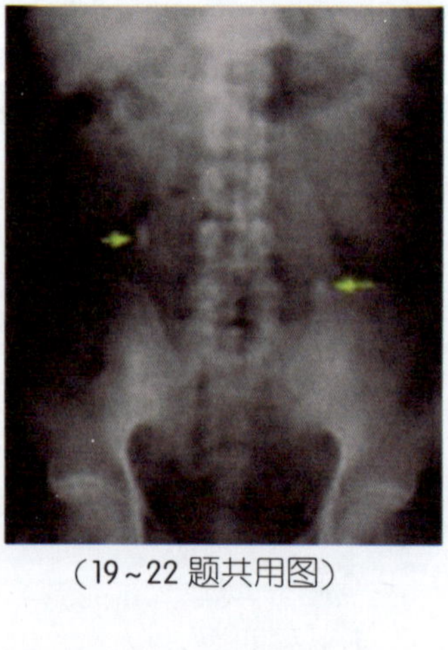

(19～22 题共用图)

A.输尿管结石

B.肾盂结石

C.肠扭转

D.肠穿孔

E.肠梗阻

【答案】A

【解析】患者出现腹部绞痛，优先考虑急腹症，以上 5 个备选答案都是急腹症，可表现为绞痛，但 X 线显示双侧输尿管区有花生米大小高密度影，故该患者优先考虑输尿管结石，答案选 A。

20.该患者最典型的临床表现是

A.镜下血尿

B.疼痛+活动后血尿

C.尿频、尿急

D.尿线变细

E.无痛性血尿

【答案】B

**【解析】尿路结石多表现为突发、剧烈、呈刀割样阵发性绞痛，伴随活动后出现肉眼血尿或镜下血尿，严重者出现休克表现。A 选项可见于炎症、结石等，C 选项多见于尿路感染，E 选项多见于泌尿系肿瘤，D 选项常见于前列腺增生患者，故答案 B 更准确。**

21.对该患者治疗和护理中，下列叙述不正确的是

A.控制感染

B.调整饮食，增加钙、嘌呤类食物的摄取

C.手术治疗

D.大量饮水

E.体外冲击波碎石术

【答案】B

**【解析】结石治疗有：<0.6 cm，可先采用保守治疗，包括大量饮水、饮食调节、限制含钙、蛋白、钠、嘌呤和胱氨酸食物的摄取；控制感染；调节尿 pH 以碱化尿液；中西医结合治疗；肾绞痛发作时立即解痉、止痛；体外冲击波碎石术；手术治疗等。故 B 选项不正确。**

22.患者经保守治疗后，症状没有缓解，医嘱执行体外冲击波碎石术，该治疗方法常用于碎石的结石参考直径下列叙述正确的是

A.<0.5 cm 的结石

B.>4.5 cm 的结石

C.<1.5 cm 的结石

D.>3.5 cm 的结石

E.<2.5 cm 的结石

【答案】E

**【解析】体外冲击波碎石术最适宜于<2.5 cm 的结石，无禁忌证，两次治疗间隔时间应超过 7 天，故答案选 E。**

膀胱结石：

(1)排尿突然中断为典型症状，常伴有排尿困难和膀胱刺激症状，改变姿势时，尿可继续排出。

(2)膀胱结石非手术治疗的护理：①多饮水，多活动，促进排石，每日饮水 3 000 mL 以上，尿量在 2 000 mL 以上。②应用药物碱化或酸化尿液，预防结石复发，定期复查及预防骨质脱钙。③缓解疼痛：患者需卧床休息，局部热敷并做深呼吸，适当应用解痉止痛药物。

(3)膀胱结石非手术治疗，体外冲击波碎石术后护理：注意伤口及引流管的护理，肾盂造口者，不常规冲洗，以免引起感染，必须冲洗时，应严格无菌操作，低压冲洗 5~10 mL，并在医生的指导下进行。肾实质切开取石及肾部分切除的患者，应绝对卧床 2 周，以减轻肾的损伤，防止再发出血。

23.患者，男，32 岁。近半年常出现排尿时突然中断，并伴有排尿费力和膀胱刺激症状，X

线检查如图 1 所示，B 超如图 2 所示，有尿潴留，腰部无叩击痛，无肌紧张，该患者应首先考虑的疾病是

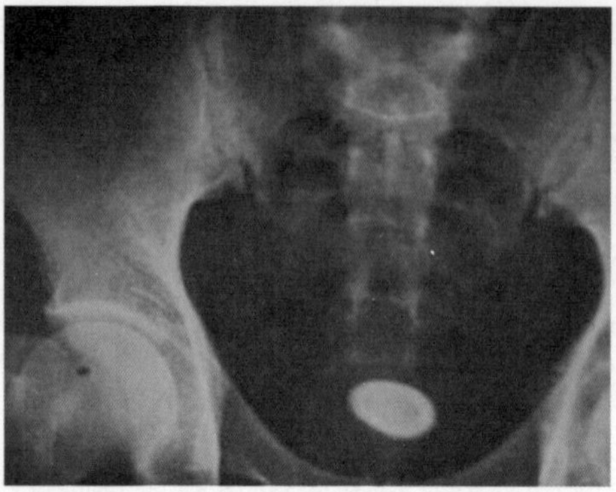

图 1

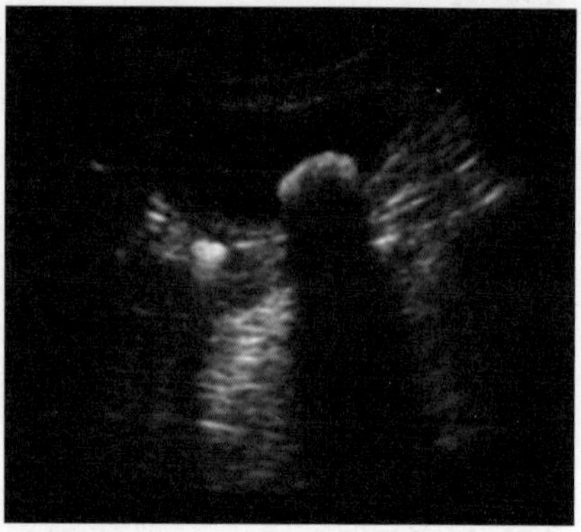

图 2

A.肾结石　　B.膀胱炎

C.膀胱结石　　D.尿道结石

E.胆道结石

**【答案】**C

**【解析】A 肾结石表现为肾区疼痛伴肋脊角叩痛，发作剧烈呈刀割样阵发性绞痛，于活动后出现肉眼血尿或镜下血尿。B 膀胱炎只有膀胱刺激征和炎症反应，不会出现 X 线下的高密度影。D 尿道结石典型表现为急性尿潴留伴会阴部剧痛，可出现点滴状排尿，X 线及超声检查能鉴别之。E 胆道结石该题图片显示解剖位置不支持。故该题答案选 C。**

24.患者在护理过程中，护理措施不恰当的是

A.鼓励每日饮水 3 000 mL 以上，促进排石

B.应用药物碱化或酸化尿液，预防结石复发

C.适当应用解痉药缓解疼痛

D.为预防并发症的发生，巨大肾结石碎石后，立即起立有利于排石

E.术后患侧卧位 48～72 小时并大量饮水

**【答案】**D

**【解析】非手术治疗的护理包括：缓解疼痛；保持尿路通畅，多饮水，促进排石，每日饮水 3 000 mL以上；严密观察及预防并发症的发生，碎石后可导致血尿、肾绞痛、梗阻和感染等并发症，巨大肾结石碎石后避免引起“石街”，碎石后应采取患侧卧位，48～72 小时后逐渐起立。故该题选 D。**

肾损伤：

(1)临床表现为血尿、疼痛、休克、腰腹部肿块、发热等。其中血尿是肾损伤的常见症状，轻微肾挫伤，表现为显微镜下血尿，严重肾裂伤则呈大量肉眼血尿。疼痛由肾实质损伤及肾包膜张力增加所致。

(2)肾损伤护理措施中注意绝对卧床休息2~4周，即使血尿消失，仍需继续卧床至预定时间。

25.患者，女，车祸时上腹部、腰背部受到外力撞击3小时，近半个小时出现腰部肿胀、疼痛，血压持续下降收入院。尿肉眼观如图1所示，CT如图2所示，尿镜检如图3所示，该患者优先考虑的诊断是

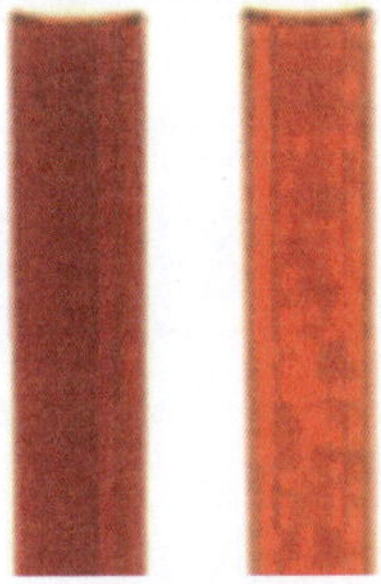
图1

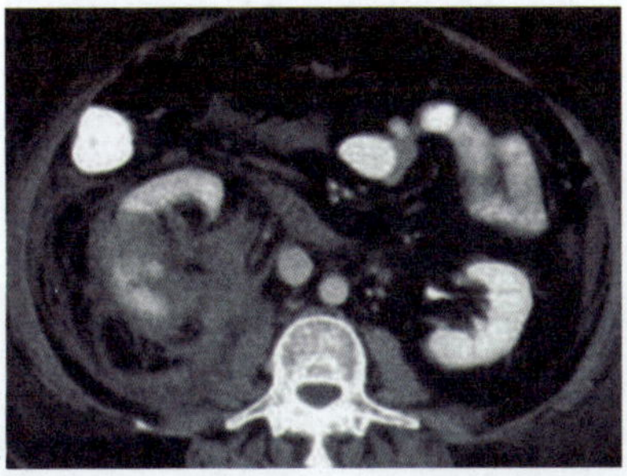
图2

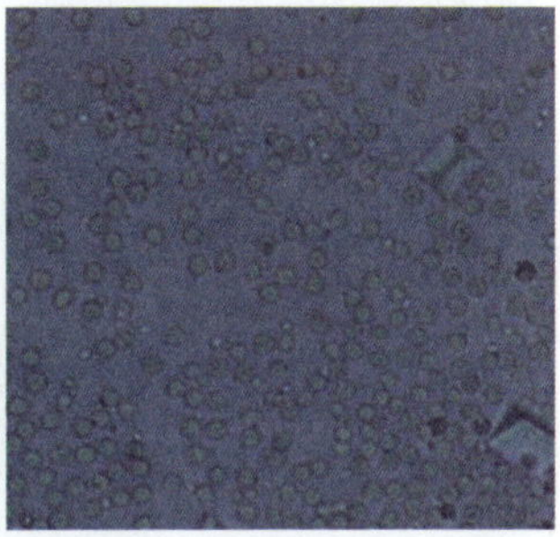
图3

（25~26题共用图）

A.肾结石
B.急性肾小球肾炎
C.膀胱结石
D.尿道结石
E.肾损伤

**【答案】**E

**【解析】该患者有直接暴力病史，腰背部受到外力撞击。图1和图3显示肉眼血尿，肾损伤存在。图2显示肾周围阴影提示肾损伤，液体渗出，肾包膜张力导致疼痛。因CT为首选的确诊检查，能清晰显示肾损伤程度和范围。**

26.入院后，护士在指导护理患者时，下列护理措施不恰当的是

A.多饮水，保证组织有效的灌注量
B.绝对卧床休息2~4周，血尿消失，即可下床活动
C.心理护理，减轻恐惧
D.严密观察生命体征、出血、尿外渗、尿色及量的变化，防止并发症的发生
E.观察腰腹部肿胀程度，可估计渗血、渗尿

**【答案】**B

**【解析】肾损伤护理包括休息：绝对卧床休息2~4周，即使血尿消失，仍需继续卧床至预**

定时间；多饮水，保证组织有效的灌注量，给予输血、补液、止血和营养支持；严密观察生命体征、出血、尿外渗、尿色及量的变化，防止并发症的发生；观察腰腹部肿胀程度，可估计渗血；恐惧与焦虑者加强心理护理。故选 B。

膀胱损伤

(1)临床表现：①血尿和排尿困难：有尿意，但不能排尿或仅排出少量血尿；②腹痛、腹膜刺激征症状：腹膜内破裂时，叩诊有移动性浊音，腹膜外破裂时下腹部疼痛、压痛及肌紧张；③尿瘘：当膀胱破裂后连通体表、直肠或阴道时，引起伤口漏尿、膀胱直肠瘘或膀胱阴道瘘；④休克：多为合并骨盆骨折所致剧痛、大出血、尿外渗和腹膜炎等。

(2)膀胱造影是确诊膀胱破裂的主要手段。膀胱注水试验是指在无菌条件下，从导尿管注入无菌生理盐水 200 mL，5 分钟后吸出，若液体进出量差异大，则提示膀胱破裂。

27.患者，男，40 岁。外伤后 4 小时，近 20 分钟下腹痛加重，压痛、反跳痛、肌紧张明显，血压逐渐下降，面色苍白，呼吸急促，急诊入院，腹部 X 线如下图所示，该患者诊断为

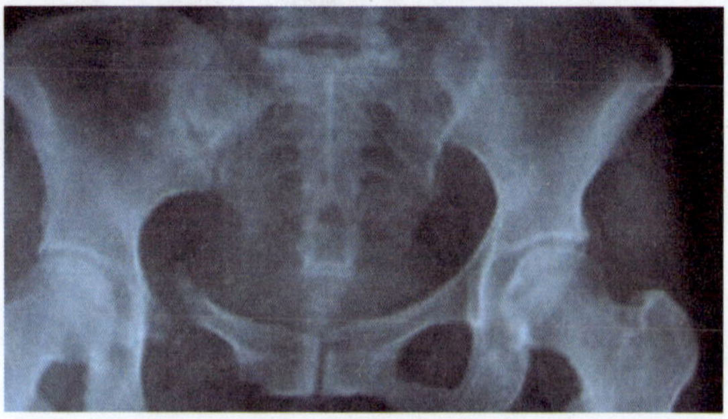

(27~28 题共用图)

A.腹膜炎　　B.膀胱结石

C.肠穿孔　　D.膀胱损伤

E.股骨颈骨折

【答案】D

【解析】从图片中可以知道患者存在骨盆骨折，通过腹痛、压痛、反跳痛、肌紧张推断患者腹膜受到刺激，考虑膀胱破裂，尿液外漏，刺激腹膜，血压逐渐下降，面色苍白，呼吸急促是疼痛和出血导致休克征象，综合以上信息，诊断为膀胱损伤，故选 D。

28.为了明确诊断，该患者最常采用的辅助检查是

A.膀胱造影　　B.尿常规，可见镜下血尿或肉眼血尿

C.膀胱注水试验　　D.X 线腹部平片检查

E.动脉造影

【答案】A

【解析】A 选项膀胱造影，是确诊膀胱破裂的主要手段。B 项动脉造影是肾动脉和肾实质的损伤检查常用方法；C、D、E 选项是膀胱损伤检查项目，但达不到确诊，故该题选 A。

尿道损伤：

(1)临床表现是尿道出血、排尿困难及尿潴留，常发生休克，特别是骨盆骨折损伤或合并其他内脏损伤者。尿道损伤，多见于男性，前尿道包括球部和阴茎体部，损伤以球部多见，后尿道包括前列腺和膜部，损伤以球部多见。①尿道出血：尿道破裂时可无流血或仅有少量血液流出，是最主要的临床表现；②疼痛：球部损伤表现为会阴部肿胀、疼痛，排尿时加重，后尿道损伤表现为下腹部疼痛，局部肌紧张；③排尿困难：多因受伤后致括约肌痉挛引起，尿道撕裂时可引起尿潴留；④血肿及尿外渗：多由尿生殖膈撕裂所致，并发感染可出现全身中毒症状；⑤休克：常见于骨盆骨折引起的后尿道损伤。

(2)尿道损伤留置导尿管的护理注意术后常规留置导尿管 2~3 周。应做好引流管的护理，以预防泌尿系统感染。

29.患者，男，16 岁。骑车上学途中发生车祸 30 分钟，出现会阴部疼痛肿胀，尿道有少量出血，排尿困难明显，逆行尿道造影如下图所示，首先可考虑诊断为

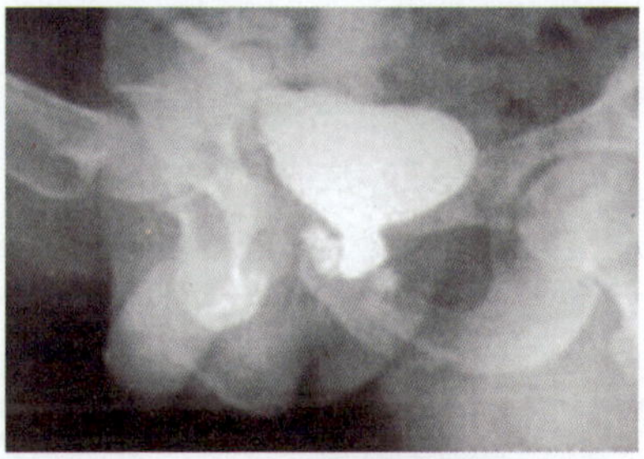

(29~30 题共用图)

A.膀胱损伤　　B.尿道损伤

C.膀胱炎　　D.会阴部损伤

E.膀胱结石

【答案】B

【解析】患者车祸后会阴部肿胀疼痛，排尿困难与尿道损伤密切相关。A 膀胱损伤，膀胱造影是确诊膀胱破裂的主要手段。B 尿道损伤，逆行尿道造影是确定尿道损伤程度和部位，图中显示，逆行尿道造影，造影剂外漏，周围出现高密度影，提示尿道完整性连续性中断，故该题选 B。

30.患者应采取的治疗方法和护理措施中，不恰当的是

A.加强排尿异常的护理

B.非手术治疗，应首先试插导尿管，试插成功应留置导尿管 7~14 天利于尿道愈合

C.有休克者先抗休克，骨盆骨折者需平卧

D.手术后患者，留置导尿管2~3天，以预防泌尿系统感染

E.尿道狭窄需定期做尿道扩张

【答案】D

【解析】留置导尿管的护理：术后常规留置导尿管2~3周。应做好引流管的护理，以预防泌尿系统感染，故选D。

尿路感染：

(1)急性肾盂肾炎的临床表现主要是急性起病，突发一侧或双侧腰痛、肾区叩击痛，肋脊角有压痛，高热(体温可高达40℃)、寒战，全身症状明显，有尿路刺激征及下腹部不适，尿液浑浊或有血尿，轻者无明显全身症状。

(2)尿路感染途径包括上行感染、血行感染、直接感染、淋巴管感染。上行感染是最常见的感染途径。血行感染次常见，多引起肾盂肾炎。其余均较少见。

(3)尿路感染主要为细菌感染所致，致病菌以革兰染色阴性杆菌为主，其中以大肠埃希菌最常见，其次为副大肠杆菌、变形杆菌、葡萄球菌、铜绿假单胞菌、产碱杆菌、粪链球菌，偶见厌氧菌、真菌、原虫及病毒。

(4)清洁中段尿培养标本留取的注意事项：①在使用抗生素之前或停用抗生素5天后留取标本；②留取标本前用肥皂水清洗外阴，不宜使用消毒剂；③应保证尿液在膀胱内留存6~8小时，不宜多饮水；④标本在1小时内送检或冷藏保存。

31.患者，女，27岁，已婚。近一周出现寒战，高热39.5℃，腰痛，肾区叩击痛，全身症状明显，有尿路刺激征，尿液浑浊，无全身感染症状，尿培养及镜检如图1~3所示，有白细胞和红细胞管型，血常规显示：白细胞$12\times10^9$/L，中性粒细胞89%，核左移。该患者优先考虑的诊断是

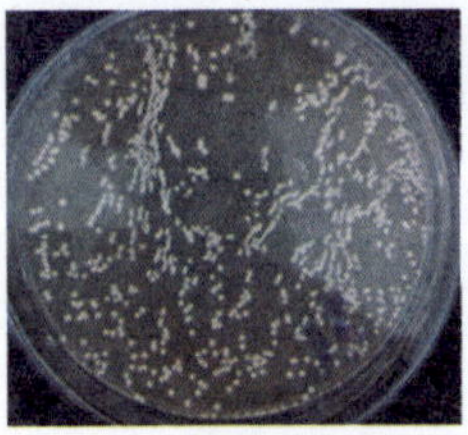

图1

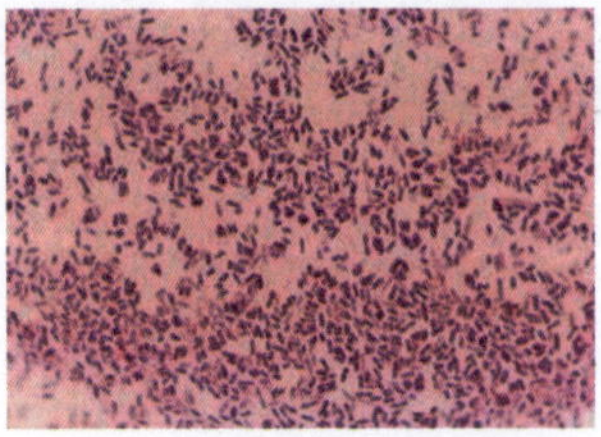

图2

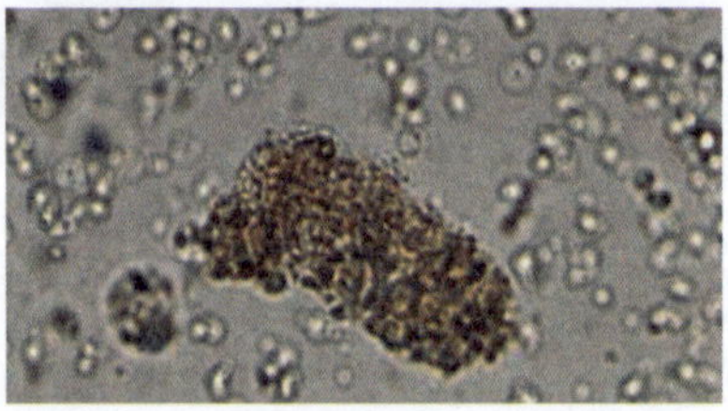

图3

(31~34题共用图)

A.急性肾盂肾炎

B.急性膀胱炎

C.慢性肾盂肾炎

D.尿道炎

E.盆腔炎

【答案】A

【解析】急性肾盂肾炎，急性起病，突发一侧或双侧腰痛、肾区叩击痛，肋脊角有压痛，高热、寒战，有尿路刺激征及下腹部不适，尿液浑浊或有血尿，有白细胞管型。B急性膀胱炎，主要表现为尿频、尿急、尿痛等膀胱刺激症状，无全身感染症状、无腰痛、无白细胞管型。C慢性

**肾盂肾炎，反复发作发展而来，病程大于3个月。E 盆腔炎下腹部感染表现，压痛、反跳痛、腹肌紧张，无尿液浑浊或有血尿，无腰痛、无白细胞管型。故选A。**

32.该患者最常见的感染途径是

A.血行感染 B.上行感染

C.直接感染 D.淋巴管感染

E.接触感染

**【答案】**B

**【解析】E 项接触感染不是肾盂肾炎感染途径，因每个人局部都存在该类微生物。上行感染是最常见的感染途径，当机体抵抗力下降或尿道黏膜损伤时或者细菌毒力大，细菌可沿尿路上行引起感染。**

33.该患者最常见的病原体是

A.大肠埃希菌 B.葡萄球菌

C.铜绿假单胞菌 D.粪链球菌

E.真菌

**【答案】**A

**【解析】尿路感染是由于各种病原微生物感染所引起的尿路急、慢性炎症。主要为细菌感染所致，致病菌以革兰染色阴性杆菌为主，其中以大肠埃希菌最常见。**

34.护士向其进行护理措施和健康宣教时，叙述不恰当的是

A.多饮水，以保证足够多尿量和排尿次数

B.尿培养时，使用抗生素之前或停用抗生素5天后留取标本

C.标本在3小时内送检或冷藏保存

D.留取标本前用肥皂水清洗外阴，不宜使用消毒剂

E.密切观察病情，及时发现肾周脓肿、肾乳头坏死等并发症

**【答案】**C

**【解析】尿培养时，留取尿标本在1小时内送检或冷藏保存。故答案选C。**

# 第十章

# 精神障碍患者的护理

精神症状一般具有的特点：

(1)症状的表现形式和内容明显与周围客观环境不相称。

(2)症状的出现与消失不能自控。

(3)症状给患者带来不同程度的社会功能损害。

(4)症状一旦出现，难以通过转移令其消失。

配套名师精讲课程

1.患者，女，23 岁。出现反复的谩骂、经常无故发笑、发呆，紧张性木僵和紧张性兴奋出现 2 次入院，早上护士测体温时发生威胁行为，结果如下图所示，应考虑为

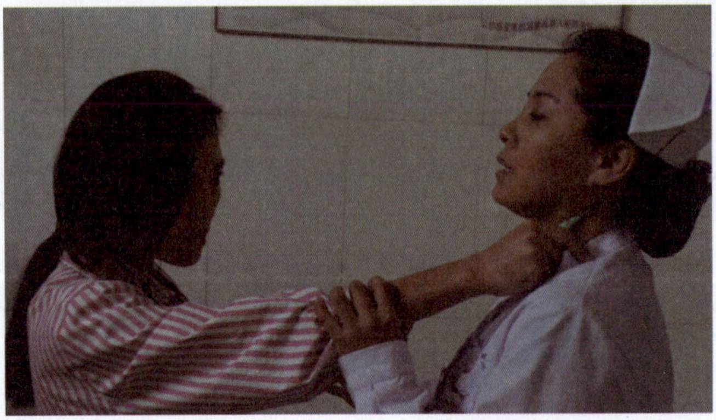

A.甲亢　　B.痴呆

C.癫痫病　　D.帕金森氏病

E.精神障碍病

【答案】E

【解析】精神障碍患者的症状出现与消失不能自控，症状一旦出现，难以通过转移令其消失，从图中可以看出，优先考虑精神障碍性疾病，其他 4 项都有兴奋性增高或智力异常表现，但不具有精神障碍的症状特点，故选 E。

幻觉：

(1)幻觉根据其所涉及的感官分为幻听、幻视、内脏性幻觉、幻嗅、幻味和幻触。

(2)幻听症状临床上最常见，最多见的是言语性幻听。

(3)有时幻听的内容就是患者心里想的事，患者体验到自己的思想同时变成了言语声，自己和他人都能听到，称为思维鸣响或思维化声，是一种知觉障碍。

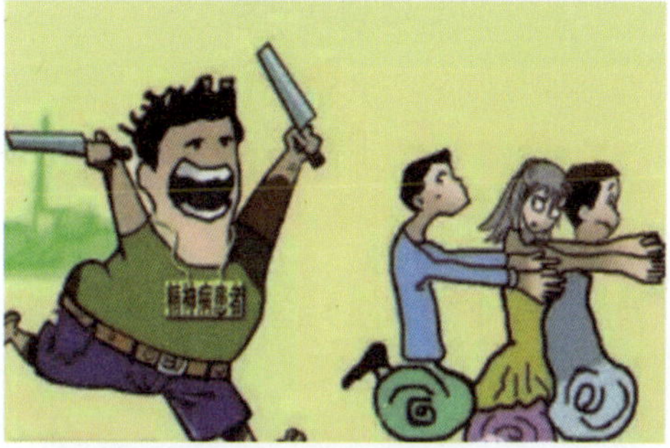

（2~3题共用图）

2.如图所示，一精神病患者认为周围人要害他，拿刀砍向路人，这属于

A.关系妄想　　B.夸大妄想

C.被害妄想　　D.物理影响妄想

E.死亡被洞悉感

**【答案】**C

3.若精神病患者认为周围人在议论他，遂拿刀砍向路人，这属于

A.关系妄想　　B.夸大妄想

C.被害妄想　　D.物理影响妄想

E.死亡被洞悉感

**【答案】**A

精神分裂症：

(1)阳性症状群包含有幻觉、妄想、思维联想过程缺乏连贯性和逻辑性等。

(2)调查发现遗传因素在精神分裂症的发生中起重要作用，可能是多基因遗传，由若干基因的叠加作用所致。

(3)精神分裂症药物治疗原则，急性期6~8周；巩固期3~6个月，剂量不变；维持期应个体化，第一次发作维持治疗1~2年，第二次或多次发作维持治疗时间应更长一些，甚至是终身服药，多采用单一用药。

4.图中精神分裂症患者认为自己没有病，此为缺乏

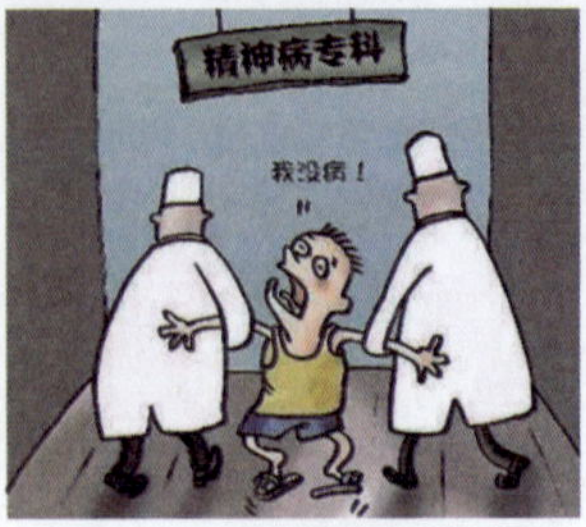


（4~6 题共用图）

A.知觉　　B.错觉
C.自知力　　D.记忆力
E.注意力

【答案】C

【解析】精神患者不认为自己精神有异常，为自知力缺乏。

5.该患者遗传方式最可能的是

A.单基因遗传　　B.双基因遗传
C.多基因遗传　　D.常染色体显性遗传
E.常染色体隐性遗传

【答案】C

【解析】调查发现遗传因素在本病的发生中起重要作用，可能是多基因遗传，故选 C。

6.该患者首次发作，维持期药物治疗服药时间正确的是

A.医生指导下治疗 1~2 年　　B.医生指导下不少于 1 年
C.医生指导下长期治疗　　D.医生指导下不少于 3 年
E.医生指导下不少于 4 年

【答案】A

【解析】维持期应个体化，第一次发作维持治疗 1~2 年；第二次或多次发作维持治疗时间应更长一些，甚至是终身服药，故选 A。

抑郁症：

(1)抑郁症是以明显而持久的心境低落为主的精神疾病，自杀率最高，青壮年多发，主要表现为情绪低落，兴趣减低，悲观，思维迟缓，缺乏主动性，自责自罪，饮食、睡眠差，担心自己患有各种疾病，感到全身多处不适，严重者可出现自杀念头和行为。

(2)抑郁发作的核心症状包括心境或情绪低落、兴趣缺乏及乐趣丧失。

(3)新型抗抑郁药物：选择性 5-羟色胺再摄取抑制剂，为临床治疗抑郁症的首选药物，这类药物的起效时间需要 2~3 周。

（7~10 题共用题干）

如下图所示，患者，女，16 岁，近 2 个月出现情绪低落、兴趣缺乏，对自身评价低，睡眠困难，伴头痛、全身疼痛、周身不适、胃肠道功能紊乱，觉得自己患了不治之症，给家人带来了许多麻烦，生不如死，3 天来多次爬向楼顶有自杀行为，被同学发现。

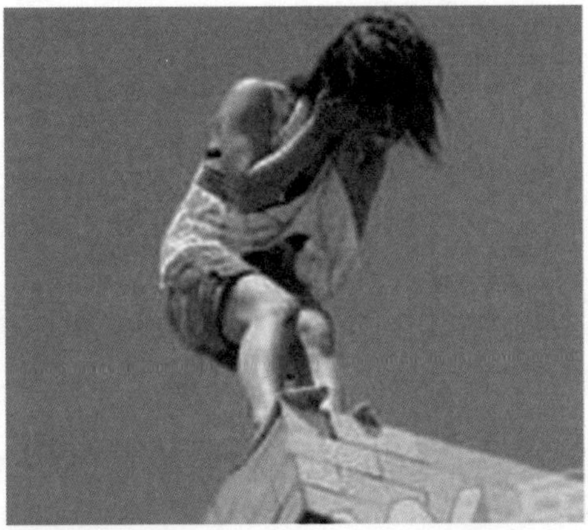

7. 该患者优先考虑的疾病是

A. 疑病症　　B. 抑郁症

C. 精神分裂症　　D. 强迫症

E. 焦虑症

**【答案】**B

**【解析】抑郁发作的核心症状包括心境或情绪低落、兴趣缺乏及乐趣丧失，这是抑郁症的关键症状，诊断抑郁状态时至少应包括此三种症状中的一个。躯体症状群：睡眠紊乱，是抑郁状态最常伴随的症状之一，表现为早醒、入睡困难、易醒等；非特异性躯体症状：常见的症状包括头痛、全身疼痛、周身不适、胃肠道功能紊乱；焦虑症是以广泛和持续的焦虑或以反复发作的惊恐不安为主要特征的神经症状障碍，表现为焦虑、紧张和恐惧，常伴有自主神经紊乱、肌肉紧张与运动性不安，故选 B。**

8. 该患者的核心表现是

A. 情绪低落　　B. 思维迟缓

C. 情感淡漠　　D. 睡眠障碍

E. 自责自罪

**【答案】**A

**【解析】抑郁发作的核心症状包括心境或情绪低落、兴趣缺乏及乐趣丧失，这是抑郁症的关键症状，诊断抑郁状态时至少应包括此三种症状中的一个，故选 A。**

9. 该患者首选治疗药物是

A. 氯丙嗪　　B. 奋乃静

C. 氯氮平　　D. 利培酮

E.5-羟色胺再摄取抑制剂

**【答案】E**

**【解析】新型抗抑郁药物：选择性5-羟色胺再摄取抑制剂，为临床治疗抑郁症的首选药物，这类药物的起效时间需要2~3周。精神分裂症常用药物有氯丙嗪、奋乃静、三氟拉嗪、氟哌啶醇、舒必利、氯氮平、奥氮平和利培酮，故选E。**

10.对该患者进行健康评估的重点是

A.抑郁心境评估　　B.自杀行为评估

C.认知行为评估　　D.意志活动评估

E.睡眠质量评估

**【答案】B**

**【解析】抑郁症护理问题包括有自杀的危险；睡眠形态紊乱，早醒、入睡困难；自我认同紊乱。三者中重点评估自杀行为评估。故选B。**

焦虑症：

（1）指精神上的过度担心；搓手顿足，不能静坐，也指肌震颤或肢体震颤等。常伴自主神经症状，如心跳、胸闷、气急、头晕、多汗、面部潮红或苍白、尿频等自主性焦虑；过分警觉；其他症状：常伴疲劳、抑郁、强迫、恐惧、惊恐发作及人格解体等症状。

（2）焦虑症药物治疗多用苯二氮䓬类，常用药物为地西泮、阿普唑仑、劳拉西泮、氯硝西泮等；丁螺环酮，可改善焦虑症状，见效时间长；β-肾上腺素能受体阻滞剂，常用药物为普萘洛尔，可减轻焦虑症患者自主神经功能亢进所致的躯体症状。

（11~12题共用题干）

此精神病患者头脑中出现大量的不属于自己的思维，且不受自己支配，强制在大脑中涌现。

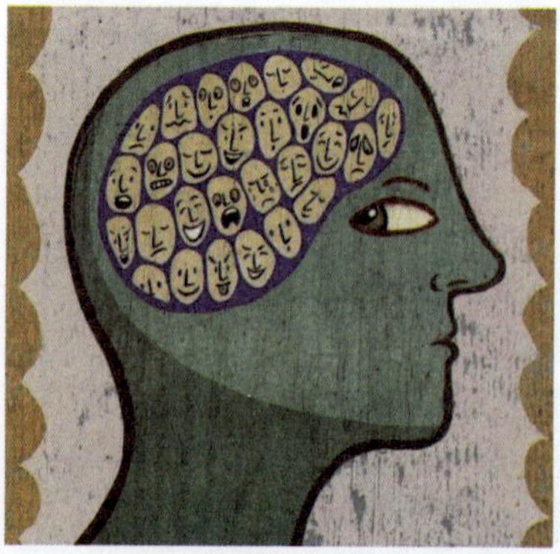

11.此患者症状为

A.思维中断　　B.思维奔逸

C.思维破裂　　D.思维云集

E.思维倒错

【答案】D

【解析】强制性思维又称思维云集，指患者头脑中出现了大量的不属于自己的思维，这些思维不受患者意愿的支配，强制性地在大脑中涌现，好像在神奇的外力作用下别人思想在自己脑中运行。

12.该患者治疗首选药物是

A.丁螺环酮　　B.选择性5-羟色胺再摄取抑制剂

C.氯米帕明　　D.苯二氮䓬类

E.β-肾上腺素能受体阻滞剂

【答案】D

【解析】苯二氮䓬类抗焦虑作用强，起效快，临床应用一般从小剂量开始，逐渐加大到最佳治疗量，维持2~6周后逐渐停药，以防成瘾，以防症状反跳，常用药物为地西泮、阿普唑仑、劳拉西泮、氯硝西泮等。选择性5-羟色胺再摄取抑制剂是抑郁症首选药物。氯米帕明是强迫症首选药。A、E选项是焦虑症用药但不是首选药，故选D。

幻觉：

(1)幻觉指没有现实刺激作用于感觉器官时出现的知觉体验，是一种虚幻的知觉。幻觉是临床上常见的精神病性症状，常与妄想并存。

(2)幻觉根据其所涉及的感官分为幻听、幻视、幻嗅、幻味、幻触和内脏性幻觉。最常见的是幻听，患者可听到单调的或复杂的声音。非言语性幻听属原始性幻听，如机器轰鸣声、流水声、鸟叫声。

(3)最具有诊断意义的是言语性幻听，内容通常是对患者的命令、赞扬、辱骂或斥责，患者常为之苦恼和不安，并产生拒食、自伤或伤人行为。其中评论性幻听、议论性幻听和命令性幻听为诊断精神分裂的重要症状。

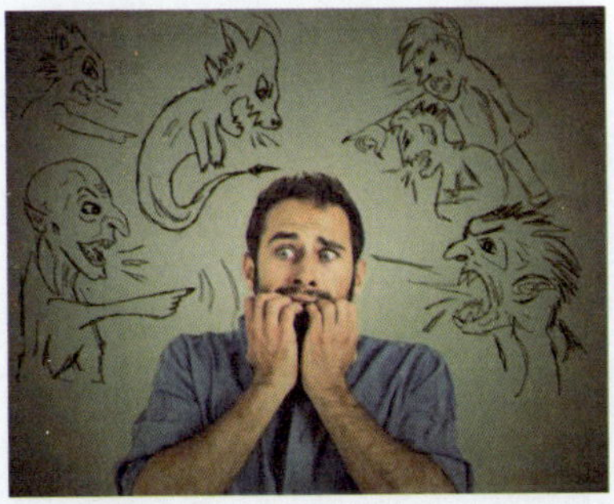

13.此精神病患者出现的症状属于

A.感知综合障碍　　B.错觉

C.幻觉　　D.感觉倒错
E.象征性思维

【答案】C

阿尔茨海默病的药物护理：

(1)乙酰胆碱酯酶抑制剂：是目前临床最常用的药物，如多奈哌齐(安理申)，用于轻、中度患者，艾斯能为选择性地作用于脑皮质和海马的乙酰胆碱酯酶抑制药，能延缓病情发展速度。

(2)谷氨酸受体拮抗药：常用药物美金刚可以改善记忆。

(3)促脑代谢及推迟痴呆进程：二氢麦角碱有扩张血管的作用，促进大脑对葡萄糖和氧的作用，提高大脑神经细胞代谢功能，对痴呆患者警觉性、焦虑、抑郁等有一定改善作用。

14.阿尔茨海默病患者首选的治疗是
A.二氢麦角碱　　B.乙酰胆碱酯酶抑制剂
C.氯米帕明　　D.苯二氮䓬类
E.选择性5-羟色胺再摄取抑制剂

【答案】B

**【解析】二氢麦角碱对阿尔茨海默病有促脑代谢及推迟痴呆作用，为二线药物，首选药物是乙酰胆碱酯酶抑制剂。氯米帕明是强迫症首选药物。苯二氮䓬类为抗焦虑首选药物。选择性5-羟色胺再摄取抑制剂是抑郁症首选药物。**

语词新作：

指概念的融合、浓缩以及无关概念的拼凑。患者自创一些新的符号、图形、文字或语言并赋予特殊的概念，不经患者本人解释，别人难以弄清其含义。

15.一精神分裂症患者写下此字，解释道："这叫狼心狗肺"，此行为属于

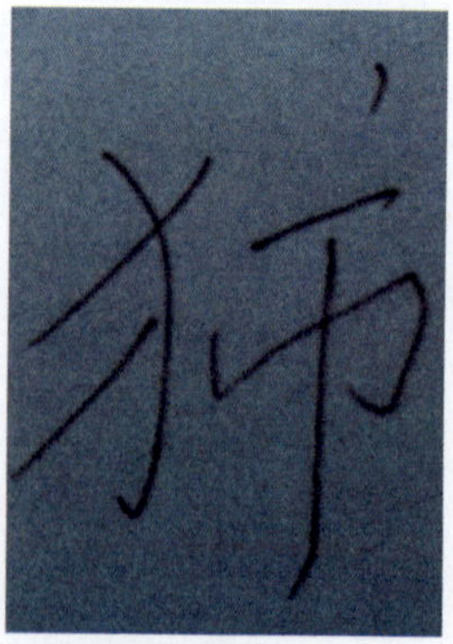

A.象征性思维
B.语词新作
C.逻辑倒错性思维
D.思维散漫
E.思维破裂

【答案】B

阿尔茨海默病患者及家人的健康教育：

(1)疾病知识指导：普及疾病的相关知识，提前进行预防。

(2)生活指导：教会一些预防老年痴呆的方法，健康饮食，避免摄取过多的盐分及动物性脂肪，适度运动，做一些促进脑活力的动作，预防脑力衰退，避免过度喝酒、抽烟，生活要有规律，保持年轻心态，保持良好的人际关系，为延缓记忆减退，家属可陪伴患者一起看过去的生活照片，帮助患者回忆往事。

16.“阿尔茨海默病”患者，由其老伴照顾，几日来，患者独自外出不能正常回家现象发生，其老伴照料患者的过程中，采取以下做法，护士在健康教育访视时，发现其处理不正确的是

A.为防止患者走失，老伴不让其外出，把她整日关在家里

B.为防止患者走失，老伴在她衣服上写名字和家中电话

C.老伴尽量让患者自己刷牙、洗脸、穿衣、吃饭

D.老伴时常会让患者帮忙做一些家务

E.为帮助患者记忆，老伴会常和她一起看过去的生活照片

【答案】A

**【解析】B、C、D、E 选项都是减缓阿尔茨海默病患者病情发展的护理措施，只有 A 选项护理措施会加速阿尔茨海默病患者病情恶化，故选 A。**

# 第十一章

# 损伤、中毒患者的护理

有机磷中毒的氧疗：

有机磷中毒患者根据呼吸困难程度调节氧气流量，并给予高流量(4~5 L/min)持续吸氧。

1.某患者有机磷中毒昏迷，护士遵医嘱给予高流量持续吸氧，其正确的流量应为

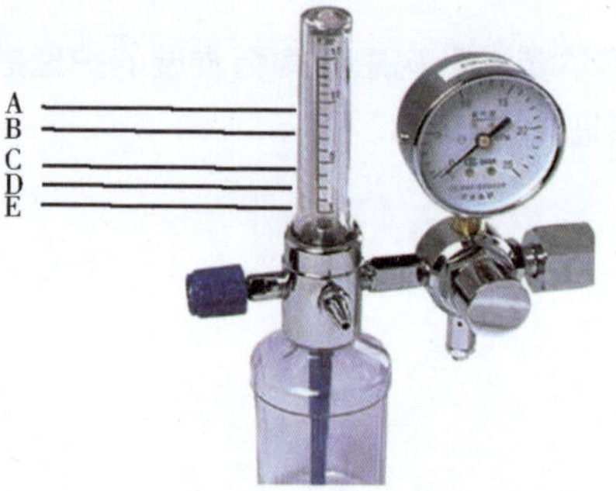


配套名师精讲课程

A.A　　B.B

C.C　　D.D

E.E

【答案】C

【解析】有机磷中毒患者根据呼吸困难程度调节氧气流量，并给予高流量(4~5 L/min)持续吸氧。

“三凹征”：

即吸气时肺内压极度升高，从而引起胸骨上窝、锁骨上窝和肋间隙向内凹陷，主要见于上呼吸道梗阻的患者。如喉头水肿，喉部肿瘤等。

2.小儿气管异物时出现“三凹征”，指的是下图中哪三处

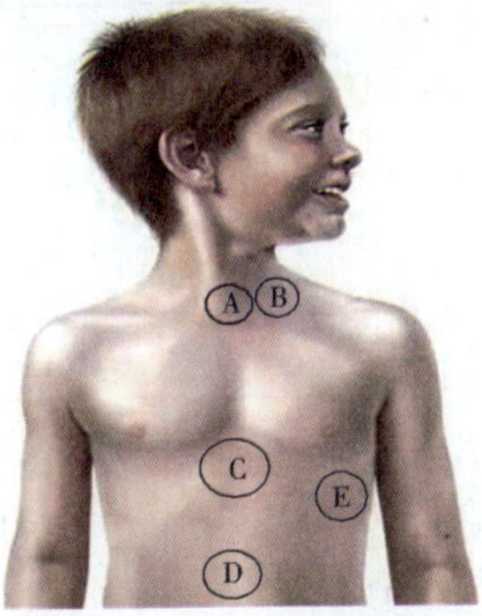


A.A+B+C
B.A+C+D
C.A+B+E
D.B+C+D
E.C+D+E

**【答案】**C

**【解析】“三凹征”，即吸气时肺内压极度升高，从而引起胸骨上窝、锁骨上窝和肋间隙向内凹陷。**

止血带止血注意事项：

使用止血带止血时，应注意正确的缚扎部位、方法和止血时间，一般每隔1小时放松2~3分钟止血带，防止肢体缺血坏死。

3.采用下图所示方法止血时，应

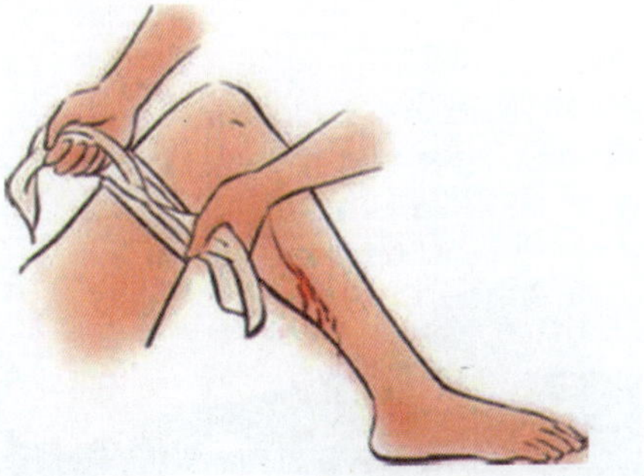

A.每隔30分钟放松1~2分钟
B.每隔45分钟放松2~3分钟
C.每隔60分钟放松2~3分钟
D.每隔90分钟放松2~3分钟
E.每隔60分钟放松4~5分钟

**【答案】**C

**【解析】使用止血带止血时，应注意正确的缚扎部位、方法和止血时间，一般每隔1小时放松2~3分钟止血带，防止肢体缺血坏死。**

脊柱骨折搬运法：

疑有脊柱骨折，应三人以平托法或滚动法将患者轻放、平卧于硬板床上，防止脊髓损伤。

4.颈椎骨折时下列搬运方法正确的是

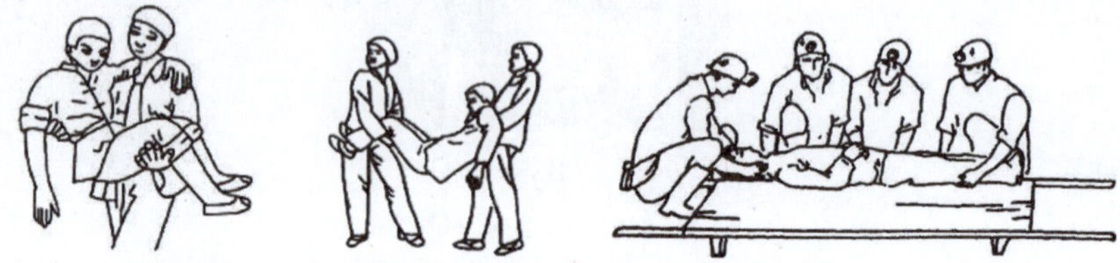

a　　b　　c

A.b　　B.a

C.c　　D.a 和 c

E.b 和 c

【答案】C

【解析】疑有脊柱骨折，应三人以平托法或滚动法将患者轻放、平卧于硬板床上，防止脊髓损伤，疑有颈椎骨折另有一人专门固定头部。

肢体损伤：

后抬高患肢 15°～30°以减轻局部肿胀和疼痛。

5.脚踝扭伤时，如下图所示，应抬高

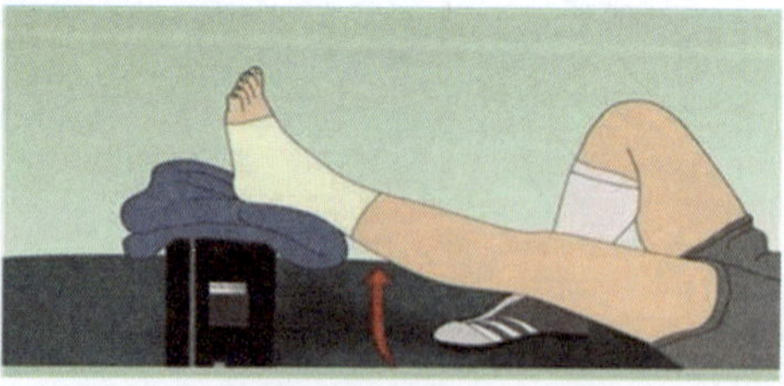

A.5°～10°　　B.10°～15°

C.15°～30°　　D.20°～40°

E.40°～60°

【答案】C

缝合伤口拆线时间：

下腹、会阴 6~7 天；面颈部 4~5 天。胸部、上腹部和背臀部 7~9 天。四肢 10~12 天，近关节处伤口 14 天。

6. 下图所示切口拆线时间一般应为

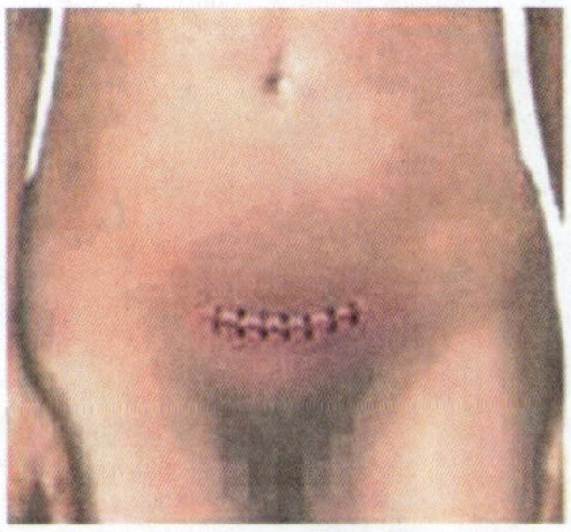

A. 4~5 天　　B. 6~7 天
C. 7~9 天　　D. 10~12 天
E. 14 天

【答案】B

**【解析】缝合伤口拆线时间：下腹、会阴 6~7 天。**

7. 下图所示切口拆线时间一般应为

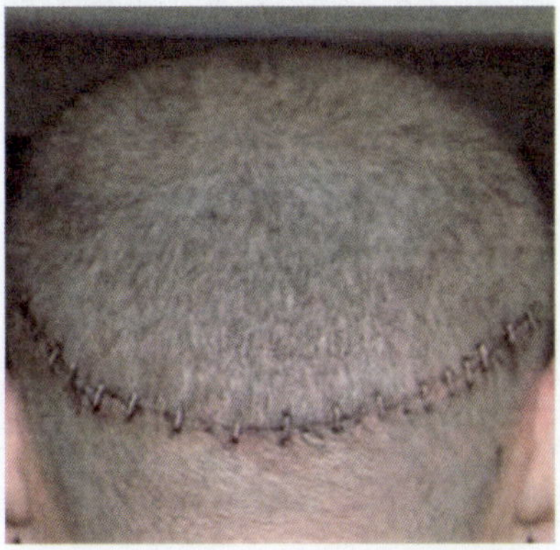

A. 4~5 天　　B. 6~7 天
C. 7~9 天　　D. 10~12 天
E. 14 天

【答案】A

8. 下图所示切口拆线时间一般应为

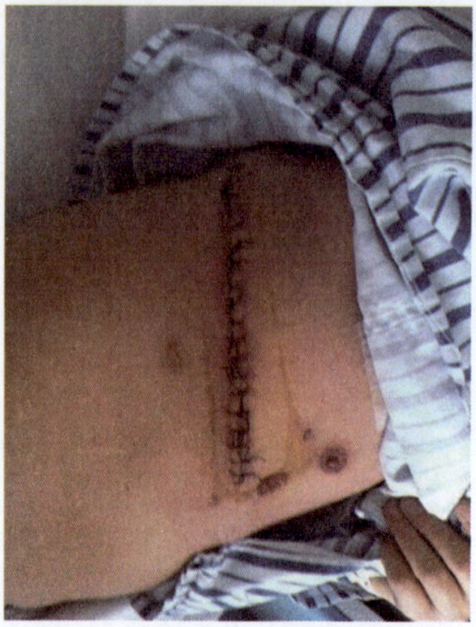

A. 4～5 天 B. 6～7 天
C. 7～9 天 D. 10～12 天
E. 14 天

【答案】C

9. 下图所示切口拆线时间一般应为

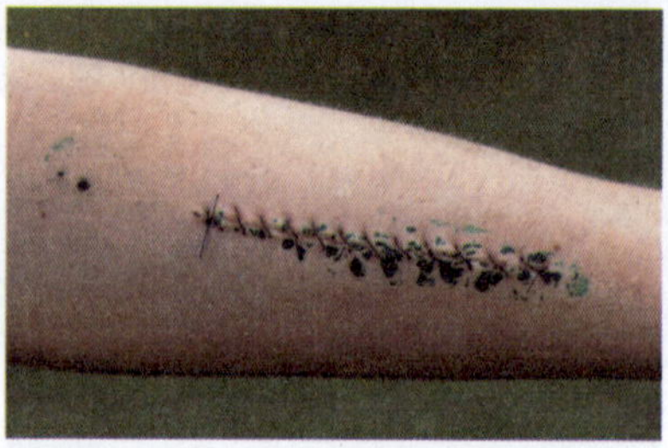

A. 4～5 天 B. 6～7 天
C. 7～9 天 D. 10～12 天
E. 14 天

【答案】D

**【解析】缝合伤口拆线时间：四肢 10～12 天，近关节处伤口 14 天。**

身体不同部位的体表面积：

三、三、三，五、六、七，腹背十三，会阴一；双臀五，大腿二十一；小腿十三，双足七。

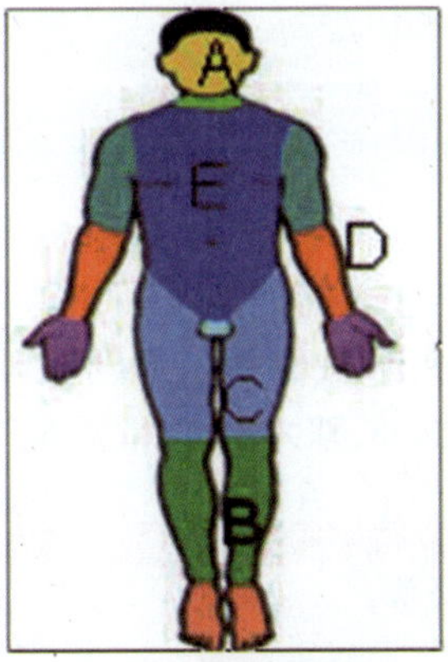


（10～14 题共用图）

10.如图所示 A 部位的体表面积为

A.3%　　B.6%

C.21%　　D.15%

E.13%

**【答案】**A

**【解析】面部占 3% 的体表面积。**

11.如图所示双侧 B 部位的体表面积为

A.3%　　B.6%

C.21%　　D.15%

E.13%

**【答案】**E

**【解析】双小腿的体表面积为 13%。**

12.如图所示双侧 C 部位的体表面积为

A.3%　　B.6%

C.21%　　D.15%

E.13%

**【答案】**C

**【解析】双大腿的体表面积为 21%。**

13.如图所示 E 部位的体表面积为

A.3%　　B.6%

C.21%　　D.15%

E.13%

**【答案】**E

**【解析】胸腹部的体表面积为 13%。**

14.如图所示 A+B 部位的体表面积为

A.3%　　B.16%

C.21%　　D.15%

E.13%

【答案】B

**【解析】成人各部位面积(%)头部 3、面部 3、颈部 3、双手 5、双前臂 6、双上臂 7、前躯干 13、后躯干 13、会阴 1、双足 7、双小腿 13、双大腿 21、双臀 5。**

头面颈部、会阴部和大面积烧伤：
应选择暴露疗法。

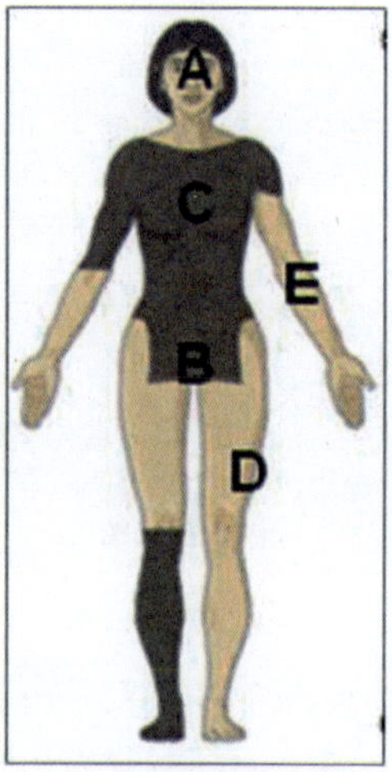

(15~18 题共用图)

15.如上图所示，烧伤后适用于暴露疗法的部位是

A.A+B+C　　B.B+C+D

C.A+B　　D.B+C

E.全部

【答案】C

**【解析】暴露疗法适用于Ⅲ度烧伤，特殊部位(头面部、颈部、会阴部)烧伤，特殊感染(真菌、铜绿假单胞菌)的创面及大面积烧伤。**

16.如上图所示，烧伤后适用于包扎疗法的是

A.A+B+C　　B.C+D+E

C.A+B　　D.B+C

E.全部

【答案】B

**【解析】包扎疗法适用于面积小或四肢浅Ⅱ度烧伤。**

17.如上图所示,哪个部位烧伤后应警惕患者发生呼吸道烧伤

A.A+B+C　　B.B+C+D

C.A　　D.B+C

E.全部

**【答案】**C

**【解析】面部烧伤后应警惕吸入性损伤。**

18.如上图所示C、D两处烧伤,烧伤深度均为Ⅱ度以上,该患者的烧伤严重程度为

A.轻度烧伤　　B.中度烧伤

C.重度烧伤　　D.特重度烧伤

E.以上都不对

**【答案】**C

**【解析】重度烧伤:烧伤总面积31%~50%,或Ⅲ度烧伤面积11%~20%,或Ⅱ度、Ⅲ度烧伤面积不足上述百分比,但并发休克、呼吸道烧伤或合并较重的复合伤。**

蛇咬伤处理:

(1)环形缚扎以减少蛇毒吸收,在咬伤肢体近侧关节以上近心端10 cm或距创口5~10 cm处,用止血带或就地取材加以缚扎,松紧以能阻断淋巴和静脉回流为度,以减少蛇毒吸收。

(2)蛇咬伤后转运患者时不宜抬高伤肢。

19.下图所示蛇咬伤后结扎应距伤口

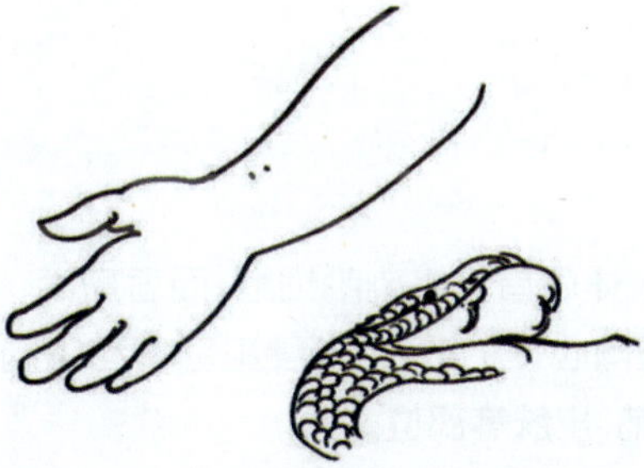

A.3~4 cm　　B.5~10 cm

C.10~15 cm　　D.15~20 cm

E.以上均可

**【答案】**B

20.如下图所示被毒蛇咬伤的上肢，下列处理方法错误的是

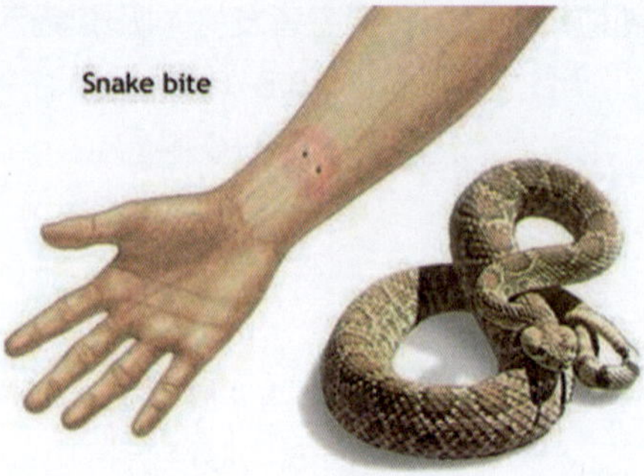


A.平置　　B.抬高

C.挤捏伤口，促进毒素排出　　D.吸吮伤口时要确保口腔黏膜完整

E.尽早就医

【答案】B

【解析】抬高患肢可致蛇毒加速扩散，因此蛇咬伤患者患肢禁忌抬高。

狂犬病：

病毒进入人体后首先感染肌细胞，而后病毒沿周围神经的轴索向中枢神经向心性扩散，主要侵犯脑干和小脑等处的神经元。沿神经下行到达唾液腺、角膜、鼻粘膜、肺、皮肤等部位。

21.狂犬病病毒主要侵犯下图所示哪些部位的神经元

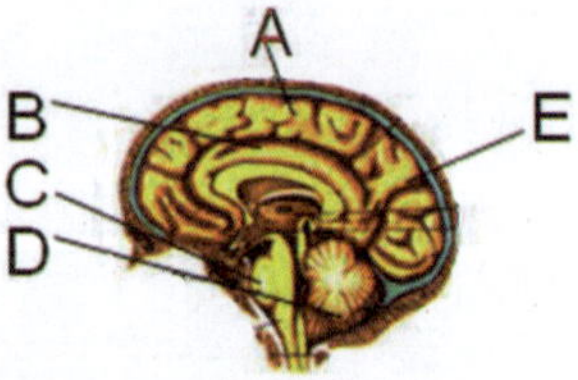


A.A+B　　B.B+C

C.C+D　　D.D+E

E.全部

【答案】C

【解析】狂犬病病毒进入人体后首先感染肌细胞，而后病毒沿周围神经的轴索向中枢神经向心性扩散，主要侵犯脑干和小脑等处的神经元。沿神经下行到达唾液腺、角膜、鼻黏膜、肺、皮肤等部位。

破伤风的痉挛顺序：

咀嚼肌、脸面、颈项、背、腹、四肢、膈肌、肋间肌。

22.破伤风患者发作时，其肌肉的痉挛顺序为下图所示，其标号顺序为

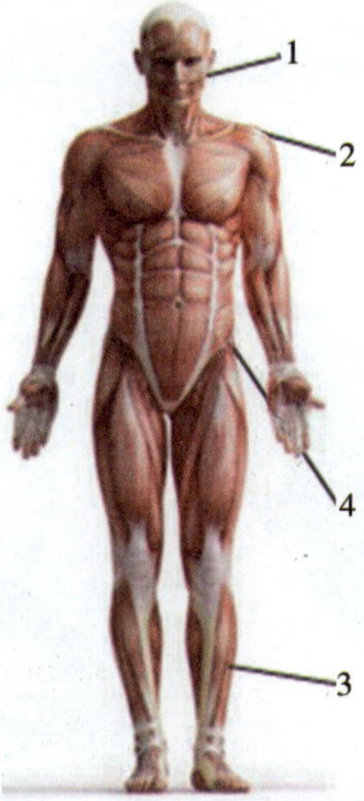


A.1、2、3、4　　B.1、2、4、3

C.1、3、2、4　　D.2、1、3、4

E.1、4、3、2

【答案】B

【解析】破伤风的痉挛顺序：最初是咀嚼肌，以后是脸面、颈项、背、腹、四肢，最后是膈肌、肋间肌。

破伤风临床表现：
破伤风发作时可出现角弓反张。

23.下列哪种疾病患者可出现下图所示情况

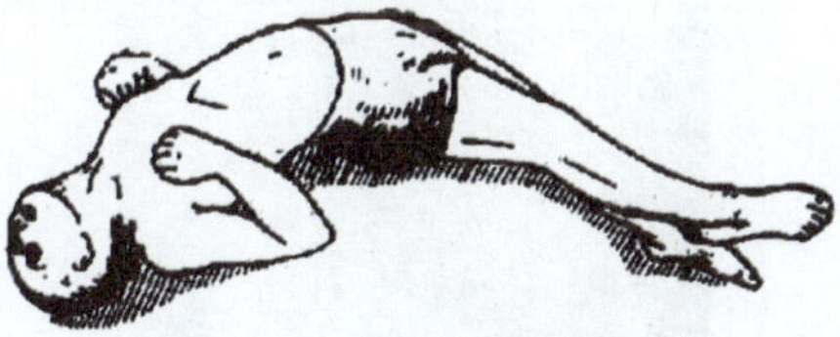

A.高热惊厥　　B.肝昏迷

C.狂犬病　　D.脊柱骨折

E.破伤风

【答案】E

【解析】上图明显是角弓反张，因此选 E。

TAT 过敏试验：

TAT 过敏试验结果阳性患者，立即采取脱敏疗法注射 TAT。

24.某开放性外伤患者拟注射破伤风抗毒素（TAT），行 TAT 皮试 10 分钟后患者出现下图所示情况，护士应如何处理

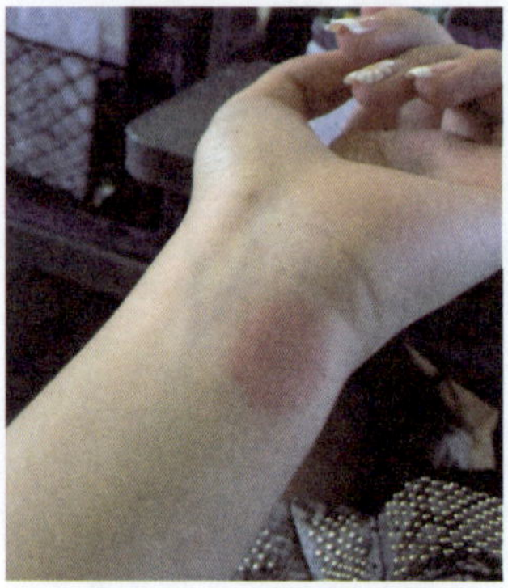

A.继续遵医嘱一次注射　　B.报告医生，请求更换药物

C.脱敏注射　　D.再次皮试

E.以上都不对

【答案】C

【解析】TAT 皮试过敏应脱敏注射。

腹腔脓肿：

腹腔脓肿包括膈下脓肿、肠间脓肿和盆腔脓肿，以盆腔脓肿最常见。

25.最常见的腹腔脓肿是下图所示位置的

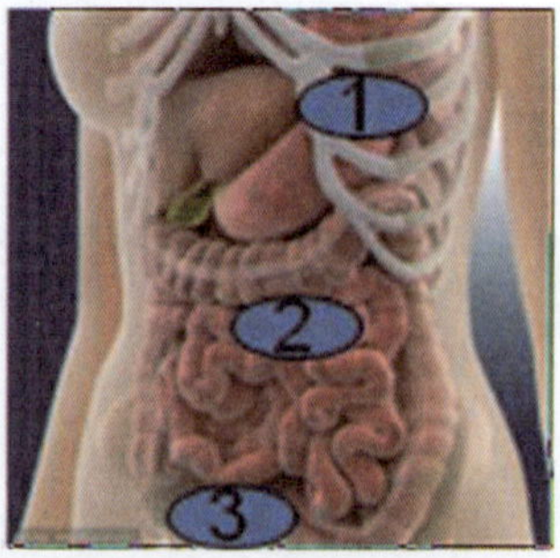


A.1　　B.2

C.3　　D.都不是

E.全是

【答案】C

【解析】最常见的腹腔脓肿为盆腔脓肿。

盆腔脓肿：

刺激直肠可致直肠刺激征，刺激膀胱可致膀胱刺激征。

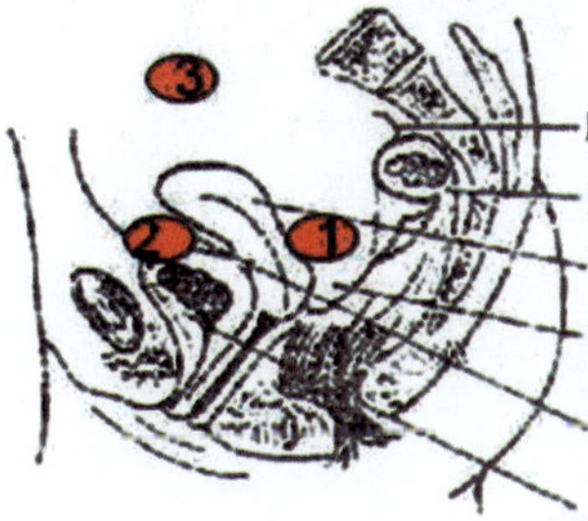


（26~27题共用图）

26.一穿孔性阑尾患者术后7天出现排便时里急后重和便不尽感，提示其腹腔脓肿的位置应在

A.1　　B.2

C.3　　D.都不对

E.三处均有可能

【答案】A

【解析】患者出现了直肠刺激症状，因此病变部位应靠近直肠。

27.当盆腔脓肿处于下图所示2处时，患者可能出现的症状是

A.直肠刺激症状　　B.腹膜刺激征

C.膀胱刺激征　　D.脑膜刺激征

E.没有症状

【答案】C

【解析】图2位置为膀胱子宫陷凹，因此选C。

肋骨骨折：

(1)第1~3肋骨粗短，且有锁骨、肩胛骨保护，不易发生骨折。

(2)第4~7肋骨长而薄，最易折断。

(3)第8~10肋骨前端肋软骨形成肋弓与胸骨相连。

(4)第11~12肋骨前端游离，弹性较大，均不易发生骨折，若发生骨折，应警惕腹内脏器和膈肌损伤。

28.肋骨骨折多发生于下图所示的何处

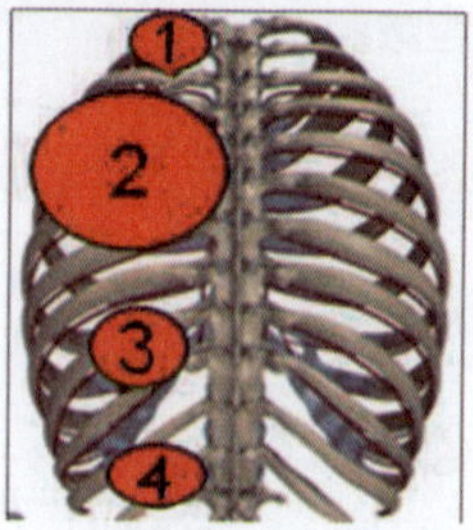


A.1
B.2
C.3
D.4
E.任何肋骨

**【答案】**B

**【解析】肋骨骨折多见于第 4~7 肋。**

连枷胸：

多根多处肋骨骨折使局部胸壁失去完整肋骨支撑而软化，出现反常呼吸运动，即吸气时软化区胸壁内陷，呼气时外突，称为连枷胸。

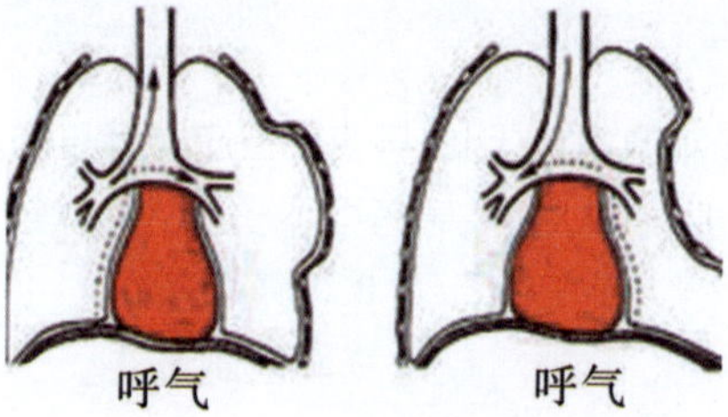


（29～32 题共用图）

29.如上图所示胸廓类型为
A.鸡胸
B.桶状胸
C.连枷胸
D.漏斗胸
E.以上都对

**【答案】**C

**【解析】上图明显是连枷胸。**

30.出现如图所示类型胸廓时的急救处理为
A.气管切开
B.锁骨中线第 2 肋间穿刺排气减压
C.立即封闭伤口
D.立即行胸外心脏按压
E.加压包扎

**【答案】**E

**【解析】多根多处肋骨骨折出现连枷胸时的急救处理为软化区胸壁加压包扎。**

31.此类胸廓的呼吸运动异常为

A.潮式呼吸　　B.叹息样呼吸

C.反常呼吸　　D.胸式呼吸

E.腹式呼吸

**【答案】**C

**【解析】连枷胸所出现的呼吸运动称为反常呼吸运动。**

32.此类患者的首优护理诊断/医护合作性问题为

A.潜在并发症:休克　　B.恐惧

C.清理呼吸道无效　　D.疼痛

E.气体交换障碍

**【答案】**E

**【解析】连枷胸所致呼吸困难主要是由于肺受压萎陷,使得肺泡的气体交换面积减少,因此选 E。**

胸腔闭式引流护理要点:

引流瓶置于胸腔闭式引流出口 60 cm 以上;如水封瓶被打破,应立即夹闭引流管;搬运患者用两把止血钳双向夹闭胸膜腔引流管;拔管指征:患者 24 小时引流液小于 50mL,肺膨胀良好,拔罐前嘱患者深吸一口气后屏住。

(33~36 题共用题干)

患者男,40 岁。开放性胸部外伤手术后行胸腔闭式引流,如下图所示。

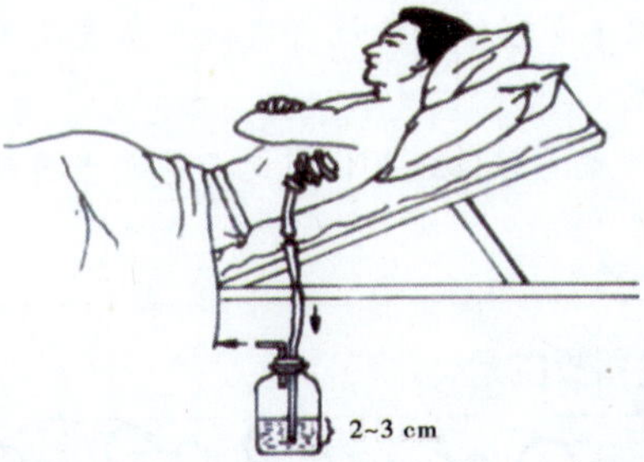


33.此引流管的置管位置一般应在

A.锁骨中线第 2 肋间　　B.锁骨中线第 6 肋间

C.脓腔最低点　　D.腋前线和腋后线之间的第 6~8 肋间

E.任意位置

**【答案】**D

**【解析】开胸术后引流管一般置于腋前线和腋后线之间的第 6~8 肋间,以引领渗血和**

渗液。

34.此引流管出口距引流瓶内水面的垂直距离应为

A.40~60 cm　　B.60~100 cm

C.20~30 cm　　D.15 cm 以上

E.不低于胸壁引流管出口即可

【答案】B

【解析】引流瓶内水面距引流管出口 60~100 cm，以防液体逆流。

35.家属在为患者喂饭时不慎将引流瓶碰倒致引流瓶破裂，忙报告护士，护士赶来后应首先

A.双钳夹闭引流管　　B.为患者更换引流瓶

C.立即将引流管拔出　　D.立即捏闭引流管口周围皮肤

E.先将碎玻璃清理干净再处理

【答案】A

【解析】引流瓶破碎应立即双钳夹闭引流管，再消毒后更换引流瓶。

36.10 天后，患者肺复张良好，X 线检查无异常，符合拔管指征，护士遵医嘱为其拔管，拔管时应在患者

A.呼气时　　B.吸气时

C.呼气末屏息　　D.吸气末屏息

E.无特殊要求

【答案】D

【解析】吸气末肺膨胀到最大程度，此时让患者屏息后迅速拔管。

按骨折处的稳定程度分类：

(1)稳定性骨折：骨折端不易移位或复位固定后不易发生再移位的骨折，如横形骨折、嵌插骨折和不完全性骨折等。

(2)不稳定性骨折：骨折端易移位或复位固定后易发生再移位的骨折，如斜形骨折、螺旋形骨折和粉碎骨折等。

37.下图所示属于稳定性骨折的是

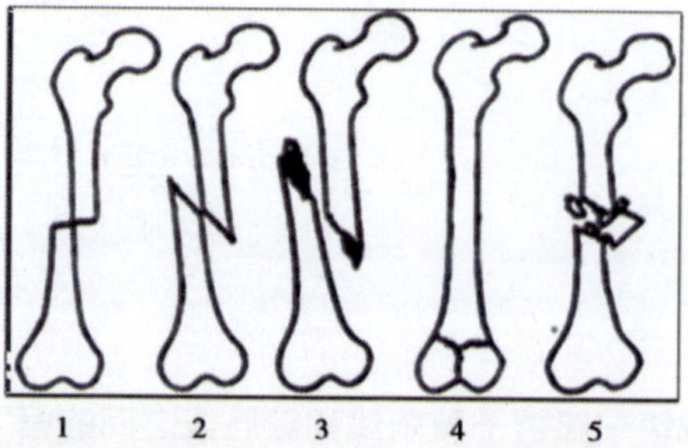

A.1　　B.2
C.3　　D.4
E.5

【答案】D

【解析】图 4 为裂缝骨折，其余均为不稳定性骨折。

缺血性肌挛缩：
为骨筋膜室综合征的严重后果。典型畸形是爪形手和爪形足。

38.下列骨折的哪种并发症可致下图所示畸形

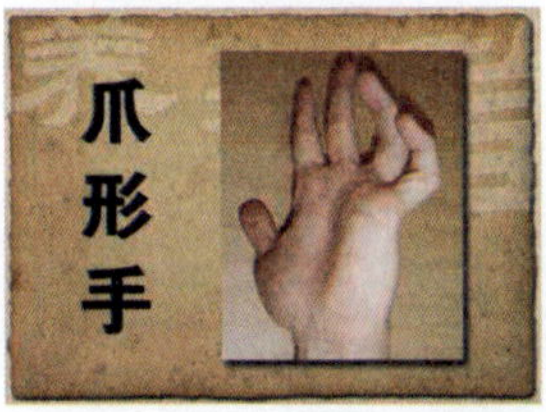


A.脂肪栓塞　　B.骨筋膜室综合征
C.缺血性骨坏死　　D.关节僵硬
E.缺血性肌挛缩

【答案】E

【解析】图中可见爪形手，因此选 E。

牵引护理要点：
保持有效牵引，防止牵引装置滑移或脱落，不可随意增减牵引重量，保持牵引锤悬空。

（39～40 题共用题干）
患者男，36 岁。车祸后股骨干骨折行骨牵引，如下图所示。

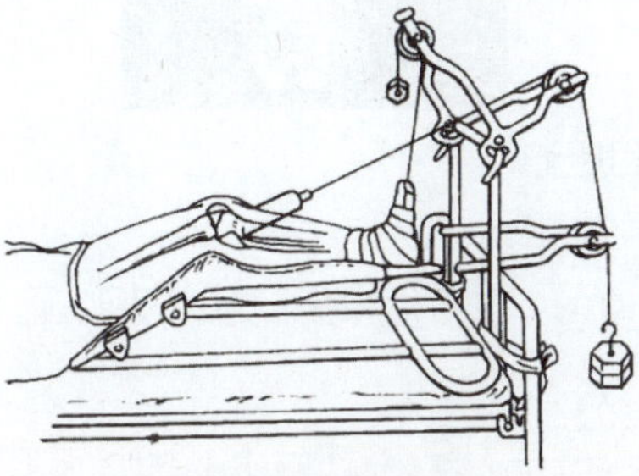

（39～40 题共用图）

39.关于牵引患者的护理,下列说法错误的是

A.将床尾抬高15°~30°,作为对抗牵引

B.防止牵引装置滑移或脱落

C.牵引肢体远端不能抵住床栏

D.牵引绳应与患肢长轴平行

E.将牵引锤放于地板上

【答案】E

**【解析】不可随意增减牵引重量,保持牵引锤悬空。**

40.牵引期间,护士嘱患者多饮水,患者因不方便去厕所而不愿多饮水,对此护士的正确指导是

A.爱喝不喝

B.多喝水可以促进你骨折早日愈合

C.增加尿量,预防泌尿系统感染和结石

D.请家属督促患者多饮水

E.告知医生患者不愿多喝水

【答案】C

石膏固定的护理:

石膏干固前禁止搬动和压迫;患者高于心脏水平20 cm,患者抬高以利静脉回流;包扎不易过紧。

41.某患者右小腿胫腓骨骨折后行石膏固定如下图所示,下列说法错误的是

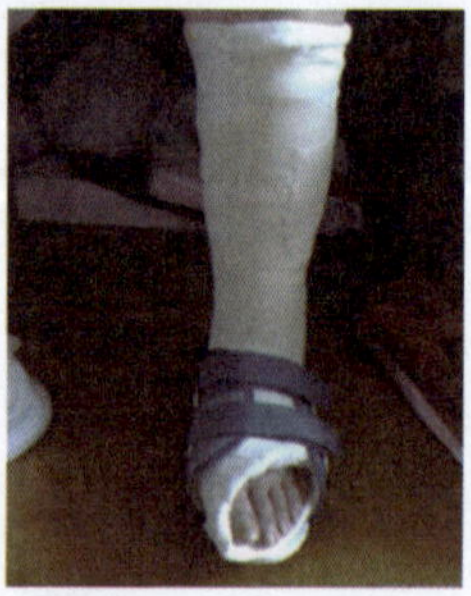

A.石膏干固前禁止搬动和压迫

B.石膏干固前严禁手指捏拿和压迫

C.患肢高于心脏水平40 cm,以利静脉回流,减轻水肿

D.保持石膏清洁干燥

E.可提高室温、加强通风等加速干固

【答案】C

**【解析】患肢高于心脏水平 20 cm，以利静脉回流，减轻水肿。**

肱骨髁上骨折：
(1)损伤正中神经可致猿手畸形。
(2)损伤桡神经可致垂腕畸形。

42.某患者肱骨髁上骨折后出现下图所示畸形，提示

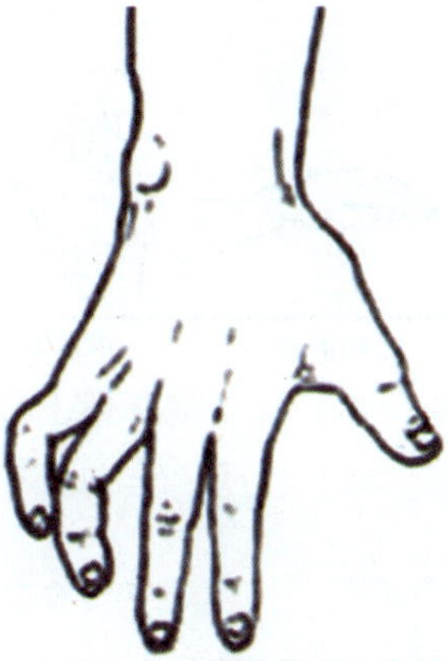

A.正中神经损伤　　B.桡神经损伤
C.尺神经损伤　　D.骨筋膜室综合征
E.以上都不对

**【答案】**A

**【解析】正中神经损伤可致猿手畸形。**

43.某患者肱骨髁上骨折后出现下图所示畸形，提示

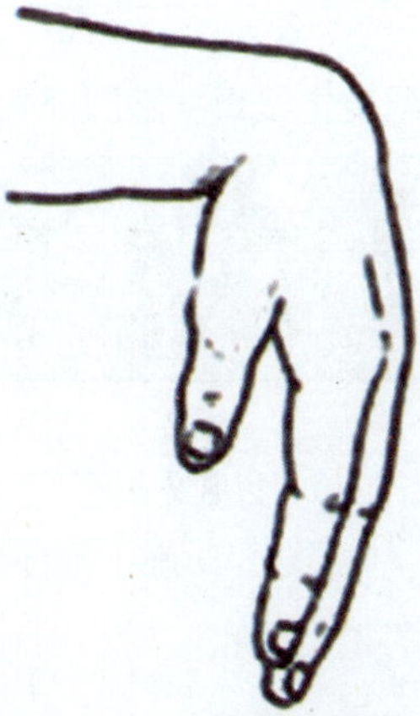

A.正中神经损伤　　B.桡神经损伤
C.尺神经损伤　　D.骨筋膜室综合征
E.以上都不对

【答案】B

【解析】桡神经损伤可致垂腕畸形。

桡骨远端骨折：

伸直型多见，可致正面观枪刺样畸形，侧面观银叉样畸形。

44.下图所示畸形常见于

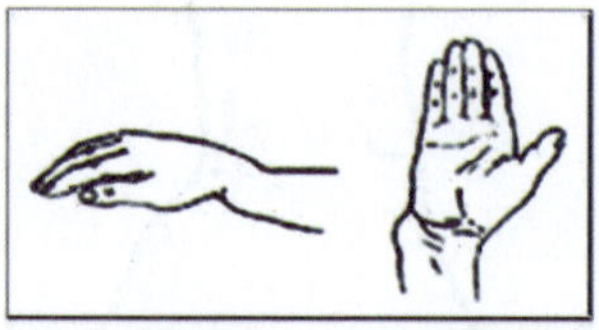

侧面观 正面观

A.肱骨干骨折　　B.肱骨髁上骨折

C.胫腓骨骨折　　D.桡骨远端骨折伸直型

E.桡骨远端骨折屈曲型

【答案】D

【解析】桡骨远端骨折伸直型多见，典型畸形表现是侧面可见"银叉样"畸形，正面见"枪刺样"畸形。

股骨颈骨折：

股骨颈骨折头下型和经颈型均属囊内骨折，易于发生股骨头缺血坏死，基底部骨折未在关节囊内，因此不易发生股骨头缺血坏死。

45.下图所示三种类型骨折，不易发生股骨头缺血坏死的是

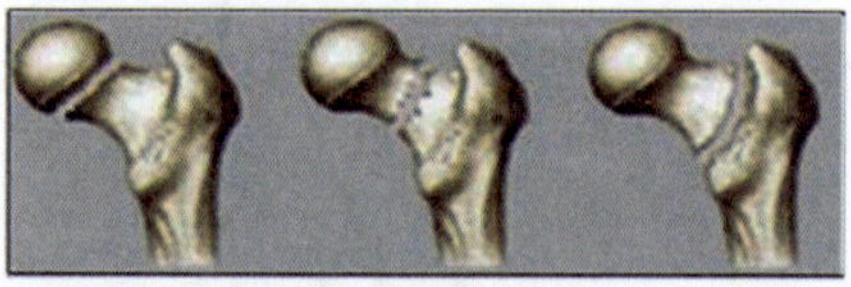

1 2 3

A.1　　B.2

C.3　　D.都不易坏死

E.都易坏死

【答案】C

【解析】上图中可看出图3是基底部骨折，属于关节囊外骨折，因此不易发生股骨头缺血坏死。

皮牵引：

皮牵引适用于3岁以内儿童，将双下肢向上悬吊，以患儿拳头为准，牵引重量以能使臀部抬高1拳为宜。骨牵引适用于各类成人股骨干骨折。

46.某2岁患儿股骨干骨折后行皮牵引固定治疗如下图所示，适宜的牵引重量是

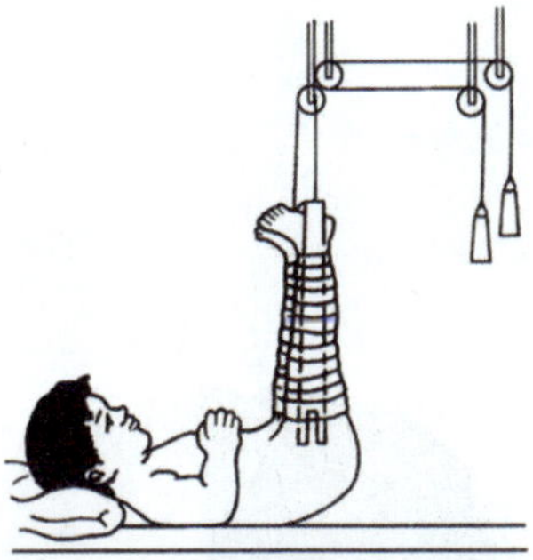

垂直悬吊皮牵引

A.以患儿臀部抬高医生一拳为宜　　B.以患儿臀部抬高自己一拳为宜
C.患儿臀部刚刚抬离床面即可　　D.不必让患儿臀部离开床面
E.以上都不对

**【答案】**B

**【解析】以抬离患儿一拳为宜。**

胫腓骨骨折：

是长骨骨折中最常见的一种，多见于青壮年和儿童。

47.最常见的长骨骨折是下图中的

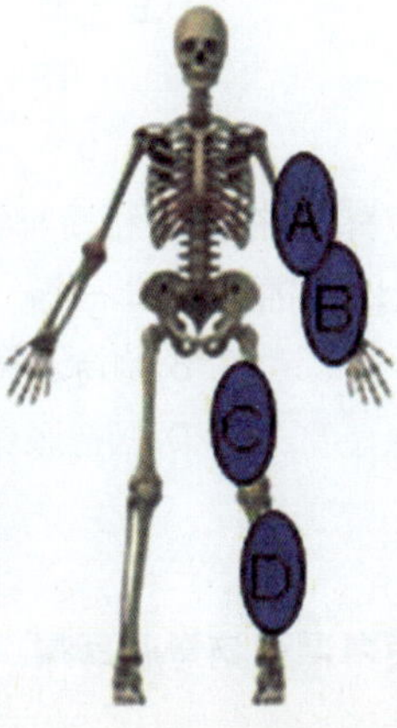

A.B　　B.C
C.A　　D.D
E.都是

**【答案】**D

**【解析】图中 D 是胫腓骨。**

颅前窝骨折：

可致脑脊液鼻漏，嗅神经和视神经损伤。颅中窝骨折可致脑脊液鼻漏或耳漏，常损伤第 3～8 对脑神经。

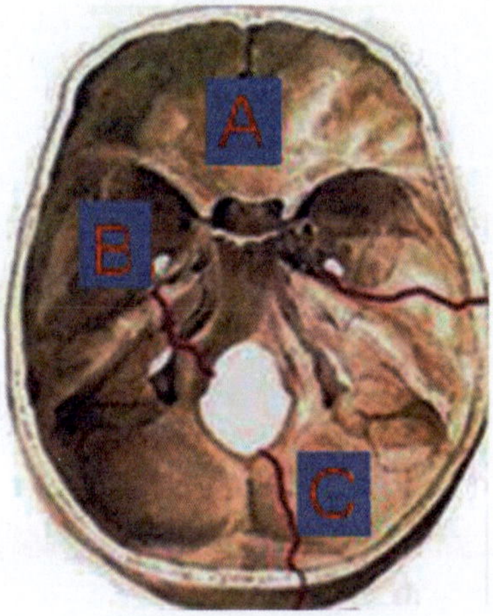

（48～49 题共用图）

48.某患者颅脑损伤后发生脑脊液鼻漏，嗅觉障碍，其可能损伤的部位是上图中的

A.A　　B.B
C.C　　D.B 和 C
E.都不是

**【答案】**A

**【解析】颅前窝骨折可致脑脊液鼻漏，视神经和嗅神经损伤。**

49.上图中 B 部位损伤后可能出现的症状和体征为

A.脑脊液鼻漏、视神经损伤　　B.脑脊液耳漏、嗅神经损伤
C.无脑脊液漏　　D.脑脊液鼻漏、听神经损伤
E.枕后瘀血斑

**【答案】**D

**【解析】颅中窝骨折可致脑脊液鼻漏和脑脊液耳漏，听神经和面神经损伤。**

# 第十二章

# 肌肉骨骼系统和结缔组织疾病患者的护理

腰椎间盘突出症：

疼痛好发于腰4~5间盘和腰5~骶1间盘。

1.如下图所示，腰椎间盘突出症的好发部位在

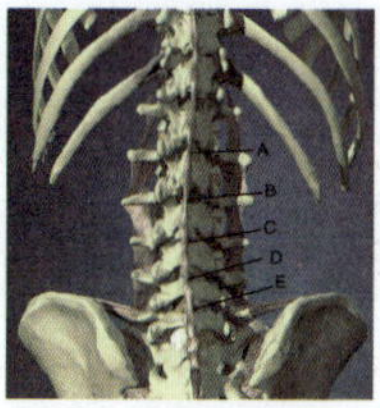


配套名师精讲课程

A.A+B

B.B+C

C.C+D

D.D+E

E.全部

【答案】D

坐骨神经痛：

疼痛是沿坐骨神经走行方向的放射痛，从下腰部放射向臂部、大腿后方，甚至小腿外侧、足背或足外侧，病情严重者有麻木感。咳嗽、排便或打喷嚏时，因腹压增加使疼痛加剧。

2.如下图所示，疼痛放射区域常见于下列哪项疾病

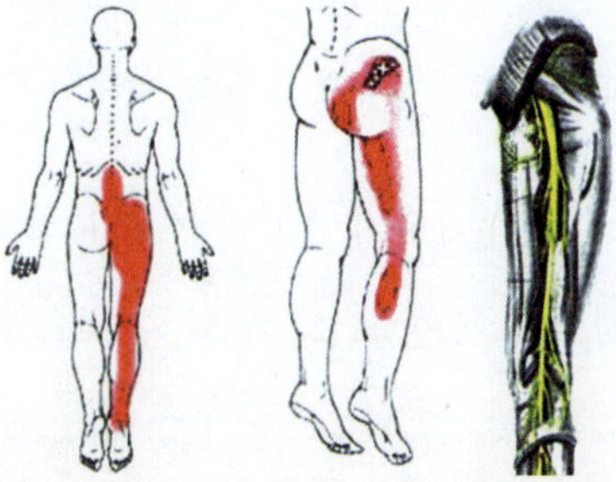

A.骨盆骨折
B.腰椎间盘突出症所致坐骨神经痛
C.血栓闭塞性脉管炎
D.下肢静脉曲张
E.以上都对

【答案】B

腰椎间盘突出症：

(1)腰椎间盘突出的体征：①腰椎侧凹；②腰部活动障碍；③压痛、叩痛；④直腿抬高试验和加强试验阳性；⑤感觉及运动功能减弱。

(2)血栓闭塞性脉管炎的辅助检查：肢体抬高试验(Buerger 试验)。患者平卧，患肢抬高 70°~80°，持续 60 秒。若出现麻木、疼痛、苍白或蜡黄色者为阳性，提示动脉供血不足。再将下肢自然下垂于床缘以下，正常人皮肤色泽 10 秒内恢复正常，若超过 45 秒且皮肤色泽不均匀，提示患肢动脉供血障碍。

3.如下图所示试验阳性可见于下列哪种疾病

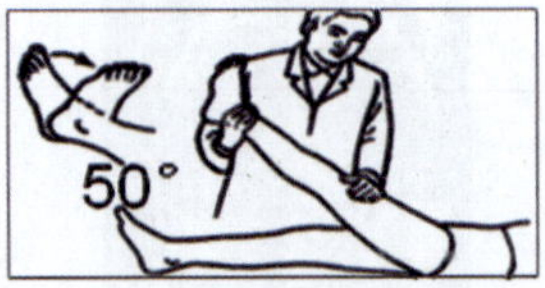


A.颈椎病
B.腰椎间盘突出症
C.血栓闭塞性脉管炎
D.胸椎骨折
E.以上都对

【答案】B

腰腿痛和劲间痛：

1.腰椎间盘突出症的健康指导

(1)指导患者卧硬板床，以避免脊柱屈曲，仰卧位时，应用小枕使膝屈曲 45°。

(2)避免腰部脊柱屈曲和旋转扭曲。避免长时间坐或站立，捡拾物品需要先蹲下再捡拾。

2.颈椎病的健康指导

(1)选择适当枕头，保证正常生理弯曲，避免颈部长时间悬空、屈曲或仰伸。经常更换体位。

(2)保持正确的姿势，在工作、学习和日常工作中，保持颈部平直，定时改变姿势，劳逸结合，避免颈部长时间屈曲或仰伸。

4.为防止腰椎间盘突出症和颈椎病的发生，下列各图中错误的姿势是

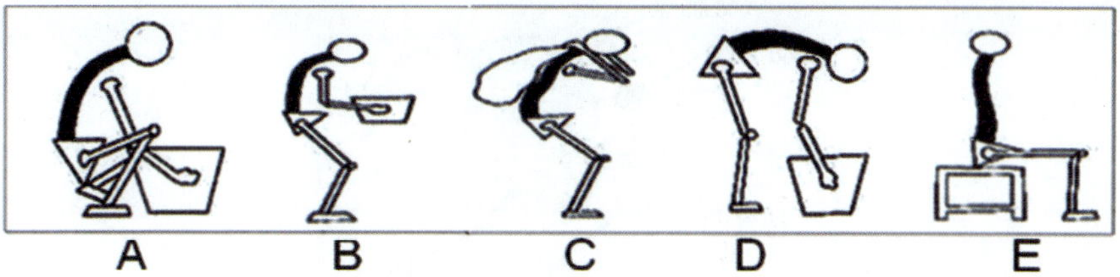


A.A　　B.B
C.C　　D.D
E.E

【答案】D

【解析】D 图腰椎承受压力最大且不均衡，是一种错误姿势。

颈椎病：

(1)指颈椎间盘退变及继发性改变，刺激或压迫相邻脊髓、神经、血管和食管等组织，并引起相应的症状和体征。颈椎病为50岁以上人群的常见病，男性多见，好发部位为颈5~6、颈6~7节段。

(2)神经根型颈椎病是最常见类型。

5.颈椎病的好发部位为下图所示的

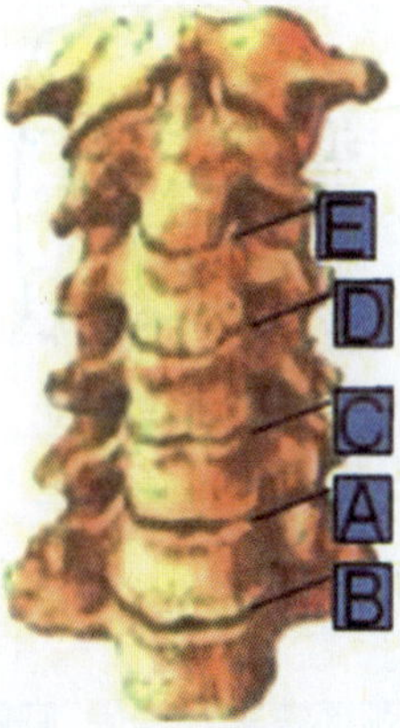


A.A+B　　B.B+C
C.C+D　　D.D+E
E.全部

【答案】A

【解析】颈椎病好发部位为颈5~6、颈6~7节段。

6.颈椎病最常见的类型是下图所示的

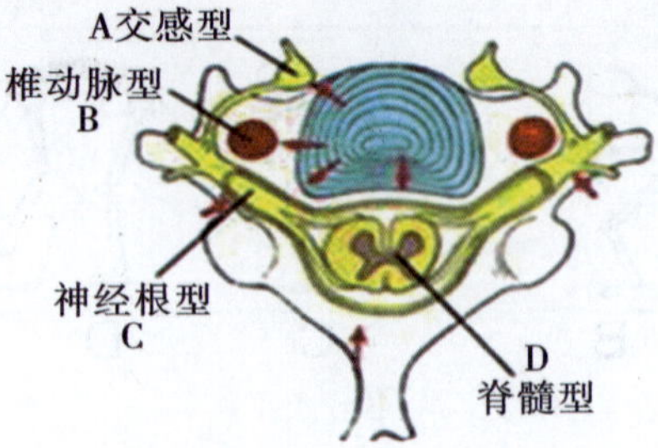


A.A B.B

C.C D.D

E.都不是

【答案】C

神经根型颈椎病：

上肢牵拉试验和压头试验阳性。

7.如下图所示，试验阳性见于哪种类型的颈椎病

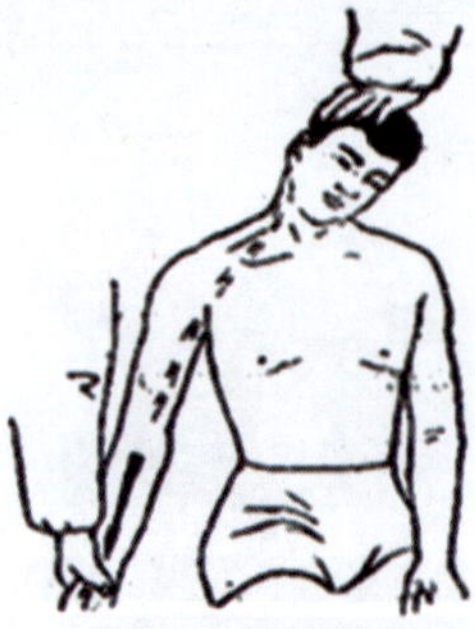

A.脊髓型 B.神经根型

C.交感神经型 D.椎动脉型

E.以上都不对

【答案】B

【解析】神经根型颈椎病最常见，颈部疼痛及僵硬，向肩部及上肢放射，颈肩部有压痛，上肢牵拉试验及压头试验阳性。

脊髓型颈椎病：

禁用牵引及按摩等治疗。

8.下图所示治疗方法不适用于哪种类型的颈椎病

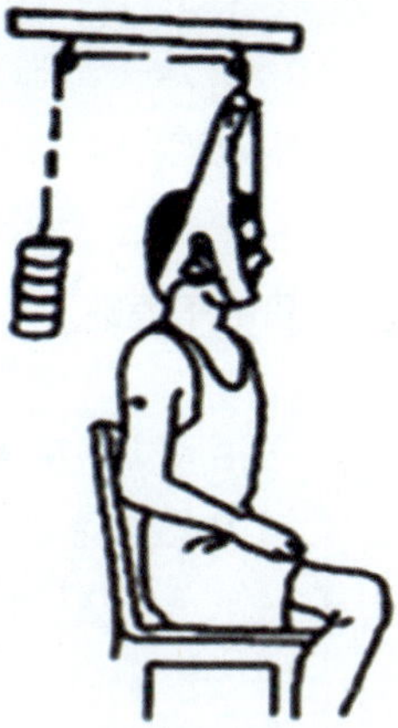

A.脊髓型
B.神经根型
C.交感神经型
D.椎动脉型
E.都不适用

【答案】A

**【解析】脊髓型颈椎病不适用牵引治疗。**

化脓性骨髓炎:

好发于长骨的干骺端。其主要感染途径是经血液播散。化脓性骨髓炎患者体温恢复正常后还要继续使用抗生素至少3周。

(9~11题共用题干)

患儿男,12岁。以寒战、高热、右膝关节附近疼痛来诊,诊断为急性化脓性骨髓炎。

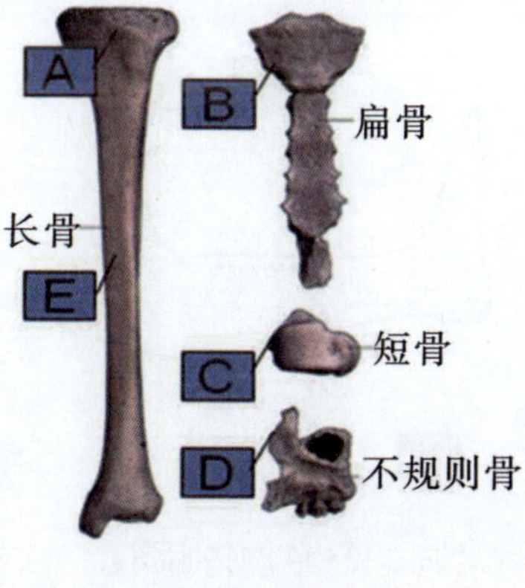

9.化脓性骨髓炎好发于上图所示的

A.A　　B.B

C.C　　D.D

E.E

【答案】A

**【解析】化脓性骨髓炎常见于儿童长骨的干骺端。**

10.其主要的感染途径为

A.直接蔓延　　B.经淋巴播散

C.血液播散　　D.接触感染

E.以上都不是

【答案】C

**【解析】经血液循环播散是血源性骨髓炎主要的感染途径。**

11.患儿入院后经积极抗感染治疗，3 日后体温恢复正常，还应继续应用抗生素

A.3 天　　B.3 周

C.2 周　　D.1 个月

E.半年

【答案】B

**【解析】退热后 3 周内不能停药。**

闭式灌洗引流护理：

输液瓶应高出床面 60~70 cm，引流瓶应低于患肢 50 cm，以防引流液逆流。术后 24 小时内快速连续滴入，逐渐减慢至 50~60 滴/分，直至引流液澄清。保持引流管通畅和负压状态，观察引流液的颜色、性质、注入和流出液量。

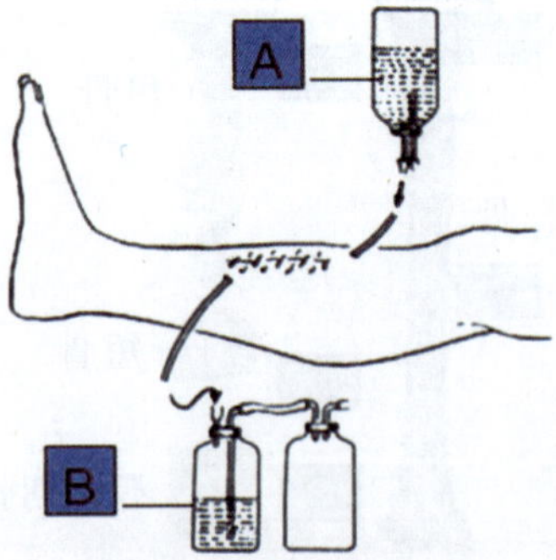


（12~14 题共用图）

（12~14 题共用题干）

某化脓性骨髓炎患者行骨髓腔闭式灌洗引流。

12.图中 A 瓶的高度应为

A.高于床面 10～15 cm　　B.高于床面 20～30 cm

C.高于床面 40～50 cm　　D.高于床面 60～70 cm

E.高于床面 60～100 cm

【答案】D

**【解析】输液瓶应高出床面 60～70 cm。**

13.图中 B 瓶应

A.与患肢平行　　B.不高于患肢

C.低于患肢 15 cm　　D.低于患肢 50 cm

E.低于患肢 30 cm

【答案】D

**【解析】引流瓶应低于患肢 50 cm，以防引流液逆流。**

14.患者持续快速灌洗 24 小时后，灌洗滴速应调为

A.80～90 滴/分　　B.70～80 滴/分

C.60～70 滴/分　　D.50～60 滴/分

E.20～30 滴/分

【答案】D

**【解析】术后 24 小时内快速连续滴入，逐渐减慢至 50～60 滴/分，直至引流液澄清。**

化脓性关节炎：

膝关节的化脓性关节炎可有浮髌试验阳性。

15.膝化脓性关节炎患者体检时最有可能出现的阳性体征是

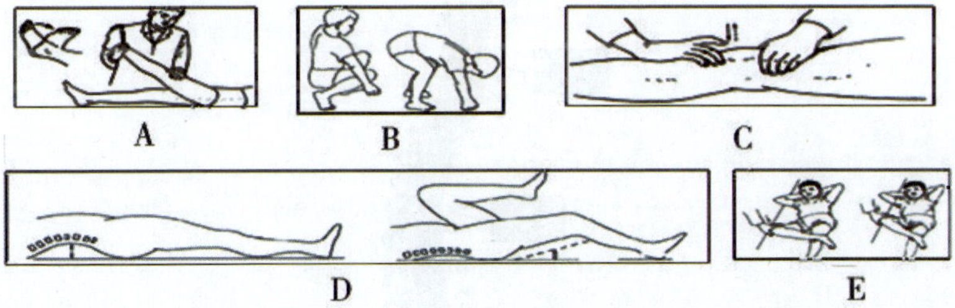


A.A　　B.B

C.C　　D.D

E.E

【答案】C

**【解析】图中 C 为浮髌试验检查。**

治疗与复位：

椎体压缩超过 1/3 的青年和中年患者可采用两桌法或双踝悬吊法复位，复位后石膏背心固定 3 个月，此期每日做背肌锻炼。

16.胸腰椎骨折椎体压缩超过 1/3 的青年和中年患者可采用下图中哪种方法复位

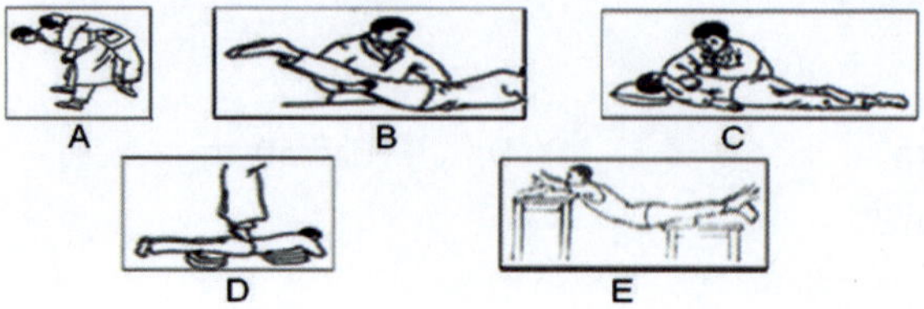


A.A　　　　B.B

C.C　　　　D.D

E.E

【答案】E

【解析】图中 E 为两桌法复位。

第一腰椎骨折临床表现：

成人第一腰椎骨折可损伤脊髓圆锥，表现为会阴部皮肤鞍状感觉消失，括约肌功能和性功能障碍，而双下肢的感觉和运动功能正常。

17.下图所示哪处部位损伤患者可能出现会阴部皮肤鞍状感觉消失，括约肌功能和性功能障碍，而双下肢的感觉和运动功能正常

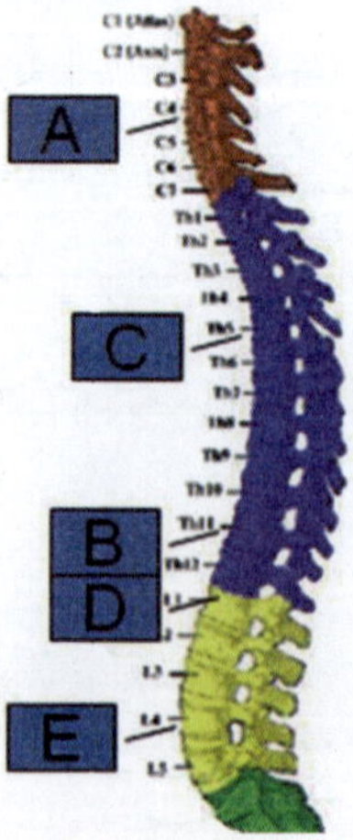


A.A　　　　B.B

C.C　　D.D

E.E

【答案】D

【解析】图中可见 D 为第一腰椎。

颈段脊髓损伤：

表现为四肢瘫痪，其中上颈段损伤表现为四肢痉挛性瘫痪，下颈段损伤时上肢表现为弛缓性瘫痪，下肢仍为痉挛性瘫痪。

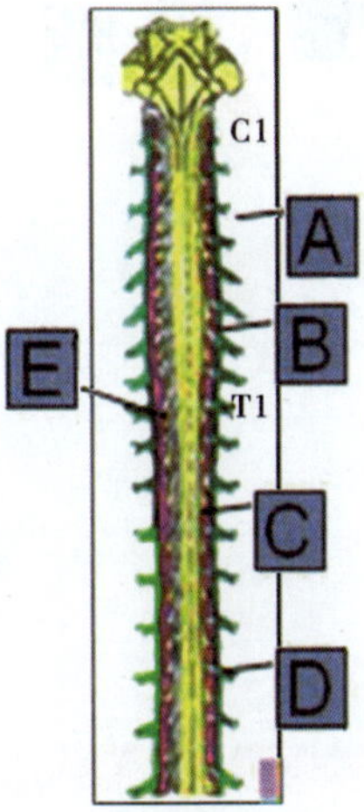


（18～19 题共用图）

18.图中所示哪处脊髓损伤可能出现四肢痉挛性瘫痪

A.A　　B.B

C.C　　D.D

E.E

【答案】A

【解析】图中可见 A 处为上颈段。

19.图中所示哪处脊髓损伤可能出现上肢为弛缓性瘫痪，下肢为痉挛性瘫痪。

A.A　　B.B

C.C　　D.D

E.E

【答案】B

【解析】图中可见 B 处为下颈段。

肩关节脱位最常见。

20.如下图所示各关节，最容易发生脱位的关节是

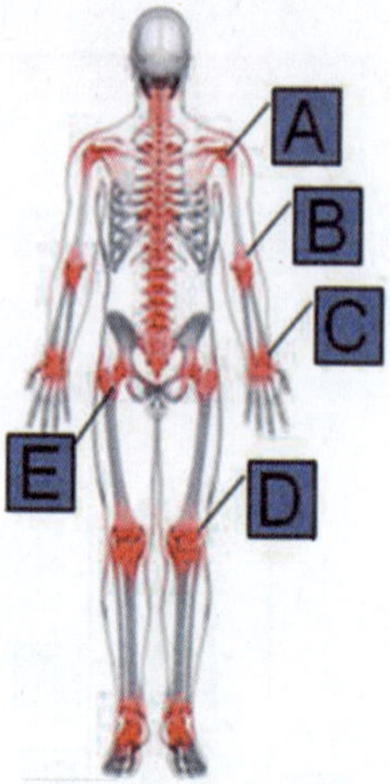


A.A　　B.B

C.C　　D.D

E.E

【答案】A

【解析】图中可见 A 处为肩关节。

肩关节脱位：

可致方肩畸形，杜加试验阳性，最常见的脱位为前脱位。

(21~25 题共用题干)

患者男，30 岁。患者跌倒后右肩关节疼痛，活动受限，并出现下图所示畸形。

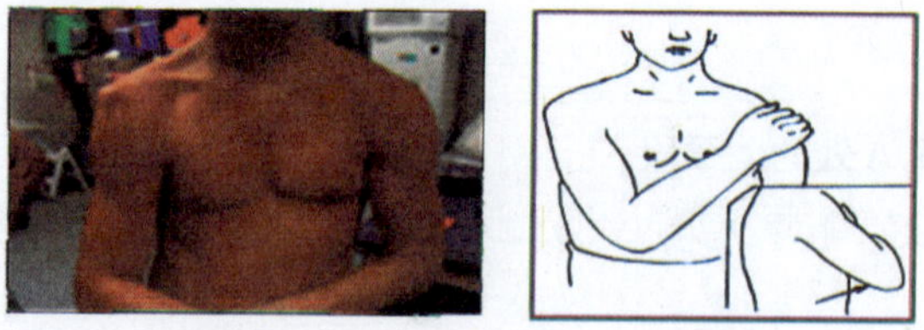

a　　b

21.图中 a 所示畸形为

A.佝偻胸　　B.方肩畸形

C.肘外翻　　D.肘内翻

E.以上都不是

【答案】B

**【解析】图中明显可见右肩关节为方肩畸形。**

22.图 b 所示检查阳性为

A.杜加试验　　B.前屈旋颈试验

C.“4”字试验　　D.指压试验

E.直腿抬高试验

【答案】A

**【解析】杜加试验(Dugas 征)阳性,即将手掌被动搭到健侧肩部,则肘部不能贴近胸壁,或将患侧肘部紧贴胸壁时,则手掌搭不到健侧肩部。**

23.根据上述畸形及试验检查,可初步判断该患者为

A.肘关节脱位　　B.肩关节脱位

C.肱骨干骨折　　D.锁骨骨折

E.颈椎脱位

【答案】B

**【解析】根据方肩畸形和杜加试验阳性可判断肩关节脱位。**

24.本病最常见的类型是

A.前脱位　　B.后脱位

C.下脱位　　D.上脱位

E.中心脱位

【答案】A

**【解析】肩关节脱位前脱位最常见。**

25.确诊后,医生为其复位并采取如下图所示方法固定,固定时间为

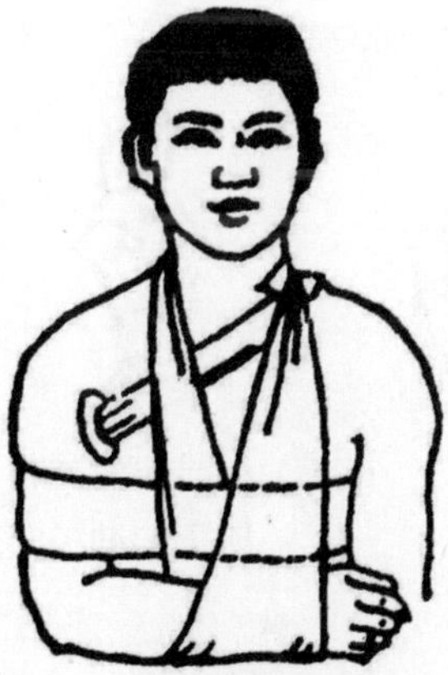

**肩关节脱位
复位后固定法**

A.1 周　　B.2 周

C.3 周　　D.1 个月

E.3 个月

【答案】C

【解析】**肩关节脱位一般情况下固定 3 周,40 岁以上患者,其固定时间可相应缩短。**

肘关节脱位:

在关节脱位中最多见,严重脱位可导致神经和血管损伤,甚至发生前臂缺血性挛缩。

(26~29 题共用题干)

患者男,20 岁。外伤后出现如下图所示畸形改变,检查可见肘后三点关系失去正常。

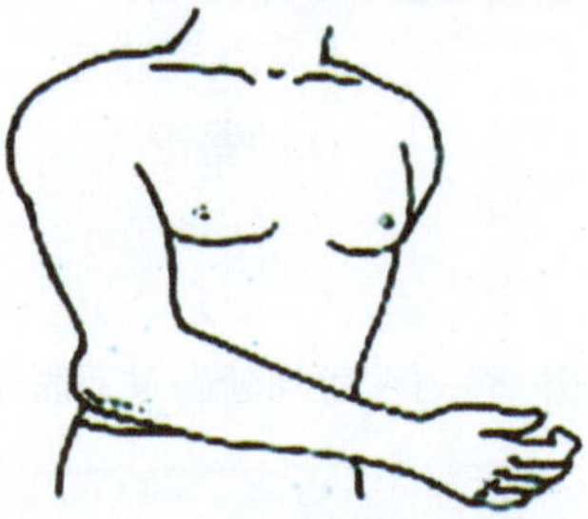

26.初步判断该患者可能是

A.肘关节脱位　　B.肩关节脱位

C.肱骨干骨折　　D.锁骨骨折

E.颈椎脱位

【答案】A

【解析】**根据肘后三点关系失去正常可初步判断肘关节脱位。**

27.若患者出现下图所示畸形,则提示可能是

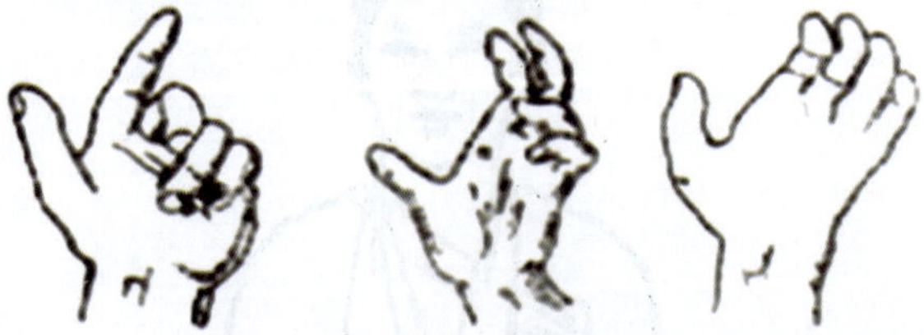

A.桡神经损伤　　B.尺神经损伤

C.臂丛神经损伤　　D.正中神经损伤

E.颈段脊髓损伤

【答案】D

【解析】**正中神经损伤可致猿手畸形,图中明显为猿手畸形。**

28.确诊后医生为其进行复位并用夹板固定,夹板的选择应

A.超过腕关节　　B.超过腕关节和肘关节

C.不超过肘关节　　D.超过肘关节

E.随意选择即可

**【答案】**B

**【解析】肘关节脱位如用夹板固定应选用超关节夹板。**

29.该处关节脱位以哪种类型脱位最常见

A.前脱位　　B.后脱位

C.下脱位　　D.上脱位

E.中心脱位

**【答案】**B

**【解析】肘关节脱位后脱位最常见。**

类风湿关节炎：

常见的关节畸形为关节纤维性强直、手指呈“天鹅颈”及“纽扣花”样改变、掌指关节半脱位等。

30.类风湿关节炎患者出现下图所示畸形是在

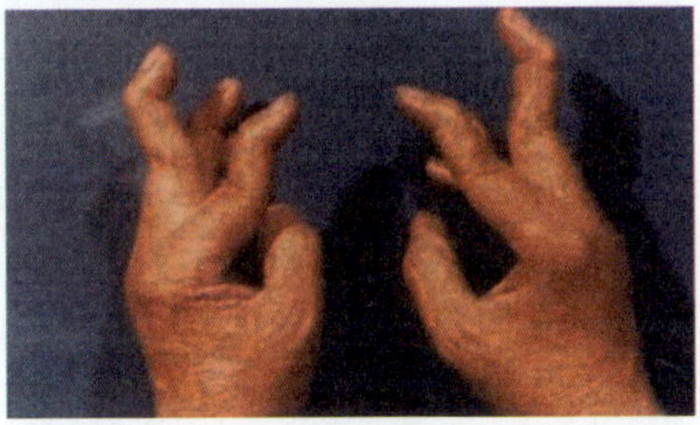

A.早期　　B.中期

C.晚期　　D.前驱期

E.以上都对

**【答案】**C

**【解析】类风湿关节炎晚期患者可见关节畸形，导致患者生活多不能自理。常见的关节畸形为关节纤维性强直、手指呈“天鹅颈”及“纽扣花”样改变、掌指关节半脱位等。**

系统性红斑狼疮：

典型症状是面部蝶形红斑，最佳筛查方法是抗核抗体(ANA)检查，首选药物为糖皮质激素。

（31~33 题共用题干）

患者女，38 岁。以关节肌肉疼痛来诊，近日来感觉疲倦、乏力、体重减轻，照镜子时发现如下图所示改变。

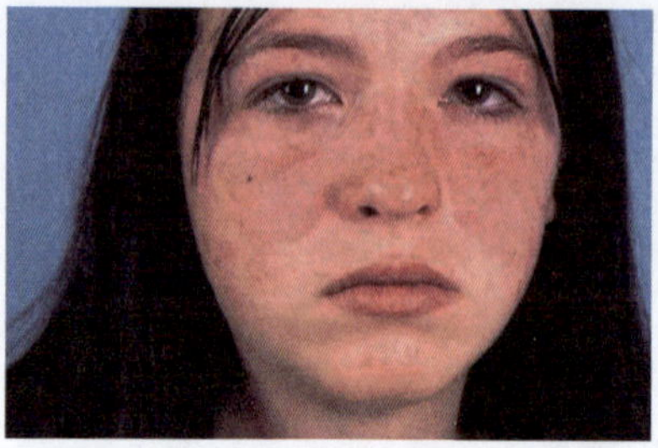

31.初步判断该患者患了

A.风湿热　　B.类风湿关节炎

C.系统性红斑狼疮　　D.上呼吸道感染

E.丹毒

**【答案】**C

**【解析】从图中可见蝶形红斑，首先考虑系统性红斑狼疮。**

32.该病筛查的最佳检查是

A.抗核抗体（ANA）　　B.抗 Sm 抗体

C.抗双链 DNA 抗体　　D.补体 C3、C4

E.C 反应蛋白

**【答案】**A

**【解析】抗核抗体（ANA）是 SLE 最佳的筛查检查。**

33.治疗该病首选的药物是

A.抗疟药　　B.非甾体抗炎药

C.免疫球蛋白　　D.免疫抑制剂

E.糖皮质激素

**【答案】**E

**【解析】糖皮质激素控制炎症，抑制免疫反应发挥治疗作用，是治疗系统性红斑狼疮（SLE）的首选药。**

# 第十三章

# 肿瘤患者的护理

食管分段：

(1)颈段：入口或环状软骨下缘→胸骨柄上缘平面。

(2)胸段：分胸上、中、下三段。

①胸上段：胸骨柄上缘 → 气管分叉平面。

②胸中段：气管分叉至食管胃交接部(贲门口)全长的上一半。

③胸下段：气管分叉至食管胃交接部(贲门口)全长的下一半。胸下段包括食管腹段。

1.食管癌好发于下图中哪个部位

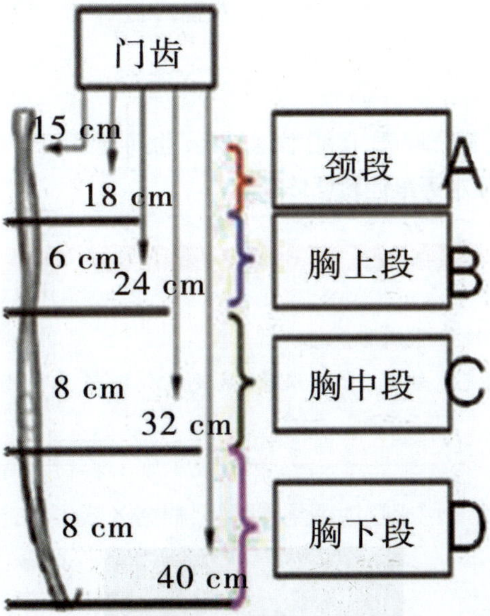

A.A　　B.B

C.C　　D.D

E.均有可能

【答案】C

【解析】食管癌好发于胸中段，因此选 C。

喉返神经：

是喉部的主要运动神经，支配除环甲肌以外的喉内诸肌。其左侧喉返神经较右侧长且左侧易受累，单侧损伤造成声嘶。

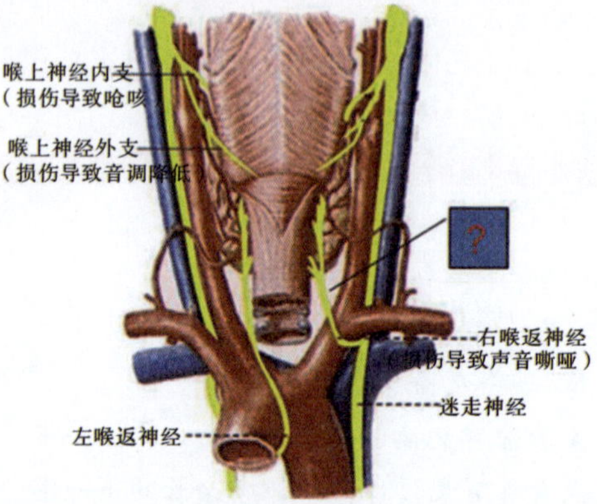


2.食管癌患者晚期侵及图中所标神经，可出现

A.胸痛　　B.食管－气管瘘

C.音调降低　　D.声音嘶哑

E.Horner 综合征

【答案】D

【解析】食管癌晚期可有恶液质，侵犯喉返神经、肋间神经和气管时引起声音嘶哑、胸痛和食管－气管瘘，及胸水、腹水等其他转移体征。

食管癌的临床特点：

(1)典型表现为进行性吞咽困难。

(2)影像表现有腔内充盈缺损，管腔狭窄，病变区黏膜皱襞中断、破坏，管壁僵硬，腔内不规则龛影。

3.患者男性 51 岁，进 2 个月来吃饭感到哽噎感，根据 X 线表现，该患者可能为

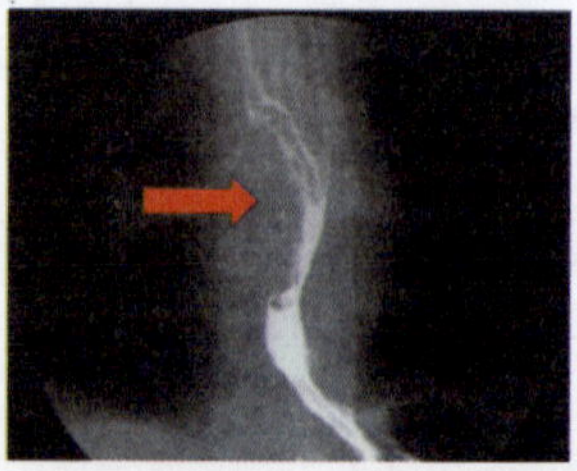

A.胃癌　　B.胃溃疡
C.食管癌　　D.食管静脉曲张
E.十二指肠溃疡
【答案】C
【解析】该患者临床表现疑为食管癌,X 线上可看到腔内不规则龛影。

胃癌:
多见于胃窦部,其次为胃小弯和贲门。

4.胃癌的好发部位是图中的哪处

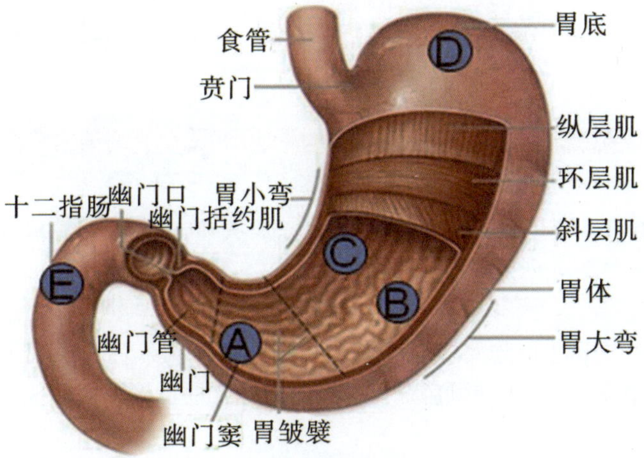


A.A　　B.B
C.C　　D.D
E.E
【答案】A
【解析】胃癌多见于胃窦部。

肝癌:
甲胎蛋白(AFP)是肝癌的特异性指标,是目前诊断肝癌最常用、最重要的方法,正常值 <20 μg/L,AFP≥400 μg/L,持续性升高并排除妊娠、活动性肝病、生殖腺胚胎源性肿瘤等,即可考虑肝癌。

5.患者男,56 岁。以肝区疼痛半个月余来诊。查体:右肋下可触及不对称性肿大的肝脏,表面有结节,质硬有触痛。实验室检查 AFP 结果如下图所示,首先考虑

| 序 | 代号 | 项目名称 | 结果 | 提示 | 单位 | 参考范围 |
|---|---|---|---|---|---|---|
| 1 | B-HCG | 人绒毛膜促性腺激素 | 2.24 | | mIU/mL | 0--3 |
| 2 | AFP | 甲胎蛋白 | 482.00 | ↑ | ng/mL | 0--20 |
| 3 | CEA | 癌胚抗原 | 2.39 | | ng/mL | 健康人:0-3.4吸烟者:0-4.3 |
| 4 | CA125 | 癌抗原CA125 | 14.30 | | U/ml | 0--35 |
| 5 | CA199 | 癌抗原199 | 18.80 | | U/mL | 0--37 |
| 6 | CA15-3 | 癌抗原153 | 12.15 | | U/mL | 0--36 |

送检医生：[redacted] 接收时间：2016-05-11 上午 06:49:16 报告时间：2016-05-11 上午 09:50:07

声明：本结果仅对该检验标本负责！ 检验员： 复核员：

A.病毒性肝炎　　B.肝脓肿

C.肝癌　　D.胆囊癌

E.肝血吸虫病

【答案】C

【解析】从图中可看出该患者 AFP 明显升高超过 400 μg，结合其他临床特点，因此首先考虑肝癌。

胰腺癌：

是恶性程度很高的一种消化道疾病，好发于胰头部，以导管细胞腺癌多见，转移和扩散途径主要为局部浸润和淋巴转移扩散。

6.张先生，61 岁，因上腹隐痛 3 个月，皮肤巩膜黄染 10 天入院。患者自患病以来，感上腹隐痛、食欲下降、饱胀不适，小便颜色深黄。经各项辅助检查确诊为胰头癌。下图中何处为胰头

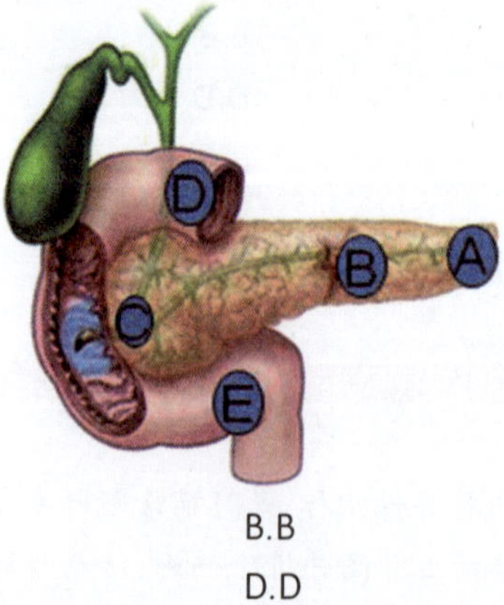


A.A　　B.B

C.C　　D.D

E.E

【答案】C

【解析】胰头为胰腺癌的好发部位，胰头被十二指肠包绕。

引流管的护理：

术后患者引流管较多，有胃管、尿管、胃造瘘和空肠造瘘等。注意观察引流液量与性状，引流管是否通畅，并做好记录；腹腔引流装置放置5～7天，胆管引流2周左右，胰管引流2～3周，胃肠减压至肠蠕动恢复。

7.胰腺癌患者术后引流管较多，护士应注意分清不同引流管的目的及观察要点和拔管指征，下图中胰管引流管的拔管时间一般是术后

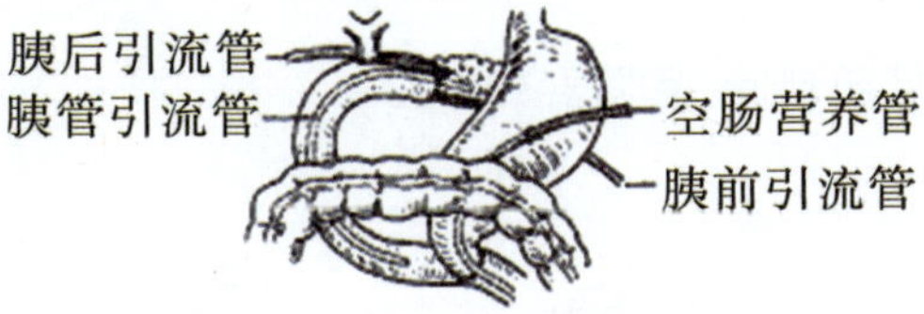


A.5～7天
B.2周左右
C.2～3周
D.肠蠕动恢复后
E.7～10天

【答案】C

【解析】胰管引流管一般术后2～3周拔除。

大肠癌：

包括结肠癌和直肠癌，好发年龄为40～60岁，我国直肠癌最常见，乙状结肠癌次之。

8.下图中标注的各处，哪处大肠癌最多发

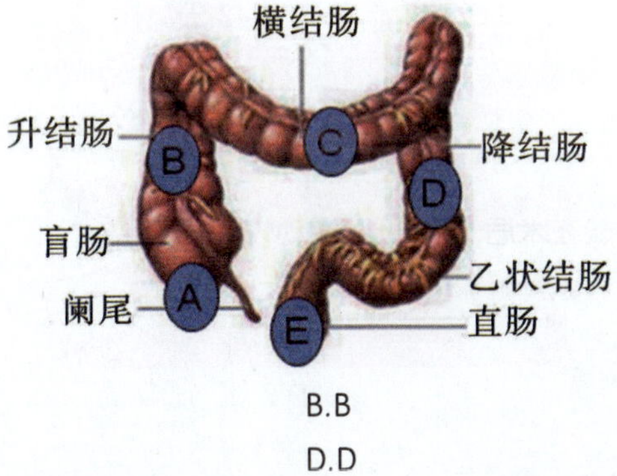


A.A
B.B
C.C
D.D
E.E

【答案】E

【解析】我国直肠癌的发病率超过结肠癌。

结肠造口的护理：

用凡士林或0.9%氯化钠溶液纱布外敷造口，手术后1周或造口处伤口愈合后，每日扩张造口1次，防止造口狭窄，注意有无肠梗阻症状；低压灌肠时，肛管插入造口不可超过10 cm；术后2~3天肠功能恢复后开放瘘口，及时清除肠道分泌物及粪便，宜取造口侧的侧卧位，避免伤口污染，保护造口周围皮肤；指导患者使用人工肛门袋，当排泄物充满1/3时，须及时更换；注意饮食卫生及调整饮食结构，避免腹泻、腹胀、便秘；定期扩肛，以防肛门狭窄。

（9~12题共用题干）

患者女，62岁。直肠癌Miles手术后（如下图）。

术后

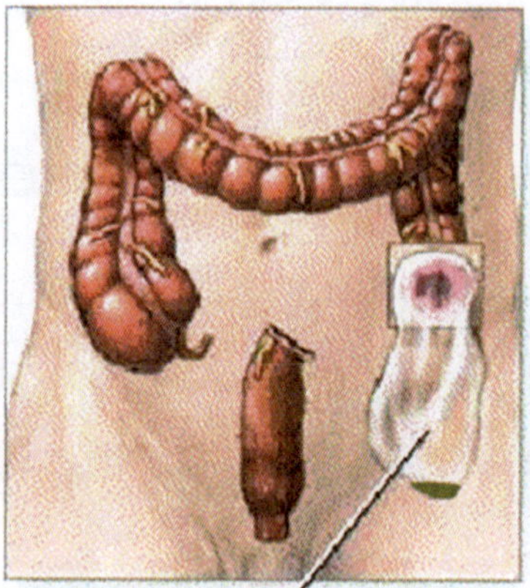

结肠造口袋

9.结肠造口开放的时间一般是在术后

A.1~2天　　B.2~3天

C.3~4天　　D.4~5天

E.5~7天

**【答案】**B

**【解析】结肠造口一般在术后2~3天肠蠕动恢复后开放。**

10.造口开放后多久可以开始扩张造口

A.3天　　B.1周

C.10天　　D.2周

E.1个月

**【答案】**B

**【解析】手术后1周或造口处伤口愈合后，每日扩张造口1次。**

11.术后9天，患者出现腹胀、腹痛，造口处无粪便及气体排出，医嘱低压灌肠。灌肠时肛管插入的长度是

A.不超过 5 cm
B.不超过 8 cm
C.不超过 10 cm
D.不超过 15 cm
E.不超过 20 cm

**【答案】**C

**【解析】低压灌肠时，肛管插入造口不可超过 10 cm。**

12.造口袋内容物充满多少时更换造口袋

A.袋内有粪便即更换
B.完全充满后再更换，以免浪费
C.充满一般即更换
D.根据患者意愿，不必在意多少
E.充满 1/3 就要更换

**【答案】**E

**【解析】指导患者使用人工肛门袋，当排泄物充满 1/3 时，须及时更换。**

回肠膀胱术：
术后 10～12 天拔除输尿管引流管和回肠膀胱引流管，改为佩戴皮肤造口袋。

（13～14 题共用题干）

患者男，67 岁。膀胱癌回肠代膀胱术后见下图。

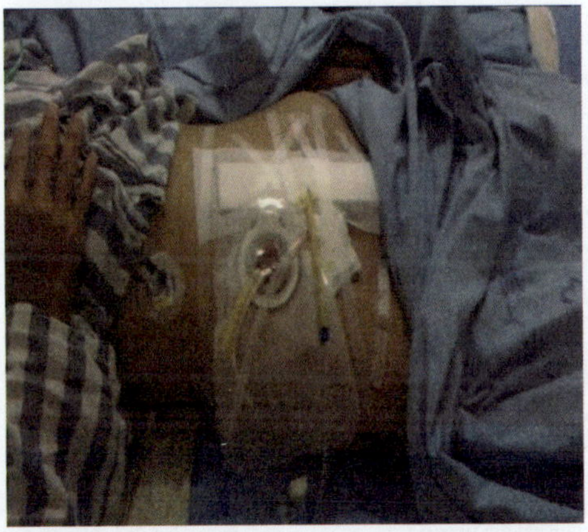

13.该患者术后多久可开始佩戴皮肤造口袋

A.3～5 天
B.5～7 天
C.7～9 天
D.10～12 天
E.2 周

**【答案】**D

**【解析】回肠膀胱术后 10～12 天拔除输尿管引流管和回肠膀胱引流管，改为佩戴皮肤造口袋。**

14.关于造口袋的更换，下列说法错误的是

A.定期更换,动作轻柔

B.合理使用防漏膏,防尿液渗漏

C.多喝水(1 500~2 000 mL/天),多食新鲜蔬菜水果

D.1/3~1/2 满时及时排放尿液

E.更换是自下而上取下造口袋

**【答案】**E

**【解析】更换造口袋时自上而下取下。**

骨肉瘤:

原发性恶性骨肿瘤中最常见、恶性度最高的肿瘤。10~20 岁发病者居多,好发部位为长管状骨干骺端,股骨远端、胫骨近端和肱骨近端是常见发病部位。

15.骨肉瘤好发于下图中何处

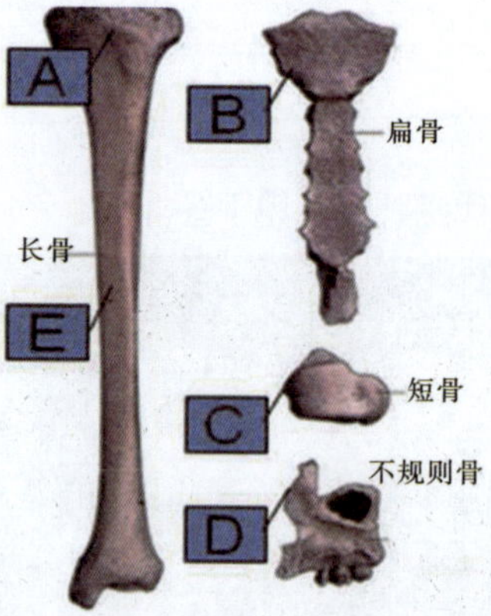


A.A　　B.B

C.C　　D.D

E.E

**【答案】**A

**【解析】骨肉瘤好发于长骨干骺端。**

骨肉瘤:

骨肉瘤的 X 线片显示可有不同形态,可见 Codman 三角和“日光射线”现象。在骨内生长的肿瘤可刺激骨膜产生新骨,称为骨膜反应。若骨膜被肿瘤顶起,可在骨膜下产生三角形新骨,称为 Codman 三角,或垂直放射样排列,表现为“日光射线”现象。

（16~17 题共用题干）

患者男，16 岁。以右膝关节上肿胀剧痛来诊。查体：右膝关节活动受限、膝关节上方肿胀明显，疼痛拒按。医嘱 X 线检查结果如下图所示。拟诊为骨肉瘤。

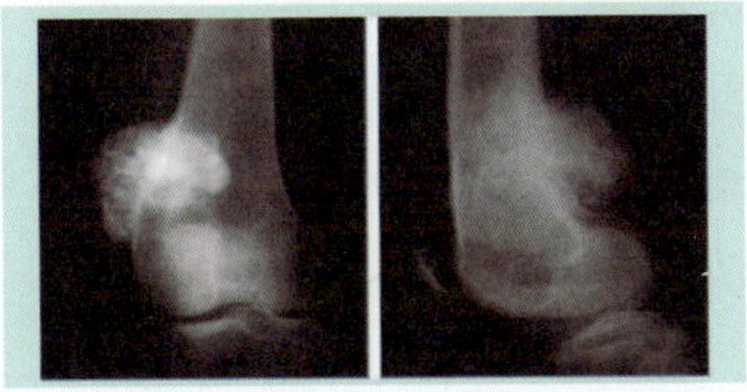

16.该患者想要确诊还需做下面哪项检查

A.CT

B.血清碱性磷酸酶和乳酸脱氢酶检测

C.病理检查

D.MRI

E.血管造影

【答案】C

**【解析】确诊恶性肿瘤唯一有效的方法是病理学检查。**

17.确诊后，患者经充分术前准备后行截肢术，术后半年内患者仍感右下肢疼痛。该患者发生了

A.骨髓移植

B.切口感染

C.幻肢痛

D.肿瘤转移

E.下肢血栓形成

【答案】C

**【解析】幻肢痛：绝大多数截肢患者在术后相当长一段时间内对已切除的部分肢体仍然有疼痛感。**

原发性颅内肿瘤：

以神经胶质瘤最为常见，发病部位以大脑半球最多。

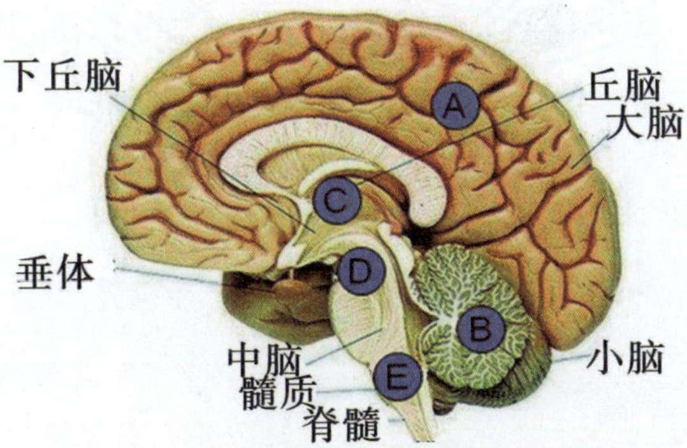


（19~20 题共用图）

18.原发性颅内肿瘤好发于如图所示的

A.A　　B.B

C.C　　D.D

E.E

【答案】A

**【解析】颅内肿瘤以大脑半球最多。**

19.如图所示A处的原发性肿瘤最常见的类型是

A.垂体腺瘤　　B.脑膜瘤

C.神经胶质瘤　　D.听神经瘤

E.颅咽管瘤

【答案】C

**【解析】原发性颅内肿瘤以神经胶质瘤最为常见,发病部位以大脑半球最多。**

颅内肿瘤:

患者术后全麻未清醒者,取侧卧位或平卧位转向一侧,以利于呼吸道护理。意识清醒、血压平稳后,宜抬高床头15°~30°,以利颅内静脉回流。搬动患者或为患者翻身时,应有人扶持头部使头颈躯干成一直线,防止头颈部过度扭曲或震动,若头部翻转过剧可引起脑疝。

(20~22题共用题干)

患者男,70岁。右侧大脑颞叶原发性神经胶质瘤术后。现患者麻醉已清醒,生命体征稳定,取抬高床头卧位(下图)。

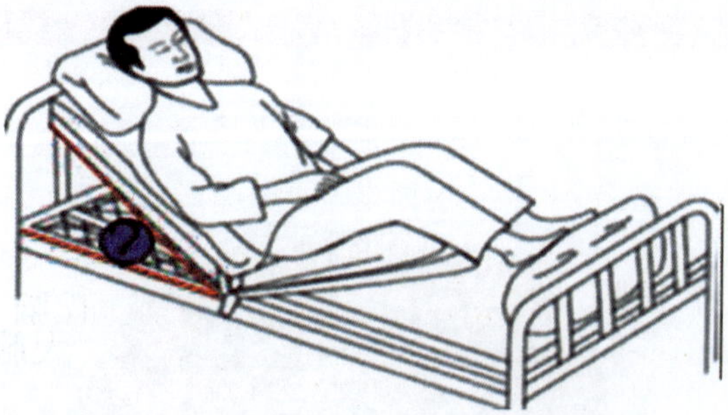

20.图中标示处的角度应为

A.5°~10°　　B.10°~15°

C.15°~30°　　D.30°~50°

E.50°~70°

【答案】C

**【解析】意识清醒患者宜抬高床头15°~30°。**

21.在搬动该患者或为其翻身时，下列做法正确的是

A.按照正常人的翻身方法即可

B.双人搬运法

C.单人搬运法

D.有人扶持头部使头颈躯干成一直线

E.以上都不对

**【答案】**D

**【解析】搬动开颅术后患者时应有专人扶持头部，使头颈部和躯干成一条直线，防止头颈部过度扭曲或震动，若头部翻转过剧可引起脑疝。**

22.该患者术后 48 小时内护士最应关注的是

A.血压　　B.脉搏

C.呼吸　　D.体温

E.颅内压

**【答案】**E

**【解析】颅内出血是脑手术后最危险的并发症，多发生在术后 24~48 小时。术后应严密观察，避免升高颅内压的因素。**

开颅术注意事项：

(1)开颅术后早期，创腔引流瓶/袋放置于头旁枕上或枕边，高度与头部创腔保持一致，以保证创腔内一定的液体压力，避免脑组织移位。

(2)引流速度：手术 48 小时后，可将引流瓶/袋略放低，使其较快引流出创腔内的液体，使脑组织膨出，以减少局部残腔，避免局部积液造成颅内压升高。

(3)拔管：引流管放置 3~4 日，血性脑脊液转清，即拔除引流管，以免形成脑脊液漏。

(23~25 题共用题干)

患者男，大脑半球神经胶质瘤术后如下图所示。

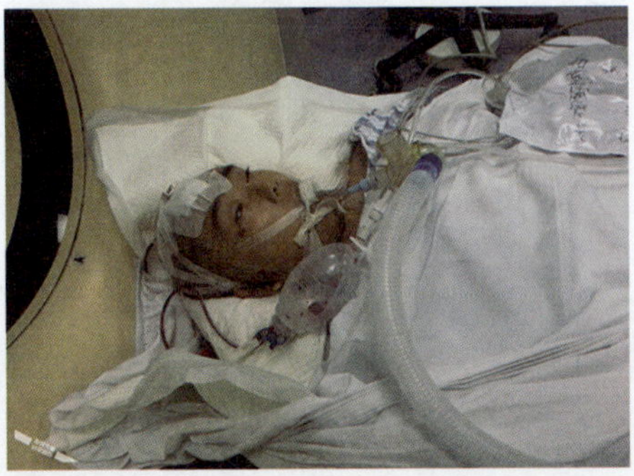

23.术后 24 小时内创腔引流瓶的高度与头部创腔保持一致是为了

A.减少局部残腔

B.避免局部积液造成颅内压升高

C.保证创腔内一定的液体压力，避免脑组织移位

D.使脑组织膨出

E.较快引流出创腔内的液体

【答案】C

**【解析】开颅术后早期，创腔引流瓶/袋放置于头旁枕上或枕边，高度与头部创腔保持一致，以保证创腔内一定的液体压力，避免脑组织移位。**

24.该患者术后多久可将引流瓶放低

A.24 小时　　B.48 小时

C.72 小时　　D.1 周后

E.不可放低引流瓶

【答案】B

**【解析】术后 48 小时略放低，以促使脑组织膨出，减少残腔。**

25.该患者的创腔引流管的拔管时间一般是在术后

A.2~3 天　　B.3~4 天

C.5~7 天　　D.1 周后

E.2 周后

【答案】B

**【解析】开颅术后创腔引流管一般于术后 3~4 天拔除。**

乳腺癌：

好发于乳房外上象限。

26.乳腺癌好发于下图所标示的何处

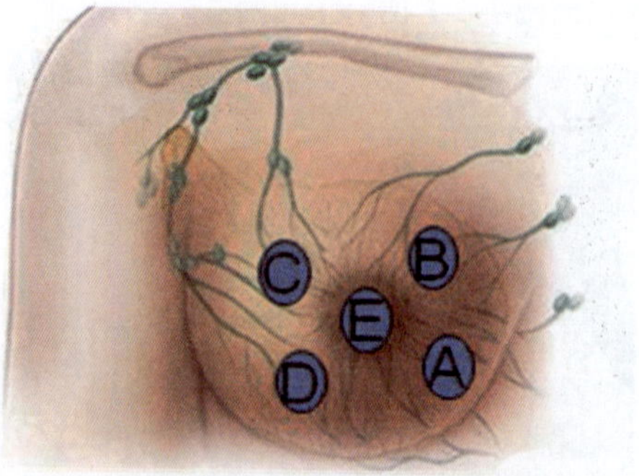


A.A　　B.B

C.C　　D.D

E.E

【答案】C

【解析】**乳癌好发于乳房外上象限，下图所示C处。**

“酒窝征”：

癌肿侵及Cooper韧带时，可出现“酒窝征”。

27.乳癌患者出现下图所示改变是

A.橘皮样改变

B.铠甲胸

C.乳房外形改变

D.乳头回缩

E.酒窝征

【答案】E

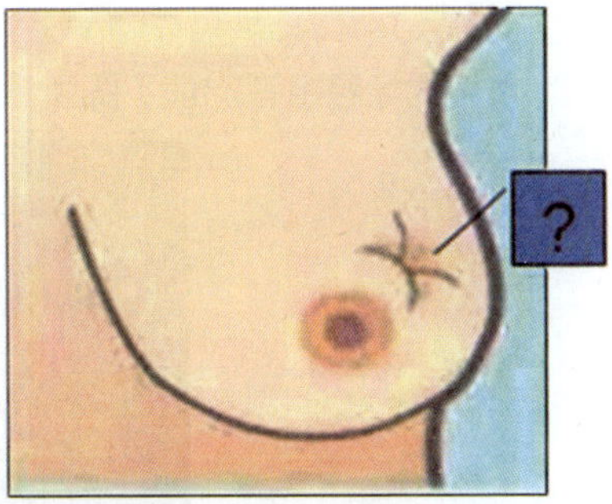


（27~28题共用图）

28.出现图中改变的原因是

A.癌细胞堵塞皮内和皮下淋巴管

B.癌组织侵犯了乳管

C.癌肿侵及乳房悬韧带

D.癌肿破溃

E.癌肿侵及乳房血管

【答案】C

【解析】**乳腺癌出现酒窝征改变是因为癌肿侵及乳房悬韧带（Cooper韧带）。**

乳腺癌：

邻近乳头或乳晕的癌肿可将乳头牵向癌肿侧；乳头深部癌块侵及乳管可使乳头内陷。

29.下图所示乳癌患者出现乳头向内凹陷，提示

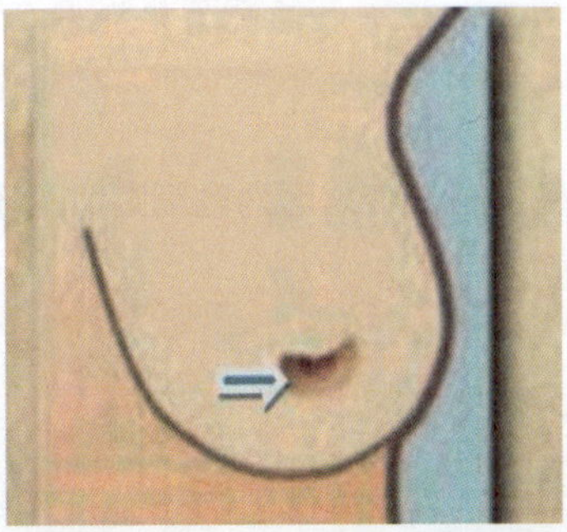

A.癌细胞堵塞皮内和皮下淋巴管

B.乳头深部癌块侵及乳管

C.癌肿侵及乳房悬韧带

D.癌肿破溃

E.癌肿侵及乳房血管

【答案】B

**【解析】乳头深部癌块侵及乳管可使乳头内陷。**

乳腺癌的特有体征：

皮内和皮下淋巴管被癌细胞阻塞可引起淋巴回流障碍，皮肤呈"橘皮样"改变。

30.某乳腺癌患者出现下图所示改变是

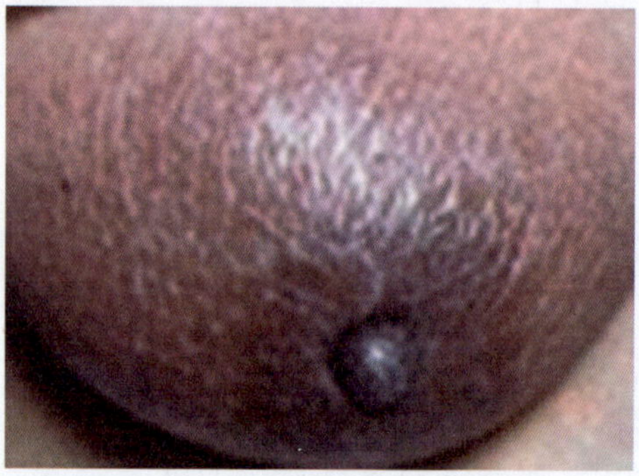

（30~31题共用图）

A.橘皮样改变
B.铠甲胸
C.乳房外形改变
D.乳头回缩
E.酒窝征

【答案】A

**【解析】图中明显可以看到乳房外形改变如橘子皮一样，因此选A。**

31.发生这种改变的原因是

A.癌细胞堵塞皮内和皮下淋巴管
B.乳头深部癌块侵及乳管
C.癌肿侵及乳房悬韧带
D.癌肿破溃
E.癌肿侵及乳房血管

【答案】A

**【解析】乳癌患者皮肤出现橘皮样改变是因为癌细胞堵塞了皮内和皮下淋巴管。**

乳癌的转移途径：

局部浸润、淋巴转移和血行转移。其中淋巴转移(腋窝淋巴转移)最常见。淋巴转移多见于同侧腋窝，晚期可有锁骨上淋巴结转移及肺、肝、骨等远处转移症状。

32.某乳癌患者患病部位在下图 A 处，则其最常见的转移部位是图中何处

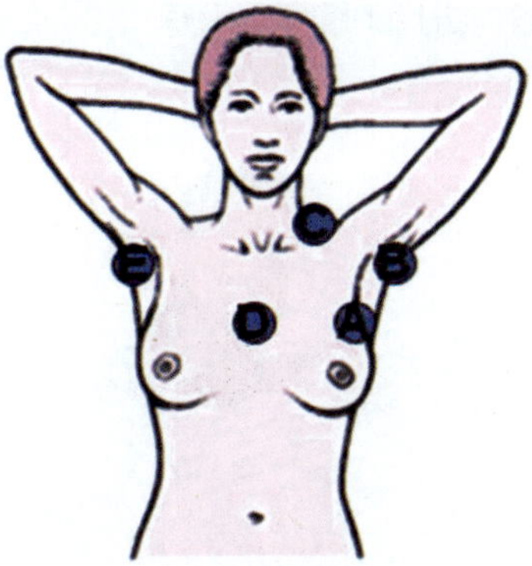

A.A　　B.B
C.C　　D.D
E.E

【答案】B

【解析】乳癌淋巴转移多见于同侧腋窝。

> 乳癌术后功能锻炼：
>
> 术后 24 小时内患侧肩部制动，可做伸指、握拳、屈腕活动；术后 1~3 天活动肘部；术后第 4 天，待皮瓣基本愈合后可进行肩部活动、手指爬墙运动（逐渐递增幅度），直至患侧手指能高举过头、自行梳理头发。

33.乳癌根治术后多久患者可进行下图所示锻炼

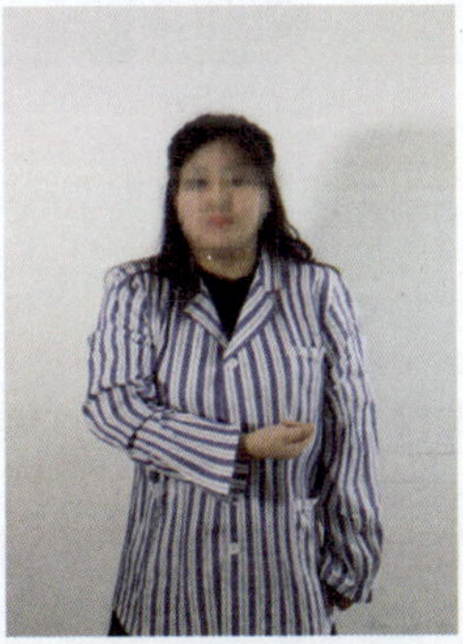

A.24 小时内　　B.3 天后
C.5 天后　　D.1 周后
E.10 天后

【答案】A

【解析】图中所示只是进行了手指和腕关节活动，因此选 A。

34.乳癌根治术后多久患者可进行下图所示锻炼

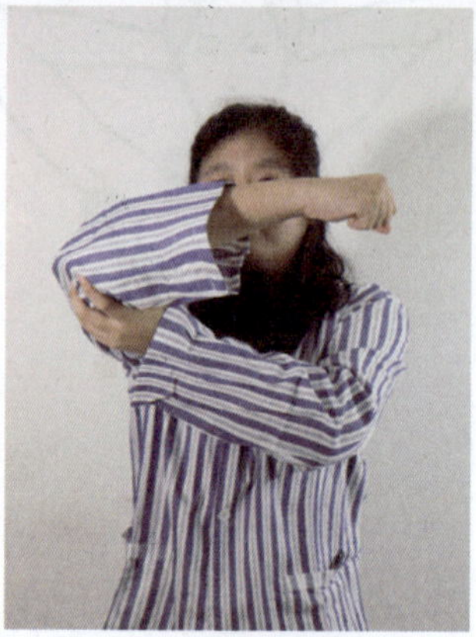

A.24 小时内
B.3 天后
C.5 天后
D.1 周后
E.10 天后

【答案】B

【解析】图中所示开始进行肩关节活动，因此选 B。

35.乳癌根治术后患侧肩关节经过功能锻炼所要达到的最大活动范围是下图中的

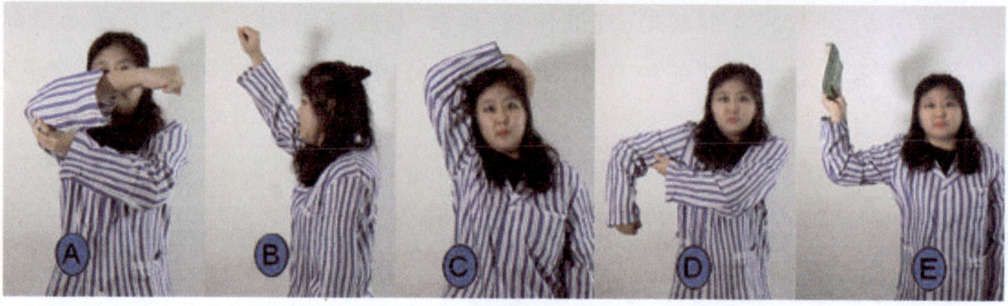


A.A
B.B
C.C
D.D
E.E

【答案】C

【解析】肩关节的最大活动范围是直至患侧手指能高举过头、自行梳理头发。

乳房检查：

为患者检查乳房时，双侧检查由健侧开始，后检查患侧，单侧乳房检查是由外上象限开始，顺时针检查乳房，直至检查完毕，最后触及乳头。

36.患者,女性,46岁,今日来左侧乳房胀痛,不适,来院就诊,医生为其进行乳房触诊,正确顺序为

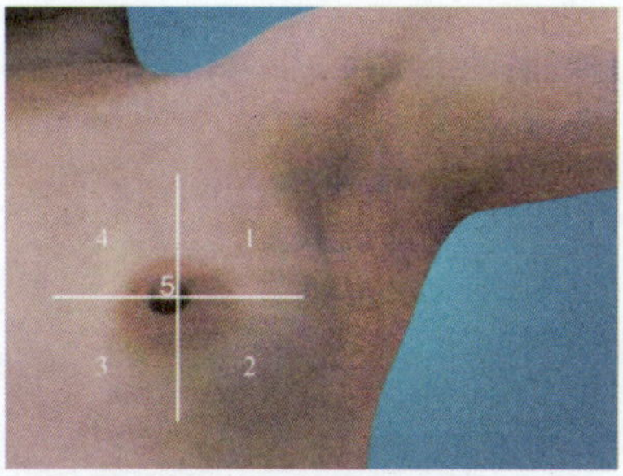


A.12345
B.43215
C.52143
D.53421
E.43512

【答案】A

**【解析】单侧乳房检查是由外上象限开始,顺时针检查乳房,直至检查完毕,最后触及乳头。**

肺癌:

起源于主支气管、叶支气管的肺癌和靠近肺门者为中央型肺癌,起源于肺段支气管以下者,位置在肺的周围部分者为周围型肺癌。

37.下图所示肺癌的类型为

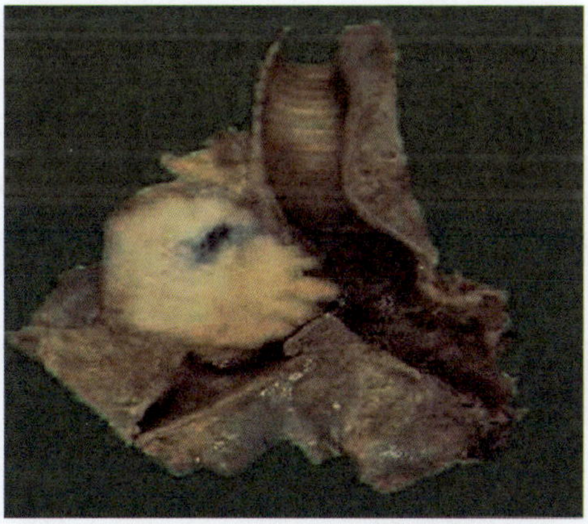

A.周围型肺癌
B.中央型肺癌
C.小细胞癌
D.腺癌
E.腺鳞癌

【答案】B

【解析】从图中可见肿瘤靠近肺门处，因此选 B。

38.下图所示肺癌的类型为

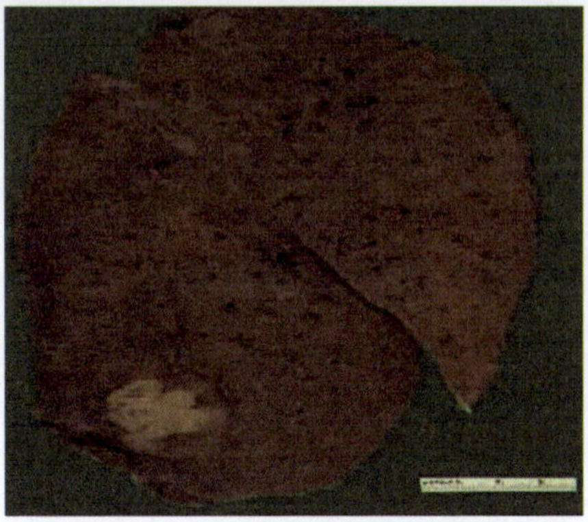

A.周围型肺癌　　B.中央型肺癌
C.小细胞癌　　D.腺癌
E.腺鳞癌

【答案】A

【解析】从图中可见肿瘤位于肺的周边部，因此选 A。

宫颈癌的大体分型：

(1)外生型：宫颈表面有息肉样或乳头样赘生物向外生长，形成菜花状。

(2)内生性：宫颈肥大、质硬，表面光滑或有轻度溃疡，宫颈段膨大如桶状。

(3)溃疡型：癌组织脱落出现凹陷性溃疡或如火山口样空洞。

(4)颈管型：病灶隐蔽在宫颈管，是由特殊的浸润性生长扩散到宫颈管，病灶浸润阴道壁时可形成冰冻骨盆。

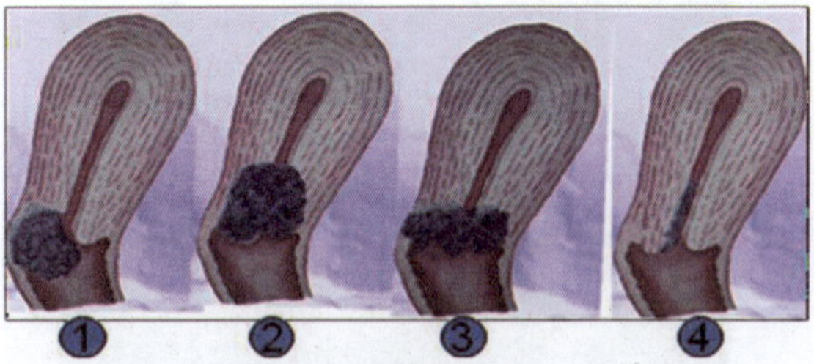


(40～43 题共用图)

39.外生型宫颈癌是如上图所示的

A.1　　B.2
C.3　　D.4
E.以上都不是

【答案】A

【解析】外生型宫颈癌的特点是宫颈表面有息肉样或乳头样赘生物向外生长，形成菜花状，因此从图中可见符合此特点的是 A。

40.内生型宫颈癌是上图中所示的

A.1　　B.2

C.3　　D.4

E.以上都不是

【答案】B

【解析】内生型宫颈癌的特点是宫颈肥大、质硬，表面光滑或有轻度溃疡，宫颈段膨大如桶状，因此从图中可见符合此特点的是 B。

41.溃疡型宫颈癌是图中所示的

A.1　　B.2

C.3　　D.4

E.以上都不是

【答案】C

【解析】从图中可见符合溃疡型宫颈癌的是图 3，因此选 C。

42.颈管型宫颈癌是图中所示的

A.1　　B.2

C.3　　D.4

E.以上都不是

【答案】D

【解析】从图中可见符合颈管型宫颈癌的是图 4，因此选 D。

宫颈癌：

好发部位在宫颈外口鳞状上皮和柱状上皮的交界地带。

43.宫颈癌好发于下图所示的何处

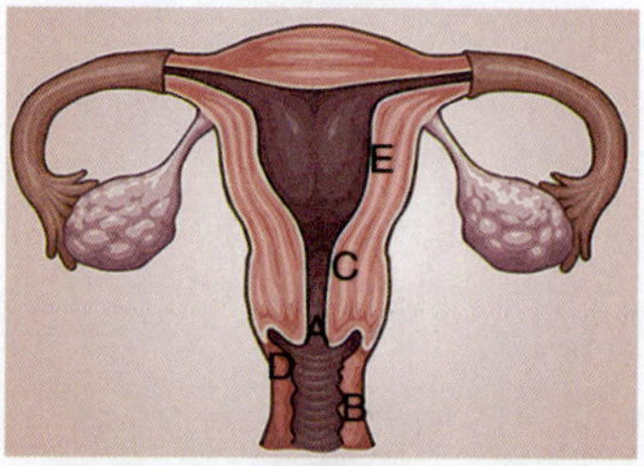


A.A　　B.B

C.C　　D.D

E.E

【答案】A

【解析】宫颈癌好发于宫颈外口。

子宫肌瘤：

按肌瘤与子宫肌层的位置关系分为三类：肌壁间肌瘤、浆膜下肌瘤、黏膜下肌瘤。以肌壁间肌瘤最多见。

44.下图所示子宫肌瘤，哪种肌瘤最常见

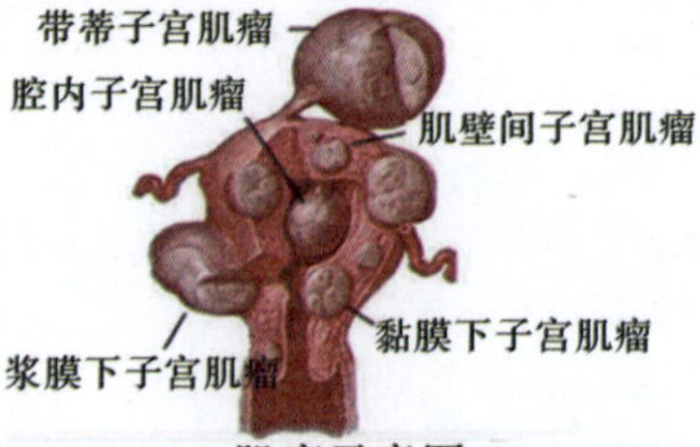

肌瘤示意图

A.带蒂子宫肌瘤　　B.腔内子宫肌瘤

C.浆膜下子宫肌瘤　　D.黏膜下子宫肌瘤

E.肌壁间肌瘤

【答案】E

【解析】子宫肌瘤以肌壁间肌瘤最常见。

葡萄胎：

是一种良性滋养细胞疾病。病理改变为滋养细胞呈不同程度的增生、间质水肿和间质内血管减少或消失。

45.下图所示符合下列哪种疾病的特征

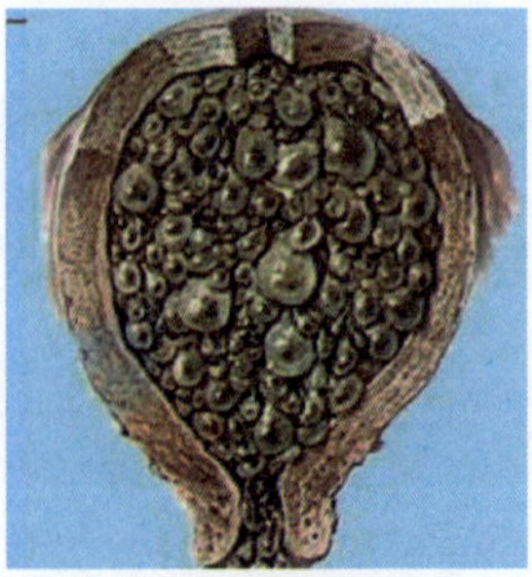

A.子宫内膜异位症　　B.卵巢癌

C.子宫颈癌　　D.葡萄胎

E.宫颈糜烂

**【答案】**D

**【解析】从图中可见葡萄样改变，但未侵及黏膜下层和肌层，因此选D。**

侵蚀性葡萄胎：

可通过血行转移至全身，最常见的转移部位是肺，其次为阴道、脑、肝、肾等。脑转移虽少见，但是致死的主要原因。

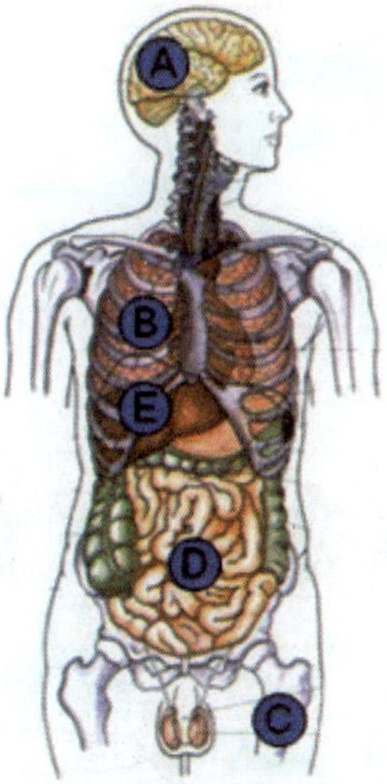


（46～48题共用图）

46.侵蚀性葡萄胎最常见的转移部位是上图中所示的何处

A.A　　B.B

C.C　　D.D

E.E

**【答案】**B

**【解析】侵蚀性葡萄胎可通过血行转移至全身，最常见的转移部位是肺。**

47.侵蚀性葡萄胎患者发生如上图所示各处转移，致死的主要是在何处

A.A　　B.B

C.C　　D.D

E.E

**【答案】**A

**【解析】侵蚀性葡萄胎可通过血行转移至全身，脑转移虽少见，但是致死的主要原因。**

绒毛膜癌：

(1)最常见的转移部位是肺，其次为阴道、脑、肝、肾等。脑转移虽少见，但是致死的主要原因，按病情进展可分为瘤栓期、脑瘤期和脑疝期三期。

(2)脑转移抽搐的护理：抽搐发生时立即用开口器，防止舌咬伤；去枕平卧，头偏向一侧，保持呼吸道通畅，定时吸痰。

48.患者女，35岁，妊娠10周。行负压吸宫术后不规则阴道出血3个月余。在当地医院诊断“绒毛膜癌”转本院做进一步治疗。该病最常见的转移器官是上图中何处

A.A　　B.B

C.C　　D.D

E.E

**【答案】**B

**【解析】绒毛膜癌最常见的转移部位是肺。**

49.患者女，55岁。绒毛膜癌脑转移。现患者出现昏迷抽搐，此时该患者的体位应为下图中的哪种

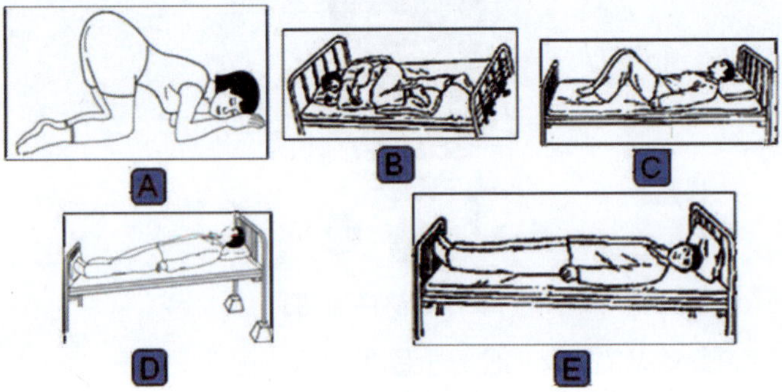


A.A　　B.B

C.C　　D.D

E.E

**【答案】**E

**【解析】绒毛膜癌脑转移抽搐发生时去枕平卧，头偏向一侧。**

甲状腺癌：

术后6小时清醒患者如无恶心、呕吐，先给予患者温凉流质饮食，不可过热，以免手术部位血管扩张、加重渗血，逐步过渡到半流食或软食。

50.甲状腺癌患者术后饮食下图中的排列顺序应为

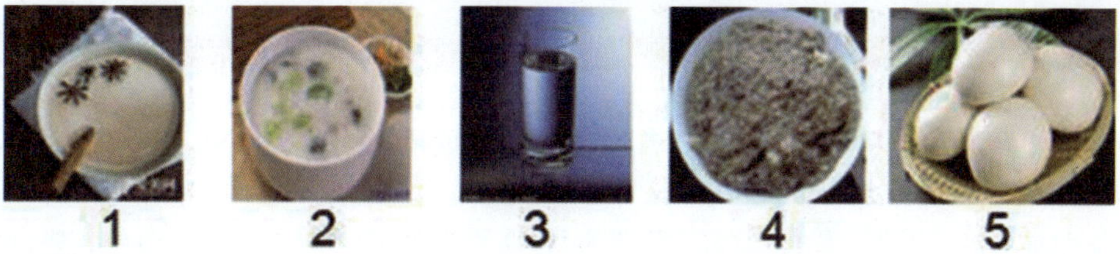

A.1 2 3 4 5 B.2 1 3 4 5

C.3 2 1 4 5 D.4 3 2 1 5

E.5 4 3 2 1

【答案】C

【解析】甲状腺手术后饮食应为先试饮温凉水，无不适可进流质，逐步过渡到半流质和软食及普食。

甲状腺术后发生手足抽搐：

由于手术时误切甲状旁腺或术后早期甲状旁腺血液供应不足引起血钙下降的结果，多在术后1~3日出现。

51.某甲状腺癌患者术后第二天出现口唇周麻木感，可能是因为手术时损伤到下图所示何处

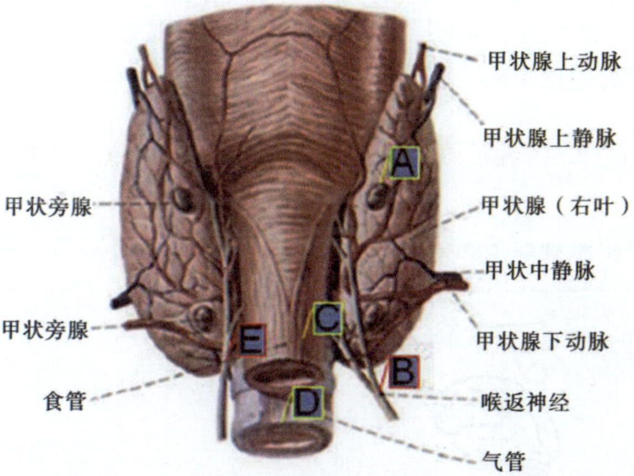


A.A B.B

C.C D.D

E.E

【答案】A

【解析】患者术后出现口唇周围麻木感或强直感，甚至手足抽搐，是因为术中损伤甚至误

切了甲状旁腺。

甲状腺术后饮食注意：

患者应选用高热量、适量蛋白为主的饮食，限制动物性脂肪的摄入。术后当天可进冷的流质饮食，包括牛奶、鱼汤、肉汤等，同时还可以选用高维生素类饮食，多吃蔬菜、水果等。如术后出现甲状旁腺的损伤，应选用高钙、低磷饮食，避免摄入含磷较高的食物，因含磷高的食物影响钙的吸收。

52.甲状腺癌患者术后出现手足抽搐，下图中哪项食物可以食用

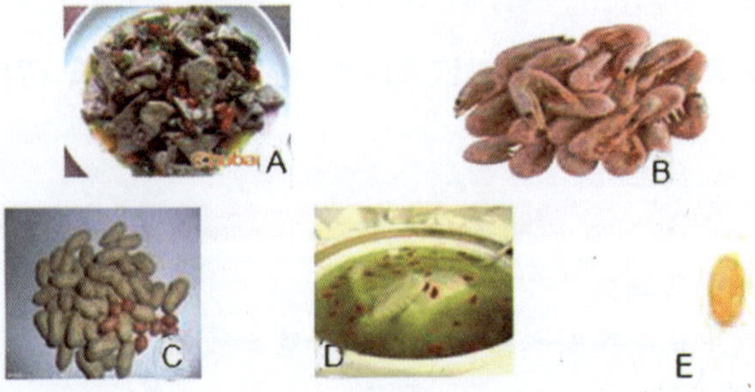


A.A　　B.B

C.C　　D.D

E.E

【答案】D

【解析】甲状腺术后发生手足抽搐是因为损伤甲状旁腺致血钙降低，图中食物除了肉汤外其余均为高磷食物，磷可影响钙的吸收，因此选 D。

全身麻醉：

麻醉药作用于中枢神经系统并抑制其功能，使患者全身疼痛消失的麻醉方法。

53.麻醉药作用于图中何处，可达到全身麻醉的目的

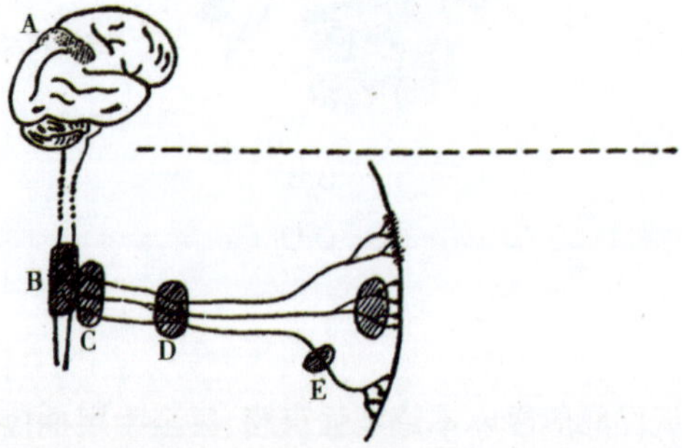

A.A B.B

C.C D.D

E.E

【答案】A

【解析】全身麻醉是将麻醉药作用于中枢神经系统并抑制其功能，达到全麻的目的，从图中可以看出只有A符合。

备皮：

(1)颅脑肿瘤患者的备皮范围为全部头皮、前额(保留眉毛)、两鬓及颈后皮肤。

(2)甲状腺手术皮肤准备范围为上自下唇，下至胸骨角，两侧至斜方肌前缘。

(3)乳房手术术前皮肤准备范围为上起锁骨上部，下至脐水平，同侧至腋后线，包括同侧上臂、肩和腋窝部，对侧过前正中线5~10 cm。

(4)肾手术皮肤准备范围为上起乳头连线，下至耻骨联合，前后均过正中线。

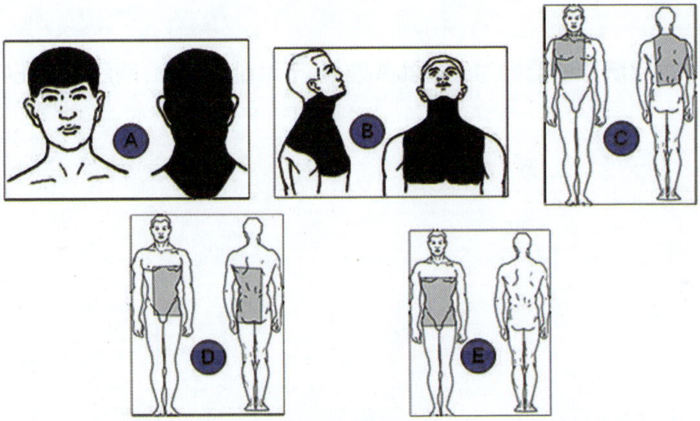


(54~57题共用图)

54.某颅内肿瘤患者拟行手术治疗，术前护士为其进行手术区皮肤准备，上图中哪项符合该手术的皮肤准备范围

A.A B.B

C.C D.D

E.E

【答案】A

【解析】颅脑肿瘤患者的备皮范围为全部头皮、前额(保留眉毛)、两鬓及颈后皮肤。

55.某甲状腺癌患者拟行手术治疗，术前护士为其进行手术区皮肤准备，如上图所示哪项符合该手术的皮肤准备范围

A.A B.B

C.C D.D

E.E

**【答案】B**

**【解析】甲状腺手术皮肤准备范围为上自下唇，下至胸骨角，两侧至斜方肌前缘。**

56.上图中哪项为乳癌手术前的手术区皮肤准备范围

A.A B.B

C.C D.D

E.E

**【答案】C**

**【解析】乳房手术术前皮肤准备范围为上起锁骨上部，下至脐水平，同侧至腋后线，包括同侧上臂、肩和腋窝部，对侧过前正中线 5~10 cm。**

57.上图中哪项为肾癌手术前的手术区皮肤准备范围

A.A B.B

C.C D.D

E.E

**【答案】D**

**【解析】肾手术皮肤准备范围为上起乳头连线，下至耻骨联合，前后均过正中线。**

# 第十四章

# 血液、造血器官及免疫疾病患者的护理

血友病：

是一组最常见的遗传性凝血因子缺乏的出血性疾病。临床主要表现为出血。

1.患者，男，26 岁。血友病 16 年。胃大部分切除术后 2 小时。如下图所示，值班护士首先应先采取的措施是

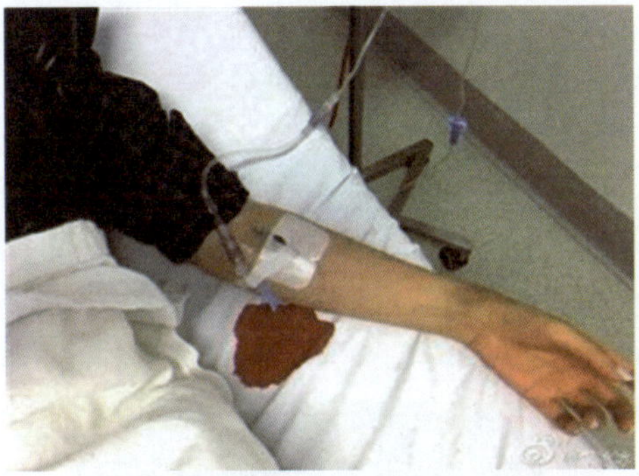

配套名师精讲课程

A.监测血糖变化

B.监测生命体征

C.观察皮肤受压情况

D.查看患者病历

E.查看四肢活动情况

【答案】B

【解析】血友病患者出现出血，应监测生命体征变化，以免患者失血过多。

贫血体征：

皮肤黏膜苍白是贫血最突出的体征，由于环境温度、皮肤色素及水肿等因素会影响皮肤的颜色，贫血时一般以观察甲床、口唇黏膜、睑结膜较为可靠。

2.贫血患者皮肤黏膜苍白最易观察的部位

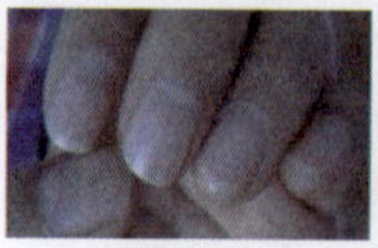
①甲床

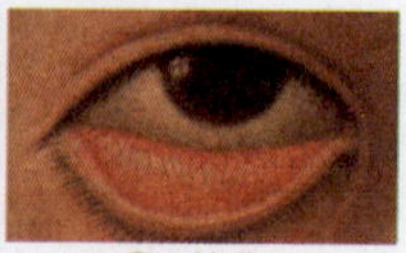
②睑结膜

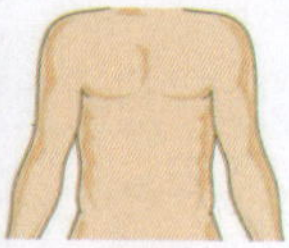
③前胸

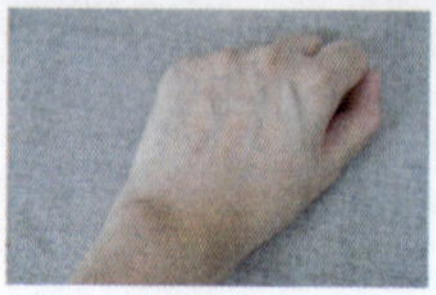
④手背

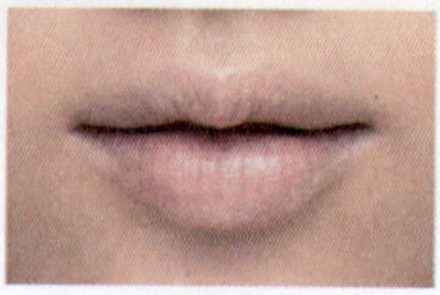
⑤嘴唇

A.①②③

B.②③④

C.③④⑤

D.①②⑤

E.②③⑤

【答案】D

再生障碍性贫血：

是由各种原因引起的造血干细胞的数量减少和功能异常的一类贫血。临床主要表现为骨髓造血功能低下，进行性贫血、感染、出血和全血细胞减少。

（3~4题共用题干）

患者，女性，44岁。近日经常感冒，发热，乏力。患者担心自己患了不治之症，进食少，睡眠差。查体：扁桃体肿大、双肺无啰音、肝脾无肿大。血常规：全血细胞减少。护士查房发现患者出现如下图所示情况。

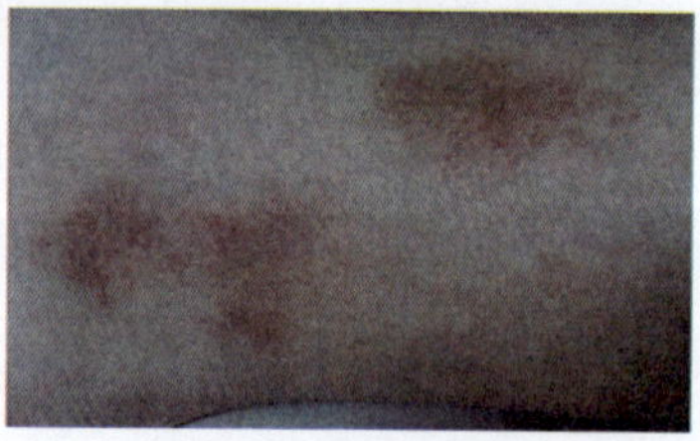

3.该患者最可能的诊断是

A.白血病

B.缺铁性贫血

C.过敏性紫癜

D.再生障碍性贫血

E.特发性血小板减少性紫癜

【答案】D

**【解析】图片中出现皮下出血为血小板减少，患者出现易感冒、发热，说明白细胞减少引起免疫力下降，血常规全血细胞减少，肝脾无肿大，均是再生障碍性贫血的表现。**

4.目前该患者最主要的心理反应是

A.忧郁　　B.焦虑
C.孤独　　D.恐惧
E.无能为力
【答案】B
【解析】患者担心自己得了不治之症,此为焦虑的表现。

白血病细胞增殖浸润不同部位的表现:
(1)肝、脾淋巴结肿大。
(2)骨骼和关节:常有胸骨下端局部压痛。可出现关节、骨骼疼痛,尤以儿童多见。
(3)中枢神经系统白血病。
(4)口腔和皮肤:表现为斑丘疹、结节性红斑、牙龈增生、肿胀。
(5)眼部:可形成粒细胞肉瘤或绿色瘤常累及骨膜,以眼眶部位最常见。

5.白血病患者出现此处疼痛,如下图所示,提示

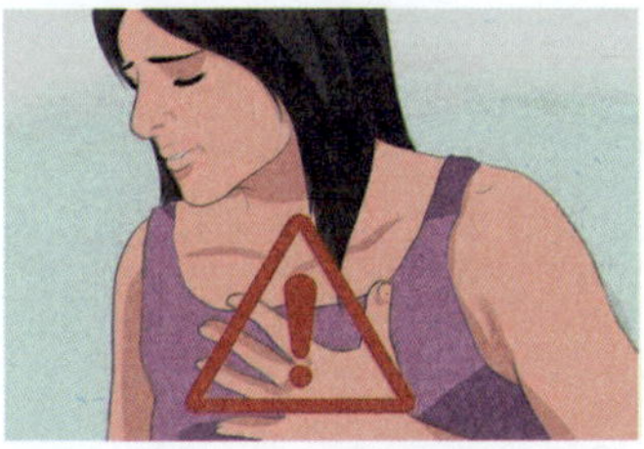

A.合并冠心病　　B.合并气胸
C.合并肺栓塞　　D.胸骨下端骨髓内白细胞过度增生
E.合并心绞痛
【答案】D
【解析】胸骨下端压痛是白血病的重要体征之一。产生骨痛的原因主要是由于骨髓内白血病细胞大量增殖,引起骨髓腔容积压力增高,以及白血病细胞浸润骨膜刺激感觉神经而引起。从解剖学上看,胸骨板很薄,覆盖此部的皮肤也很薄,骨膜感觉神经也较丰富,所以对触压很敏感,往往会产生明显的压痛。

急性白血病正常骨髓造血功能受抑制的表现:
(1)发热。
(2)出血:主要的原因是正常血小板减少。颅内出血最为严重,常表现为头痛、呕吐、瞳孔大小不等,甚至昏迷而死亡。

6.某急性白血病患者,经治疗后在缓解期出现头痛、恶心、呕吐,体检瞳孔,最可能发生

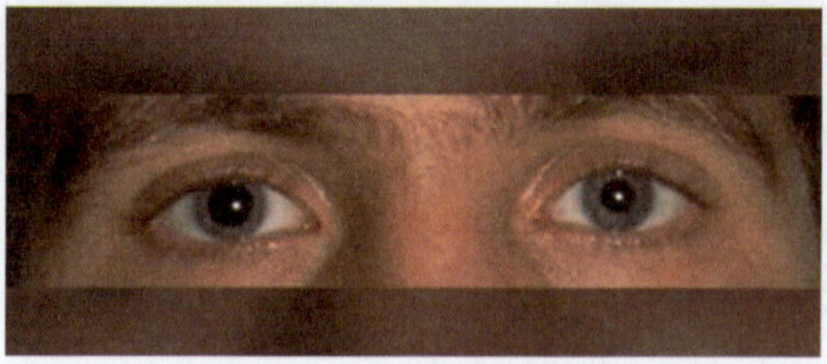

A.颅内出血　　　　　　　　　　B.脑血栓形成

C.中枢神经系统感染　　　　　　D.脑膜白血病

E.药物不良反应

【答案】A

【解析】出血倾向是血液病常见的表现，出血常见部位是皮肤黏膜（口腔、鼻腔、牙龈等）、关节腔、内脏出血（咯血、呕血、便血、血尿及阴道出血）。严重时可发生颅内出血，多危及生命，颅内出血先兆常出现剧烈头痛，喷射性呕吐，继之昏迷，血小板测定常在 $20\times10^9/L$ 以下，患者出现上述症状应警惕脑出血。该患者出现双侧瞳孔不等大，提示可能为颅内出血引起颅内压升高。

肠道的吸收功能：

近端小肠（十二指肠和空肠）是铁吸收的主要部位，也是调节铁平衡的一个关键环节。

7.体内铁吸收的主要部位是

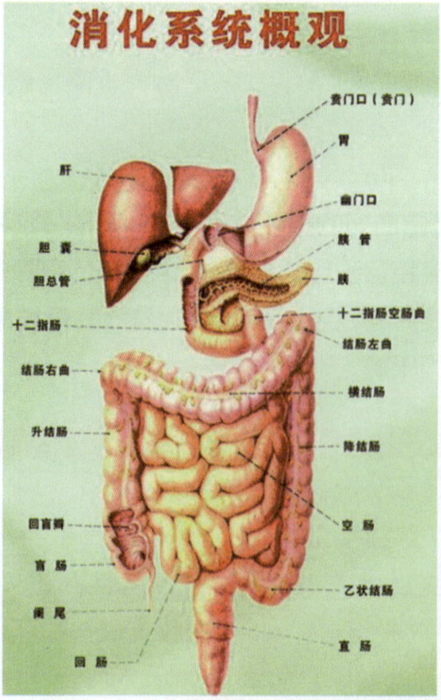


A.胃　　　　　　　　　　　　　B.十二指肠及空肠上端

C.空肠下端　　D.结肠

E.直肠

**【答案】**B

**【解析】十二指肠和空肠是近端小肠。**

白血病：

浸润可累及肺、胸膜、肾、消化道、心、脑、子宫、卵巢、乳房、腮腺和眼部等各种组织和器官，并表现相应脏器的功能障碍。其中最难控制的是脑膜及脑组织。

8.白血病细胞浸润部位中最难控制的是

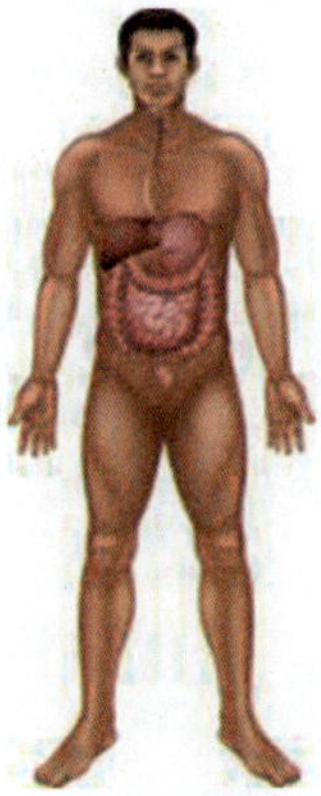

A.肝脏　　B.脾脏

C.骨骼　　D.淋巴结

E.脑膜及脑组织

**【答案】**E

# 第十五章

# 内分泌、营养及代谢性疾病患者的护理

内分泌系统的解剖生理：

(1)垂体位于颅底蝶鞍内，外面覆有坚韧的硬脑膜，顶部以硬脑膜内层形成的鞍隔与颅腔分开，是人体内分泌系统中主要的中枢性内分泌腺。

(2)腺垂体分泌的生长素可促进骨骼的生长发育，幼年缺乏可致侏儒症，幼年分泌增多可致巨人症，成人分泌增多可致肢端肥大症。

(3)胰岛A细胞分泌胰高血糖素，胰岛B细胞为胰岛的主要细胞，分泌胰岛素。

(4)女性性腺为卵巢，是位于盆腔内的成对的实质性器官，除产生卵子外，主要分泌孕激素和雌激素。

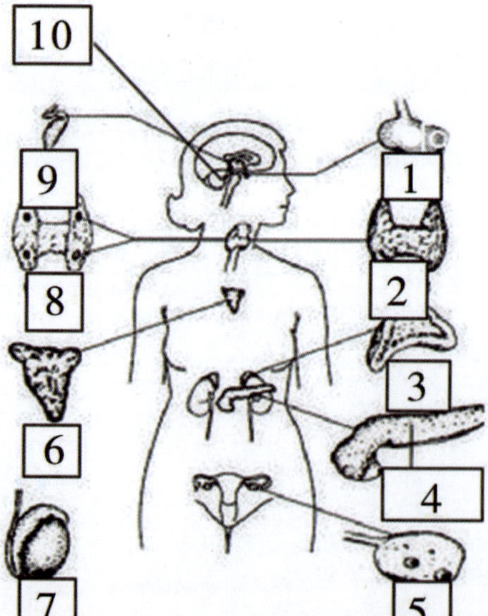


(1~4题共用图)

配套名师精讲课程

1.内分泌腺解剖部位如上图所示，侏儒症患者是图中哪个腺体分泌激素减少形成的

A.8　　B.7

C.5　　D.4

E.1

**【答案】**E

**【解析】从解剖图得知，图中1显示腺垂体结构，腺垂体分泌的生长素可促进骨骼的生长发育，幼年缺乏可患侏儒症。分泌增多可患巨人症。故答案选E。**

2.内分泌腺解剖部位如上图所示，呆小症患者是哪个激素减少形成的

A.降钙素　　B.生长激素

C.甲状腺激素　　D.糖皮质激素

E.甲状旁腺激素

**【答案】**C

**【解析】降钙素分泌减少主要引起高血钙；生长激素缺乏引起呆小症；甲状腺素是影响基础代谢率最明显的物质，甲状腺素可促进骨骼和神经系统发育，幼年缺乏可致呆小症；甲状旁腺激素引起低血钙。**

3.内分泌腺解剖部位如上图所示，分泌胰岛素的腺体是

A.8　　B.2

C.3　　D.4

E.6

**【答案】**D

**【解析】图中4显示胰腺，胰岛分散在胰腺腺泡之间，人胰岛至少有5种分泌不同激素的细胞，其中B细胞为胰岛的主要细胞，分泌胰岛素。**

4.内分泌腺解剖部位如上图所示，分泌孕激素的腺体是

A.10　　B.1

C.5　　D.4

E.6

**【答案】**C

**【解析】B项是垂体解剖图，腺垂体分泌生长激素、黄体生成素和卵泡刺激素等，调节卵巢分泌雌、孕激素；图中5解剖结构符合卵巢特点，卵巢是位于盆腔内的成对的实质性器官，主要分泌孕激素和雌激素，孕激素主要为孕酮。故选C。**

佝偻病激期(活动期):

以骨骼改变(骨组织钙化不全)为主。

(1)头部:3~6个月可见颅骨软化,7~8个月患儿可有方颅,囟门晚闭,出牙晚;

(2)胸部:胸部轮廓畸形多见于1岁左右小儿。肋骨与肋软骨交界处因骨样组织堆积,上下排列如串珠状,称为佝偻病串珠;膈肌附着部位,形成一条沿肋骨走向的横沟,称为肋膈沟或郝氏沟;第7、8、9肋骨与胸骨相连处软化内陷,致胸骨柄前突,形成鸡胸;如胸骨剑突部向内陷,可形成漏斗胸。

(3)四肢:6个月以上患儿腕、踝部肥厚的骨骺形成钝圆形环状隆起,称佝偻病手、足镯。能站立或会行走的1岁左右患儿,由于骨质软化与肌肉关节松弛,双下肢因负重可出现下肢弯曲,形成膝内翻(O形腿)、膝外翻(X形腿)畸形。

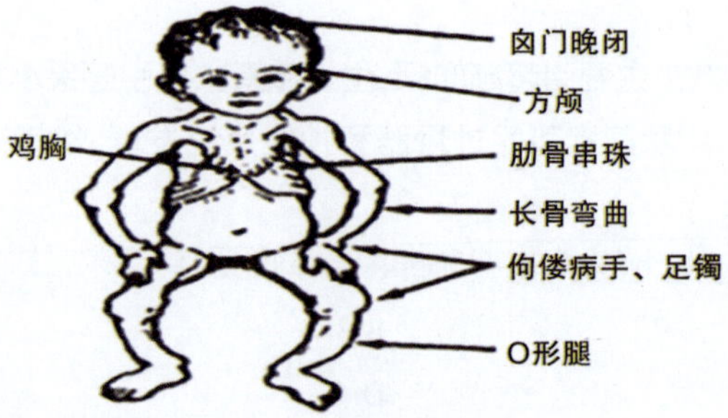


(5~8题共用图)

5.维生素D缺乏性佝偻病出现手、足镯表现的时间是

A.1~2个月　　B.3~6个月

C.6个月以上　　D.1岁左右

E.3岁以后

**【答案】**C

6.9个月佝偻病患儿体征有以上哪几项

A.鸡胸、佝偻病手、足镯　　B.方颅、肋骨串珠

C.方颅、佝偻病手、足镯　　D.长骨弯曲O型腿

E.囟门晚闭鸡胸

**【答案】**C

7.哪项体征是由于骨样组织堆积引起

A.方颅、佝偻病手、足镯、鸡胸　　B.方颅、肋骨串珠、佝偻病手、足镯

C.佝偻病手、足镯、长骨弯曲O型腿　　D.长骨弯曲、O型腿、鸡胸

E.囟门晚闭、鸡胸、O型腿

**【答案】**B

8.该患者最常见的病因是

A.碘缺乏　　B.先天性甲状腺激素合成障碍
C.摄碘过多　　D.甲状腺功能减退
E.甲状腺功能亢进

【答案】A

**【解析】碘缺乏是地方性甲状腺肿最常见的原因；甲状腺激素（TH）合成或分泌障碍是散发性甲状腺肿的原因；摄碘过多一般不会出现在地方性甲状腺肿；甲状腺功能减退是甲状腺腺体病变，导致激素分泌减少引起疾病；甲状腺功能亢进在甲状腺疾病中常见，是多种原因导致甲状腺激素分泌过多系列综合征，以 Graves 病最多见，甲状腺肿大伴高代谢综合征。故选 A。**

地方性甲状腺肿：

（1）指导碘缺乏患者和妊娠期妇女多进食含碘丰富的食物，如海带、紫菜等海产类食品，并避免摄入大量阻碍甲状腺激素合成的食物（如卷心菜、花生、菠菜、萝卜等）和药物（如硫氰酸盐、保泰松、碳酸锂等）。

（2）嘱患者按医嘱准确服药和坚持长期服药，以免停药后复发，教会患者观察药物疗效及不良反应。

（3）在地方性甲状腺肿流行地区，开展疾病防治宣传教育，指导患者补充碘盐，并告知这是预防缺碘性地方性甲状腺肿最有效的措施。

9.患者，女，13 岁。体检如下图所示，诊断为单纯性甲状腺肿，普查发现该地区有大量类似患者，护士在该地区进行健康教育时，建议避免吃卷心菜、萝卜的理由是

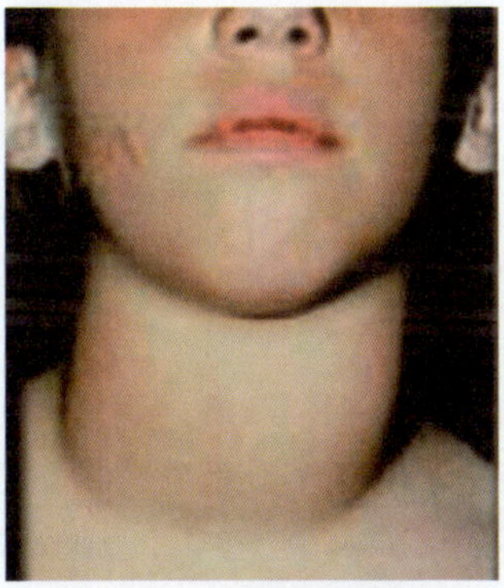

（9~10 题共用图）

A.减轻对胃黏膜的刺激　　B.会阻碍甲状腺激素合成
C.避免消化不良　　D.避免过敏
E.减少纤维素摄入

【答案】B

**【解析】摄入大量阻碍甲状腺激素合成的食物（如卷心菜、花生、菠菜、萝卜等）和药物（如**

**硫氰酸盐、保泰松、碳酸锂等)；碘缺乏患者和妊娠期妇女多进食含碘丰富的食物，如海带、紫菜等海产类食品。故选 B。**

10.对地方性甲状腺肿流行区进行健康教育时，指导群众最有效的预防措施是

A.补充碘盐　　B.多食海带、紫菜等海产

C.妊娠期妇女多食含碘食物　　D.少吃花生、菠菜、萝卜

E.减少纤维素摄入

**【答案】**A

**【解析】补充碘盐是预防缺碘性地方性甲状腺肿最有效的措施。多进食含碘丰富的食物，如海带、紫菜等海产类食品；阻碍甲状腺激素合成的食物，如卷心菜、花生、菠菜、萝卜。故选 A。**

甲状腺功能亢进症：

(1)甲状腺功能亢进症临床上以高代谢综合征及甲状腺肿大为主要表现。

(2)典型表现为甲状腺激素(TH)分泌过多所致高代谢综合征、甲状腺肿大及眼征。

(3)高代谢综合征：产热与散热增多，表现为心悸、手抖、怕热多汗、疲乏无力、低热、多食和消瘦。

(4)基础代谢率(BMR)测定应在禁食 12 小时、睡眠 8 小时以上、静卧空腹状态下进行，约 95% 甲亢的患者增高，常用 BMR 简易计算公式：BMR% = 脉压+脉率−111，正常为±10%。

(5)血清游离 $T_4$($FT_4$)、游离三碘甲腺原氨酸($FT_3$)：是诊断临床甲亢的首选指标。

(6)促甲状腺激素(TSH)：TSH 变化是反映甲状腺功能最敏感的指标，甲亢时 TSH 降低。

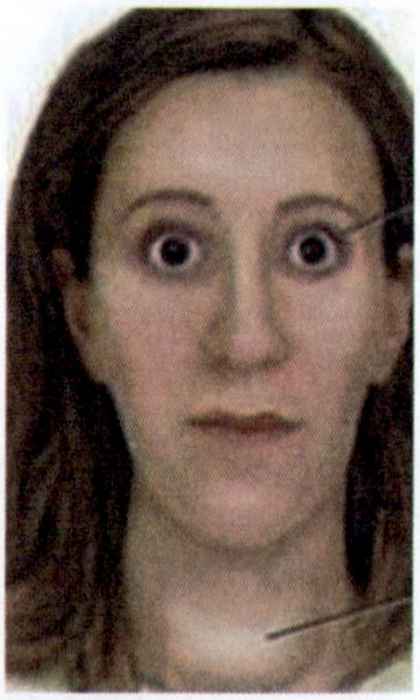

(11~13 题共用图)

11.患者，女，32 岁。易激动，多食，消瘦 3 年，2 周来，反复出现心悸和眼睑闭合障碍入院，体检如上图所示，该患者首先考虑的诊断是

A.单纯性甲状腺肿　　B.甲状腺功能亢进症

C.甲状腺癌　　D.甲状腺功能减退症

E.亚急性甲状腺炎

**【答案】**B

**【解析】单纯性甲状腺肿只有甲状腺肿，没有高代谢征，血清激素没有异常；甲状腺癌有甲状腺不规则肿大，病理学检查确诊找到癌细胞；甲状腺功能减退症主要表现为激素分泌减少的代谢减低症候群，与甲亢表现相反，以此区别；亚急性甲状腺炎，早期有上呼吸道感染史，伴甲状腺毒症表现，通过辅助检查可进行区别；该患者症状和图片符合 B 甲状腺功能亢进症的多项表现，如弥漫性甲状腺肿、浸润性突眼征。故选 B。**

12.如上图所示，确诊该患者首选的功能性检查是

A.抗体测定　　B.CT 检查

C.TSH、$FT_4$、$FT_3$　　D.磁共振检查

E.B 超

【答案】C

**【解析】抗体测定是病因诊断；CT 检查、磁共振检查和 B 超是定位诊断；TSH、$FT_4$、$FT_3$，是诊断临床甲亢的首选指标，又是功能性诊断，故选 C。**

13.护士给上图中患者行基础代谢率测定，时间宜选择在

A.下午 6 点、空腹和餐后　　B.清晨、空腹和静卧

C.下午 4 点、静卧　　D.午间 12 点、餐后和静卧

E.下午 2 点、静卧

【答案】B

**【解析】基础代谢率（BMR）测定应在禁食 12 小时、睡眠 8 小时以上、静卧空腹状态下进行。**

甲状腺功能减退症临床表现与治疗原则：

（1）一般表现为畏寒、乏力，体温偏低、动作缓慢，少食而体重不减或增加，典型黏液性水肿表现为表情淡漠，眼睑水肿、面色苍白、眉毛稀疏、踝部非凹陷性水肿。

（2）有贫血者补充铁剂、维生素 $B_{12}$ 或叶酸等，各型甲减均需要用 TH 替代，永久性甲减者需要终身服用，药物常用左甲状腺素（$L-T_4$）口服，治疗的目标是用最小剂量纠正甲减而不产生明显不良反应，使血 TSH 值恒定在正常范围。

14.患者，女，52 岁。畏寒、乏力，体温偏低，体检如下图所示，踝部非凹陷性水肿，以窦性心动过缓就诊，该患者可能的诊断是

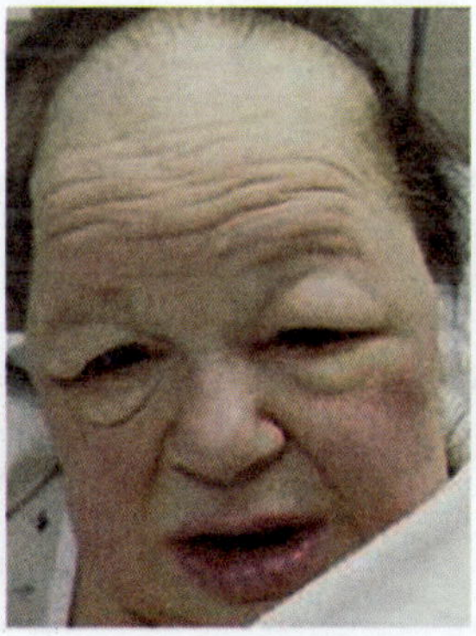

A.单纯性甲状腺肿　　B.甲状腺功能亢进症

C.甲状腺癌　　D.甲状腺功能减退症

E.亚急性甲状腺炎

【答案】D

**【解析】单纯性甲状腺肿只有甲状腺肿，没有低代谢征，血清激素没有异常；甲状腺癌有**

甲状腺不规则肿大，病理学检查确诊找到癌细胞；甲状腺功能亢进症主要表现为激素分泌亢进的高代谢症候群，与甲低表现相反，以此区别；亚急性甲状腺炎，早期有上呼吸道感染史，伴甲状腺毒症表现，通过辅助检查可进行区别；该患者症状和图片符合甲状腺功能减退症的多项表现，故选D。

15.该患者最常见的治疗方法是需要补充

A.甲状腺激素
B.叶酸
C.维生素 $B_{12}$
D.碘剂
E.铁剂

【答案】A

【解析】主要是对症处理和甲状腺素替代治疗，有贫血者补充铁剂、维生素 $B_{12}$ 或叶酸等。各型甲减均需要用TH替代，永久性甲减者需要终身服用。故选A。

库欣综合征：

(1)是由多种原因引起肾上腺皮质分泌过量的糖皮质激素所致的一类临床综合症状。

(2)脂肪代谢障碍，使脂肪重新分布，形成典型的"向心性肥胖"，表现为满月脸、水牛背。

(3)蛋白质代谢障碍：蛋白质分解加速、合成抑制，可见球形腹，四肢瘦小、对称性分布皮肤紫纹，以臀部外侧、下腹部和大腿内外侧等处多见，肌肉萎缩无力、腰酸背痛，严重时站立困难，行动不便，骨质疏松，脊柱肋骨变性。

(4)血浆和尿皮质激素水平增高。

(5)皮质醇测定：血皮质醇水平昼夜节律消失，早晨高于正常，晚上不明显低于清晨，24小时尿17-羟皮质激素、尿游离皮质醇增高。

(6)小剂量地塞米松抑制试验：血皮质醇不受抑制，为确诊试验。

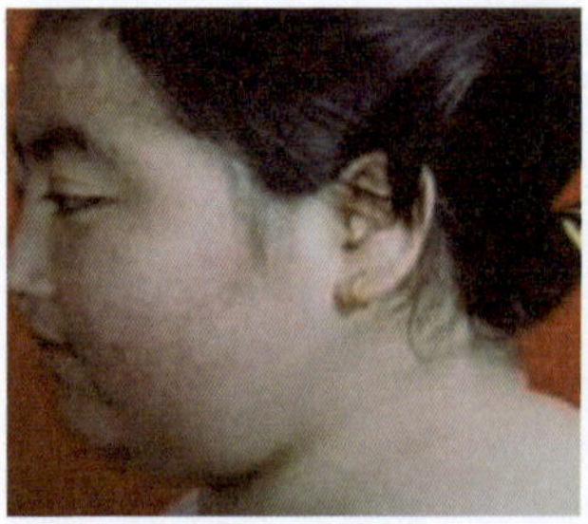
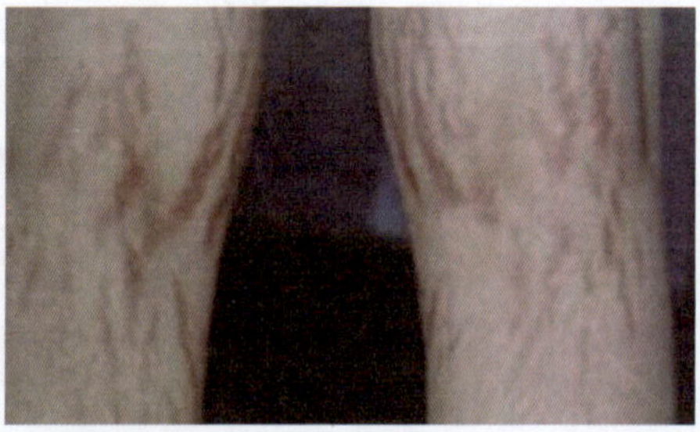

(16~17题共用图)

16.患者，女，24岁。体格检查如上图所示，该患者的典型表现不包括

A.低血压
B.向心性肥胖、皮肤紫纹
C.情绪不稳定，失眠、烦躁
D.皮肤变薄、多血质面容
E.月经不规律

【答案】A

**【解析】从图中可见，患者的代谢紊乱：脂肪代谢障碍，使脂肪重新分布，形成典型的“向心性肥胖”，表现为满月脸、水牛背，首先考虑库欣综合征，故选A。**

17.患者，女，24岁。据上图临床表现考虑库欣综合征，为进一步定位诊断，可再做下列哪项检查

A.血皮质醇浓度

B.血皮质醇节律

C.小剂量地塞米松抑制试验

D.B超检查、CT、MRI影像学检查

E.24小时尿17-羟皮质类固醇

【答案】D

维生素D缺乏性手足搐搦症：

发作时的治疗依次是：镇静—补充钙剂—补充维生素D，即首要的治疗措施为镇静。最危急的是预防喉痉挛，防止窒息。

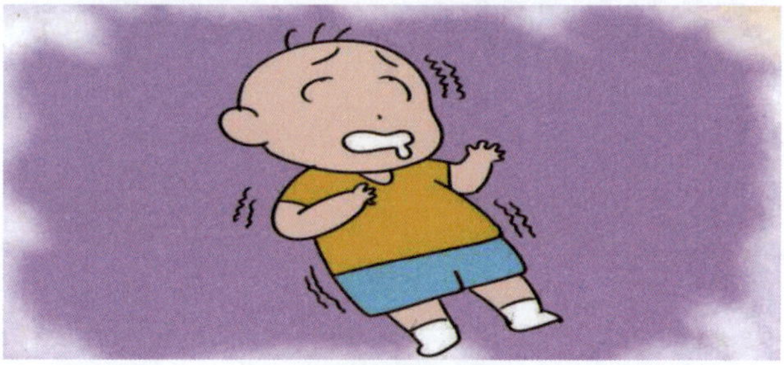

（18～20题共用图）

（18～20题共用题干）

6个月婴儿平素多汗，易惊，纯牛奶喂养，未添加维生维素D制剂，很少户外活动，近两天腹泻，今日突然抽搐一次（如上图所示），表现为面肌及四肢抽动，约数秒钟，抽后神志清醒，不伴发热及呕吐，体查：精神可，前囟平软，心肺无异常，克布氏征阴性。

18.对该患儿首先急诊处理措施是

A.先补钙，再止惊，最后补维生维素D

B.先止惊，再补钙及补维生维素D

C.先补维生维素D及补钙，再止惊

D.先补钙，再补维生维素D

E.先补维生维素D，再补钙

【答案】B

**【解析】该患儿需要先控制惊厥与喉痉挛，再使用钙剂治疗，症状控制后按维生素D缺乏性佝偻病补充维生素D。**

19.该患儿最合适的治疗方法是

A.每日维生素D 200~400 IU　B.每日维生素D 300~400 IU

C.每日维生素D 400 IU　D.每日维生素D 2 000~4 000 IU

E.每日维生素D 8 000 IU

**【答案】**D

**【解析】活动期佝偻病儿童建议口服VitD治疗，剂量为800 IU/d连服3~4个月或2 000~4 000 IU/d连服一个月。**

20.对患儿母亲进行的护理指导，不妥的是

A.合理喂养，及时添加辅食

B.按医嘱给服鱼肝油

C.多抱患儿晒太阳

D.多给患儿进行站、立等运动锻炼

E.密切观察病情变化

**【答案】**D

**【解析】患儿避免早坐、站、行；避免久坐、久站，以防发生骨骼畸形。**

# 第十六章

## 神经系统疾病患者的护理

脑的解剖：

脑位于颅腔内，分为端脑、间脑、小脑和脑干四部分。

脑干自上而下依次为中脑、脑桥和延髓。

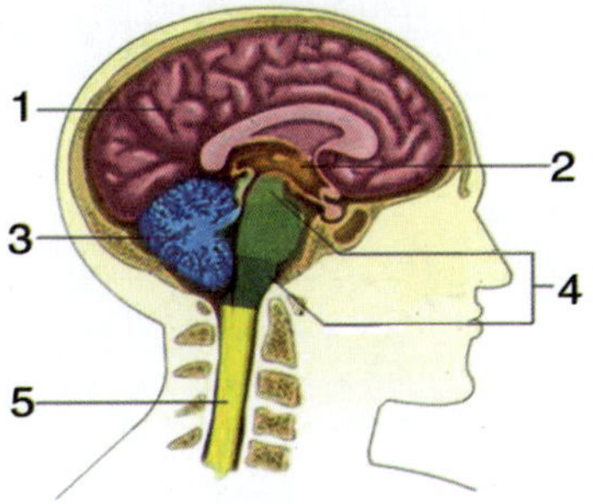


（1~4 题共用图）

1.如图所示，1 代表的是

A.端脑　　B.间脑

C.小脑　　D.脑干

E.脊髓

【答案】A

【解析】脑位于颅腔内，分为端脑、间脑、小脑和脑干四部分。脑干自上而下依次为中脑、脑桥和延髓。

2.如图所示，2 代表的是

A.端脑　　B.间脑

C.小脑　　D.脑干

E.脊髓

【答案】B

3.如图所示，3 代表的是

A.端脑　　B.间脑
C.小脑　　D.脑干
E.脊髓

【答案】C

4.如图所示,4代表的是

A.端脑　　B.间脑
C.小脑　　D.脑干
E.脊髓

【答案】D

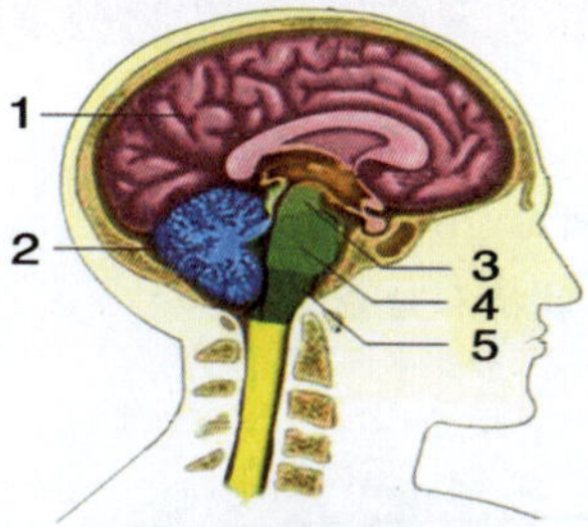

(5~8题共用图)

5.中脑的解剖位置为

A.1　　B.2
C.3　　D.4
E.5

【答案】C

6.脑桥的解剖位置为

A.1　　B.2
C.3　　D.4
E.5

【答案】D

7.延髓的解剖位置为

A.1　　B.2
C.3　　D.4
E.5

【答案】E

8.与脊髓相接的的解剖部位为

A.端脑　　B.小脑
C.中脑　　D.脑桥
E.延髓

【答案】E

脊髓：

位于椎管内，下端在成人平第1腰椎，新生儿约平第3腰椎下缘。脊髓两侧连有由神经纤维组成的神经根，前根由运动纤维组成，后根由感觉纤维组成，前根和后根在椎间孔处合成脊神经，脊神经共有31对，与每一对脊神经相连的一段脊髓称为一个脊推节段。

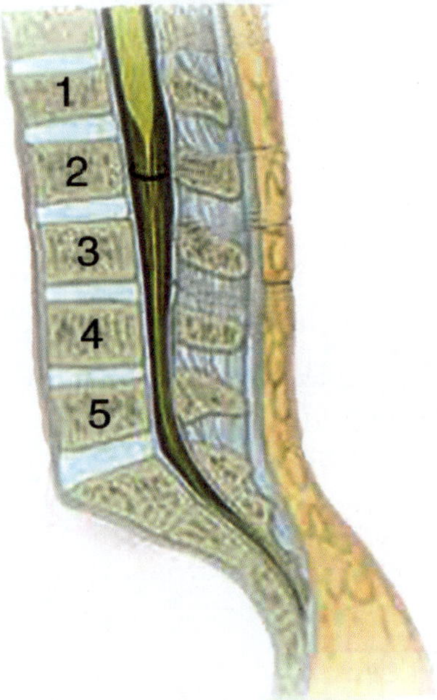


（9～10题共用图）

9.脊髓位于椎管内，其下端成年人位于

A.平第1腰椎
B.平第2腰椎
C.平第3腰椎
D.平第4腰椎
E.平第5腰椎

【答案】A

**【解析】脊髓位于椎管内，下端在成人平第1腰椎**

10.脊髓位于椎管内，其下端新生儿位于

A.平第1腰椎下缘
B.平第2腰椎下缘
C.平第3腰椎下缘
D.平第4腰椎下缘
E.平第5腰椎下缘

【答案】C

**【解析】脊髓位于椎管内，下端新生儿约平第3腰椎下缘。**

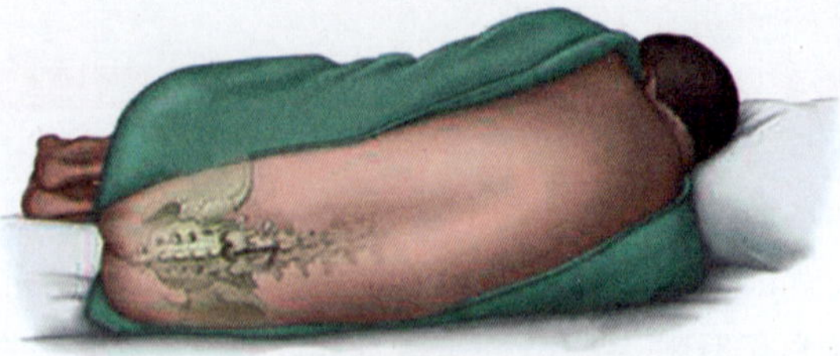

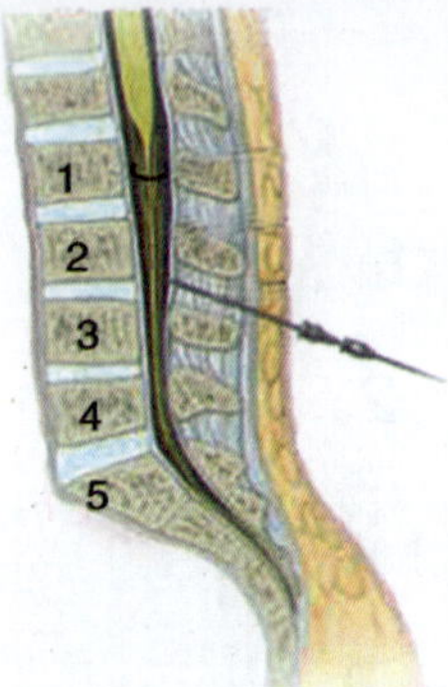


（11～12 题共用图）

11.此为成人腰椎穿刺，其穿刺位置正确的是

A.L1～L2　　B.L2～L3

C.L3～L4　　D.L4～L5

E.L5～L6

**【答案】**C

**【解析】成人腰椎穿刺，**L3～L4。

12.新生儿腰椎穿刺时，进针位置为

A.L1～L2　　B.L2～L3

C.L3～L4　　D.L4～L5

E.L5～L6

**【答案】**D

**【解析】脊髓的末端，新生儿时达第** 3、4 **腰椎下缘。因此新生儿腰椎穿刺时，应在** L4～L5 **腰椎间隙进针。**

反射：

神经调节的基本方式是反射，反射是指在中枢神经系统参与下，机体对内外环境刺激的规律性应答。反射的结构基础为反射弧，包括感受器、传入神经、神经中枢、传出神经和效应器五部分。

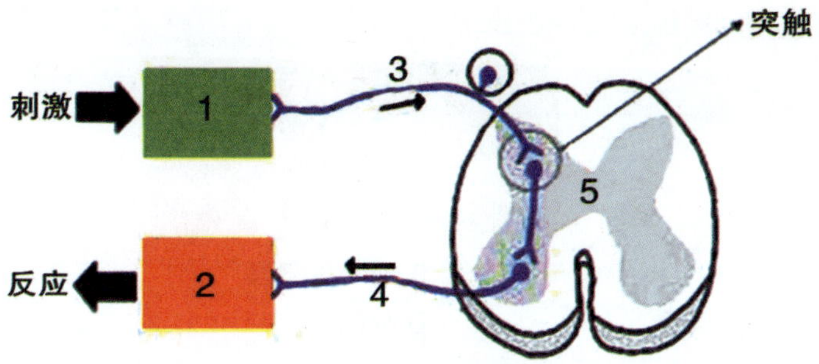


（13～14 题共用图）

13.图中所示为反射弧，1 为

A.感受器　　B.效应器

C.传入神经　　D.传出神经

E.神经中枢

**【答案】**A

**【解析】反射弧：感受器、传入神经、神经中枢、传出神经、效应器。**

14.图中所示为反射弧，2 为

A.感受器　　B.效应器

C.传入神经　　D.传出神经

E.神经中枢

**【答案】**B

颅内压增高临床表现：

（1）颅内压增高"三主征"：头痛、呕吐和视神经乳头水肿是颅内压增高的典型表现。头痛是颅内压增高最常见的症状，常在晨起或夜间时出现，咳嗽、低头、用力时加重，头痛部位常在前额、两侧颞部。呕吐常在头痛剧烈时出现，呈喷射性，可伴有恶心，与进食无直接关系。视神经乳头水肿是颅内压增高的重要客观体征，常为双侧性。早期多不影响视力，存在时间较久者有视力减退，严重者失明。

（2）生命体征改变：早期代偿性出现血压升高，脉压增大，脉搏慢而有力，呼吸深而慢（"二慢一高"），称为 Cushing 反应。病情严重者出现血压下降、脉搏快而弱、呼吸浅促或潮式呼吸，最终因呼吸、循环衰竭而死亡。

（3）意识障碍：急性颅内压增高时，常有进行性意识障碍。慢性颅内压增高患者，表现为神志淡漠、反应迟钝和呆滞，症状时轻时重。

（4）其他症状与体征：颅内压增高还可以引起展神经麻痹或复视、头晕、猝倒等。婴幼儿颅内压增高可见囟门饱满、颅缝增宽、头颅增大、头皮静脉扩张等。

15.此幼儿可见囟门鼓起，其最可能出现了

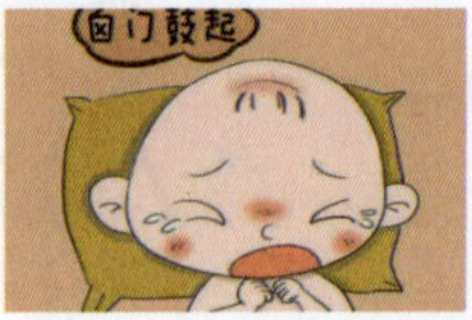


A.脱水
B.颅内压增高
C.中枢神经系统白血病
D.脑积水
E.小儿惊厥

【答案】B

颅内压：

(1)指颅腔内容物对颅腔壁所产生的压力，颅内容物包括脑组织、脑脊液和血液，三者的体积与颅腔容积相适应，使颅内保持一定的压力，正常值为70~200 $mmH_2O$(0.7 kPa)，儿童为50~100 $mmH_2O$(0.5~1 kPa)。

(2)成人的颅腔是一个骨性的半封闭的体腔，借枕骨大孔与椎管相通，其容积是固定不变的。当颅腔内容物的体积增加或颅腔容积缩小超过颅腔可代偿的容量，使颅内压持续高于200 $mmH_2O$(2.0 kPa)，并出现头痛、呕吐和视神经乳头水肿三大症状时，称为颅内压增高。

(3)当颅内压增高到一定程度时，尤其是局部占位性病变使颅内各分腔之间的压力不平衡，使一部分脑组织通过生理性孔隙，从高压区向低压区移位，产生相应的临床症状和体征称为脑疝。脑疝是颅内压增高的危象和引起死亡的主要原因，常见的有小脑幕切迹疝和枕骨大孔疝。

16.如图所示，此为脑出血患者，患者病情目前出现了什么变化

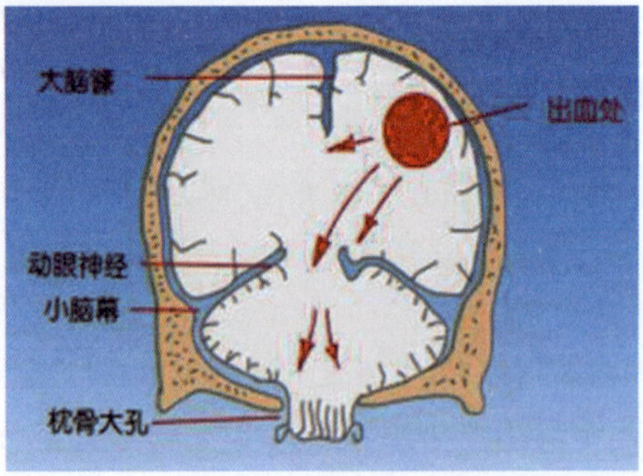


A.脑水肿
B.脑挫裂伤
C.脑桥损伤
D.头皮损伤
E.脑疝

【答案】E

头皮裂伤：

多为锐器或钝器打击所致。出血较多，不易自行停止，严重时发生失血性休克。现场急救可加压包扎止血，在伤后24小时内清创缝合。

17.此为头皮裂伤患者，其清创缝合时间为

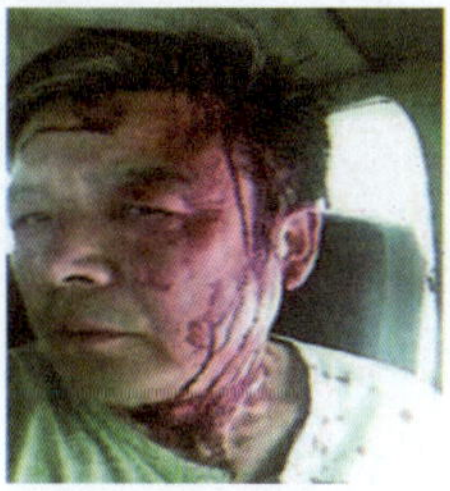

A.伤后2小时内
B.伤后4小时内
C.伤后6小时内
D.伤后12小时内
E.伤后24小时内

**【答案】**E

脑室外引流的护理：

(1)妥善固定。将引流管及引流瓶(袋)妥善固定在床头，使引流管高于侧脑室平面10~15 cm，以维持正常的颅内压。

(2)控制引流速度和量。引流量每日不超过500 mL为宜，避免颅内压骤降造成的危害。

(3)保持引流通畅。避免引流管受压和折叠，若引流管有阻塞，可挤压引流管，将血块等阻塞物挤出，或在严格无菌操作下用注射器抽吸，切不可用盐水冲洗，以免管内阻塞物被冲入脑室系统，造成脑脊液循环受阻。

(4)注意观察引流量和性质。若引流出大量血性脑脊液提示脑室内出血，脑脊液混浊提示有感染。

(5)严格的无菌操作。预防逆行感染，每天更换引流袋时先夹住引流管，防止空气进入和脑脊液逆流颅内。

(6)拔管指征引流时间。一般为1周，开颅术后脑室引流不超过3~4天；拔管前应行头颅CT检查，并夹住引流管1天，夹管期间应注意患者神志、瞳孔及生命体征变化，观察无颅内压增高症状可以拔管，拔管时先夹闭引流管，以免管内液体逆流入颅内引起感染。拔管后要注意观察有无脑脊液漏出。

（18~21 题共用题干）

图中患者正在做脑室引流。

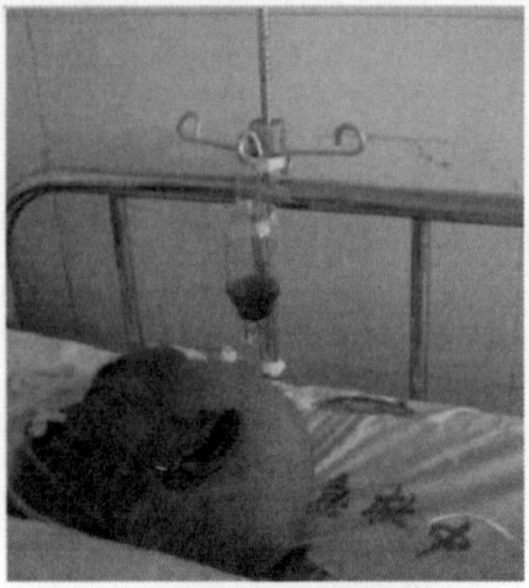

18.引流管应高于侧脑室平面多少，有利于颅内静脉回流

A.1~5 cm　　B.5~10 cm

C.10~15 cm　　D.15~20 cm

E.20~25 cm

**【答案】**C

19.脑室引流量每日不超过多少

A.100 mL　　B.200 mL

C.300 mL　　D.500 mL

E.1000 mL

**【答案】**C

20.脑室引流时间一般为

A.3 天　　B.5 天

C.7 天　　D.10 天

E.15 天

**【答案】**C

21.若患者为开颅术后脑室引流，不超过多长时间？

A.1~2 天　　B.2~3 天

C.3~4 天　　D.4~5 天

E.5~6 天

**【答案】**C

**【解析】脑室引流的护理：①引流管应高于侧脑室平面 10~15 cm，有利于颅内静脉回流；②引流量每日不超过 500 mL；③引流时间一般为 1 周，开颅术后脑室引流不超过 3~4 天。**

头皮血肿：

(1)多为钝器打击所致。皮下血肿比较局限，无波动，有时因周围组织肿胀较中心硬，易误诊为凹陷性骨折。帽状腱膜下血肿位于帽状腱膜下疏松组织层内，血肿易扩展，甚至可充满整个帽状腱膜下层，触诊有波动感。骨膜下血肿多由相应颅骨骨折引起，范围局限于某一颅骨，以骨缝为界，血肿张力较高，可有波动感。

(2)头皮血肿应加压包扎，早期冷敷，24～48小时后热敷，待其自行吸收；血肿较大时可在无菌操作下，行血肿穿刺抽出积血，再加压包扎。

22.图示为一头皮血肿患者，其血肿有波动感，范围大，考虑为

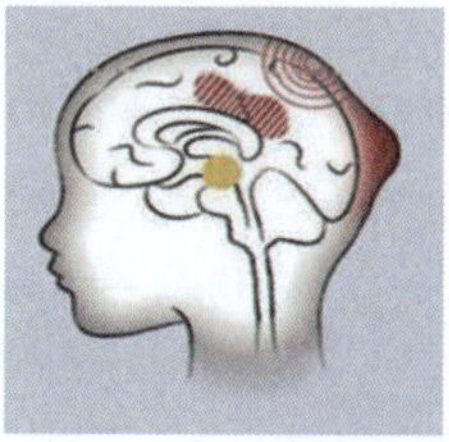

A.皮下血肿　　B.帽状腱膜下血肿
C.骨膜下血肿　　D.硬膜外血肿
E.硬膜下血肿

【答案】B

**【解析】帽状腱膜下血肿位于帽状腱膜下疏松组织层内，血肿易扩展，甚至可充满整个帽状腱膜下层，触诊有波动感。**

颅内血肿：

按血肿所在部位分为硬脑膜外血肿、硬脑膜下血肿、脑内血肿。

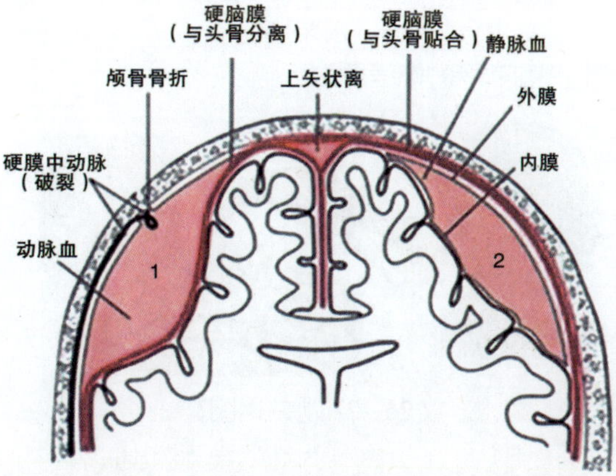


（23～25题共用图）

23.如图所示，为一脑损伤患者颅内示意图，1 的位置为

A.皮下血肿　　B.帽状腱膜下血肿

C.骨膜下血肿　　D.硬膜外血肿

E.硬膜下血肿

【答案】D

**【解析】红线为硬膜，血肿在硬膜外部，为硬膜外血肿。**

24.2 的位置为

A.皮下血肿　　B.帽状腱膜下血肿

C.骨膜下血肿　　D.硬膜外血肿

E.硬膜下血肿

【答案】E

**【解析】红线为硬膜，血肿在硬膜里面，为硬膜下血肿。**

25.硬膜外血肿与硬膜下血肿临床表现的主要区别点为是否有

A.昏迷　　B.颅内压增高

C.脑疝　　D.中间清醒期

E.肢体活动障碍

【答案】D

**【解析】硬脑膜外血肿典型的意识障碍是伤后昏迷有“中间清醒期”，而硬脑膜下血肿少有“中间清醒期”。**

脑血栓形成：

动脉粥样硬化性血栓性脑梗死形成多发生于有动脉硬化、糖尿病、高脂血症的中老年人，一般无意识障碍，进展缓慢，常在睡眠或安静休息时由于血压过低、血流减慢，血黏度增加等因素促使血栓形成而发病。起病先有头痛、眩晕、肢体麻木、无力及一过性失语或短暂脑缺血发作等前驱症状。晨起时发现半身肢体瘫痪。

26.图示为一患者脑血管的病变，你考虑为

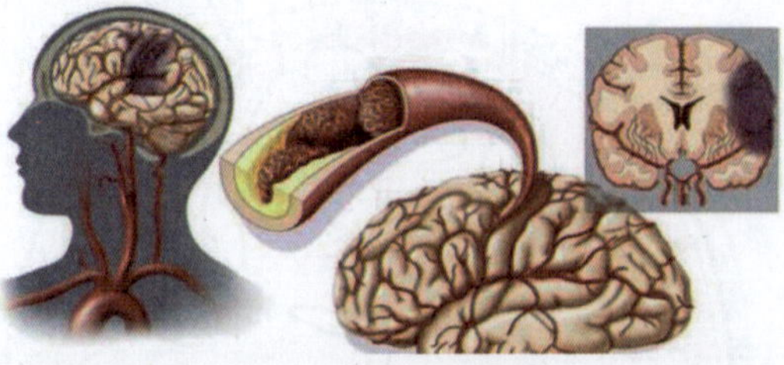

（26～27 题共用图）

A.脑出血　　B.蛛网膜下腔出血

C.脑血栓形成　　D.脑栓塞

E.动脉粥样硬化

**【答案】**C

**【解析】患者血管有黄色斑块，系脑动脉粥样硬化，红色血栓堵塞了血管，为脑动脉自身狭窄形成的堵塞，为脑血栓形成。**

27.脑血栓形成发病一般在什么时候?

A.清晨　　B.活动时

C.情绪激动时　　D.白天

E.夜间

**【答案】**E

**【解析】脑血栓形成常在睡眠或安静休息时发病。**

脑出血：

多在白天发病，如情绪激动，活动过度、酒后或排便用力时，血压突然急骤升高，致脑血管破裂大量出血而发病，以内囊出血最多见。表现为剧烈头痛、头晕、呕吐(颅内压增高)，迅速出现意识障碍，出血越多，意识障碍越重，鼾声呼吸，可伴有抽搐或大小便失禁，同时可有上消化道出血(胃应激性溃疡)。患者颜面潮红、意识障碍、脉搏慢而有力，血压可高达 200 mmHg 以上。

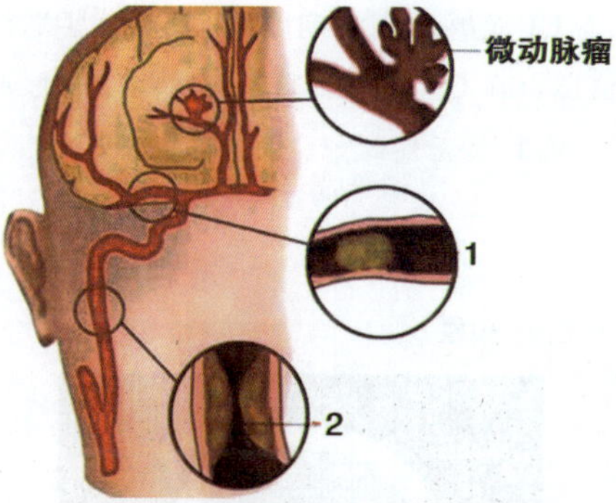


(28～30 题共用图)

28.图示中，1 的血管状况，你考虑为

A.脑出血　　B.蛛网膜下腔出血

C.脑血栓形成　　D.脑栓塞

E.动脉粥样硬化

**【答案】**D

**【解析】血管内无动脉粥样硬化的斑块，仅有一栓子，考虑为脑栓塞。**

29.图示中，2 的血管状况，你考虑为

A.脑出血　　B.蛛网膜下腔出血

C.脑血栓形成　　D.脑栓塞

E.动脉粥样硬化

【答案】C

【解析】血管内有动脉粥样硬化的斑块，导致血管闭塞，为脑血栓形成。

缺血性脑血管病：

以抗凝治疗为主，同时应用血管扩张剂、血液扩充剂以改善微循环。脑血栓发病6小时内可做溶栓治疗。对重症脑血栓急性期，生命体征不稳定时，不宜口服倍他司汀和桂利嗪，因为虽然有扩血管作用，但不利于脑缺血的改善。

30.如做溶栓治疗，应在发病后的

A.3小时　　B.6小时

C.12小时　　D.24小时

E.48小时

【答案】B

【解析】脑血栓发病6小时内可做榕栓治疗。

脑血管疾病诊断：

在脑血管疾病诊断方面CT能够作出早期诊断，准确的鉴别诊断，并能直接显示出病变部位、范围和出血数量。脑出血在CT图像上呈高密度影，脑缺血造成脑组织水肿和坏死，在CT图像上呈低密度影。MRI检查能进一步明确诊断。蛛网膜下腔出血需做脑血管造影。

31.如图所示，此CT影像为何种疾病

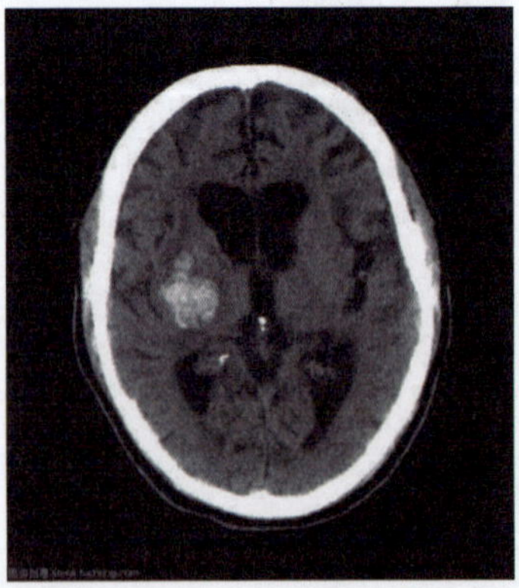

A.脑出血　　B.蛛网膜下腔出血

C.脑血栓形成　　D.脑栓塞

E.动脉粥样硬化

【答案】A

【解析】白色部分为高密度影，在脑内，考虑脑出血。

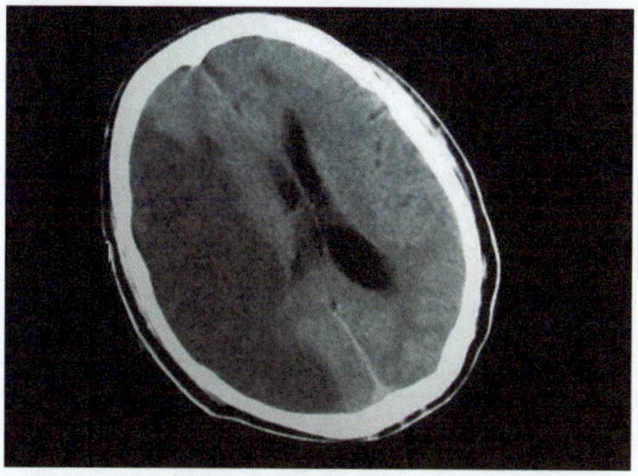

32.如图所示，此 CT 影像为何种疾病

A.脑出血

B.蛛网膜下腔出血

C.脑血栓形成

D.脑瘤

E.动脉粥样硬化

【答案】C

【解析】黑色部分为低密度影，为脑缺血造成脑组织水肿和坏死，应为脑血栓形成。

脑出血：

出血常损害内囊而出现对侧偏瘫、偏身感觉障碍、对侧同向偏盲(称为“三偏症”)。当清醒后可检出瘫痪肢体肌张力减弱、腱反射消失(急性期)，数天后瘫痪肢体肌张力增高、腱反射亢进、病理反射阳性，多因大量出血致颅内压增高、短期内迅速形成脑疝而死亡。

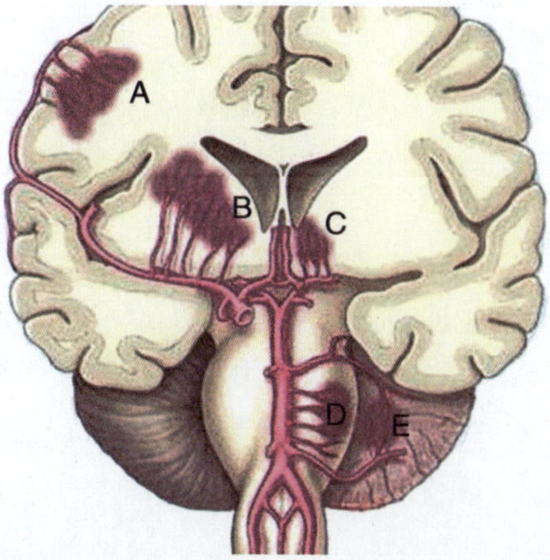


33.脑出血最容易发生的部分为

A.A

B.B

C.C

D.D

E.E

【答案】B

【解析】脑出血以内囊出血最多见。

蛛网膜下腔出血：

指脑表面血管破裂，血液进入蛛网膜下腔。本病最常见的病因为先天性脑动脉瘤。其次为脑部血管畸形，还可见于白血病、恶性贫血、再生障碍性贫血等。用力或情绪激动时可致血管破裂。蛛网膜下腔出血起病急骤，常在活动中突然发病，表现为剧烈头痛，喷射性呕吐，脑膜刺激征阳性，一般无肢体瘫痪。

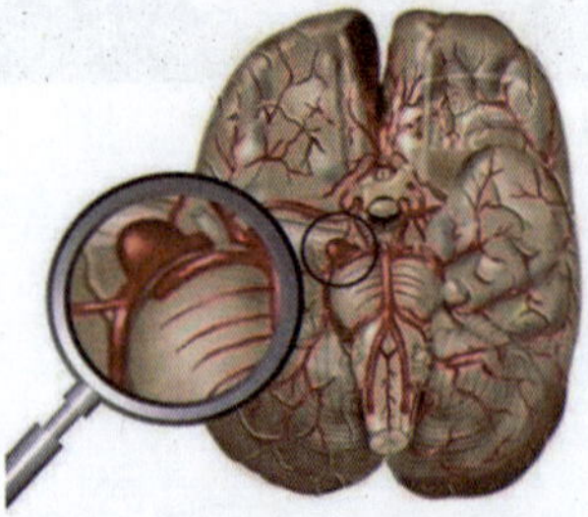

（34~36 题共用图）

34.图示为脑表面血管，放大后可见脑动脉瘤，其为何种疾病的病因

A.脑出血

B.蛛网膜下腔出血

C.脑血栓形成

D.脑瘤

E.动脉粥样硬化

【答案】B

【解析】蛛网膜下腔出血最常见的病因为先天性脑动脉瘤。

35.蛛网膜下腔出血最主要的临床表现为

A.昏迷

B.呕吐

C.剧烈头痛

D.共济失调

E.肢体瘫痪

【答案】C

36.蛛网膜下腔出血不可能出现的临床表现为

A.昏迷

B.呕吐

C.剧烈头痛

D.共济失调

E.肢体瘫痪

【答案】E

【解析】蛛网膜下腔出血起病急骤，常在活动中突然发病，表现为剧烈头痛，喷射性呕吐，脑膜刺激征阳性，一般无肢体瘫痪。

帕金森病临床表现:

好发于50岁以上的男性。起病多缓慢,且呈进行性发展,动作不灵活和震颤为疾病早期的首发症状,随疾病进展出现特征表现。

(1)静止性震颤:始于一侧上肢远端,逐渐扩展到同侧下肢及对侧上下肢。上肢震颤重于下肢,手指呈现有规律的拇指对掌和余指屈曲的震颤,形成"搓丸样动作"震颤在静止状态时出现且明显,运动时减轻或暂时停止,情绪激动可加重,睡眠时可完全停止,故称为"静止性震颤"。疾病后期,震颤可累及下颌、口唇、舌和头部。少数70岁以上发病者可无震颤。

(2)肌强直:本病的主要特征之一,多从一侧上肢或下肢近端开始,逐渐蔓延至远端、对侧和全身肌肉,表现为被动运动关节时的"铅管样强直",如合并有震颤,可表现为"齿轮样强直"。患者可出现头部前倾,躯干俯屈,上臂内收,肘关节屈曲,腕关节伸直,手指内收,拇指对掌,指间关节伸直,髋、膝关节均略屈曲等特殊姿势。

(3)运动迟缓:随意动作减少缓慢:①"写字过小":书写时字越写越小,上肢不能做精细动作的表现;②姿势步态异常:早期走路时上肢摆动,幅度小,步伐逐渐变小变慢,转弯时步态障碍尤为明显。晚期有"慌张或前冲步态":行走时起步困难,且步距小,往前冲。坐位、卧位起立困难,有时行走中全身僵住,不能动弹,称为"冻结"现象;③"面具脸":面肌运动减少的表现;④日常活动受限:如坐下后不能起立,卧床时不能自行翻身;进食困难,手持勺取食物时手发抖,不能将食物准确送入口中;不能独立取水、沐浴、刷牙、修剪指甲;不能取物、穿衣或脱衣,不能解系鞋带和纽扣,不能穿脱鞋袜,不能满意地修饰如剃须;不能独立如厕;⑤严重患者:可因口、舌、腭及咽部肌肉运动障碍而出现流涎,进食时食物在口中咀嚼无力,咽食时发噎或反呛,甚至发生吞咽困难。此外,患者还可出现顽固性便秘、排尿不畅、出汗、言语障碍等;⑥未及时治疗的晚期患者:可有痴呆、忧郁症,也可因严重肌强直和继发性关节僵硬,使患者长期卧床而并发肺炎和压疮。

37.根据图中患者的步态,考虑为何种疾病

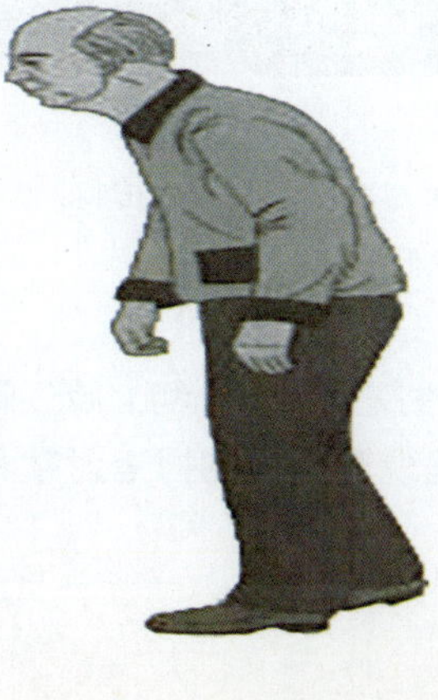

A.癫痫　　B.脑出血

C.脑梗死　　D.帕金森病

E.急性炎症性脱髓鞘性多发性神经病

【答案】D

【解析】帕金森病姿势步态异常：早期走路时上肢摆动幅度小，步伐逐渐变小变慢，转弯时步态障碍尤为明显。晚期有“慌张或前冲步态”：行走时起步困难，且步距小，往前冲。坐位、卧位起立困难，有时行走中全身僵住，不能动弹，称为“冻结”现象。

38.如图所示，你考虑患者所患的疾病为

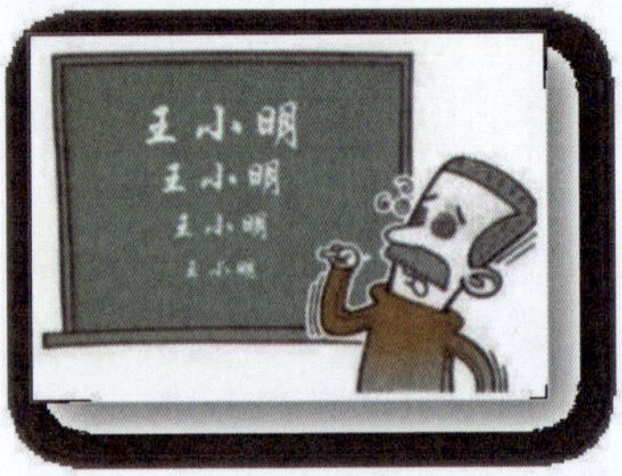


A.癫痫　　B.脑出血

C.脑梗死　　D.帕金森病

E.急性炎症性脱髓鞘性多发性神经病

【答案】D

【解析】帕金森患者运动迟缓，随意动作减少变慢。“写字过小”，书写时字越写越小。

39.根据图示患者手的形态，考虑为何种疾病

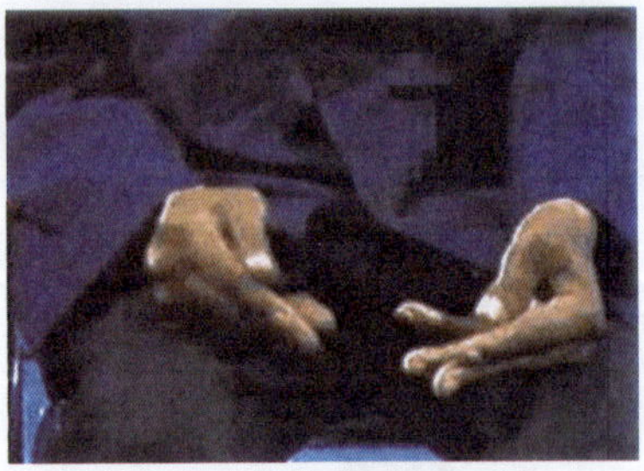

A.癫痫　　B.缺钙

C.脑梗死　　D.帕金森病

E.急性炎症性脱髓鞘性多发性神经病

【答案】D

【解析】帕金森患者出现静止性震颤始于一侧上肢远端，逐渐扩展到同侧下肢及对侧上下肢。上肢震颤重于下肢，手指呈现有规律的拇指对掌和余指屈曲的震颤，形成“搓丸样动作。

全面强直阵挛发作：

又称大发作，是最常见的发作类型之一，以意识丧失和双侧强直后出现阵挛为临床特征。发作前可有前驱症状如头晕、气血上涌、上腹部异常感、幻觉等，发作分3期。

(1)强直期：患者突然意识丧失，跌倒在地，全身骨骼肌呈持续性收缩，表现为眼球上翻、喉部痉挛发出尖叫、口先强张而后突闭、颈部和躯干先屈曲后反张、上肢屈曲、双拇指对掌握拳、下肢伸直、呼吸暂停、睡孔散大及对光反射消失，此期持续30~60秒，可有跌倒、外伤、尿失禁。

(2)阵挛期：全身肌肉节律性一张一弛地抽动、阵挛频率由快变慢，松弛期逐渐延长，最后一次强烈阵挛后抽搐突然终止，但意识、呼吸、瞳孔均无恢复，此期持续约1分钟。以上两期均可见心率增快、血压升高、唾液和支气管分泌物增多。

(3)发作后期：抽搐停止，可自口鼻喷出泡沫或血沫，患者进入昏睡状态，生命征逐渐恢复正常，然后逐渐清醒，清醒后常感头昏、头痛、全身酸痛和疲乏无力，对发作过程全无记忆，个别患者在完全清醒前可有自动动作或情感变化。自发作开始至意识恢复历时5~10分钟。

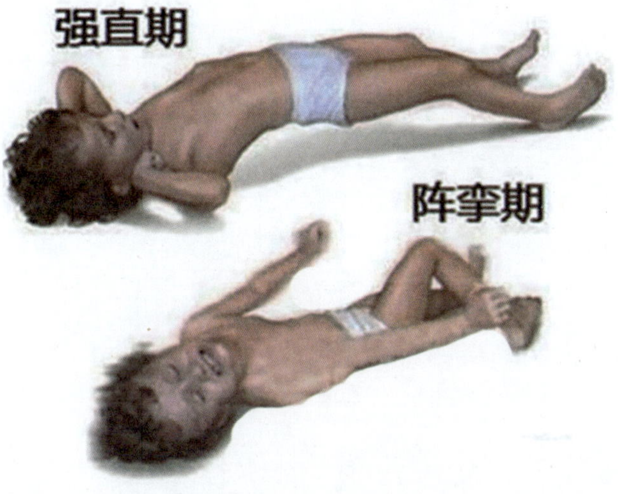


（40~41题共用题干）

40.如图所示，你考虑患者所患的疾病为

A.癫痫　　B.脑出血

C.脑梗死　　D.帕金森病

E.急性炎症性脱髓鞘性多发性神经病

【答案】A

41.此患者为何种类型

A.单纯部分性发作　　B.复杂部分性发作

C.失神发作　　D.全面强直-阵挛性发作

E.部分继发全身性发作

【答案】D

【解析】全面强直-阵挛性发作分3期，①强直期：突然意识丧失，跌倒在地，全身骨骼肌呈持续性收缩，临床表现眼球上翻、喉部痉挛发出尖叫、口先强张而后突闭、颈部或躯干先屈曲后反张，上肢屈曲、双拇指对掌握拳、下肢伸直、呼吸暂停、瞳孔散大及对光反射消失，持续时间30~60秒；②阵挛期：全身肌肉节律性一张一弛地抽动，阵挛频率由快变慢，松弛期逐渐延长，最后一次抽搐突然停止时，意识、呼吸、瞳孔不恢复，持续时间约1分钟；③发作后期：抽搐停止，可自口鼻喷出泡沫或血沫，昏睡状态时，生命体征可恢复正常，神志逐渐清醒，对发作过程无记忆。

# 第十七章

# 生命发展保健

预防接种的异常反应：

晕针的表现及处理：儿童在空腹、疲劳、室内闷热、紧张或恐惧等情况下，在接种时或几分钟内出现头晕、心慌、面色苍白、出冷汗、手足冰凉、心跳加快等症状，重者心跳、呼吸减慢，血压下降，知觉丧失。此时应立即使患儿平卧，头稍低，保持安静，饮少量热开水或糖水，一般可恢复正常。数分钟后不恢复正常者，皮下注射 1:1 000 肾上腺素，每次 0.5~1 mL。

1.患儿男，10 岁，为预防流行性感冒，自愿接种流感疫苗。接种过程中，小儿出现头晕、心悸、面色苍白，出冷汗；查体：体温 36.8℃，脉搏 130 次/分，呼吸 25 次/分，诊断为晕针。此时，护士应为患儿采取正确的卧位是



A. 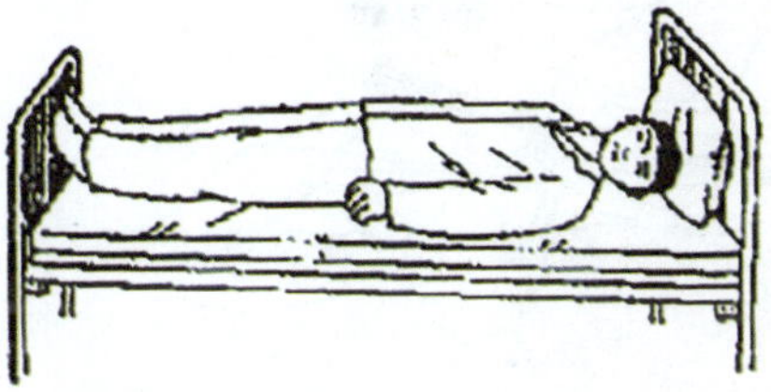

B. 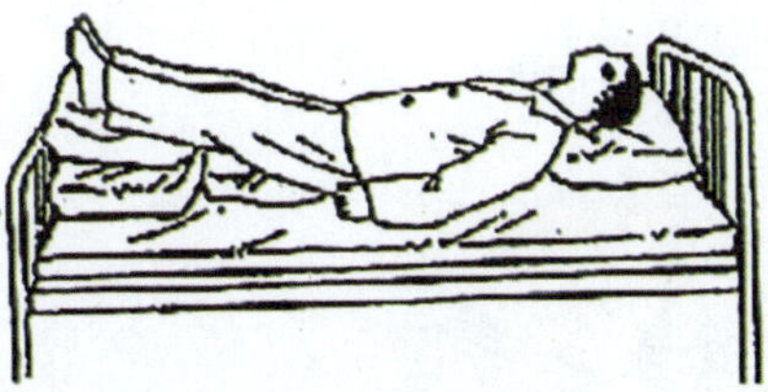

C. 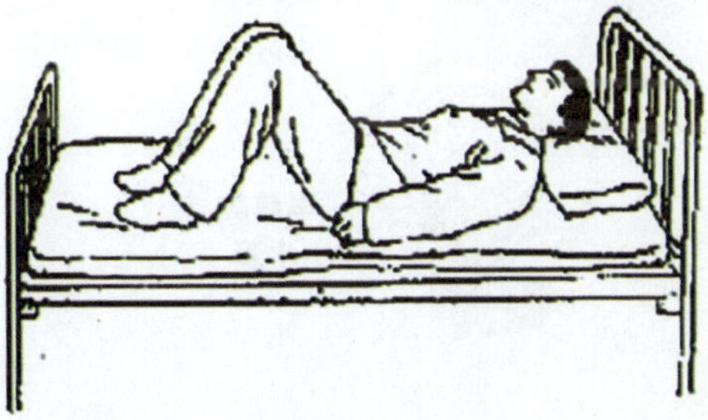

D. 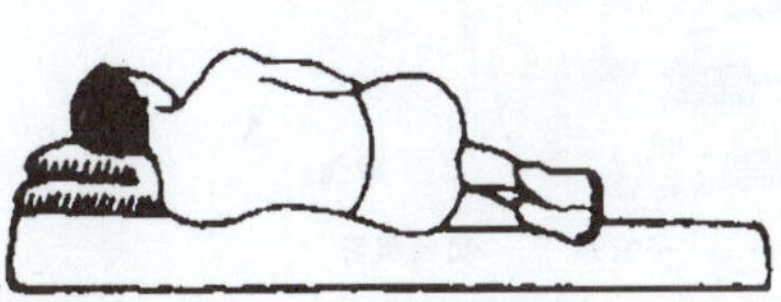

E. 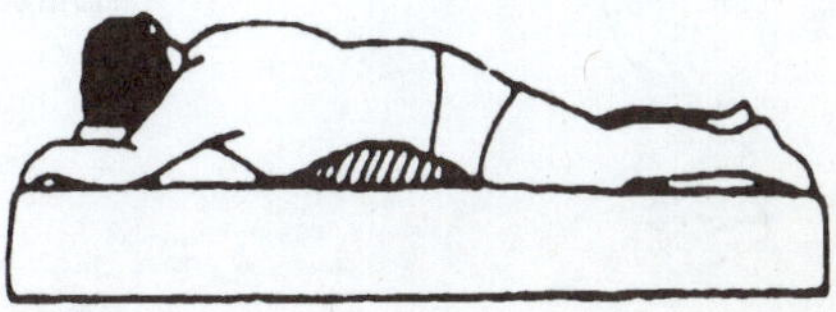

【答案】A

宫内节育器：

(1)放置宫内节育器的并发症有：①感染；②节育器嵌顿；③节育器异位；④节育器脱落；⑤带器妊娠。

(2)宫内节育器放置时间：月经干净3~7天无性生活；人工流产后立即放置；产后42日恶露已净，会阴切口已愈合，子宫恢复正常；剖宫产后半年放置。

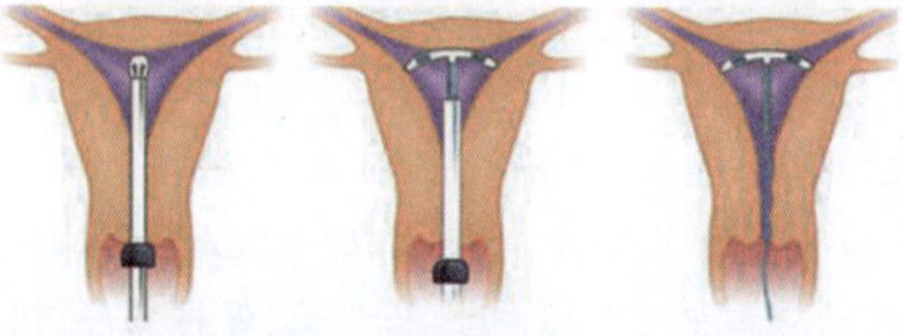
(A)内含避孕器的套管由医师置入子宫内腔中　(B)避孕器送达子宫腔顶部　(C)移除套管

（2~3题共用图）

2.患者，女，32岁，孕2产1，现妊娠68天需中止妊娠，应选择以下哪种措施

A. 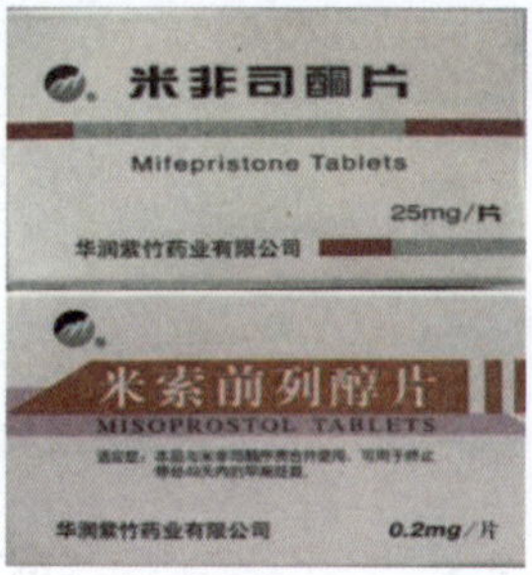


B. 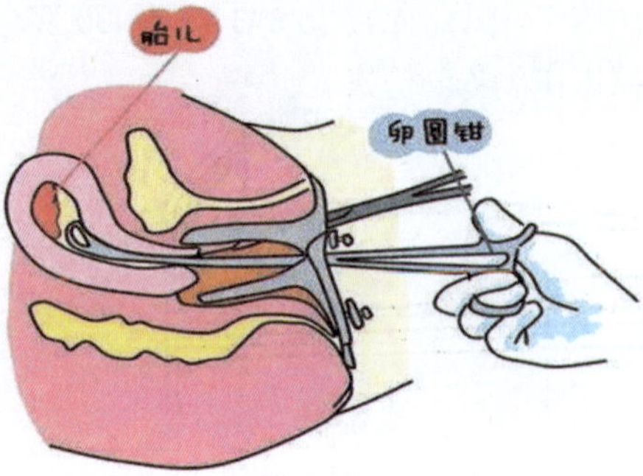


C. 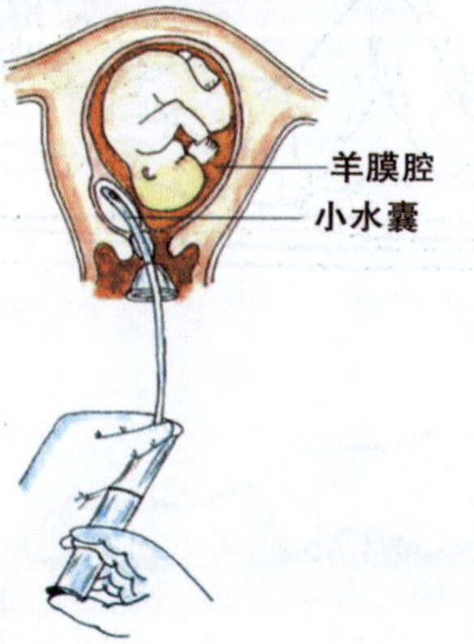


D. 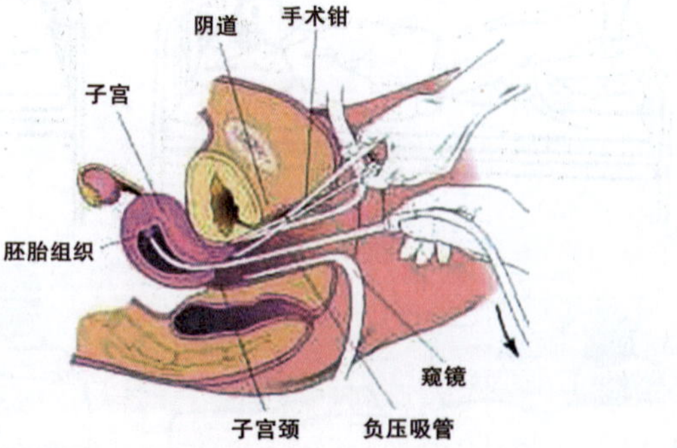

E. 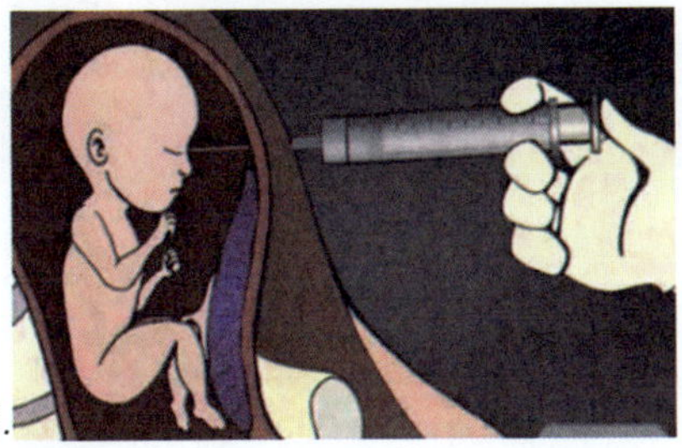

【答案】D

3.此项操作的放置时间是

A.月经干净1周
B.月经前3~5天
C.月经前4~7天
D.月经干净3~7天
E.排卵前1~2天

【答案】C

囟门发育:

宝宝出生6个月后,前囟门随着颅骨缝逐渐骨化而面积变小,到1周岁,最迟不超过18个月闭合,为骨质所取代。脑发育不良时头围小、前囟小或关闭早。

4.如下图示,下列描述,哪项是错误的

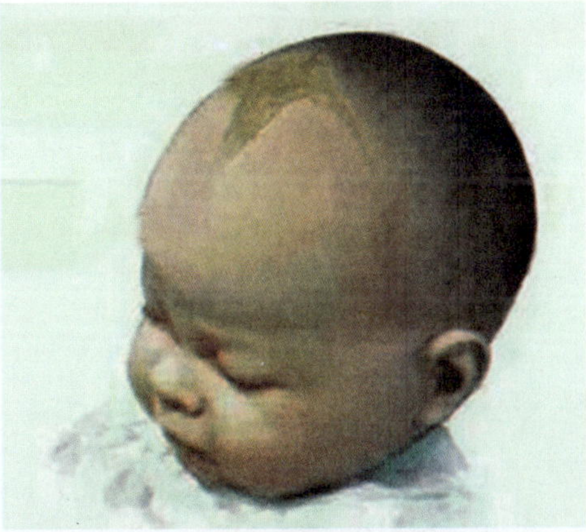

A.出生时为1.5~2.0 cm(两对边中点连线)
B.生后数月随头围增大而略增大
C.至1~1.5岁时闭合
D.闭合过迟见于头小畸形
E.饱满、紧张、隆起表示颅内压增高

【答案】D

**【解析】**前囟闭合过迟常见于佝偻病、克汀病、脑积水等。

小儿动作发育：

小儿3个月能抬头，4个月可翻身、拉坐，5个月靠坐，在6~7个月时能独坐，8个月会爬。

5.按运动功能的发育规律，下图小儿的年龄一般为

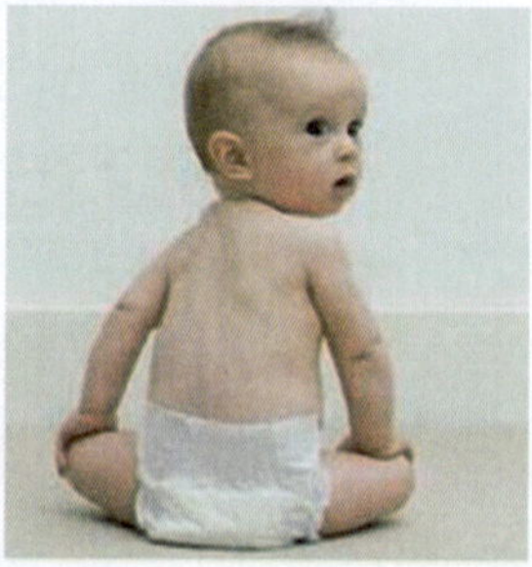

A.3~4个月
B.5~7个月
C.8~9个月
D.9~10个月
E.10~12个月

**【答案】**B

阴道灌洗：

原则是不能增加感染机会或导致经血回流等。妊娠期由于灌洗可能刺激宫颈，诱发宫缩，也可增加感染机会，也不能灌洗。

6.哪种情况不宜做下图操作

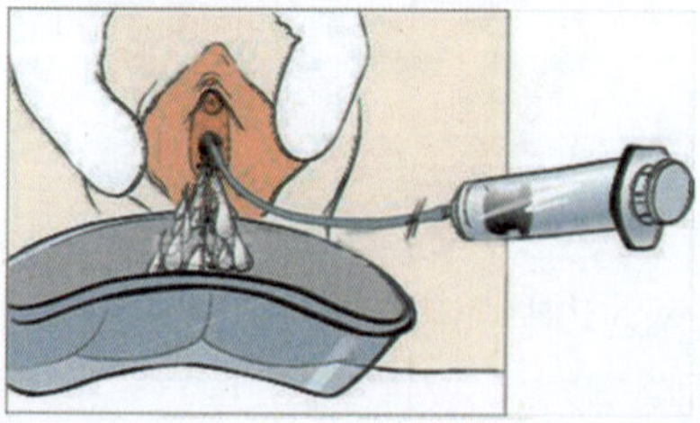

A.慢性宫颈炎
B.阴道炎
C.阴道不规则出血
D.经腹全子宫切除术前
E.阴道手术前

**【答案】**C

**【解析】**产后、妊娠出血者和会阴有伤口者均不宜行阴道灌洗，以防感染。

7.根据小儿运动功能的发育，该小儿的月龄可能是

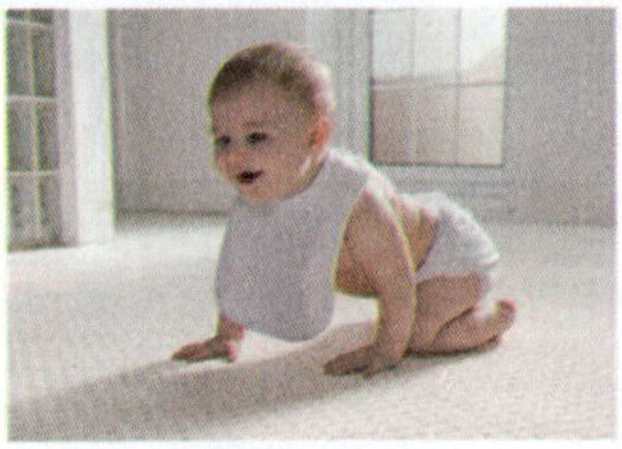

A.3 个月到 4 个月

B.5 个月到 6 个月

C.6 个月到 7 个月

D.8 个月到 9 个月

E.10 个月到 11 个月

**【答案】**D

国家免疫规划疫苗的免疫程序

| 疫苗 | 接种对象月(年)龄 | 接种剂次 | 接种部位 | 接种途径 | 接种剂量/剂次 | 备注 |
| --- | --- | --- | --- | --- | --- | --- |
| 乙肝疫苗 | 0、1、6月龄 | 3 | 上臂三角肌 | 肌内注射 | 酵母苗 5μg/0.5mL、CHO 苗 10μg/1mL、20μg/1mL | 出生后 24 小时内接种第一剂次，第 1、2 剂次间隔≥28 天 |
| 卡介苗 | 出生时 | 1 | 上臂三角肌中部略下处 | 皮内注射 | 0.1mL | — |
| 脊髓灰质炎疫苗 | 2、3、4 月龄、4 周岁 | 4 | — | 口服 | 1 粒 | 第 1、2 剂次，第 2、3 剂次间隔≥28 天 |
| 百白破疫苗 | 3、4、5 月龄，18～24 月龄 | 4 | 上臂外侧三角肌 | 肌内注射 | 0.5mL | 第 1、2 剂次，第 2、3 剂次间隔≥28 天 |
| 麻疹疫苗 | 8 月龄 | 1 | 上臂外侧三角肌下缘附着处 | 皮下注射 | 0.5mL | — |

8.麻疹疫苗的正确接种途径是

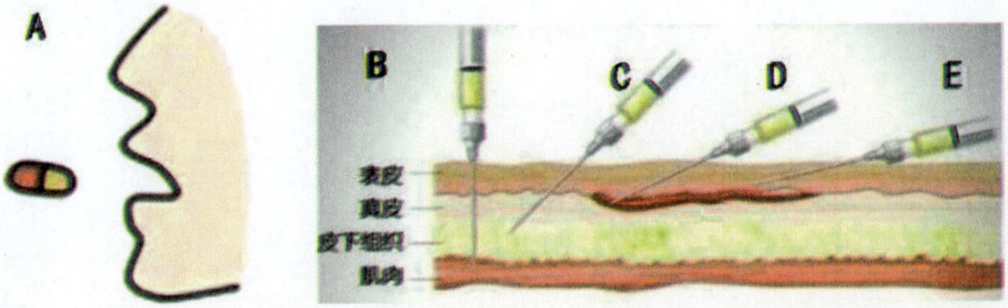


**【答案】**E

9.麻疹疫苗初次接种的时间为

A.生后2日内　　B.生后2个月

C.生后3个月　　D.生后6个月

E.生后8个月

【答案】E

X线检查腕部骨化中心发育：

头钩桡三3岁前，月舟大小幼儿园。尺骨远端小学后，青春期前豆骨见。骨化中心：1~9岁腕部骨化中心的数目约为其年龄+1。

10.小儿腕部骨化中心的数目如下图所示，该小儿年龄为

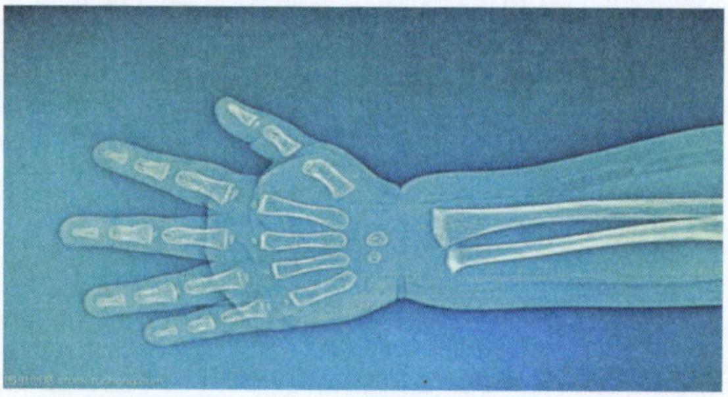

A.1岁　　B.2岁

C.3岁　　D.4岁

E.5岁

【答案】A

# 第十八章

# 护理伦理

自主原则：

（1）最能体现自主原则的方式是“知情同意”。

（2）对于缺乏或丧失自主能力的患者，护理人员应该尊重家属、监护人的权利。

（3）如果患者处于生命危急时刻，出于患者的利益和护理人员的责任，护理人员可以本着护理专业知识，行使护理自主权。

（4）如果患者的选择对于自身、他人健康造成威胁，护理人员有责任协助医生对患者自主权进行限制，行使护理干涉权。

1.手术前，医生要求患者及家属填写如下文件，是为了

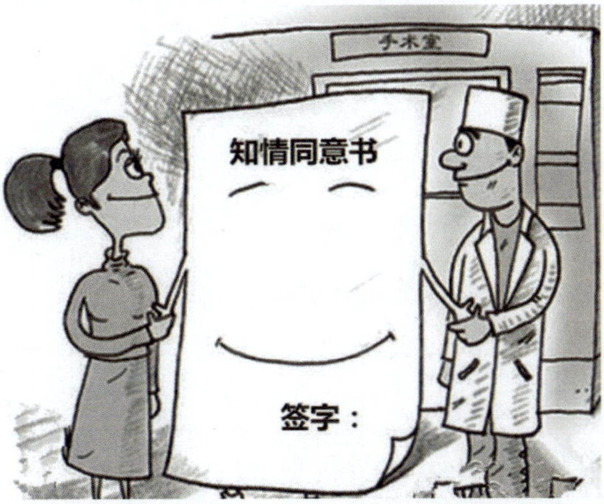


配套名师精讲课程

A.尊重患者自主　　B.不伤害患者自尊

C.保护患者隐私　　D.医患双方平等

E.人权高于一切

【答案】A

【解析】最能体现自主原则的方式是“知情同意”，“知情同意书”是知情同意最常见的方式。

患者的权利：

知情权、决定权、选择和监督权；隐私尊严权、获得赔偿权和请求回避权；平等权、免责权、完整医疗权。

2.下图所示试验中，对于患者的做法描述错误的是

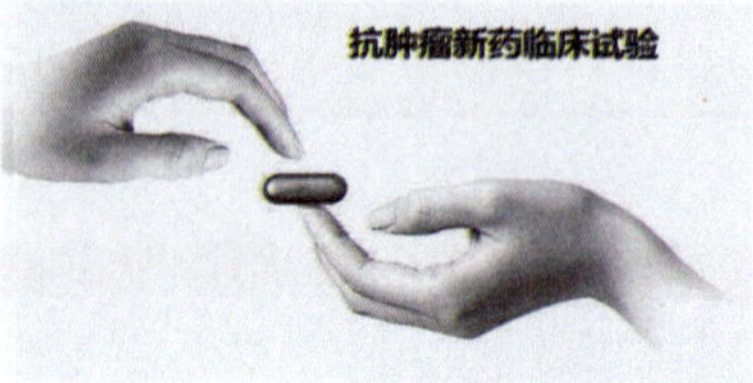


A.坚决拒绝　　B.先拒绝而后接受
C.先接受而后拒绝　　D.不可以拒绝
E.婉转拒绝

【答案】D

**【解析】新药临床研究患者有充分的知情权，同时可以享有决定权，可以拒绝。**

# 第十九章

# 人际沟通

沟通分类：

(1)语言沟通：以语言文字为媒介的一种准确、有效、广泛的沟通形式。根据表达形式，语言沟通可分为口头语言沟通和书面语言沟通两种形式。

(2)非语言沟通：是通过非语言媒介，如表情、眼神、姿势、动作等类语言实现的沟通。

1.以下属于语言性沟通的是

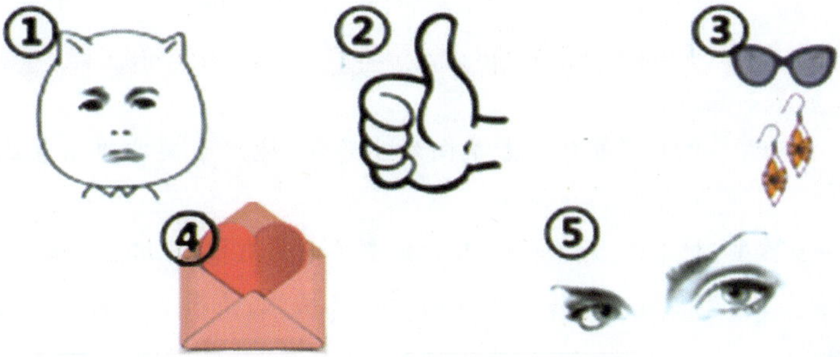

A.①　　B.②

C.③　　D.④

E.⑤

【答案】D

【解析】书信属于语言沟通的一种。

配套名师精讲课程

人际关系的特点：

社会性、复杂性、多重性(每个人扮演着不同的角色，因此人际关系具有多因素和多角色的特性)、多变性、目的性。

2.下图是护士小王家的一张普通照片，这张照片体现了人际关系的

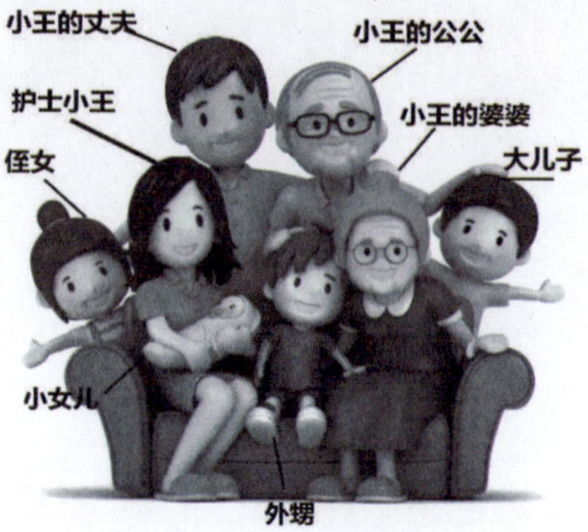


A.社会性　　B.复杂性
C.多重性　　D.多变性
E.目的性

**【答案】**C

**【解析】护士小王既是妻子，又是母亲，还是儿媳妇，还是姑姑等，角色多样，体现出人际关系的多重性。**

护患关系的基本模式：

(1)主动–被动型：护理人员对患者单向发生作用，适用于某些难以表达主观意志的患者。

(2)指导–合作型：护士充当指挥者，患者接受护士的指导，可用于一般清醒的患者。

(3)共同参与型：护患双方都具有大致同等的主动性，多用于具有一定文化知识水平的慢性疾病患者。

3.适用于下图这位患者的最佳护患关系模式为

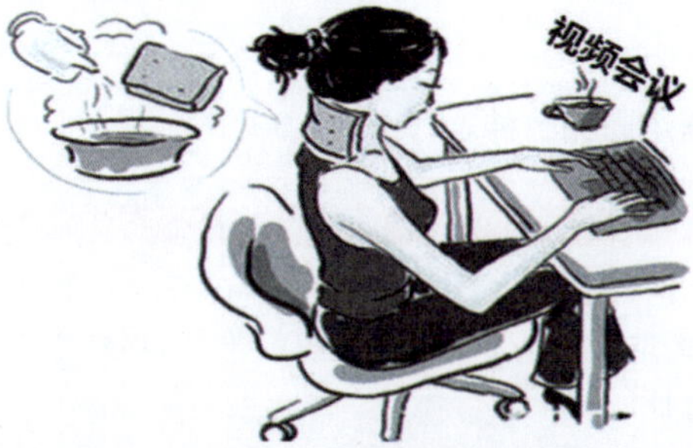


A.指导型　　B.被动型
C.共同参与型　　D.指导–合作型
E.主动–被动型

【答案】C

【解析】该患者属于文化水平相对较高，同时意识清楚，适合采用共同参与型的护患关系模式。

护患关系分期：

(1)初始期：也称熟悉期，是护患之间初步认识的时期。此期的工作重点是建立信任关系，确认患者的需要。

(2)工作期：是护士为患者实施治疗护理、完成各项护理任务的时期。此期重点获得患者的信任，取得患者的支持，满足患者的需要。

(3)结束期：患者经治疗和护理后，病情好转或康复，护患关系即进入结束期。此期工作重点是与患者共同评价护理目标的完成情况。

4.如下图所示，此时护患关系处于

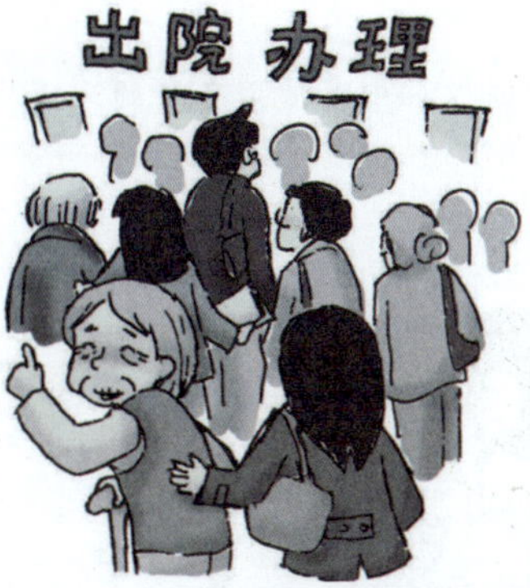


A.准备期　　B.初始期

C.工作期　　D.结束期

E.熟悉期

【答案】D

【解析】图中患者准备出院，因此护患关系处于结束期。

角色适应：

(1)角色行为缺如——没有进入角色，不承认自己是患者。

(2)角色行为冲突——因为与其他角色矛盾无法进入患者角色。

(3)角色行为强化——安于角色，无法脱离。

(4)角色行为消退——已经适应患者角色，因为其他角色需求，不得不终止患者角色。

5.患者以下角色的转变过程被称为

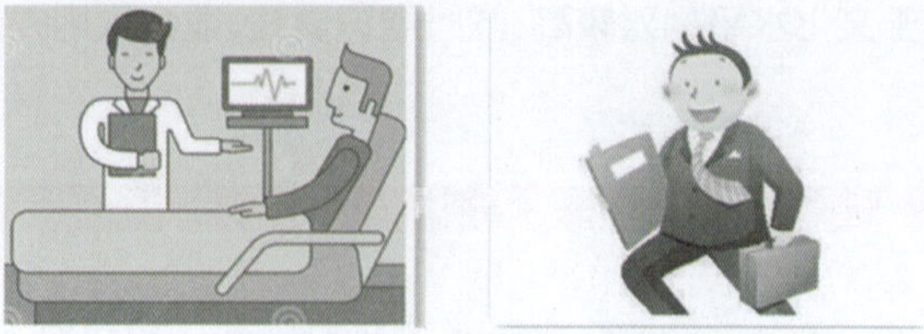

A.角色行为消退　　B.角色行为冲突

C.角色行为强化　　D.角色行为缺如

E.角色行为适应

**【答案】**A

**【解析】患者原本正在住院接受治疗，之后因为工作原因不得不出院处理，这种角色变化称为角色行为消退。**

> 患儿沟通：
> 儿童心理特征决定与之沟通过程中多使用夸赞的沟通技巧。

6.儿科工作过程中，以下沟通技巧属于

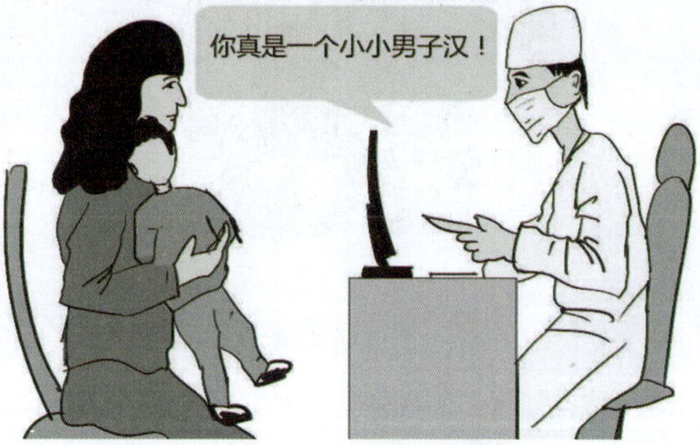


A.问候式沟通　　B.言他式沟通

C.夸赞式沟通　　D.关心式沟通

E.安慰式沟通

**【答案】**C

**【解析】医生此时的语言是在夸赞患儿，使治疗得以顺利开展。**

> 迎送用语：
> 用于患者刚入院或者患者出院时的一种沟通语言。

7.以下医生与患者所进行的交流属于

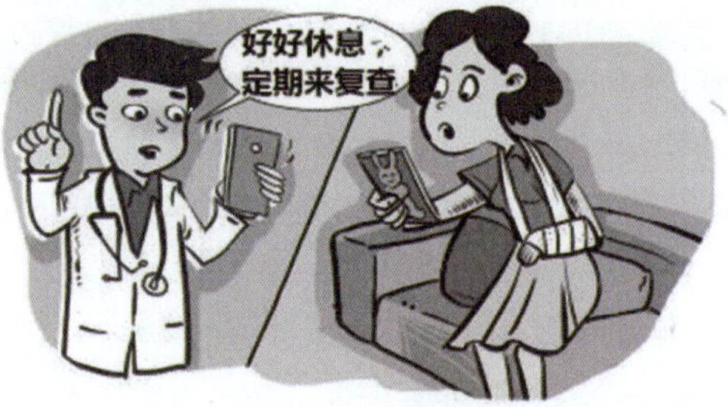


A.介绍用语
B.解释用语
C.迎送用语
D.招呼用语
E.安慰用语

【答案】C

【解析】从语言的内容可以看出患者此时准备出院，因此属于迎送用语。

触摸：

包括抚摸、握手、拥抱等。

(1)触摸方式需根据情境、场合等不同的实际情况而定。

(2)采取符合患者性别、年龄、病情等特点的触摸方式。

(3)视沟通双方关系的程度，采取恰当的触摸方式。

8.大白是通过何种方式安慰图中悲伤的小女孩的

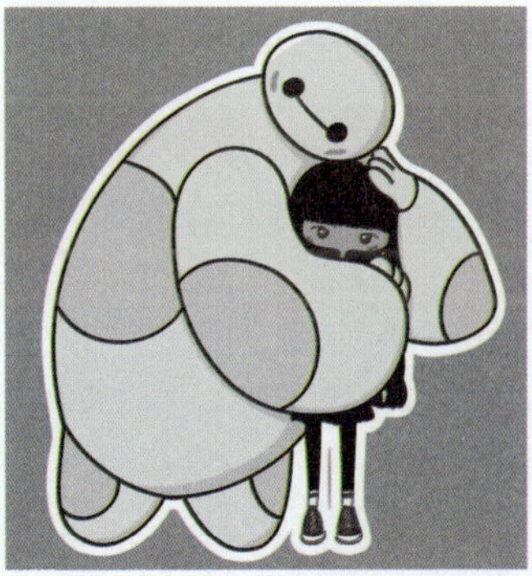

A.仪表
B.表情
C.触摸
D.目光
E.体态

【答案】C

【解析】触摸可以反映双方在情感上的相互接纳，传递关心、理解的情感。

目光：

(1)护士注视患者时，应平视，以示尊重和平等；护士可采取蹲式、半蹲式或坐位与患儿交谈；与卧床患者交谈时，应降低身高，可采取坐位或身体尽量前倾。

(2)护患沟通时，宜采用社交凝视区域，即以双眼为上线、唇心为下顶角所形成的倒三角区内。

(3)护患之间目光接触的时间应为全部谈话时间的30%~60%，对异性患者每次目光对视时间应不超过10秒。

9.关于以下沟通技巧说法不正确的是

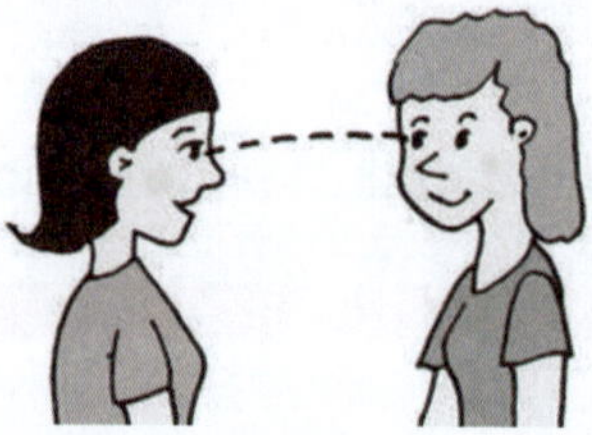

A.应平视患者，以示尊重和平等

B.与患儿交谈可采取蹲式、半蹲式或坐位

C.凝视区域，即以双眼为上线、唇心为下顶角所形成的倒三角区内

D.对异性患者，每次目光对视时间应不超过10秒

E.目光接触的时间应不少于全部谈话时间的60%

【答案】E

【解析】护患之间目光接触的时间应为全部谈话时间的30%~60%。

人际沟通的距离：

(1)亲密距离——<0.5 m。

(2)个人距离——0.5~1.2 m。

(3)社交距离——1.2~3.6 m。

(4)公众距离——>3.6 m。

10.护患交流中适宜的距离是

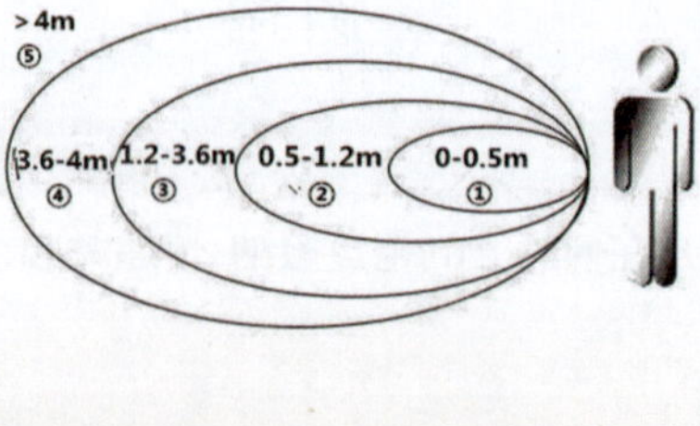

A.①　　B.②
C.③　　D.④
E.⑤

【答案】B

【解析】个人距离适宜用于较为熟悉的两人之间进行谈话交流等。

护士礼仪：

在工作岗位上，护士佩戴饰品时应以少为佳，甚至可以不戴任何一种、任何一件首饰，对于男护士来讲，尤其有必要如此。手表作为工作的必需品可以佩戴。

11.护士在工作中可以佩戴的饰物是

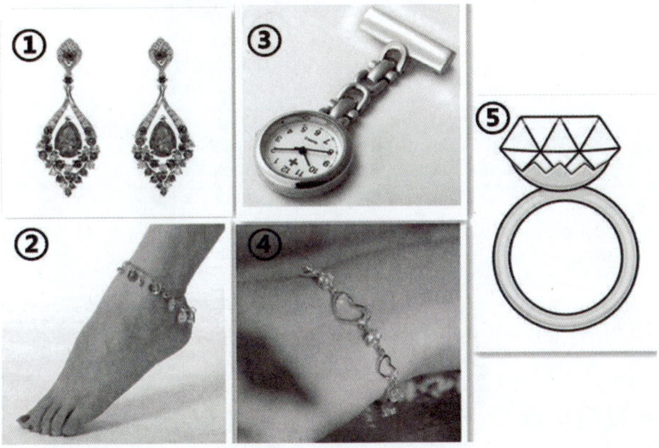


A.①　　B.②
C.③　　D.④
E.⑤

【答案】C

【解析】手表作为工作的必需品可以佩戴。

护士着装礼仪：

(1)护士服——简洁、美观、松紧适度，面料应挺括、透气、不缩水、不透明、便于清洗消毒。

(2)护士鞋——样式简洁大方，以平跟或小坡跟软底为宜，颜色以白色或乳白色为佳。

(3)袜子——穿着长裤套装时可选择肉色短袜。

(4)头发——盘起，前不遮眉，后不过领。

12.以下护士衣着服饰错误的是

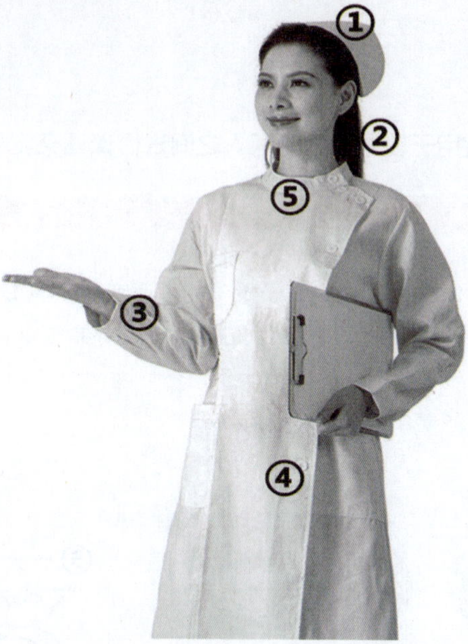


A.①

B.②

C.③

D.④

E.⑤

**【答案】**B

**【解析】该护士头发没有盘起，不符合护士的着装礼仪要求。**

> 护士坐姿：
>
> (1)上身挺直，头部端正，双目平视，下颌微收，双肩平正放松。
>
> (2)双手交叉相握于腹前；双膝靠拢，男士可略分开。
>
> (3)入座后，不应坐满座位，一般只坐前1/2或2/3座椅，以表示对对方的敬意。

13.关于护士以下礼仪的说法不正确的是

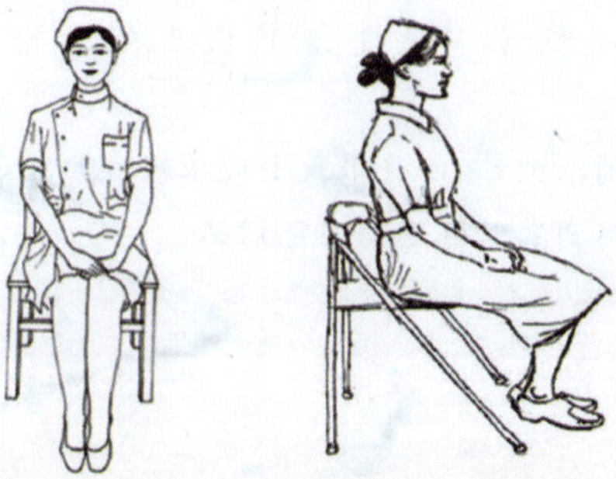

A.上身挺直，头部端正
B.双目平视，下颌微收，双肩平正放松
C.一般只坐前 1/3 或 1/2 座椅
D.双手交叉相握于腹前；双膝靠拢
E.男士双腿可略分开，但不可超过肩宽
**【答案】**C
**【解析】一般只坐前 1/2 或 2/3 座椅。**

护士微笑的艺术：
(1)真诚——真诚的微笑可为护患沟通创造一个轻松的氛围。
(2)自然——自然的微笑能够为患者送去生的希望，增强其战胜疾病的勇气。
(3)适度——笑得过分，有讥笑之嫌；笑得过短，给人以虚伪感。
(4)适宜——微笑时需与工作场合、环境以及患者的心情相适宜。

14.患者在入院时遇到下图护士，顿时倍感亲切，主要是因为护士使用了哪一种非语言性沟通技巧

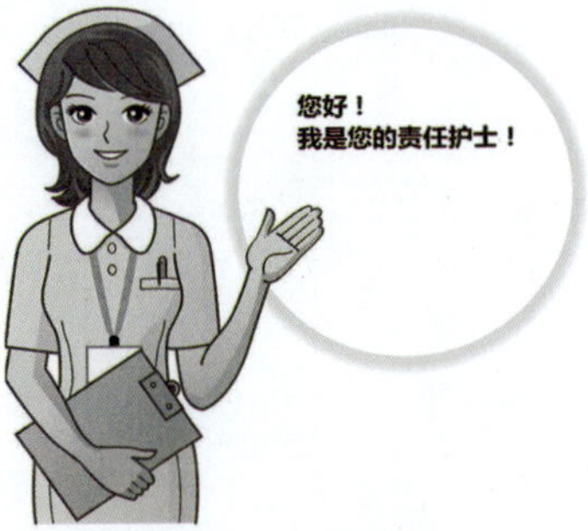


A.仪表
B.微笑
C.触摸
D.目光
E.体态
**【答案】**B
**【解析】**患者刚入院，微笑可以帮助患者减轻焦虑和恐惧，感受到护士的亲切，树立起战胜疾病的信心。